Theory and Practice in Peritoneal Surface Oncology

腹膜肿瘤学
理论与实践

名誉主编 ◎ 朱正纲

主　编 ◎ 李　雁

科学技术文献出版社
SCIENTIFIC AND TECHNICAL DOCUMENTATION PRESS
·北京·

图书在版编目（CIP）数据

腹膜肿瘤学理论与实践 / 李雁主编. —北京：科学技术文献出版社，2021.9
ISBN 978-7-5189-8241-7

Ⅰ . ①腹…　Ⅱ . ①李…　Ⅲ . ①腹膜肿瘤—诊疗　Ⅳ . ① R735.5

中国版本图书馆 CIP 数据核字（2021）第 166930 号

腹膜肿瘤学理论与实践

策划编辑：彭　玉　　责任编辑：彭　玉　　责任校对：张永霞　　责任出版：张志平

出 版 者	科学技术文献出版社
地 址	北京市复兴路15号　邮编 100038
编 务 部	(010) 58882938，58882087（传真）
发 行 部	(010) 58882868，58882870（传真）
邮 购 部	(010) 58882873
官 方 网 址	www.stdp.com.cn
发 行 者	科学技术文献出版社发行　全国各地新华书店经销
印 刷 者	北京地大彩印有限公司
版 次	2021 年 9 月第 1 版　2021 年 9 月第 1 次印刷
开 本	787×1092　1/16
字 数	509千
印 张	34.75
书 号	ISBN 978-7-5189-8241-7
定 价	198.00元

《腹膜肿瘤学理论与实践》
编委会

序一

早在 20 世纪 80 年代，阑尾癌、恶性腹膜间皮瘤、卵巢癌、胃癌和结直肠癌来源的腹膜转移癌被认为是疾病的终末期，几乎不存在能够改善患者生存的有效疗法。因此，这种癌症通常被称作"腹膜癌病"，意指致死性疾病，姑息性治疗是唯一选择。

得益于过去 40 年肿瘤学研究人员齐心协力的攻关，人们逐渐认识到腹膜转移癌实际上是一种可治疗的局部—区域性癌转移。因此，其术语也由"腹膜癌病"变更为"腹膜转移癌"，后者类似于其他癌转移，有较大的可能从治疗中获益。新术语意味着，虽然腹膜转移癌患者病情严重，但是仍有许多可行疗法。现今，治疗腹膜转移癌已成为现实，这种措施就是肿瘤细胞减灭术（cytoreductive surgery，CRS）加腹腔热灌注化疗（hyperthermic intraperitoneal chemotherapy，HIPEC）。前者通过仔细的外科手术切除肉眼可见的肿瘤结节，后者通过热疗和化疗的协同作用根除微转移灶和游离肿瘤细胞。

腹膜转移癌的治疗、发展离不开全世界肿瘤专家的合作，这也是我们创建腹膜表面肿瘤国际联盟（Peritoneal Surface Oncology Group International，PSOGI）的原因。自 1998 年在英格兰贝辛斯托克举办第 1 届 PSOGI 会议以来，我们在 CRS+HIPEC 的理论和实践方面均取得了革命性的进步，并由此发表了几个版本的共识和指南。目前，在美国、部分欧洲国家、澳大利亚、日本等，CRS+HIPEC 技术已经得到广泛推广，成为经选择的腹膜转移癌患者的标准治疗方案。许多国家将该治疗方案纳入医保范围并建立了国家治疗中心。与此同时，为进一步在全球推广 CRS+HIPEC 技术，PSOGI 与发展中国家，如中国、印度、巴西，也开展了紧密的合作。这些国家患者数量更多，但是 CRS+HIPEC 资源稀缺，导致腹膜转移癌成为一种尤其棘手的疾病。

在中国，李雁教授已经致力于腹膜转移癌的基础、转化和临床研究 20 年。他的团队发展了腹膜转移癌患者的诊断策略及标准的 CRS+HIPEC 临床路径，并在全国范围内开展了广泛的教育和培训项目，以促进这种先进治疗策略的普及。作为 PSOGI 执行委员会的唯一中国代表，李教授也频繁参加国际合作。2016 年，在美国华盛顿特区举办的第 10 届腹膜表面肿瘤国际会议中，PSOGI 执行委员会全体一致票选北京作为第 12 届腹膜表面肿瘤国际会议的举办城市，中国的李雁教授、日本的 Yutaka Yonemura 教授、澳大利亚的 David L. Morris 教授及美国的 Paul H. Sugarbaker 教授为大会主席。

2017 年，我与西班牙 MD Anderson 癌症中心的 Santiago Gonzalez-Moreno 教授第 1 次访问了李教授位于中国北京市的首都医科大学附属北京世纪坛医院腹膜肿瘤外科。在门诊中、在查房中、在病例讨论中、在研讨会、在手术室，以及在大众传媒的患者教育项目中，我们更深入地了解了李教授的工作，并意识到加强在腹膜表面肿瘤领域开展教育和培训项目的迫切需求。得益于李教授和其他中国专家做出的努力，中国已经成立了许多专业的腹膜转移癌治疗中心，并发表了几份专家共识，这极大地促进了中国 CRS+HIPEC 的标准化。然而，考虑到中国巨大的患者数量，现有的腹膜转移癌治疗中心和专家数量仍远远不足。

培养更多专业的外科医师和建立更多腹膜转移癌中心，系统性教育和培训是不可或缺的一环。因此，当得知李教授及其他中国专家出版了一本中文教科书《腹膜肿瘤学理论与实践》时，我感到十分欣喜。这本书是第一本总结中国及国际上腹膜肿瘤学领域成果的中文专著，也是中国推广 CRS+HIPEC 治疗策略的里程碑。更重要的是，这是外科和内科肿瘤学家及其他感兴趣医务人员的理论和实践参考书籍。作为 CRS+HIPEC 治疗策略全球化推广的重要部分，我希望未来与中国腹膜转移癌治疗中心开展更紧密的合作。衷心祝愿这本书能为促进 CRS+HIPEC 标准化作贡献，同时有更多患者受益于这种革命性的治疗策略。

PSOGI 总秘书

美国 MedStar 华盛顿医院中心胃肠恶性肿瘤中心主任

保罗·舒克贝克

Preface One

In the early 1980s, peritoneal metastases from appendiceal cancer, mesothelioma, ovarian, gastric and colorectal cancers were considered as terminal diseases, with literally no effective treatments to improve survival. Therefore, the condition used to be referred to as "peritoneal carcinomatosis", implying a fatal event for which palliation was the only option.

Thanks to the concerted efforts over the past 4 decades, the oncology researchers have gradually recognized peritoneal carcinomatosis is in fact a kind of manageable loco-regional cancer spreading. The terminology was changed from "peritoneal carcinomatosis" to "peritoneal metastases", which was similar to other conditions with huge potentials of treatment efficacy. The new terminology implies there is serious disease but many things could be done. Now, management of peritoneal metastases becomes a reality, which combines cytoreductive surgery (CRS) and hyperthermic intraperitoneal chemotherapy (HIPEC). The former eliminates visible nodules through careful surgery, and the latter eradicates micro-metastases and free cancer cells through the synergistic effect of hyperthermia and chemotherapy.

The development of peritoneal metastasis treatment cannot be achieved without the collaboration of experts from all over the world. That is why we established Peritoneal Surface Oncology Group International (PSOGI). Since the first PSOGI meeting held in Basingstoke, England in 1998, revolutionary progresses have been achieved in both the theory and practice of CRS+HIPEC, resulting in several versions of consensus statements and guidelines. Nowadays, in the U.S.A., European countries, Australia, Japan, etc.,

CRS+HIPEC has been widely promoted and become the standard treatment for selected patients with peritoneal metastases. Many countries have included the treatment into medical insurance and established national treatment centers for this problem. In the meantime, PSOGI is also working closely with developing countries to further globalize CRS+HIPEC, such as China, India, and Brazil, where larger patient populations but less CRS+HIPEC resources make peritoneal metastases a particularly acute problem.

In China, Prof. Yan Li has been dedicated to the basic, translational, and clinical researches in peritoneal metastases for 2 decades. His team developed the diagnostic strategies, and standardized CRS+HIPEC approaches in China, and has conducted extensive education and training activities to promote advanced treatment in peritoneal metastases. Being the only member from China on the Executive Committee of the PSOGI, Prof. Li is also actively involved in international collaborations, and at the 10th International Congress on Peritoneal Surface Malignancies in Washington DC in 2016, the PSOGI Executive Committee has unanimously voted Beijing as the host city for the 12th International Congress on Peritoneal Surface Malignancies, co-chaired by Prof. Yan Li from China, Prof. Yutaka Yonemura from Japan, Prof. David L. Morris from Australia, and Prof. Paul H. Sugarbaker from the U.S.A.

In 2017, for the first time, I together with Prof. Santiago Gonzalez-Moreno from MD Anderson Cancer Center, Spain, visited Prof. Li's Department of Peritoneal Cancer Surgery, at Beijing Shijitan Hospital, Capital Medical University, Beijing, China. At the outpatient clinic, in the ward-rounding, in the case discussion, at the seminar, at the operation theater, and at the patient education program through the mass media, we have a deeper understanding of Prof. Li's work and realized the urgent need for intensified education and training efforts in the field of peritoneal surface oncology. Thanks to the efforts of Prof. Li and other Chinese experts, many professional peritoneal metastasis centers have been established, and several expert consensus statements have been published in China, which greatly improved the standardization of CRS+HIPEC in China.

However, the number of centers and experts is far from enough considering the large patient population in China.

To train more specialized surgeons and build more peritoneal metastasis centers, the systematic education and training are indispensable. So, I am glad to see that a textbook, *Theory and Practice in Peritoneal Surface Oncology*, in Chinese is now produced by Prof. Yan Li together with his Chinese colleagues. This book is the first Chinese monograph of its kind that summarizes the Chinese and international outcomes in the field of peritoneal metastases, which is a remarkable milestone in promoting CRS+HIPEC strategy in China, and more importantly a theoretical and practical reference for surgical and medical oncologists alike. As an important part of the globalization of CRS+HIPEC strategy, I wish a closer collaboration with Chinese centers, and sincerely hope that this book would contribute to promoting standardized CRS+HIPEC and more patients could be saved through this revolutionary treatment strategy.

Secretary General of PSOGI

Director of Center for Gastrointestinal Malignancies,

MedStar Washington Hospital Center

Paul H Sugarbaker

序二

很高兴受邀为中国腹膜转移癌教科书《腹膜肿瘤学理论与实践》作序。这部专著令我回想起攻克胃肠道恶性肿瘤来源和妇科恶性肿瘤来源腹膜转移癌（peritoneal metastases，PM）的艰辛历程。

直至20世纪90年代，PM仍被认为是疾病终末期。大部分患者在接受姑息性系统化疗或单独手术治疗后，中位生存期仅为5~7个月。

1980年，Spratt开发了一种新型PM治疗方式即HIPEC，并报道了第1例成功使用HIPEC治疗的病例。从那时起，HIPEC便一直被用于治疗胃肠道癌来源的PM。自20世纪90年代末以来，肿瘤学界研发了一些用于治疗PM的系统化疗方案。然而，患者在接受HIPEC或单独系统化疗后，预后仍较差。1995年，Sugarbaker开发了一种完全切除PM病灶的外科技术，称为腹膜切除术。20世纪90年代末，PM的治疗发生了革命性变化。由于PM被认为是一种主要局限在腹盆腔内的局域性疾病，PSOGI提出一种联合治疗策略，即通过CRS的腹膜切除术切除肉眼可见的病灶，通过围手术期化疗（perioperative chemotherapy，POC）以根除微转移灶。该策略被认为是一种可提高长期生存率的综合治疗方法，也是治愈经选择的腹膜肿瘤负荷有限的PM患者的方法。

自1980年以来，日本外科肿瘤学家率先使用CRS+HIPEC治疗胃癌PM。Hamazoe和Yonemura分别报告了一项RCT研究，旨在验证HIPEC对晚期胃癌根治性切除术后腹膜复发的预防效果。这两项研究结果表明，HIPEC可有效预防浆膜浸润性胃癌的腹膜复发。2002年，Fushida开发了基于紫杉醇腹腔化疗治疗胃癌PM的方案，并由此推动了2006年报道的新辅助腹腔联合系统化疗（neoadjuvant intraperitoneal/systemic chemotherapy，NIPS）的发展。2009年，Shimada开发了大范围术中腹腔灌洗（extensive intra-operative peritoneal lavage，EIPL）。前瞻性随机临床试验结果表明，EIPL 显著提高了灌洗液细胞学阳性患者的生存率。2016 年，与 PSOGI 合作的日本 / 亚洲腹膜表面肿瘤学院（Japanese/Asian School of Peritoneal Surface Oncology，JASPSO）在大坂岸和田德州会医院成立，为 PM 治疗提供了充分的结构化培训课程。学员接受高度专业化的知识教育，并学习掌握激进的 CRS 联合 NIPS、腹腔镜 HIPEC（laparoscopic HIPEC）、HIPEC、术后早期化疗（early postoperative intraperitoneal chemotherapy，EPIC）和系统化疗的复杂技术。

在一个国家发展一套全新的治疗体系是一个漫长而艰难的历程。在过去的 40 年里，我们在 PM 治疗和专科肿瘤外科医师的培训方面取得了令人振奋的进展。我们很高兴看到更多的专家加入到攻克 PM 的事业中来。来自中国的李雁教授是 PM 治疗领域的先锋专家之一，他经过对 PM 的 20 年深入和潜心研究后，创建了国际知名的 PM 治疗中心之一即首都医科大学附属北京世纪坛医院腹膜肿瘤外科，并倾尽其所有努力致力于攻克 PM 的奋斗中。

在过去的 15 年里，为解决胃癌腹膜转移的难题，我与李雁教授在许多重要的研究项目上一直有着密切合作。各项合作研究成果丰硕，我们建立了深入的学术交流，联合发表论文，并着力于该领域年轻医师专业化培训。

《腹膜肿瘤学理论与实践》的出版为外科肿瘤学家提供了理论和实践指导，标志着 PM 治疗和专业化培训的发展进入了新时代。

日本 / 亚洲腹膜表面肿瘤学院主任

日本岸和田德州会医院腹膜转移癌中心主任

米村豊

Preface Two

It is with great pleasure to write a preface to the first Chinese textbook on the *Theory and Practice in Peritoneal Surface Oncology*. This also let me reflect on the ups and downs on the difficult way to conquering peritoneal metastases (PM) from gastrointestinal and gynecological malignancies.

Until the late 1990s, PM was considered a terminal stage, and almost all patients with PM died of the disease within a median of 5−7 months after palliative systemic chemotherapy or surgery alone.

An innovative treatment for PM, hyperthermic intraperitoneal chemoperfusion (HIPEC), was developed in 1980 by Spratt, who reported the first case successfully treated with HIPEC. HIPEC has been used since then for the treatment of PM from gastrointestinal cancer, and new regimens of systemic chemotherapy have been developed and used to treat PM since the late 1990s. However, the prognosis of patients with PM was poor after HIPEC or systemic chemotherapy alone. In 1995, Sugarbaker developed a new surgical technique of complete removal of PM named peritonectomy. In the late 1990s, a paradigm shift occurred in the treatment of PM. Since PM is considered a local disease, confined to the peritoneal cavity, a combination therapy with cytoreductive surgery (CRS) using peritonectomy to remove macroscopic detectable PM and perioperative chemotherapy (POC) to eradicate micrometastasis was proposed by the Peritoneal Surface Oncology Group International (PSOGI). This strategy is considered a comprehensive treatment that improves the long-term survival, and a curative approach in selected patients with limited PM.

Since 1980, Japanese surgical oncologists have been spearheading the use of CRS plus HIPEC for treating PM from gastric cancer. Hamazoe and Yonemura have reported the results of RCTs to verify the effect of HIPEC for the prophylaxis of peritoneal recurrence after curative resection of advanced gastric cancer. These two studies indicated that HIPEC is effective in preventing peritoneal recurrence of gastric cancer with serosal invasion. In 2002, intraperitoneal chemotherapy using taxans was developed by Fushida for the treatment of PM from gastric cancer, and led to the development of neoadjuvant intraperitoneal/systemic chemotherapy (NIPS) reported in 2006. In 2009, extensive intra-operative peritoneal lavage (EIPL) was developed by Shimada, and markedly improved the survival of patients with positive lavage cytology in prospective randomized clinical trials. In 2016, the Japanese/Asian School of Peritoneal Surface Oncology (JASPSO) was founded at Kishiwada Tokushukai hospital, Oosaka as a joint venture with PSOGI. It provides adequate and structured training in the management of PM. Students receive highly specialized knowledge and learn to master the complexity of aggressive CRS combined with NIPS, LHIPEC, HIPEC, early postoperative intraperitoneal chemotherapy (EPIC), and systemic chemotherapy.

It was a long hard journey to developing a new treatment system in a new country. Over the past 4 decades, we have achieved exciting progresses in the management of PM patients and the training of specialized surgical oncologists. And we are glad to see that more experts are joining the cause of conquering PM. Prof. Yan Li from China is one of the pioneering experts, who has established one of the largest PM centers in China, the Department of Peritoneal Cancer Surgery, Beijing Shijitan Hospital, after 2 decades' profound and concentrated researches on PM. Prof. Li has dedicated all his efforts to the war on PM.

Over the past 15 years, I have been working closely with Prof. Yan Li on many important research projects, to tackle difficult problems in gastric cancer with peritoneal metastases. All the collaborative studies are fruitful, resulting in in-depth academic exchanges, joint publications, and focused professional training of young doctors in this field.

The publication of this text book, *Theory and Practice in Peritoneal Surface Oncology*, provides both theoretical and practical guidance for surgical oncologists, indicating a new era for the development of PM management and specialized training.

Director of Japanese/Asian School of Peritoneal Surface Oncology

Director of Peritoneal Metastases Center,

Kishiwada Tokushukai Hospital

序三

年过九旬，跟不上知识的爆炸性发展，照理没有资格写"序"。所以写上几句，是想借此机会说一点个人对癌症防治的看法。据 2020 年的数据，我国癌症的发病人数几乎占全球的四分之一，死亡 300 万人。从中华哲理"阴阳互存"看，不仅要重视"热门癌症"，也要关注"冷门癌症"，腹膜癌便是其一，其实腹膜癌并不少见。我以为对付癌症主要是三句话：预防为主、早诊早治和综合治疗，在治疗上要"局部与整体兼顾""消灭与改造并举"。

首都医科大学附属北京世纪坛医院腹膜肿瘤外科的李雁教授曾是我的博士生，当年从事肝癌转移的基础和转化研究，建立了一系列肝癌转移的动物模型和细胞系，进行了细胞生物学和分子生物学研究，提出一些有独特见解的学术思想，形成了良好的科研思维和临床研究习惯。

可喜的是，李雁保持了这些学风，并将其用于攻克癌转移的另一难题——腹膜转移癌，简称腹膜癌。众所周知，癌转移是恶性肿瘤的最本质特征，淋巴结转移、血道转移和腹膜转移是阻碍临床肿瘤取得进步的三座大山；前二者已有诸多研究，而挑战腹膜转移癌，则需要胆识、勇气和毅力。经过 20 年的努力，李雁继承和发扬了我国临床肿瘤学家在这一领域的研究成果，建立了基础、转化和临床研究体系。例如，建成了腹膜癌实验模型；创建了规范化肿瘤细胞减灭术加腹腔热灌注化疗治疗腹膜转移癌的技术；主持制订了我国第一个腹膜癌诊治的专家共识，并积极进行学术和技术推广。

《腹膜肿瘤学理论与实践》一书，介绍了国内外腹膜癌研究的历史和现状，研究了腹膜癌发生、发展的病理机制和防治策略，总结了我国腹膜癌防治领域的研究成果，特别是提出了腹膜肿瘤学人才培养和学科建设这一具有长远战略意义的方面。全书框架独特，内容全面、观点鲜明，具有很强的实践性和前瞻性，填补了我国临床肿瘤学研究的一个重要领域的空白。

我曾经对李雁提出过期望："为填补国内空白作贡献"，并提出"需求出发、质疑先导、精细实践、形成特色"。现在看来，李雁通过长期实践，深刻思考，沟通交流，践行了这十六字方针。我期待在"洋为中用"的基础上，进一步形成"中国特色"以贡献于世界。

是以为序。

中国工程院院士

复旦大学（中山医院）肝癌研究所名誉所长

序四

腹膜转移癌是临床肿瘤外科无法回避的老、大、难问题，被称为"最熟悉的陌生人"！说陌生是因为在既往的医学教育课堂中，甚少提及腹膜转移这一概念，更没有涉及与之相关的系统化诊断与治疗，因此，临床工作中没有确切的临床路径可循，故而陌生。但是在日常的临床肿瘤外科工作中，腹膜转移癌又是十分常见的临床瓶颈难题，故而熟悉，但绝大多数临床肿瘤医师因深知其艰难，选择知难而退或绕道而行，对腹膜癌采取姑息治疗或者放弃治疗的态度。

武汉大学中南医院肿瘤学科自 1963 年成立以来，一代又一代的中南肿瘤专家针对这一临床问题迎难而上、逆水行舟，开展了一系列艰难的探索和研究，积累了丰富的临床经验和宝贵数据。

李雁教授曾是我的硕士研究生，其科研方向就是研究癌转移的机制和防治新技术，几十年如一日在这一领域深耕细作，先后研究了胃癌、结直肠癌复发和淋巴结转移、肝癌血行转移等。取得丰富经验后，他又专注于研究胃肠道肿瘤腹膜转移癌这一临床难题，在我们中南肿瘤学科前期扎实积累的基础上，不断总结、凝练、拓新、发展，开展了腹膜癌诊断学研究、临床前基础实验研究和Ⅰ、Ⅱ、Ⅲ期临床研究，取得了一系列循证医学证据，并结合国际新进展，形成了一整套颇具特色的创新性腹膜癌诊治技术体系，且进行了规范化推广工作，为推动和引领我国腹膜肿瘤学科的形成和发展产生了积极影响。如今，李雁教授在首都医科大学附属北京世纪坛医院工作后，随着实践的深化和学术研究的深入，影响力在国内和国际范围不断扩大，又进一步加强和完善了腹膜癌综合诊治技术体系和腹膜肿瘤学学科建设。

《腹膜肿瘤学理论与实践》一书付梓，我深感欣慰，这部专著囊括了腹膜肿瘤学的发展历史、核心病理机制、临床实践经验、人才培养和学科建设经验等内容，是我国腹膜肿瘤学理论与实践集大成之作，将有助于国内同行参考和思考。

是为短序。

原武汉大学中南医院副院长
原武汉大学肿瘤研究所所长

杨国樑

序五

腹膜癌是指在腹膜上发生和（或）发展的一类恶性肿瘤，包括原发性和继发性两种，前者的典型代表是原发性腹膜癌和恶性腹膜间皮瘤，后者是各类恶性肿瘤所形成的腹膜转移癌，如来自胃肠道肿瘤和妇科肿瘤的腹膜转移癌。胃癌、结直肠癌、卵巢癌、腹膜假黏液瘤、恶性腹膜间皮瘤等腹盆腔恶性肿瘤局域性进展所导致的腹膜癌，是临床肿瘤治疗学中的"老、大、难"问题，在我国尤为突出。"老"是指该问题由来已久，防治进展缓慢；"大"是指该问题影响面广，受危害的患者群体大；"难"是指针对难治性腹水、顽固性腹痛、快速进展性肠梗阻等顽症，一直缺乏较满意的治疗对策。

尽管如此，我国的临床肿瘤学家一直没有放弃在这一领域的科技攻关与临床研究。早在 20 世纪 60 年代，中国医科大学附属第一医院陈峻青教授率先致力于胃癌腹膜转移的临床病理研究，曾提出一系列胃癌腹膜转移的高危临床与病理生物学因素。在此基础上，陈峻青和我等探索了手术联合术中腹腔温热灌注化疗防治胃癌腹膜转移的技术方法，并同步开展了胃癌腹膜转移"种子—土壤学说"和腹膜微环境理论的系列研究，引领了我国胃癌腹膜肿瘤防治的临床与转化研究的发展。

我国的腹膜肿瘤转移研究始于胃癌腹膜转移，逐渐拓展到胃肠道肿瘤、妇科肿瘤、原发性腹膜癌等领域。进入 21 世纪以来，我国以李雁教授为首的专家学者潜心于腹膜癌的临床与基础研究，率先引进了国际先进的诊疗理念和技术，并不断地开展国际学术交流与合作研究，始终坚持以临床问题为导向、多学科团队的精诚合作与不懈努力，探索出一套符合我国国情的腹膜癌综合防治策略和经验，开创了我国原发性和继发性腹膜癌全方位研究的新纪元。

《腹膜肿瘤学理论与实践》一书，全面介绍了国内外腹膜癌研究的历史和现状，提出了腹膜癌的基本理论和整合防治策略，系统总结了我国腹膜癌防治领域的研究成果，提出了腹膜肿瘤学专业人才培养和学科建设的思路。内容丰富、观点鲜明，具有很强的理论性、实用性和前瞻性，是我国临床肿瘤学研究领域的里程碑，具有划时代的意义。

中国医科大学附属第一医院肿瘤中心主任

中华医学会肿瘤学分会主任委员

徐惠绵

主编简介

李雁，男，1965年12月出生，首都医科大学附属北京世纪坛医院腹膜肿瘤外科主任、病理科主任，主任医师二级岗，二级教授，医学博士，硕士研究生、博士研究生、博士后导师，教育部新世纪优秀人才（2004）获得者，国务院特殊津贴获得者（2014），北京市登峰人才培养计划获得者（2017）。荣获"人民好医生""京城好医生""抗癌专科精英"等荣誉称号。

主要从事腹盆腔肿瘤的临床诊疗工作，专注于腹膜及腹膜后肿瘤转移复发的综合诊疗新技术研究，创建了规范化细胞减灭术加术中腹腔热灌注化疗治疗腹膜转移癌的模式，使腹膜转移癌患者的生存期延长近50%以上，在国内国际上产生了较大的影响，被评为PSOGI的18个执行委员会成员之一，也是来自中国的唯一代表。

主持制订了《细胞减灭术加腹腔热灌注化疗治疗腹膜表面肿瘤的专家共识》和《肿瘤细胞减灭术加腹腔热灌注化疗治疗腹膜假黏液瘤专家共识》。

承担国家级科研项目20项，获国家科技进步一等奖1项，省级科技进步一等奖2项、二等奖2项，国际奖励4项。获得发明专利5项。发表科研论文337篇、SCI收录论文170篇，合计影响因子538，总引用次数5415。百度学术的累积被引频次18989，H指数61，G指数118。培养硕士、博士毕业研究生76人。

首都医科大学附属北京世纪坛医院腹膜肿瘤外科为"腹膜癌国际联盟中国中心""欧洲腹膜癌学院中国中心""北京市肿瘤深部热疗和全身热疗技术培训基地""腹膜癌诊治新技术北京市国际科技合作基地"。

前　言

　　腹膜癌是指在腹膜上发生和（或）发展的一类恶性肿瘤，包括原发性腹膜癌和继发性腹膜癌两种，前者的典型代表是原发性腹膜癌和恶性腹膜间皮瘤，后者的典型代表是各种肿瘤所形成的腹膜转移癌，如来自胃肠道肿瘤和妇科肿瘤的腹膜转移癌。PM 在临床上较多见，但是未得到足够重视，既往的主流看法将其视作癌症的晚期（或终末期）表现，通行做法是保守治疗，即使是外科干预，也仅是姑息性手术，不主张进行积极治疗。因此，临床上 PM 患者的生活质量和预后均较差。

　　20 世纪 80 年代—21 世纪 20 年代，肿瘤学界开创了以结直肠癌腹膜转移、腹膜假黏液瘤为代表的腹膜种植转移癌诊断分期和外科综合治疗技术体系，形成一系列全新认识，包括：①不再一概认为 PM 是癌症广泛转移的表现，而是一种区域性癌转移；②对于部分经谨慎选择的病例，积极的综合治疗不但能够有效控制病情进展，而且还有可能达到临床治愈；③探索发展了一套综合治疗新策略，核心是 CRS 联合 HIPEC。此外，国际知名的腹膜癌团队在腹膜转移癌发生的核心机制、分布规律、诊断分期和治疗策略等方面，取得了里程碑式进展，推动形成了腹膜肿瘤学学科（Peritoneal Surface Oncology），即研究 PM 发生和发展机制及综合诊治体系的学科，包括基础病理机制研究、诊治技术转化研究、临床应用研究、适宜技术推广、药物开发、人才培养、团队建设和学科理论发展等。

　　本书系统总结了近 40 年来国际、国内腹膜肿瘤学临床诊治和学科建设的研究进展，书籍内容由国内专注于腹膜表面肿瘤诊治的肿瘤学专家编撰并严格审阅，分为总论和各论两篇。总论篇注重理论建设，主要学术观点包括腹膜癌形成的两个核心理论：肿瘤细胞选择性定植学说和肿瘤细胞包裹性增生学说。前者的主要临床问题是肠系膜挛缩明显，腹水症状严重；后者的主要临床问题是肠粘连明显，梗阻症状严重。以此理论为线索，概述了腹膜肿瘤学的基本定义、形成与发展，以及腹膜解剖学、腹膜癌临床前研究和诊断学研究、CRS+HIPEC 理论与操作、麻醉与疼痛管理、围手术期管理、腹腔化疗等腹膜肿瘤学理论基础，共8章。

各论篇注重技术培训，主要介绍了腹膜肿瘤学的两项核心临床技术：CRS 和 HIPEC。对于 CRS，病例选择是关键，手术操作有特点，主要技术要点包括腹膜外入路、三保险止血技术、从组织解剖到膜解剖转变、从器官外科向区域外科转变、复杂重建和功能替代技术方法。对于 HIPEC，不论是开放式技术还是闭合式技术，必须掌握四个核心要点：热疗温度要够，热疗时间要够，药物浓度要够，药物组合要够。以此为线索，详细介绍了不同来源腹膜癌的诊治要点、腹膜肿瘤学学科建设与管理、国际和国内著名的腹膜癌研究学术组织，共10章。

本书适合肿瘤外科、肿瘤内科、普外科、妇科、病理科、检验科、医学影像科等专业医护人员阅读参考。

国内对腹膜癌的研究相对滞后，表现为认识水平落后和治疗技术不规范。编写这本书的主要目的是，与国内广大肿瘤学界同行分享我近20年从事腹膜肿瘤学基础、转化、临床研究的经验、心得、成果。在国内腹膜癌综合诊治逐步得到重视之际，我希望通过系统介绍腹膜肿瘤学科的形成与发展、CRS+HIPEC 综合诊治技术体系的要点与细节、学科管理等，能够进一步推动国内肿瘤学界对腹膜癌临床诊治难题的认识，提高我国腹膜癌综合防治的整体水平，使更多的腹膜癌患者得到合理的诊治。

在此，由衷地感谢对本书的诞生竭智尽力的各位执笔专家及审稿专家，感谢他们对国内腹膜肿瘤学发展长年累月的无私奉献！

限于水平，本书难免存在不足之处。望读者在阅读过程中提出宝贵意见，我们定当虚心接受、精益求精，持续改进！

目 录

第一篇
总　论

第一章

腹膜肿瘤学和腹膜癌概述

第一节 定义

腹膜肿瘤学（Peritoneal Surface Oncology）是研究腹膜癌（peritoneal metastases，PM）形成和发展机制及综合诊治体系的学科，包括基础病理机制研究、新技术转化研究、临床应用研究、药物开发、适宜技术推广、人才培养和团队建设及学科理论发展等。

腹膜癌是指在腹膜上发生和（或）发展的一类恶性肿瘤，包括原发性腹膜癌和继发性腹膜癌两种，前者的典型代表是原发性腹膜癌（primary peritoneal carcinoma，PPC）和恶性腹膜间皮瘤（malignant peritoneal mesothelioma，MPM），后者的典型代表是各种肿瘤所形成的腹膜转移癌，如来自胃肠道肿瘤和妇科肿瘤的腹膜转移癌。继发性腹膜癌主要来源于腹膜种植转移。对这些癌，现国际文献统称为 PM，而国内文献则有腹膜癌病、腹膜转移癌、腹膜癌等不同称谓。为既能方便学术交流又有助于临床应用，国内学界也多采用"腹膜癌"一词，建议将其确认为标准名称。

根据临床确诊腹膜癌的时间不同，继发性腹膜癌可分为同时性腹膜癌（synchronous peritoneal metastases）和异时性腹膜癌（metachronous peritoneal metastases），前者是指初诊恶性肿瘤时即发现腹膜转移，包括腹水中检测到癌细胞和（或）术中发现腹膜转移；后者是指恶性肿瘤患者接受以根治性手术为主的综合治疗后，随访期间发现腹膜转移。

第二节 流行病学

PM 在临床上不少见。我国 70% 以上的胃肠癌患者就诊时已为临床 Ⅲ 期及以上，发生 PM 的风险很高，而且 PM 也是卵巢癌发展过程中的必然表现，甚至原发于腹盆腔外器官的恶性肿瘤也可发生 PM，如乳腺癌和肺癌。胃癌患者腹膜种植转移发生率超过 50%，结直肠癌患者腹膜种植转移发生率超过 10%，初诊卵巢癌患者腹膜转移发生率超过 70%。荷兰一项肿瘤相关流行病学研究显示，如果将腹膜癌作为单一病种进行统计，其发病占恶性肿瘤第 5 位。

第三节 腹膜肿瘤学形成的时代背景

肿瘤进展的表现形式是侵袭和转移，而肿瘤转移则是恶性肿瘤的最本质特性。经典的肿瘤转移途径有 3 个：淋巴道转移、血道转移、腹膜种植转移。梳理实体瘤现代临床治疗实践的发展历史脉络，可以清晰地看到 3 个历史性飞越阶段。首先是针对淋巴道转移的外科综合治疗技术体系的发展，其时代历程是 20 世纪 40 年代到 80 年代，这个时期创建和发展了针对淋巴结转移的诊断分期和治疗技术，典型代表是大力提升了乳腺癌、胃癌和结直肠癌淋巴结转移的外科综合治疗能力。然后是针对血道转移的外科综合治疗技术体系的发展，其时代历程是 20 世纪 60 年代到 90 年代，这个时期创建和发展了针对肿瘤肝转移、肺转移的诊断分期和外科综合治疗技术，经典代表是大力提升了肿瘤肝脏寡转移和肺脏寡转移的外科综合治疗能力。最后是针对腹膜种植转移的外科综合治疗技术体系的发展，其时代历程是 20 世纪 80 年代到 21 世纪 10 年代，这个时期创建和发展了实体瘤腹膜转移的理论体系、诊断分期和外科综合治疗技术，经典代表是大力提升了胃肠道肿瘤和妇科肿瘤腹膜转移的外科综合治疗能力。

肿瘤腹膜种植转移理论的认识和发展、综合诊疗技术体系的建立推动了腹膜肿瘤学的形成。随着腹膜肿瘤学的建立，临床肿瘤学实践才形成了比较完整的学科框架，但其发展之路仍然任重而道远。

第四节 腹膜肿瘤学的发展时代历程

肿瘤学界对肿瘤腹膜转移的深入研究，形成了一系列全新认识，主要观点包括：①腹膜转移有独特的肿瘤生物学规律和特点，其核心机制是癌细胞与腹膜表面特定结构——乳斑的相互作用，形成有利于癌细胞在腹膜定植和增生的微环境；②腹膜转移有特定的分布形式，集中分布于膈肌腹膜、盆腔腹膜、大小网膜、小肠系膜缘、大肠肠脂垂；③腹膜转移的临床症状期有特殊的表现形式，3个经典的临床表现是难治性腹水、顽固性腹痛、进展性肠梗阻；④腹膜转移有准确的诊断学认识，即这是一种区域性癌转移而非广泛的全身转移；⑤腹膜转移有明确的治疗学技术策略，其核心是CRS+HIPEC的外科整合治疗技术、腹腔化疗技术、分子靶向治疗技术，要点是强调区域控制、重视整体稳定。这些全新的临床肿瘤学认识的深化和实践进步，构成了腹膜转移癌治疗的十大里程碑式进展（表1-1-1），推动形成了腹膜肿瘤学学科，其国际学术组织代表是腹膜表面肿瘤国际联盟（Peritoneal Surface Oncology Group International，PSOGI），国内学术组织代表是中国抗癌协会腹膜肿瘤专业委员会（Peritoneal Surface Oncology Branch of China Anti-cancer Association）。

表 1-1-1　国际腹膜转移癌诊疗领域的十大里程碑事件

序号	时间	国家	事件
1	1980 年	美国	首次开展 CRS+HIPEC 治疗腹膜假黏液瘤
2	1988 年	日本	首次开展 CRS+HIPEC 治疗胃癌腹膜癌
3	1995 年	美国	首次系统性介绍 CRS 标准技术操作流程
4	1998 年	英国	率先建立国家级腹膜假黏液瘤诊疗中心
5	2003 年	荷兰	首次开展 CRS+HIPEC vs. 姑息性化疗治疗结直肠癌腹膜癌的随机对照研究，证明 CRS+HIPEC 临床疗效
6	2006 年	意大利	第 5 届国际腹膜癌大会，制定腹膜癌诊疗国际专家共识
7	2011 年	中国	首次完成 CRS+HIPEC 治疗胃癌腹膜癌的Ⅲ期临床研究，证明 CRS+HIPEC 临床疗效优于单纯手术

续表

序号	时间	国家	事件
8	2014 年	荷兰	第 9 届国际腹膜癌大会，制定腹膜癌诊疗国际临床指南
9	2015 年	美国	美国临床肿瘤学会（American Society of Clinical Oncology，ASCO）推出腹膜癌诊疗继续医学教育课程，在全世界推广腹膜癌综合诊疗技术体系
10	2018 年	荷兰	首次完成 CRS+HIPEC 治疗上皮性卵巢癌的多中心Ⅲ期临床研究，证明 CRS+HIPEC 临床疗效优于单纯手术

与国际腹膜肿瘤学发展的历史相比，我国腹膜肿瘤学的发展道路更曲折，可概括为历史沉淀阶段、艰难起步阶段、蓬勃发展阶段，十大代表性事件见表 1-1-2。

表 1-1-2 我国腹膜转移癌诊疗发展史上的十大代表性事件

序号	时间	代表性专家	代表性工作
1	2001 年	陈峻青，徐惠绵	发现胃癌腹膜癌高危因素，高温低渗腹腔灌注化疗提高胃癌腹膜癌生存率
2	2001 年	朱岭，张应天	胃癌侵犯浆膜 S 期、淋巴结转移 N2 者，32% 的患者手术时有盆腔腹膜隐匿性转移
3	2003 年	梁寒	腹腔内缓释化疗提高胃癌生存率
4	2006 年	朱正纲	腹腔热灌注化疗提高胃癌生存率
5	2008 年	李鹏程，李雁	腹腔灌注化疗动物生存期延长 28%，肿瘤负荷下降 74%
6	2009 年	李雁	我国首个规范化 CRS+HIPEC 治疗腹膜癌的临床研究
7	2009 年	崔书中	研制我国第 1 台精准腹腔热灌注化疗设备
8	2011 年	万德森	我国结直肠癌腹膜癌发生率，首次手术者为 10%～15%，复发者为 40%～70%，中位生存期为 5.2 个月
9	2011 年	唐利，李雁	我国首个 CRS+HIPEC 治疗胃癌腹膜癌转化研究
10	2015 年	李雁	我国首个腹膜癌诊治专家共识即《细胞减灭术加腹腔热灌注化疗治疗腹膜表面肿瘤的专家共识》

第五节 腹膜肿瘤学的发展成果

一、腹膜癌形成和发展机制研究

PM 形成和发展有独特的肿瘤生物学规律和特点，通常起源于腹腔内游离癌细胞（free cancer cells，FCC）的微转移，而 FCC 又有两个不同来源：① 肿瘤侵袭的自然过程导致的原发肿瘤细胞脱落；② 手术切除肿瘤过程中，由于手术操作导致癌细胞的医源性扩散。虽然不同来源的 FCC 在腹膜转移的早期阶段表现出多样性，但在转移过程中均经历黏附、降解、迁移、血管生成和免疫逃逸等几个方面，其核心机制是癌细胞与腹膜表面特定结构——乳斑的相互作用，形成有利于癌细胞在腹膜定植和增生的微环境。

二、对腹膜癌认识的理念转变

借鉴将腹膜作为透析膜的研究成果，肿瘤学家也认为腹膜是一个具备组织结构和功能的独立器官。腹膜总厚度约 90 μm，覆盖腹部器官和腹壁，由基底膜支撑的一层间皮细胞和五层结缔组织构成。腹膜的功能主要有：① 分泌由糖胺聚糖和磷脂组成的润滑溶液，减少腹腔器官与腹壁间的摩擦。② 腹膜及散布在腹膜上的淋巴聚集体防止腹腔感染。③ 在恶性肿瘤中的作用，腹膜是抵御 PM 的第一道防线；根据肿瘤转移的"种子—土壤学说"，腹膜又是发生 PM 的"土壤"。

既往认为 PM 与远处转移相同，是癌广泛转移的表现，不可治愈。基于"腹膜是一个器官"的认识，此理念发生转变，认为 PM 是一种区域性癌转移，对于部分经选择的病例，积极的综合治疗不但能够有效控制病情进展，而且还有可能达到临床治愈。在此理念的指导下，探索发展起来了一套综合治疗新策略，核心是 CRS+HIPEC。该技术体系的基本原理是通过 CRS 切除肉眼可见的病灶，处理宏观病变，达到组织学水平根治；通过 HIPEC 清除腹盆腔内微转移癌和游离癌细胞，处理微观病变，达到细胞学水平根治。自 20 世纪 80 年代以来，CRS+HIPEC 治疗胃肠癌 PM、卵巢癌 PM 和 PPC 的临床研究成果，进一步证实 PM 是一种区域性癌转移理念的正确性。

三、CRS 的理论基础

CRS 是通过结合腹膜切除术和联合脏器切除术的积极手术方法来处理宏观病变。腹膜切除是治愈 PM 患者必不可少的步骤，对于存在肉眼可见肿瘤的区域需行腹膜切除术，而对于腹膜表面孤立的肿瘤结节，也可采用电烧灼汽化处理。当肿瘤侵及脏腹膜时，常需联合切除部分胃、小肠或结直肠，女性患者常需切除子宫、输卵管和卵巢。

PM 尤其是黏液性癌 PM，常大量存在于肠管固定于后腹膜的 3 个特定区域，这些部位的脏腹膜活动度小。盆腔受侵时，常侵及直肠—乙状结肠，盆腔腹膜切除术需剥离盆腔侧壁腹膜、膀胱表面腹膜、道格拉斯窝，切除部分直肠—乙状结肠；回盲部活动度较局限，常因肿瘤侵及而需切除末段回肠及右半结肠；胃窦部在幽门处固定于后腹膜，癌细胞通过文氏孔在幽门下间隙聚集，导致胃流出道梗阻型肠梗阻，当小网膜和幽门下间隙的肿瘤融合时，为了达到完全肿瘤细胞减灭，需行全胃切除术。

腹膜切除术必须使用电外科设备。在腹膜切除过程中，高压电外科设备在剥离面边缘形成无肿瘤热坏死区域，可最大化地减灭肿瘤并减少出血。

单纯广泛肿瘤切除术不联合腹腔化疗，会造成腹盆腔腹膜大量种植，不能延长患者生存期，反而会产生更多损害。肿瘤进展会引起关键结构如输尿管或胆总管梗阻，并进一步侵及盆壁和盆腔血管周围组织结构。因此，当外科医生尝试对腹膜癌患者进行治疗时，必须熟练掌握术中化疗技术。

四、腹腔化疗的理论基础

1. "腹膜—血浆屏障"及其在腹膜肿瘤学治疗中的意义

腹膜间皮细胞层、基底膜、细胞外基质网格结构、血管内皮等形成"腹膜—血浆屏障（peritoneal-plasma barrier）"。"腹膜—血浆屏障"限制了腹膜对大分子药物的吸收，使腹腔内能维持高药物浓度，而外周血药浓度较低。腹腔灌注化疗药物浓度可达到同一时间血浆药物浓度的 20 ～ 1000 倍，增强了药物对腹膜癌细胞的直接杀伤作用，又减轻了全身毒副作用。腹腔化疗的药代动力学的理论依据是基于直接腹腔灌注化疗的剂量强度和"腹膜—血浆屏障"导致的延迟清除。

2. HIPEC 的理论基础

HIPEC 清除腹盆腔内微转移癌和游离的癌细胞以实现细胞学水平根治的理论基础：① 药代动力学优势：因"腹膜—血浆屏障"而形成的腹腔内化疗"高效低毒"的药代动力学优势。② 热疗效应：在组织水平使癌组织内微血管阻塞，引起肿瘤组织缺血性坏死；在细胞水平，破坏细胞自稳机制，激活溶酶体、破坏胞质和胞核，干扰能量代谢；在分子水平使癌细胞膜蛋白变性，干扰蛋白质、DNA 合成。③ 协同作用：热疗与化疗协同抗肿瘤在 43 ℃时明显增强；化疗药物的渗透深度可达 5 mm，而且热疗可提高肿瘤细胞对某些抗癌药物的反应率。④ 液体冲洗：大剂量液体持续循环灌注，对腹腔内游离癌细胞和微转移灶起到机械冲刷作用，并将热量与药物均匀分布于整个腹盆腔。常温腹腔化疗无热疗效应及热疗与化疗的协同效应。

3. 腹腔内化疗的局限性和 HIPEC 的优势

腹腔化疗存在三大障碍，影响其疗效。首先，腹腔化疗药物只能穿透肿瘤结节的最外层（约 1 mm），而进入肿瘤结节内的药物有限，因此，只有微小肿瘤结节才能得到明确治疗。其次，药物分布不均匀，是腹腔化疗失败的第 2 个原因。手术、反复腹腔化疗增加腹腔粘连发生，粘连阻碍腹腔化疗药液自由进入腹腔，部分区域无法接触到化疗药物。同时重力可导致化疗药物分布不均匀，因重力因素，腹腔化疗药液分布到下垂区域，特别是盆腔、结肠旁沟和右肝后间隙，而肠祥间和前腹壁表面药液分布不充分。最后，建立长期腹腔化疗通路的困难和危险，使重复治疗受限。

腹腔化疗药液的渗透、分布和重复应用的局限性突出了术中 HIPEC 的优势。CRS 切除肉眼可见的病灶，腹盆腔内粘连切除或松解，同时可通过人工搅动腹腔药液使腹腔化疗药物分布均匀。因此，在手术室进行大剂量热化疗，使腹盆腔残余病灶充分暴露于化疗药液中，有利于清除腹腔内游离癌细胞和残余转移灶。

五、腹膜癌的临床研究成果

1. 恶性腹膜间皮瘤的临床研究成果

MPM 是对系统化疗反应较低的肿瘤，在过去的病例研究中，姑息手术联合系统（培美曲塞联合顺铂）和（或）腹腔化疗，患者中位生存期（median overall survival，mOS）为 12.3 个月。

MPM 通常局限于腹盆腔内，很少发生肝脏或淋巴结转移，CRS+HIPEC 是部分 MPM 患者的首选治疗方案。主要的国际腹膜癌治疗中心的系列研究结果证实，该疗法可显著改善预后，mOS 由 12.3 个月延长至 38.4 ～ 63.2 个月，5 年生存率为 39.0% ～ 91.3%。CRS+HIPEC 已发展成为部分 MPM 的标准治疗方案。

2. 胃癌腹膜癌的临床研究成果

1988 年，日本 Fujimoto 等首次报道 CRS+HIPEC 可有效治疗胃癌 PM 且安全性良好，由此开启了该整合策略治疗胃癌 PM 的探索之路。2010 年，Glehen 等报道了目前最大样本量的多中心研究，结果显示 CRS+HIPEC 可显著延长胃癌 PM 患者的生存期，部分患者可以获得临床治愈。2011 年，笔者团队发布了国际首项随机对照研究，证实了 CRS+HIPEC 治疗胃癌 PM 安全有效。2020 年，姬忠贺等荟萃分析结果显示，规范化 CRS+HIPEC 可延长胃癌 PM 患者 mOS 至 13 个月，5 年生存率约为 8%，并且安全性可接受。

3. 结直肠癌腹膜癌的临床研究成果

2003 年，荷兰 Verwaal 等发表了 CRS+HIPEC 治疗结直肠癌 PM 的前瞻性随机对照试验的结果，通过对比 CRS+HIPEC 和以氟尿嘧啶化疗为主的系统治疗，评估 CRS+HIPEC 的生存获益，结果提示接受 CRS+HIPEC 的患者 mOS 明显延长（22.3 个月 *vs.* 12.6 个月，*P*=0.032），生存获益近两倍。此研究在 CRS+HIPEC 治疗结直肠癌腹膜转移领域具有里程碑意义。2016 年，瑞典 Cashin 等报道另一项前瞻性随机对照研究，一组接受 CRS+ 术后早期腹腔化疗（early postoperative intraperitoneal chemotherapy，EPIC），另一组仅接受 FOLFOX（奥沙利铂、亚叶酸钙、氟尿嘧啶）系统化疗，结果发现 CRS+EPIC 组 2 年生存率优于 FOLFOX 系统化疗组（54% *vs.* 38%，*P*=0.04）。2017 年，黄超群等荟萃分析显示，CRS+HIPEC 可延长结直肠癌 PM 患者 mOS 至约 28 个月，不良事件发生率与传统胃肠道手术相似，安全性可接受。2018 年 ASCO 年会报道了 PRODIGE 7 研究，并于 2021 年 1 月 18 日正式发表了该研究结果。PRODIGE 7 研究发现结直肠癌 PM 患者行完全 CRS，联合或不联合 HIPEC，其总生存期（overall survival，OS）（41.2 个月 *vs.* 41.7 个月，*P*=0.99）和无复发生存期（recurrence-free survival，RFS）（11.1 个月 *vs.* 13.1 个月，*P*=0.43）均无统计学差异，认为对于此类患者 HIPEC 是非必要的。然而，由于该研究设计和实施过程中的系列问题，其结论引起了巨大争议，未得到广泛认可。

4. 卵巢癌腹膜癌的临床研究成果

卵巢癌发展至 PM 的自然病程，按治疗阶段分为初始治疗（一线治疗）、新辅助化疗（neoadjuvant chemotherapy，NAC）后行减瘤手术、复发后治疗。既往，局部晚期卵巢癌的标准一线治疗方案是 CRS 和系统化疗（铂类和紫杉烷类联合方案）。Ⅲ期卵巢癌患者行完全 CRS、双向化疗（系统化疗联合腹腔化疗）较单纯系统化疗 OS 延长约 16 个月，但腹腔化疗导管相关并发症、胃肠道反应及肾毒性等限制了腹腔化疗的广泛应用。2018 年，荷兰 OVHIPEC 研究结果发表于《新英格兰医学杂志》（*N Eng J Med*），对于Ⅲ期卵巢癌，CRS+HIPEC 组的 RFS（14.2 个月 *vs.* 10.7 个月，*P*=0.003）和 OS（45.7 个月 *vs.* 33.9 个月，*P*=0.003）均优于 CRS 组，而且两组不良事件发生率相近（27% *vs.* 25%，*P*=0.76）。根据此项研究，2019 年美国国家癌症综合网络（National Comprehensive Cancer Network，NCCN）指南推荐腹腔热灌注化疗用于卵巢癌的治疗。

5. 腹膜假黏液瘤的临床研究成果

1980 年，美国 Spratt 等首次采用 CRS+HIPEC 治疗腹膜假黏液瘤（pseudomyxoma peritonei，PMP）患者 1 例，术后未出现严重不良事件，术后 8 个月无进展生存，提示区域性综合治疗策略有效且安全性较好，这为 PMP 治疗提供了新思路。2001 年，Sugarbaker 对接受 CRS+HIPEC 的 PMP 患者进行回顾性分析，认为 CRS+HIPEC 是 PMP 的最佳治疗方案。2008 年，国际上各主要腹膜癌诊疗中心就 CRS+HIPEC 治疗 PMP 达成专家共识。2012 年，Chua 等详细分析了国际上多中心 2298 例 PMP 患者治疗数据，显示规范性 CRS+HIPEC 可使 OS 达到 196 个月（16.3 年），无进展生存期（progression free survival，PFS）达到 98 个月（8.2 年），10 年、15 年生存率分别为 63%、59%。由于这些突出的临床疗效，2014 年，PSOGI 在荷兰召开第 9 届国际腹膜癌大会上正式推荐将 CRS+HIPEC 作为 PMP 的标准治疗。

六、基础研究成果

腹膜肿瘤学的长期可持续发展，离不开基础研究和转化研究。这些方面的代表性成果包括：① 持续研究腹膜乳斑的结构功能是深化认识腹膜癌病理机制的前提。乳斑在腹膜上分布的不均一性是腹膜癌形成的结构性基础，也是腹膜癌治疗所必备的基础知识。癌细胞种植于腹膜的优先顺序是大网膜、小网膜、肠系膜及肠脂垂、卵巢（女性）、盆腔腹膜、膈肌腹膜、后腹膜、胃表面腹膜、小肠表面腹膜、肝脏表面腹膜、前腹部腹膜。因此，在腹膜癌防治中，临床医生一定要清楚工作的优先顺序，既要全面兼顾，也要重点突出。② 构建性能稳定的腹膜癌动物模型是持续优化诊治方案的必备平台。目前已经建立了对应于各种腹膜癌的动物模型，包括小动物模型、大动物模型等，这些研究平台在发现诊断新指标、发展治疗新策略方面意义重大。③ 针对腹膜癌核心分子病理机制的靶向治疗新策略是实现腹膜癌大幅度提高疗效的关键，例如针对腹膜癌侵袭的关键酶组织蛋白酶 B 发展靶向治疗药物。④ 针对间皮—间质转化机制阻断癌相关成纤维细胞的纤维化进程，将是延缓腹膜癌组织硬化、防止形成肠梗阻的关键。

七、学术争议

尽管腹膜肿瘤的理论认识和临床实践已取得阶段性进展，但在诸多领域仍需要深入研究和科学探索，包括：腹膜肿瘤发生、发展的分子机制，分子病理诊断，腹膜转移的高危因素，CRS+HIPEC 的适应证，二次探查的意义，HIPEC 在此技术体系中的作用，HIPEC 维持治疗和预防性治疗的价值，HIPEC 药物的组成、剂量、温度，双向化疗方案的优化，腹腔加压气溶胶化疗（pressurized intraperitoneal aerosol chemotherapy，PIPAC）、靶向药物以及免疫治疗的开发应用等。

八、腹膜癌学术组织的发展

国际学术组织代表是 PSOGI，是由世界一流的腹膜癌治疗专家联合组建的非营利性组织，旨在通过患者教育、医师培训、组织会议和对腹膜癌的基础与临床科学研究，探讨不同的治疗方法等来改善腹膜癌患者的治疗和生存率。

国内学术组织代表是中国抗癌协会腹膜肿瘤专业委员会，于 2019 年 8 月成立，旨在通过开展学术会议及科普讲座、组织科研协作及多中心临床研究、规范临床应用和制定专家共识、规范腹膜肿瘤诊疗行为，提升我国腹膜肿瘤综合防治的整体水平。

第六节 腹膜肿瘤学的学科发展

腹膜肿瘤学是临床肿瘤学实践的结晶、肿瘤学科发展历史的必然。探索腹膜肿瘤学科的发展之路，必须看清楚临床医学的学科划分及发展重点。

临床医学属于一级学科，外科学和肿瘤学均为临床医学下属的二级学科。腹膜肿瘤学隶属于临床肿瘤学，其核心科学问题是腹膜肿瘤发生、发展的基本规律，关键技术问题是腹膜肿瘤的综合诊治策略研究和技术体系构建。因此，腹膜肿瘤学是在外科学和肿瘤学基础上发展出来的交叉学科，发展腹膜肿瘤学，必须有坚实的肿瘤学理论基础和外科学实践基础，且务必关注以下 3 个方面（图 1-1-1）。

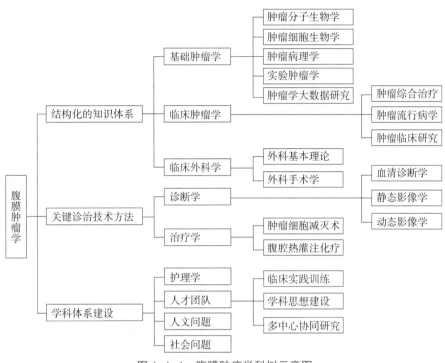

图 1-1-1　腹膜肿瘤学科树示意图

一、腹膜肿瘤学结构化的知识体系

腹膜肿瘤学的结构化知识体系包括基础肿瘤学、临床肿瘤学和临床外科学的基本知识。① 基础肿瘤学方面，应当掌握肿瘤分子生物学、肿瘤细胞生物学和肿瘤病理学的系统知识，实验肿瘤模型构建和基本研究方法，肿瘤学大数据研究。② 在临床肿瘤学方面，应当掌握肿瘤综合治疗的理论，包括肿瘤化学治疗的基本原理和药理特点，肿瘤放疗、热疗、免疫治疗及中医中药治疗的基本方法；肿瘤临床流行病学研究；肿瘤临床研究的原理、设计和实施。③ 在临床外科学方面，应当掌握外科基本理论和各类手术的特点和要点，从器官系统外科向区域外科转变的技术历程。

二、腹膜肿瘤学的关键诊治技术方法

随着实践的进步，腹膜肿瘤学发展起来了一套有别于常规技术的关键诊治技术方法。① 在诊断学方面，除了常规的临床病史、体检和理化检查外，还有一些特殊的检验学方法和影像学方法，突出特点是依靠一系列关键指标形成一个诊断组（diagnosis panel，DP），用每个诊断组来表征腹膜癌的发生进展的阶段、对机体的影响，来推荐相应的治疗策略。这既是一个基于数据、经验和证据的决策过程，也是一个多变量动态分析的智慧过程。② 在治疗学方面，腹膜肿瘤学特别强调"以手术为主的整合治疗"，坚持以肿瘤细胞减灭术为核心、腹腔热灌注化疗为必要补充的治疗原则。在手术治疗方面，通过强化集训培养良好的手术技能、过硬的心理素质、坚强的身体毅力和优秀的团队合作精神，实现从单纯的器官外科到区域外科的转变，实现从组织解剖到腹膜解剖的转变。

三、腹膜肿瘤学的学科体系建设

众所周知，腹膜癌是阻碍肿瘤治疗进步的"三座大山"之一，也是临床肿瘤学发展史上遗留的"老、大、难"问题，解决这一难题，需要发扬愚公移山精神，要攻坚克难、久久为功。要保持高效的攻坚力、高昂的战斗力、持久的保障力，就需要务必重视学科体系建设，加强顶层设计。

学科体系建设的重中之重是人才团队，从后备生力军发展成技术先锋、学术骨干、学科带头人、领军统帅。尽管人才成长的道路漫长而艰辛，但人才成长的规律客观而明确，那就是"长期的艰苦实践，长期的深刻思考，长期的沟通协调"。在临床实践方面，模块化手术专项训练是可取之法；在学科思想建设方面，系统性工作总结是不二法门；在沟通协调方面，多中心协同研究是最好方法。

学科体系建设的长远之道是统筹兼顾，腹膜肿瘤学科的发展是围绕解决腹膜癌重大难题展开的时代攻关，这既是医学问题，更是社会学问题，必须坚持把腹膜肿瘤学的发展结合到临床医学的发展中，把腹膜肿瘤学的进步融入时代的进步中，实现精英医学和大众医学的统一。因此，除了临床诊治问题之外，腹膜肿瘤学的护理问题、腹膜肿瘤学的人文问题、腹膜肿瘤学的社会问题，都属于腹膜肿瘤学的研究范畴和关注领域。

四、展望

腹膜癌已由无人问津的"老、大、难"问题，逐渐成为临床肿瘤学领域热点问题，尽管探索出了以 CRS+HIPEC 为核心的综合诊疗技术体系，也取得了令人欣慰的成绩，但征服腹膜癌之路漫长而艰辛。腹膜肿瘤研究者应聚焦腹膜癌核心理论问题，深入思考、协同合作，开展基础研究、转化研究、临床研究，求真务实，丰富腹膜肿瘤学理论，推动实践进步，实现 PSOGI 提出的最终使命理想：在胃肠道恶性肿瘤和妇科恶性肿瘤的自然病史中，彻底消灭局部区域复发和腹膜转移！

（安松林 杨肖军 梁 寒 李 雁）

参考文献

1. NASHIMOTO A，AKAZAWA K，ISOBE Y，et al. Gastric cancer treated in 2002 in Japan：2009 annual report of the JGCA nationwide registry. Gastric Cancer，2013，16（1）：1-27.

2. SEGELMAN J，GRANATH F，HOLM T，et al. Incidence，prevalence and risk factors for peritoneal carcinomatosis from colorectal cancer. Br J Surg，2012，99（5）：699-705.

3. VAN DRIEL W J，KOOLE S N，SIKORSKA K，et al. Hyperthermic intraperitoneal chemotherapy in ovarian cancer. N Engl J Med，2018，378（3）：230-240.

4. KUIJPERS A M，MIRCK B，AALBERS A G，et al. Cytoreduction and HIPEC in the Netherlands：nationwide long-term outcome following the Dutch protocol. Ann Surg Oncol，2013，20（13）：4224-4230.

5. 李雁. 腹膜癌研究之我见. 中国肿瘤临床，2012，39（22）：1685-1686.

6. 李雁，周云峰，梁寒，等. 细胞减灭术加腹腔热灌注化疗治疗腹膜表面肿瘤的专家共识. 中国肿瘤临床，2015，42（4）：198-206.

7. SPRATT J S，ADCOCK R A，MUSKOVIN M，et al. Clinical delivery system for intraperitoneal hyperthermic chemotherapy. Cancer Res，1980，40（2）：256-260.

8. FUJIMOTO S，SHRESTHA R D，KOKUBUN M，et al. Intraperitoneal hyperthermic perfusion combined with surgery effective for gastric cancer patients with peritoneal seeding. Ann Surg，1988，208（1）：36-41.

9. SUGARBAKER P H. Peritonectomy procedures. Ann Surg，1995，221（1）：29-42.

10. MORAN B J，CECIL T D. The etiology，clinical presentation，and management of pseudomyxoma peritonei. Surg Oncol Clin N Am，2003，12（3）：585-603.

11. VERWAAL V J，VAN RUTH S，DE BREE E，et al. Randomized trial of cytoreduction and hyperthermic intraperitoneal chemotherapy versus systemic chemotherapy and palliative surgery in

patients with peritoneal carcinomatosis of colorectal cancer. J Clin Oncol, 2003, 21 (20): 3737-3743.

12. BARATTI D, KUSAMURA S, DERACO M. The Fifth International Workshop on Peritoneal Surface Malignancy (Milan, Italy, December 4-6, 2006): methodology of disease-specific consensus. J Surg Oncol, 2008, 98 (4): 258-262.

13. PORTILLA A G, SHIGEKI K, DARIO B, et al. The intraoperative staging systems in the management of peritoneal surface malignancy. J Surg Oncol, 2008, 98 (4): 228-231.

14. YANG X J, HUANG C Q, SUO T, et al. Cytoreductive surgery and hyperthermic intraperitoneal chemotherapy improves survival of patients with peritoneal carcinomatosis from gastric cancer: final results of a phase III randomized clinical trial. Ann Surg Oncol, 2011, 18 (6): 1575-1581.

15. LI Y, YU Y, LIU Y. Report on the 9 (th) International Congress on Peritoneal Surface Malignancies. Cancer Biol Med, 2014, 11 (4): 281-284.

16. LAMBERT L A. Looking up: recent advances in understanding and treating peritoneal carcinomatosis. CA Cancer J Clin, 2015, 65 (4): 284-298.

17. 陈峻青, 王舒宝, 徐惠绵, 等. 胃癌根治切除并温热低渗液腹腔灌洗的疗效分析. 中华医学杂志, 2001, 81 (12): 29-31.

18. 朱岭, 龚少敏, 彭开勤, 等. 胃癌的远处隐匿型腹膜转移. 中华普通外科杂志, 2001, 16 (7): 22-23.

19. 梁寒, 王仆, 王晓娜, 等. 活性碳吸附丝裂霉素 C 腹腔化疗预防进展期胃癌术后复发. 中华外科杂志, 2003, 41 (4): 37-40.

20. 朱正纲, 汤睿, 燕敏, 等. 术中腹腔内温热化疗对进展期胃癌的临床疗效研究. 中华胃肠外科杂志, 2006, 9 (1): 26-30.

21. LI P C, CHEN L D, ZHENG F, et al. Intraperitoneal chemotherapy with hydroxycamptothecin reduces peritoneal carcinomatosis: results of an experimental study. J Cancer Res Clin Oncol, 2008, 134 (1): 37-44.

22. YANG X J, LI Y, AL-SHAMMAA HASSAN A H, et al. Cytoreductive surgery plus hyperthermic intraperitoneal chemotherapy improves survival in selected patients with peritoneal carcinomatosis from abdominal and pelvic malignancies: results of 21 cases. Ann Surg Oncol, 2009, 16 (2): 345-351.

23. 崔书中, 黄狄文, 巴明臣. 高精度腹腔热灌注治疗系统设备的开发研究. 中华生物医学工程杂志, 2009, 12 (6): 471-474.

24. 万德森. 结肠癌手术治疗值得关注的若干问题. 中国实用外科杂志, 2011, 31 (6): 466-469.

25. TANG L, MEI L J, YANG X J, et al. Cytoreductive surgery plus hyperthermic intraperitoneal chemotherapy improves survival of gastric cancer with peritoneal carcinomatosis: evidence from an experimental study. J Transl Med, 2011, 9: 53.

26. TUSTUMI F, BERNARDO W M, DIAS A R, et al. Detection value of free cancer cells in peritoneal washing in gastric cancer: a systematic review and meta-analysis. Clinics (Sao Paulo), 2016, 71 (12): 733-745.

27. LIU J，GENG X，LI Y. Milky spots：omental functional units and hotbeds for peritoneal cancer metastasis. Tumour Biol，2016，37（5）：5715-5726.

28. CARMIGNANI C P，SUGARBAKER T A，BROMLEY C M，et al. Intraperitoneal cancer dissemination：mechanisms of the patterns of spread. Cancer Metastasis Rev，2003，22（4）：465-472.

29. SUGARBAKER P H. The subpyloric space：an important surgical and radiologic feature in pseudomyxoma peritonei. Eur J Surg Oncol，2002，28（4）：443-446.

30. SUGARBAKER P H. Dissection by electrocautery with a ball tip. J Surg Oncol，1994，56（4）：246-248.

31. 腹腔热灌注化疗技术临床应用专家协助组. 腹腔热灌注化疗技术临床应用专家共识（2016版）. 消化肿瘤杂志（电子版），2016，8（3）：125-129.

32. LEMOINE L，SUGARBAKER P，VAN DER SPEETEN K. Drugs，doses，and durations of intraperitoneal chemotherapy：standardising HIPEC and EPIC for colorectal，appendiceal，gastric，ovarian peritoneal surface malignancies and peritoneal mesothelioma. Int J Hyperthermia，2017，33（5）：582-592.

33. LI Y，ZHOU Y F，LIANG H，et al. Chinese expert consensus on cytoreductive surgery and hyperthermic intraperitoneal chemotherapy for peritoneal malignancies. World J Gastroenterol，2016，22（30）：6906-6916.

34. Sugarbaker P H，Mora J T，Carmignani P，et al. Update on chemotherapeutic agents utilized for perioperative intraperitoneal chemotherapy. Oncologist，2005，10（2）：112-122.

35. CARTENI G，MANEGOLD C，GARCIA G M，et al. Malignant peritoneal mesothelioma-results from the International Expanded Access Program using pemetrexed alone or in combination with a platinum agent. Lung Cancer，2009，64（2）：211-218.

36. GARCIA-CARBONERO R，PAZ-ARES L. Systemic chemotherapy in the management of malignant peritoneal mesothelioma. Eur J Surg Oncol，2006，32（6）：676-681.

37. MAGGE D，ZENATI M S，AUSTIN F，et al. Malignant peritoneal mesothelioma：prognostic factors and oncologic outcome analysis. Ann Surg Oncol，2014，21（4）：1159-1165.

38. BARATTI D，KUSAMURA S，CABRAS A D，et al. Diffuse malignant peritoneal mesothelioma：long-term survival with complete cytoreductive surgery followed by hyperthermic intraperitoneal chemotherapy（HIPEC）. Eur J Cancer，2013，49（15）：3140-3148.

39. ALEXANDER H R JR，BARTLETT D L，PINGPANK J F，et al. Treatment factors associated with long-term survival after cytoreductive surgery and regional chemotherapy for patients with malignant peritoneal mesothelioma. Surgery，2013，153（6）：779-786.

40. HASLINGER M，FRANCESCUTTI V，ATTWOOD K，et al. A contemporary analysis of morbidity and outcomes in cytoreduction/hyperthermic intraperitoneal chemoperfusion. Cancer Med，2013，2（3）：334-342.

41. GLEHEN O，GILLY F N，ARVIEUX C，et al. Peritoneal carcinomatosis from gastric cancer：a

multi-institutional study of 159 patients treated by cytoreductive surgery combined with perioperative intraperitoneal chemotherapy. Ann Surg Oncol, 2010, 17 (9): 2370-2377.

42.JI Z H, ZHANG Y, LI Y. Intra-operative hyperthermic intraperitoneal chemotherapy for prevention and treatment of peritoneal metastases from gastric cancer: a narrative review. J Gastrointest Oncol, 2021, 12 (suppl1): S70578.

43. CASHIN P H, MAHTEME H, SPÅNG N, et al. Cytoreductive surgery and intraperitoneal chemotherapy versus systemic chemotherapy for colorectal peritoneal metastases: a randomised trial. Eur J Cancer, 2016, 53: 155-162.

44. HUANG C Q, MIN Y, WANG S Y, et al. Cytoreductive surgery plus hyperthermic intraperitoneal chemotherapy improves survival for peritoneal carcinomatosis from colorectal cancer: a systematic review and meta-analysis of current evidence. Oncotarget, 2017, 8 (33): 55657-55683.

45. QUENET F, ELIAS D, ROCA L, et al. A UNICANCER phase III trial of hyperthermic intraperitoneal chemotherapy (HIPEC) for colorectal peritoneal carcinomatosis (PC): PRODIGE 7. J Clin Oncol, 2018, 36 (suppl 4): 3503.

46. QUÉNET F, ELIAS D, ROCA L, et al. Cytoreductive surgery plus hyperthermic intraperitoneal chemotherapy versus cytoreductive surgery alone for colorectal peritoneal metastases (PRODIGE 7): a multicentre, randomised, open-label, phase 3 trial. Lancet Oncol, 2021, 22 (2): 256-266.

47. ARMSTRONG D K, BUNDY B, WENZEL L, et al. Intraperitoneal cisplatin and paclitaxel in ovarian cancer. N Engl J Med, 2006, 354 (1): 34-43.

48. TEWARI D, JAVA J J, SALANI R, et al. Long-term survival advantage and prognostic factors associated with intraperitoneal chemotherapy treatment in advanced ovarian cancer: a gynecologic oncology group study. J Clin Oncol, 2015, 33 (13): 1460-1466.

49. WRIGHT A A, CRONIN A, MILNE D E, et al. Use and effectiveness of intraperitoneal chemotherapy for treatment of ovarian cancer. J Clin Oncol, 2015, 33 (26): 2841-2847.

50. SUGARBAKER P H. Cytoreductive surgery and peri-operative intraperitoneal chemotherapy as a curative approach to pseudomyxoma peritonei syndrome. Eur J Surg Oncol, 2001, 27 (3): 239-243.

51. MORAN B, BARATTI D, YAN T D, et al. Consensus statement on the loco-regional treatment of appendiceal mucinous neoplasms with peritoneal dissemination (pseudomyxoma peritonei). J Surg Oncol, 2008, 98 (4): 277-282.

52. CHUA T C, MORAN B J, SUGARBAKER P H, et al. Early- and long-term outcome data of patients with pseudomyxoma peritonei from appendiceal origin treated by a strategy of cytoreductive surgery and hyperthermic intraperitoneal chemotherapy. J Clin Oncol, 2012, 30 (20): 2449-2456.

53. HAGIWARA A, TAKAHASHI T, SAWAI K, et al. Milky spots as the implantation site for malignant cells in peritoneal dissemination in mice. Cancer Res, 1993, 53 (3): 687-692.

54. MEI L J, YANG X J, TANG L, et al. Establishment and identification of a rabbit model of peritoneal carcinomatosis from gastric cancer. BMC Cancer, 2010, 10: 124.

55. SHAO L H, LIU S P, HOU J X, et al. Cathepsin B cleavable novel prodrug Ac-Phe-Lys-PABC-ADM enhances efficacy at reduced toxicity in treating gastric cancer peritoneal carcinomatosis: an experimental study. Cancer, 2012, 118 (11): 2986-2996.

56. RYNNE-VIDAL A, AU-YEUNG C L, JIMÉNEZ-HEFFERNAN J A, et al. Mesothelial-to-mesenchymal transition as a possible therapeutic target in peritoneal metastasis of ovarian cancer. J Pathol, 2017, 242 (2): 140-151.

57. ALYAMI M, HÜBNER M, GRASS F, et al. Pressurised intraperitoneal aerosol chemotherapy: rationale, evidence, and potential indications. Lancet Oncol, 2019, 20 (7): e368-e377.

第二章

腹膜的解剖学、组织学、生理学和腹膜转移癌的应用病理学

第一节　前言

　　腹膜是覆盖于腹、盆腔内壁和腹、盆腔脏器表面的一层薄而光滑的半透明状浆膜。腹膜是人体面积最大、最复杂的一层浆膜，总面积达 2.2 m^2，按被覆部位可分为衬于腹、盆腔内壁的壁腹膜或壁层腹膜及覆盖于腹、盆腔脏器表面的脏腹膜或脏层腹膜。脏腹膜紧贴脏器表面，从组织结构和功能方面均可视为所覆脏器的一部分，如胃和肠壁的脏腹膜即为该脏器的浆膜。壁腹膜和脏腹膜互相反折、移行并延续，共同围成不规则的潜在腔隙，称为腹膜腔。男性腹膜腔为一封闭的腔隙（图 1-2-1），而女性腹膜腔则借输卵管腹腔口，经输卵管、子宫、阴道与外界相通（图 1-2-2）。通常，女性腹膜腔通道在子宫颈管处为黏液栓所封闭，病理状态下，如感染、恶性肿瘤时，黏液栓可发生溶解，使通道开放，成为感染扩散或肿瘤转移的通道。

　　腹膜腔和腹腔在解剖学上是两个不同且又相关的概念，广义的腹腔是指膈以下、盆膈以上，腹前壁和腹后壁之间的腔；而腹膜腔为脏腹膜和壁腹膜之间的潜在腔隙，腔内仅含少量（5 ～ 10 mL）具有润滑作用的浆液。腹、盆腔脏器位于腹腔之内、腹膜腔之外。壁腹膜较厚，与腹、盆腔内壁之间有一层疏松结缔组织，称为腹膜外组织（图 1-2-3）。腹后壁和腹前壁下部的腹膜外组织中含有较多脂肪，临床亦称腹膜外脂肪，此处壁腹膜附着比较疏松，腹膜外空间可扩展性强，如膀胱

充盈、腹膜后巨大肿瘤或血肿时，腹膜外空间增大。腹膜外组织的存在是壁腹膜切除术和部分脏腹膜切除术的解剖学基础。壁腹膜由腹壁和盆壁动脉供血，静脉回流至下腔静脉，而脏腹膜由肠系膜、腹腔和盆腔脏器动脉供血，静脉回流至门静脉。

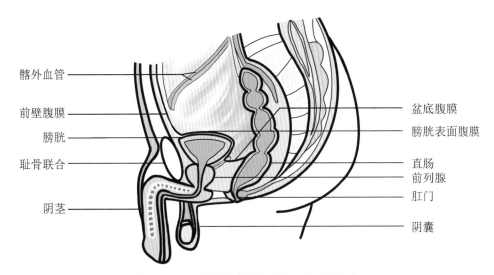

图 1-2-1 男性腹膜腔（正中矢状位切面）

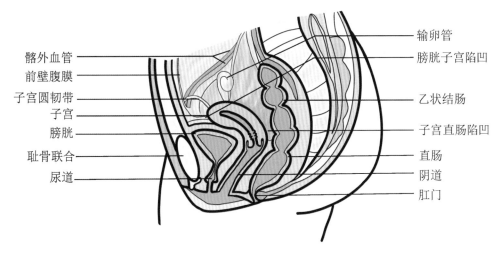

图 1-2-2 女性腹膜腔（正中矢状位切面）

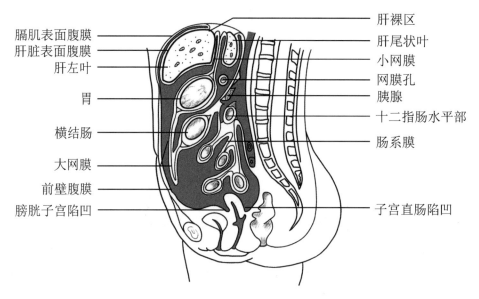

图 1-2-3　腹腔、腹膜腔及腹膜外组织

　　腹膜由 3 层结构组成，包括间皮细胞层、基底膜和间皮下层。间皮细胞是腹膜的主要组成成分，扁平状间皮细胞呈单层连续排列，覆盖整个腹腔，构成一道机械防御屏障，避免间皮下组织的暴露及微生物的侵袭。间皮细胞间呈锯齿状或指状重叠，通过紧密连接互相作用，通过桥粒互相沟通。在正常状态下，间皮细胞表面无开放通道。间皮细胞层结构破坏和间皮下成分的暴露是恶性肿瘤腹膜转移的起始步骤。基底膜位于间皮细胞下层，是一层薄的疏松结构，主要由IV型胶原、糖蛋白及蛋白多糖等组成，对间皮层起支撑作用。间皮下层位于基底膜以下，主要为细胞外基质等大分子物质组成的复杂网格结构，主要成分有纤维连接蛋白、弹力蛋白、胶原及水化凝胶组成的葡萄糖胺聚糖，还可见不同口径的血管、淋巴管及其他细胞成分。淋巴管于膈面腹膜开口，称为腹膜淋巴孔，并通过膜下小管、淋巴引流单元和淋巴凹陷形成了腹膜腔到淋巴管的快速通道，即腹膜腔淋巴引流系统。网膜、系膜的淋巴管缺乏膈腹膜淋巴引流结构特征，该处毛细淋巴管起源于乳斑。乳斑是一种特殊的淋巴样组织，含大量免疫细胞，其与间皮细胞之间的结缔组织中无明显基底膜，细胞成分可不必通过纤维屏障，而直接经组织间隙进出腹膜腔。腹膜淋巴孔和乳斑介导的淋巴途径是腹盆腔恶性肿瘤腹膜转移发生的主要途径之一。

腹膜具有分泌、吸收、支持、保护和修复等功能：①分泌少量浆液，润滑和保护脏器，减少摩擦。②腹膜是一种具有双向通透性的半透膜，对液体和微小颗粒有强大的吸收功能。膈面腹膜面积大，腹膜外组织少，微血管丰富，腹膜小孔和淋巴管的内皮小孔多，受呼吸运动影响明显，液体吸收能力最强；大网膜是吸收淋巴的主要部位。③腹膜形成的多种结构，如韧带、系膜等，对腹、盆腔脏器起支持和固定作用。④间皮细胞和免疫细胞构成了腹膜防御系统，包括物理屏障、细胞免疫和体液免疫等防御机制。⑤间皮细胞可调节腹膜中纤维蛋白溶解，直接或间接地产生和重建细胞外基质，具有很强的修复功能。此外，腹膜分泌的浆液中含有纤维素，其粘连作用可促进伤口愈合和炎症局限化。

腹膜恶性肿瘤，尤其是继发性腹膜恶性肿瘤的发生、分布和进展的规律，与腹膜解剖学、组织学结构及生理学功能密切相关，其核心机制包括：癌细胞与间皮细胞相互作用，通过破坏间皮细胞或侵袭淋巴孔实现腹膜定植；定植的癌细胞进一步侵袭间皮下结构，启动加速侵袭性生长过程；腹膜间质纤维化过程加重腹膜的结构性破坏；癌细胞与乳斑中免疫细胞的相互作用，形成促进腹膜转移癌生长的容受性免疫微环境。

第二节　腹膜的解剖学结构

壁腹膜与脏腹膜之间或脏腹膜与脏腹膜之间，互相反折、移行，构成许多特化结构。根据形成物的部位、结构特点及与特定脏器的连属，分别命名为网膜、系膜、韧带、皱襞、隐窝和陷凹。这些结构不仅对脏器起着连接和固定作用，也是血管、神经、淋巴管的出入处及腹、盆腔疾病的播散途径。

一、网膜

网膜是连于胃小弯和胃大弯的双层腹膜皱襞，其间有血管、神经、淋巴管和结缔组织等，解剖学上包括大网膜和小网膜。

1. 大网膜

大网膜是腹膜最大的皱襞,形似围裙,连接于胃大弯和横结肠之间,覆盖于横结肠、空肠、回肠前面,其左缘与脾胃韧带相连续,右缘可延伸至升结肠表面(图 1-2-4)。大网膜由 4 层腹膜组成:包被于胃前后壁表面的腹膜向下延伸,至胃大弯处结合,形成大网膜的前两层,降至脐平面稍下方形成游离下缘,后反折向上移行为大网膜的后两层,连接并包绕横结肠在其后叠合成横结肠系膜,连于腹后壁。大网膜前两层和后两层之间的潜在腔隙是网膜囊的下部,成人大网膜前两层和后两层通常愈着,致使其间的网膜囊下部消失,而连于胃大弯和横结肠之间的大网膜前两层上部则形成胃结肠韧带。

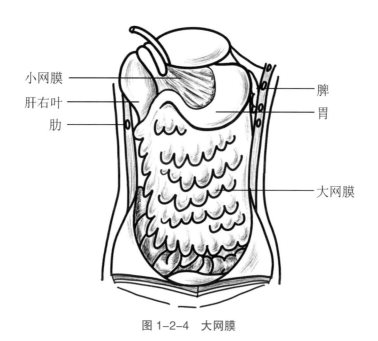

图 1-2-4　大网膜

大网膜的长短、厚薄均有年龄和个体差异。成人根据大网膜下垂的程度,分为 3 种类型:大网膜下缘在脐平面以上者为上腹型(高位型),不足 10%;居脐平面与髂前上棘平面之间者为中腹型(中位型);髂前上棘平面以下者为下腹型(低位型);后二者占 90% 以上,其中中腹型最常见。大网膜一般较薄,呈网筛状,富含脂肪,是人体的"脂肪库"之一。大网膜根据含脂肪的多少可分为薄型、厚型和中间型。薄型大网膜的血管周围含脂肪，血管间区则几乎没有，故薄而透亮，此型多见，占近 50%；厚型大网膜的血管周围及血管间区均多脂肪，大网膜不透亮，约占 15%；介于薄型与厚型之间为中间型，呈半透明状态，占 33% 以上。儿童厚型多于成人，女性厚型多于男性，肥胖者大网膜脂肪含量尤为明显。

2. 小网膜

小网膜是由膈、肝静脉韧带裂、肝门向下移行至胃小弯和十二指肠上部的双层腹膜结构，可分为两部分，左侧为从膈、静脉韧带裂连于胃小弯的部分，称为肝胃韧带，内含胃左、右血管，胃左、右淋巴结及胃的神经等结构（图 1-2-5）。右侧为从肝门连于十二指肠球部的部分，称为肝十二指肠韧带，内有进出肝门的 3 个重要结构通过，位于右前方的胆总管，位于左前方的肝固有动脉和两者之后的门静脉。上述结构周围伴有淋巴管、淋巴结和神经丛。小网膜的右侧为游离缘，其后方为网膜孔，经此孔可进入网膜囊。

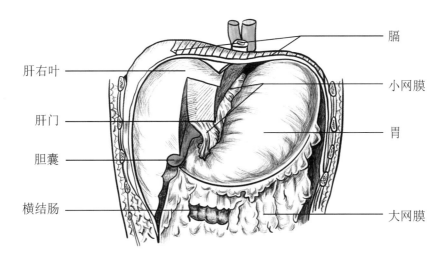

图 1-2-5 小网膜

3. 网膜囊和网膜孔

网膜囊是小网膜和胃后壁及腹后壁腹膜之间的一个扁窄而不规则的间隙，又称小腹膜腔，是腹膜腔的一部分（图1-2-6）。网膜囊有6个壁，前壁为小网膜后层、胃后壁、大网膜前两层的后层或胃结肠韧带；后壁为大网膜后两层、横结肠及其系膜及覆盖在胰腺、左肾、左肾上腺等表面的腹膜；上壁为肝尾状叶和膈下腹膜，肝尾状叶从网膜囊右缘突入囊内，其前后面均被腹膜覆盖；下壁为大网膜前后两层的愈着处。网膜囊的左侧自前向后有胃脾韧带、脾和脾肾韧带，右侧借网膜孔与腹膜腔的其余部分相通。网膜囊在胃脾韧带和脾肾韧带之间突向脾的部分称为脾隐窝。小网膜后方和肝之间部分称为上隐窝，在胃后方和大网膜前两层和后两层之间的部分称为下隐窝。

网膜孔的高度约位于第12胸椎至第2腰椎椎体前方，成人可容1~2指通过。其前界为肝十二指肠韧带，后界为覆盖在下腔静脉表面的腹膜，上界为肝尾状叶，下界为十二指肠上部。手术时，如遇有外伤性肝破裂或肝附近动脉出血，可将示指伸入孔内，拇指在小网膜游离缘用力捏压，压迫肝十二指肠韧带内肝固有动脉进行暂时性止血。

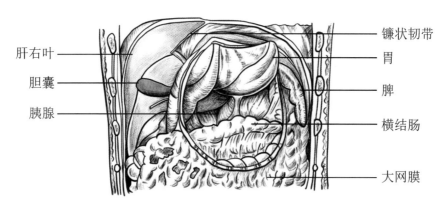

肝右叶
胆囊
胰腺

镰状韧带
胃
脾
横结肠
大网膜

图1-2-6　网膜囊

二、系膜

由壁腹膜、脏腹膜相互延续移行而形成的许多将空腔脏器系连固定于腹、盆壁的双层腹膜结构称为系膜（图1-2-7），其内含有出入该脏器的血管、神经、淋巴管和淋巴结等。

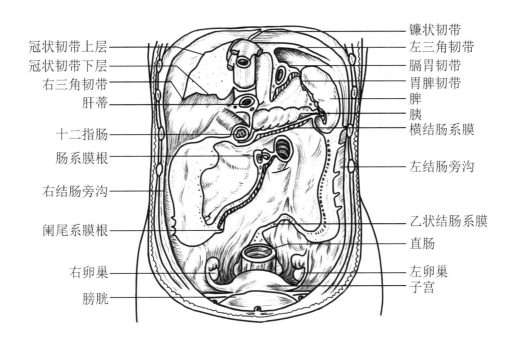

图1-2-7　肠系膜、横结肠系膜、乙状结肠系膜与阑尾系膜

1. 肠系膜

肠系膜又称小肠系膜，是将空肠和回肠系连固定于腹后壁的双层腹膜结构，面积较大，整体呈折扇形。肠系膜附着于腹后壁的部分称为肠系膜根，起自第2腰椎左侧，斜向右下跨过脊柱及其前方结构，止于右骶髂关节前方，长约15 cm。肠系膜的肠缘系连空、回肠，长达5～7 m，由于肠系膜根和肠缘的长度相差悬殊，故有利于空、回肠的活动，对消化和吸收有促进作用。

2. 阑尾系膜

阑尾系膜是连于阑尾与肠系膜下端的双层腹膜结构，呈三角形，其游离缘内有阑尾血管、淋巴管、神经走行，故切除阑尾时应从系膜缘结扎血管。

3. 横结肠系膜

横结肠系膜是将横结肠系连于腹后壁的横位双层腹膜结构，其根部起自结肠右曲，向左跨过右肾中部、十二指肠降部、胰头等器官的前方，沿胰腺前缘到左肾前方，止于结肠左曲。横结肠系膜内含有中结肠血管及其分支、淋巴管、淋巴结和神经丛等。以横结肠及其系膜为标志，将腹腔划分为结肠上区和结肠下区。

4. 乙状结肠系膜

乙状结肠系膜是将乙状结肠固定于左下腹的双层腹膜结构，其根部附着于左髂窝和骨盆左后壁。系膜内含有乙状结肠血管、直肠上血管、淋巴管和神经丛等。由于该系膜较长，乙状结肠活动度较大，易发生肠扭转。

三、韧带

腹膜形成的韧带指连接腹、盆腔与脏器之间或连接相邻脏器之间的腹膜结构，多数为双层，少数为单层，对器官有固定作用，部分韧带内含有血管和神经。

1. 肝的韧带

肝脏下方有肝胃韧带和肝十二指肠韧带，上方有镰状韧带、冠状韧带和左、右三角韧带，前方和下方有肝圆韧带（图 1-2-8）。

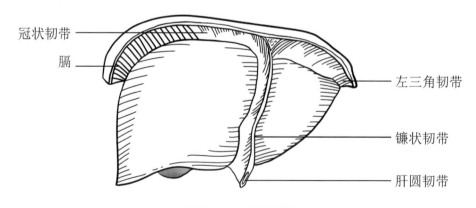

图 1-2-8　肝的韧带

镰状韧带位于前正中线右侧，呈矢状位，是上腹前壁和膈连于肝上面的双层腹膜结构。镰状韧带下缘游离并增厚，由脐连于肝下面的肝圆韧带裂，内含肝圆韧带，后者是胚胎时脐静脉闭锁后的遗迹。肝圆韧带裂结构因人而异，有的完全开放，暴露出肝圆韧带，直至其进入肝脏；有的上方存在一道由肝实质组成的"桥"，称为"肝桥"。肝桥厚度及肝圆韧带的暴露程度同样因人而异。腹膜恶性肿瘤常侵犯肝圆韧带根部，因此手术切除肝圆韧带时，切开肝桥，暴露并切除肝圆韧带裂中的肿瘤结节是必要的。肝圆韧带裂内还有门静脉左支、肝左动脉及肝左静脉通过，手术切除时应特别注意辨别并避免血管损伤，尤其是肝左动脉或其早期分支。此外，附脐静脉由脐周静脉网在脐切迹边缘处汇合形成，与肝圆韧带伴行，并汇入肝门静脉左干矢状部。因此，肝圆韧带切除时，谨慎的止血措施亦是非常必要的。

冠状韧带由膈下面的壁腹膜反折至肝上面所形成的双层腹膜组成，呈冠状位，前层向前与镰状韧带相延续，后层起于小网膜后层，经尾状叶上方，并沿其右缘下行，越腔静脉沟下端前面，转为水平部，然后沿肝后面下界右行，于此处有时反折至右肾上部，形成肝肾韧带。冠状韧带前、后两层之间相距较远，使肝后面位于冠状韧带两层之间的肝表面无腹膜覆盖，形成肝裸区。冠状韧带左右两端的前后两层相互黏合并增厚，形成左、右三角韧带。当腹膜恶性肿瘤侵犯右侧膈肌及肝脏表面腹膜时，肝裸区成为手术完整剥除受侵腹膜的边界。

2. 脾的韧带

脾的韧带包括胃脾韧带、脾肾韧带、膈脾韧带。

胃脾韧带是连于胃底和胃大弯上部与脾门之间的双层腹膜结构，向下与大网膜左侧部相延续。此韧带上份内含胃短血管，下份含胃网膜左血管。

脾肾韧带为脾门至左肾前面的双层腹膜结构，内含胰尾和脾血管及淋巴结、神经等。

膈脾韧带为脾肾韧带的上部，由脾上极连至膈下。此韧带很短或不明显，部分人脾下极与结肠左曲之间，有较短的脾结肠韧带。

3. 胃的韧带

胃的韧带包括肝胃韧带、胃脾韧带、胃胰韧带、胃结肠韧带和胃膈韧带。其中肝胃韧带、胃脾韧带和胃结肠韧带已于前文中叙述。

胃胰韧带是由胃幽门窦后壁至胰头、胰颈及颈与体的移行部的腹膜皱襞。

胃膈韧带是胃贲门左侧的胃底后方和食管腹段连于膈下面的双层腹膜结构,两层相距较远,使部分胃后壁缺少腹膜覆盖,而形成胃裸区。

四、皱襞、隐窝和陷凹

腹膜皱襞是腹、盆腔壁与器官之间或器官与器官之间腹膜形成的皱褶隆起,多数是由于腹膜下有血管或器官的存在而形成。在皱襞之间或皱襞与腹膜壁层之间形成的潜在间隙,其中较小的称隐窝,较大的称为陷凹(图1-2-9)。

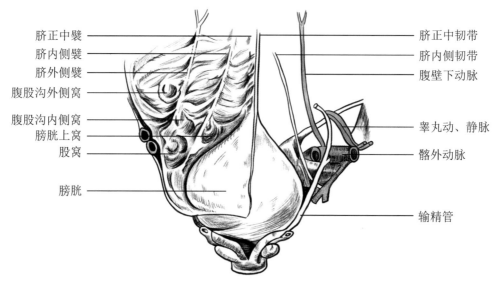

图1-2-9 腹膜皱襞、隐窝和陷凹

1. 腹后壁的皱襞和隐窝

腹后壁的皱襞和隐窝主要分布于肝和胃的后方、十二指肠空肠曲、回盲部和乙状结肠周围。隐窝的大小、深浅和形态有较大个体差异。常见的皱襞和隐窝包括（图1-2-10）：①十二指肠上襞：位于十二指肠末端的左侧，为左肾前面的腹膜移行于十二指肠末端的腹膜皱襞，呈半月形，下缘游离。②十二指肠上隐窝：位于十二指肠上襞深面，约第2腰椎高度，开口朝下方，其左侧有肠系膜下静脉于壁腹膜深面通过。③十二指肠下襞：位于十二指肠上隐窝下方，呈三角形，其上缘游离。④十二指肠下隐窝：位于十二指肠下襞深面，约第3腰椎高度，开口向上。⑤回盲上隐窝：位于回肠末端的前方和上方，由盲肠前动脉通过所形成的腹膜皱襞围成，后为小肠系膜下端，下方为回肠末端，右侧为回盲结合处，开口向左下。⑥回盲下隐窝：位于阑尾系膜与回盲下皱襞之间，开口向左下方。有时阑尾可藏于此隐窝中。回盲上下隐窝常至成年或因肥胖而消失。⑦盲肠后隐窝：位于盲肠后方，盲肠后位阑尾常位于此隐窝。⑧乙状结肠间隐窝：常见于胎儿和婴儿，位于乙状结肠及系膜与腹后壁之间，其后壁内为左髂总动脉分叉处，并有左侧的输尿管经过。⑨肝肾隐窝，位于肝右叶和右肾之间，其左界为网膜孔和十二指肠降部，右界为右结肠旁沟。仰卧位时，肝肾隐窝是腹膜腔的最低部位。

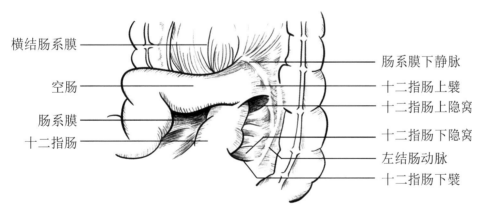

图1-2-10 十二指肠空肠曲腹后壁的皱襞和隐窝

2. 腹前壁的皱襞和隐窝

腹前壁内面有5条腹膜皱襞，均位于脐下。脐正中襞位于脐与膀胱尖之间，内含脐尿管闭锁后形成的脐正中韧带；脐内侧襞位于脐正中襞的两侧，左右各一，内含脐动脉闭锁后形成的脐内侧韧带；脐外侧襞位于脐内侧襞的外侧，左右各一，内含腹壁下血管，故又称腹壁动脉襞。在腹股沟韧带上方，上述 5 条皱襞之间形成 3 对隐窝，由中线向外侧依次为膀胱上窝、腹股沟内侧窝和腹股沟外侧窝。腹股沟内侧窝和外侧窝分别与腹股沟管皮下环和腹环的位置相对应。与腹股沟内侧窝相对应的腹股沟韧带下方有一隐窝，称为股凹，是股疝的好发部位。

3. 陷凹

主要的腹膜陷凹位于盆腔内，为腹膜在盆腔脏器之间移行反折形成。在男性，膀胱与直肠之间有直肠膀胱陷凹，凹底距肛门约 7.5 cm。对于女性，膀胱与子宫之间有膀胱子宫陷凹，直肠与子宫之间有直肠子宫陷凹，后者又称 Douglas 腔，较深，凹底距肛门 3 ~ 5 cm，与阴道穹后部之间仅以阴道后壁和腹膜相隔。直立位、坐位或半卧位时，男性的直肠膀胱陷凹和女性的直肠子宫陷凹是腹膜腔的最低部位。

五、腹膜腔的分区

1. 腹膜腔的常规分区与间隙

腹膜腔以横结肠及其系膜分为结肠上区和结肠下区两部。

结肠上区又称膈下间隙，为位于膈与横结肠及其系膜之间的腹膜腔，此区腹膜包被有肝、胆囊、胰、脾、胃和十二指肠上部等器官。结肠上区以肝为界又可分为肝上间隙和肝下间隙。

肝上间隙位于膈与肝膈面之间，借肝镰状韧带分为左肝上间隙和右肝上间隙。左肝上间隙以肝冠状韧带和左三角韧带分为其前方的左肝上前间隙和后方的左肝上后间隙。右肝上间隙以冠状韧带划分为 3 个间隙：冠状韧带前方的右肝上前间隙，冠状韧带后方的右肝上后间隙以及冠状韧带前、后层之间的肝裸区（腹膜外间隙），后者位于肝后方。少有肝裸区达肝后缘者，此时右肝上后间隙则不存在。

肝下间隙位于肝下面与横结肠及其系膜之间。此间隙借肝圆韧带分为左肝下间隙和右肝下间隙，后者即肝肾隐窝。左肝下间隙以小网膜和胃分为前方的左肝下前间隙和后方的左肝下后间隙，后者即网膜囊。

结肠下区为横结肠及其系膜与盆底之间的腹膜腔，此区的腹膜包被有空肠、回肠、盲肠、阑尾、结肠和盆腔器官等。结肠下区常以肠系膜根和升结肠、降结肠为标志分为左、右结肠旁沟和左、右肠系膜窦四个间隙。

结肠旁沟分为左、右两侧。左结肠旁沟为降结肠外侧与左腹侧壁之间的间隙，由于左膈结肠韧带的阻隔，向上不与结肠上区相通，但向下经左髂窝可通达盆腔。右结肠旁沟为升结肠外侧与右腹侧壁之间的间隙，由于右膈结肠韧带不发达或缺失，向上可直通肝肾隐窝，向下经右髂窝通盆腔。因此，恶性肿瘤腹膜转移时，腹腔游离癌细胞可经网膜孔、肝肾隐窝、右结肠旁沟到达盆腔，形成右侧腹膜腔的完整循环，临床上右侧腹膜转移常重于左侧腹膜。

肠系膜窦分为左、右肠系膜窦。左肠系膜窦为肠系膜根与降结肠之间的斜方形间隙，向下可通盆腔。右肠系膜窦为肠系膜根与升结肠之间的三角形间隙，下方有回肠末端相隔。

2. 腹膜恶性肿瘤的分布与评估

腹膜恶性肿瘤的分布是非均一的，为准确描述各腹膜腔区域内腹膜肿瘤病灶的大小和分布范围，评估腹膜肿瘤的可切除性和预后，Sugarbaker 等创建了腹膜癌指数（peritoneal cancer index，PCI）评价方法。

腹膜癌指数评估时，将腹腔分为 13 个区域，对每个区域的最大肿瘤结节直径进行评分：0 分为无可见癌结节，1 分为癌结节直径 ≤ 0.5 cm，2 分为癌结节直径 0.5 ~ 5.0 cm，3 分为癌结节直径 > 5.0 cm 或融合成片，总分 39 分（图 1-2-11）。

按腹部九分法，即将两个分别经肋缘下和髂前上棘水平的横断面分为上、中、下三个区域，以两个经髂前上棘至腹中线连线中点的矢状面等分为左、中、右三个区域，共分为九个区；将小肠分为空肠上段、空肠下段和回肠上段、回肠下段四个区。每个区域所包含的腹膜和器官结构见表 1-2-1。

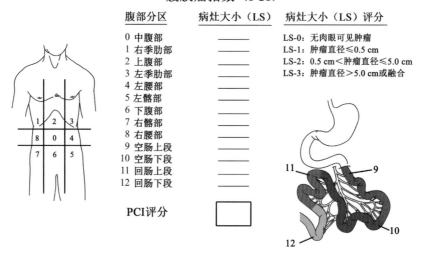

腹膜癌指数（PCI）

腹部分区	病灶大小（LS）	病灶大小（LS）评分
0 中腹部	———	LS-0: 无肉眼可见肿瘤
1 右季肋部	———	LS-1: 肿瘤直径≤0.5 cm
2 上腹部	———	LS-2: 0.5 cm＜肿瘤直径≤5.0 cm
3 左季肋部	———	LS-3: 肿瘤直径＞5.0 cm或融合
4 左腰部	———	
5 左髂部	———	
6 下腹部	———	
7 右髂部	———	
8 右腰部	———	
9 空肠上段	———	
10 空肠下段	———	
11 回肠上段	———	
12 回肠下段	———	

PCI评分 ☐

两个平行水平面和两个平行矢状面将腹部分隔为九个区域。上水平面位于两侧肋缘最低平面，下水平面位于两侧髂前上棘连线水平。两个经髂前上棘至腹中线连线中点的矢状面将腹部划为三等份。由此法划分的九个区域按照顺时针方向编号，0代表脐部所在区域，1代表右横膈下腹腔。第9～第12区域代表空肠上、下段和回肠上、下段。完成粘连松解术及充分探查所有腹腔脏器和腹膜表面后，方进行病灶大小评分。病灶大小评分按照腹膜表面种植灶最大直径，可被切除的原发肿瘤或其局限性原位复发灶不列入评分范围。如果转移灶融合造成腹盆腔脏器粘连、纠缠成团，即使融合程度较轻，也应评为3分。

图1-2-11　腹膜癌指数腹膜腔分区及评分标准

表1-2-1　腹膜癌指数评估分区及内含

分区	包含的腹膜和器官结构
中腹部（0区）	大网膜、横结肠及系膜、腹前壁
右季肋部（1区）	肝右叶表面腹膜、冠状韧带右侧、右三角韧带、右膈肌腹膜、肝肾隐窝
上腹部（2区）	上腹部脂肪垫、冠状韧带左侧、左三角韧带、肝左叶表面腹膜、小网膜、镰状韧带
左季肋部（3区）	左膈肌腹膜、脾脏腹膜、胰尾腹膜、胃前后壁腹膜
左腰部（4区）	降结肠及系膜、左结肠旁沟
左髂部（5区）	左盆腔侧壁腹膜、乙状结肠及系膜
下腹部（6区）	膀胱直肠陷凹（男性）、子宫直肠陷凹（女性）、膀胱子宫陷凹（女性）、膀胱后壁腹膜、直肠
右髂部（7区）	右盆腔侧壁腹膜、回盲部及系膜、阑尾及系膜
右腰部（8区）	升结肠及系膜、右结肠旁沟

续表

分区	包含的腹膜和器官结构
空肠上段（9区）	空肠上段及其系膜，主要位于左上腹
空肠下段（10区）	空肠下段及其系膜，主要位于左下腹
回肠上段（11区）	回肠上段及其系膜，主要位于右上腹、右肝下区
回肠下段（12区）	回肠下段及其系膜，主要位于右下腹

第三节　腹膜的组织学结构

在组织学层面上，腹膜由 3 层结构组成，即间皮细胞层、基底膜和间皮下层，总厚度约 90 μm（图 1-2-12）。腹膜腔与毛细血管腔之间的腹膜成分，即单层间皮细胞、基底膜和部分结缔组织，构成物质转运屏障，称为腹膜—血浆屏障。

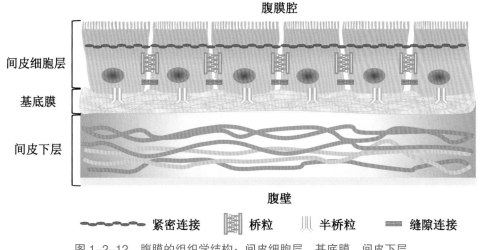

图 1-2-12 腹膜的组织学结构：间皮细胞层、基底膜、间皮下层

一、间皮细胞层

间皮细胞层是由间皮细胞连续排列所构成的单层结构，是腹膜的主要组成成分。间皮细胞膜表面存在糖蛋白复合体、纤毛、囊泡及凹陷，相邻细胞之间呈锯齿状或指状重叠，并通过连接复合体互相作用，传递信号。在正常静息状态下，细胞

表面没有开放的孔道。

1. 间皮细胞

间皮细胞起源于中胚层，直径约 25 μm，具有上皮和间叶组织双重特征。特殊情况下，间皮细胞可通过间皮—间质转化，失去上皮细胞特征，形成间质样细胞。

从细胞形态上，间皮细胞可分为 3 种不同类型：扁平状间皮细胞多分布于小肠及系膜、网膜和壁腹膜；中间型间皮细胞多分布于胃周腹膜；立方形间皮细胞多分布于实质脏器浆膜和淋巴孔周围。立方形间皮细胞含有较多的线粒体、内质网、发育良好的高尔基体和大量的微丝微管，代谢活性较强。

从细胞功能上，人腹膜间皮细胞有两种类型：小泡型间皮细胞和内质网型间皮细胞。小泡型间皮细胞多分布于膈肌腹膜，内有成簇、成串的小泡，并相互融合成更大的多泡体。小泡开口于细胞游离面、基底面、系膜间隙和腹膜孔，其功能可能与胞饮作用有关，参与腹膜腔内液体转运。此外，小泡可由细胞游离面排出，形成外泌体，在细胞间通信中发挥重要作用。然而，间皮来源外泌体的具体功能及其在生理、病理状态下的作用尚不明确。内质网型间皮细胞在形态上又分为立方形和扁平形，多分布于盆壁腹膜，含有丰富的粗面内质网和高尔基复合体，小泡缺如，具有高度的合成功能，参与腹膜腔液体的产生。间皮细胞具有较强的分泌功能，能分泌大量的透明质酸和其他蛋白多糖，形成腹膜表面活性层。

2. 间皮细胞的连接

相邻的腹膜间皮细胞通过连接复合体形成良好连接，包括紧密连接、缝隙连接和桥粒，其中紧密连接和桥粒锚定于相邻间皮细胞的细胞骨架上。

紧密连接形成间皮细胞游离面和基底膜面的边界，阻止水溶性分子不受调控的通过细胞间隙，并在维持间皮细胞极性方面起着至关重要的作用。桥粒连接锚定于相邻间皮细胞骨架中的中间丝，将间皮细胞层形成力学整体，起到分散和传递作用力、增强间皮细胞层的支持和抵抗机械张力的作用。间皮细胞与基底膜之间通过半桥粒连接，其内包含整合素，从细胞外基质向胞内传导信号，影响细胞的形态和活性。缝隙连接作为小分子亲水性化合物交换的细胞间通道，是细胞间信号通信的主要方式，协调相邻细胞间的功能活动。

此外，腹膜间皮细胞间或间皮细胞与基底膜间亦形成细胞黏附。细胞黏附的主要结构成分为 E- 钙黏蛋白（E-Cadherin）。钙黏蛋白作为一类单跨膜糖蛋白，以膜外段与相邻细胞表面同型分子聚合，胞内段与膜内面连接蛋白 β -Catenin 结合，而钙黏蛋白与肌动蛋白（Actin）结合锚定微丝束末端于膜内面，从而参与细胞骨架的构成。E-Cadherin/ β -Catenin/Actin 骨架系统对于维持间皮细胞层的完整是至关重要的。

腹膜间皮细胞连接的分离是腹膜失超滤的原因之一。腹膜透析液中葡萄糖破坏间皮细胞紧密连接，造成不同程度的间皮细胞损伤，特别是连续应用高浓度葡萄糖腹膜透析液 8 周后，间皮细胞紧密连接几乎完全消失。

间皮细胞之间可见淋巴孔开口，后者是连接腹膜腔和淋巴系统之间的物质转运快速通道，其结构、组成、功能等将在本节后文中详述。

3. 微绒毛

微绒毛位于人腹膜间皮细胞表面，是间皮细胞游离面胞质的突起。微绒毛内部由中央的细丝区和周围的无丝区组成，细丝区的细丝从 10 ~ 50 根不等，平均直径 0.05 μm，丝与丝间的中心距离为 0.018 ~ 0.020 μm，无丝区宽 0.020 ~ 0.030 μm。在微绒毛的横切面上，细丝以正六边形排列，纵切面上与微绒毛的纵轴相平行。微绒毛内有胞饮小泡，开口于微绒毛边缘或根部，其直径达 0.4 μm。微绒毛亦可呈鼓槌状和分叉状。部分相邻间皮细胞游离面上的微绒毛主干可发出数根次级微绒毛。

不同腹膜部位的间皮细胞微绒毛在长短、形态和分布密度上均有显著差异。微绒毛多分布于活动度较大的器官。当器官活动度增大时，微绒毛的网络状结构不明显；而器官活动度减小时，微绒毛形成密集的网络。根据疏密和长短，可将微绒毛分为 3 类：①人体盆壁腹膜和膈胸膜间皮细胞的微绒毛排列密集，长度最长，在高倍扫描电镜下可见其呈弯曲状，微绒毛发出的细丝与相邻的细丝和微绒毛连接形成网络。②心包壁层间皮细胞的微绒毛分布稀疏，长度最短，呈逗点状。③其余各部分腹膜间皮细胞微绒毛分布不均，长短不一。

微绒毛的分布与局部间皮的活动度和吸收分泌有关。微绒毛的特殊形态和分布使间皮细胞表面积增大，有利于腹膜腔内物质的交换。此外，微绒毛还具有防御作用，相邻微绒毛通过微丝连接起来形成网格，保持浆膜面润滑，减少摩擦造成的损伤。

间皮细胞游离面是大量微绒毛和少量纤毛发出部位，有板层小体嵌入。板层小体是一种具有分泌和贮存功能的细胞器，最先在 II 型肺泡上皮中被发现，常存在于有润滑和减少摩擦力功能的细胞中。间皮细胞板层小体由脂膜和表面活性蛋白 SP-A、SP-B、SP-C、SP-D 组成，其主要功能是向游离面细胞膜提供脂质成分，降低腹膜表面摩擦力。脂肪和表面活性蛋白量的平衡对维持表面无摩擦力状态是必不可少的。肺表面活性物质由巨噬细胞吞噬和回收。尽管腹膜表面活性物质尚无研究，其与肺板层小体相似的结构提示腹膜巨噬细胞可能具有相似的功能。除了创造无摩擦力的表面，表面活性蛋白还可能具有免疫调节功能，尤其是 SP-D 和 SP-A 可识别和结合外源蛋白，激活腹膜巨噬细胞的吞噬作用。SP-D 可抑制 T 细胞的活化和增殖，调节获得性免疫。

在微绒毛和板层小体的顶部，有糖萼结构。糖萼之间形成稳定的液体层，其内含有大量透明质酸家族的蛋白多糖、葡糖氨基葡聚糖等，称为间皮细胞外基质。透明质酸与细胞的迁移、炎症反应、损伤和修复等多种重要的细胞行为和功能相关。不同分子量的透明质酸作用不同，小分子量透明质酸可促进巨噬细胞的吞噬作用，激活宿主免疫反应调节系统、NF-κB/I-κB 转录调节系统，诱导表达多种炎症因子，促进血管生成，与炎症反应和宿主免疫调节相关。高分子量透明质酸能抑制巨噬细胞吞噬作用，抑制血管形成，阻止白细胞化学趋化作用和黏附作用，抑制急性、慢性炎症，调节组织修复细胞代谢活性和与巨噬细胞的相互作用，防止术后腹腔粘连发生。

间皮细胞外基质与富含磷脂的板层小体和微绒毛一起共同构成腹膜表面活性层，润滑和保护浆膜表面不受器官和其他表面运动引起的摩擦损伤。微绒毛和板层小体的形状、长度和数量因其在腹膜上的位置而异，具有功能适应性，并可在生理和病理条件下发生变化。

二、基底膜

基底膜厚度小于 100 nm，由细胞外基质组成，主要包括IV型胶原和层连蛋白，对间皮细胞起支撑作用。IV型胶原纤维网络形成基底膜稳定骨架，而层连蛋白与间皮细胞分泌的 β_1 整合素相互作用，为间皮细胞通过半桥粒连接提供结合位点。然而，间皮细胞与基底膜的结合是不牢固的，轻微损伤即可导致间皮细胞脱落，暴露基底膜和间皮下基质。通常，间皮细胞脱落和间皮下基质的暴露是恶性肿瘤腹膜转移的必要条件和起始步骤。

三、间皮下层

间皮细胞和基底膜下方由不同厚度的结缔组织支撑，主要为细胞外基质等大分子物质所组成的一层复杂的网络机构层，主要由 I 型胶原、纤连蛋白、蛋白多糖、糖胺聚糖、肌纤维母细胞、脂肪细胞、淋巴细胞和血管构成。间皮下层内包括连续的弹力纤维构成的弹性层，弹性层厚度与其所覆盖器官的功能相关：有蠕动的器官弹性层厚，如小肠和胆囊；而静态器官弹性层薄，如肝和脾。最新研究表明，间皮下基质又称间质，由肉眼可见的组织间隙构成，其内有间质液体流动。肠系膜间质与小肠浆膜间质相通，并与胃肠道的淋巴引流相互沟通，意味着小肠和系膜的间质是连续的。该发现对理解小肠及系膜表面肿瘤转移的规律提供了新思路。肠系膜间皮下层的脂肪组织是 C- 反应蛋白（C-reactive protein，CRP）的来源之一。C- 反应蛋白是敏感的炎症标志物，既往认为其仅由肝脏产生。该发现表明，系膜脂肪组织可通过产生 C- 反应蛋白，参与炎症反应。

间皮下基质内血管密度低，但淋巴管丰富，是免疫细胞的重要来源。通常情况下，免疫细胞是非激活的且数量较少。但在特殊的生理或病理状态下，可激活免疫细胞，诱导血管生成。

1. 腹膜毛细血管

人腹膜毛细血管管腔直径为 5 ~ 10 μm，由连续的内皮细胞、周细胞和基底膜构成，无窗孔。内皮细胞胞质内有大量的小泡，并可进一步融合成大泡或细胞内通道，并与管腔面、基底面和细胞间隙连通。内皮细胞内的小泡能参与物质的转运。周细胞位于内皮细胞基底膜面，细胞形态异质性大，在调节毛细血管血流和内皮细胞增生方面起关键作用。腹膜毛细血管内皮细胞之间以桥粒连接为主，这一结构特点使腹膜的物质转运能力显著提高。

腹膜毛细血管有 3 种构型，即网囊型、树枝型和发丝型。①网囊型：动脉型毛细血管和真毛细血管迂回盘曲，相互盘曲，相互吻合，形成毛细血管丛。②树枝型：数根平行的微动脉发出动脉型毛细血管和真毛细血管，后者相互交叉形成毛细血管网。网囊型和树枝型毛细血管吻合丰富，血流缓慢，是进行毛细血管和组织间物质交换的理想场所。③发丝型：终末毛细血管相互汇集成静脉性毛细血管，注入微静脉，这种构型主要是保证局部物质交换。在腹膜间皮下基质横断面上，毛细血管网分布于 3 个水平面上。

毛细血管与周围组织之间是物质交换的主要部位。腹膜的溶质和水的运输能力取决于腹膜毛细血管的密度及其灌注程度。正常腹膜毛细血管密度相对较低，但在病理情况下可发生改变。生理状态下，毛细血管密度与年龄相关，1 岁以下儿童密度最高，7～12 岁儿童密度最低，18 岁以上成人密度再次增加。毛细血管内皮厚度也随年龄变化，7～12 岁儿童内皮细胞最厚，1 岁以下儿童和 18 岁以上成人内皮细胞最薄。儿童毛细血管密度降低，是由于发育过程中血管生成滞后于腹膜表面的快速扩张。

2. 腹膜毛细淋巴管网

脏层和壁层腹膜均有呈网状分布的淋巴管参与腹膜腔的液体转运和防御系统。人不同部位腹膜的毛细淋巴管网结构略有不同，膈肌腹膜腱性部毛细淋巴管网为单层，膈肌腹膜肌性部、腹前壁、腹后壁腹膜毛细淋巴管网为双层。毛细淋巴管仅由单层内皮细胞构成，无基底膜。内皮细胞胞质内含有大小不一的吞饮小泡，游离面有微绒毛。腹膜毛细淋巴管与周围纤维结缔组织关系紧密，当组织间隙内渗出物增多时，纤维结缔组织受牵拉，毛细淋巴管管腔相应扩张，管壁内皮细胞开放，液体由此进入淋巴管。

人腹膜毛细淋巴管以形态多样的盲端和明显的瓣样结构为特征。淋巴管窦是淋巴管起始部的特有结构，其内皮细胞有很强的 5'-核苷酸酶活性，表面覆盖立方形间皮细胞。淋巴管窦通过腹膜淋巴孔、腹膜下小管与腹膜腔相通。腹、盆腔器官韧带中的淋巴管周围结缔组织中纤维成分稀疏，淋巴管缺少外周支持结构，薄弱易变形。然而毛细淋巴管内有大量的瓣样结构，这些结构对维持淋巴管的外形，保持淋巴引流的通畅和防止淋巴液逆流起重要作用。瓣样结构由间皮细胞、内皮细胞及结缔组织中的成纤维细胞发出的胞质突起伸入腹膜下小管内形成。

毛细淋巴管周围无平滑肌纤维，具有瓣膜的集合淋巴管平滑肌层通常不连续，故淋巴管固有收缩性较低，淋巴管引流主要靠毗邻器官间的相互作用来调节。网膜、系膜的淋巴管缺乏膈肌腹膜淋巴管引流的结构特征。大网膜及盆腔系膜等处的毛细淋巴管起于乳斑，乳斑含有大量附着性巨噬细胞，易受周围环境的影响而移动。间皮细胞与乳斑之间的结缔组织中无明显基底膜，乳斑内细胞成分不必通过纤维屏障而直接经组织间隙及腹膜淋巴孔进入腹膜腔。由此可见，淋巴管内皮细胞与腹膜间皮细胞之间有密切的结构和功能的联系，构成了腹膜物质转运和腹膜腔液体吸收的形态学基础。

腹膜毛细淋巴管在腹膜面的间接开口就是腹膜淋巴孔。腹膜淋巴孔由腹膜间皮细胞伸出的指状胞质突起与相邻细胞的胞质突起相互连接而成，与腹膜下小管相连。腹膜下小管是由淋巴窦内皮细胞的胞质突起和腹膜间皮细胞相互靠拢而形成的结缔组织通道，是沟通腹膜淋巴孔和淋巴窦的桥梁。在腹膜淋巴孔和淋巴窦之间有一薄层的结缔组织，与腹膜间皮细胞和淋巴窦内皮细胞共同形成淋巴引流单位。腹膜淋巴孔、腹膜下小管、淋巴引流单位、淋巴窦形成了一个从腹膜腔到淋巴管的快速通道，即腹膜腔淋巴引流系统。

腹膜间皮上有立方形间皮细胞和扁平形间皮细胞，腹膜淋巴孔只分布于立方形间皮细胞所在区域。立方形间皮细胞主要分布于膈肌腹膜，其在膈肌腹膜上的分布密度为膈肌腹膜肋部＞胸骨部＞脊柱部，这也代表了腹膜淋巴孔在膈肌腹膜上的分布情况。膈肌腹膜肌性部和腱性部处的腹膜淋巴孔形态结构基本相同，但大小有所区别，腱性部腹膜淋巴孔比肌性部的略小。腹膜淋巴孔除分布于膈肌腹膜外，在人盆腔腹膜上亦有分布。

多种因素能影响腹膜淋巴孔的开放：①构成腹膜淋巴孔的间皮细胞胞质中的束状肌动蛋白微丝能维持腹膜孔的正常形态，与腹膜淋巴孔的开放状态密切相关。②呼吸运动通过膈肌的收缩和舒张影响腹膜淋巴孔的开放。呼气时膈肌伸展，腹膜淋巴孔受牵拉从而被动开放，吸气时膈肌收缩，腹膜淋巴孔关闭。③腹压影响腹膜淋巴孔的开放，腹腔内液体增加时，腹压升高，腹膜淋巴孔开放，使腹腔内液体能加快排出。④腹膜炎症，如寄生虫感染时，虽然腹膜间皮细胞完整，但是腹膜淋巴孔可缺如或形态异常。⑤肠蠕动、体位、呼吸节律等也能影响腹膜淋巴孔的开放。

腹膜淋巴孔最主要的功能是对腹膜腔内物质的主动吸收，包括液体、颗粒、细胞成分和微生物等，是腹膜腔内液体和细胞成分转归的最主要途径，与腹水的转归、腹膜透析失超滤的发生、腹膜腔内肿瘤与微生物的转移等临床过程密切相关。恶性肿瘤细胞可通过腹膜淋巴孔迅速地转移至腹膜间皮下层组织，获得适宜增生和侵袭的环境，形成腹膜转移癌，并可通过淋巴管系统，扩散至全身。因此，腹膜淋巴孔是腹膜转移癌发生的主要通路之一。此外，腹膜淋巴孔还具有免疫功能。腹膜淋巴孔周围有许多静止型的巨噬细胞聚集形成的"乳斑"。乳斑内的巨噬细胞通过腹膜淋巴孔游出，进入腹膜腔发挥免疫功能。

乳斑广泛分布于腹膜腔，但分布不均匀，主要分布在大网膜上，其他依次为盆腹膜、肠系膜、后腹膜，而肝脏、前腹膜、胃壁、小肠壁含量最少。乳斑形态多样、大小不一，呈不透明的斑块状。大网膜乳斑绝大多数都是沿着网膜动静脉的第一和第二分支分布。根据乳斑与网膜血管的位置关系，可分为远离血管的 I 型乳斑和靠近血管的 II 型乳斑。乳斑的主要形态有圆形、椭圆形、脂肪内不规则形和血管周环形，直径 $90.5 \sim 361.2 \ \mu m$，较大的乳斑为 $(756.0 \pm 22.0) \ \mu m$（图 1-2-13）。

乳斑表层由间皮细胞覆盖，间皮细胞不连续处即形成乳斑小孔，较小的乳斑小孔直径为 $1 \sim 3 \ \mu m$，较大的则为 $4 \sim 10 \ \mu m$。乳斑表层间皮细胞排列疏松，缺乏基底膜，偶有巨噬细胞穿插其间，相邻间皮细胞间的裂隙由浆液掩盖。乳斑内层由巨噬细胞、淋巴细胞等免疫细胞与基质细胞围绕着肾小球样的毛细血管床构成。内层毛细血管丛迂曲走行，密度高，层次丰富，呈海绵状几乎充满乳斑区，并构成乳斑的基本骨架。血管周围聚集多量淋巴细胞，不同成熟程度的巨噬细胞则围绕淋巴细胞以单层聚集，偶成多层。乳斑底层存在网状纤维，相互交织，网格状排列。

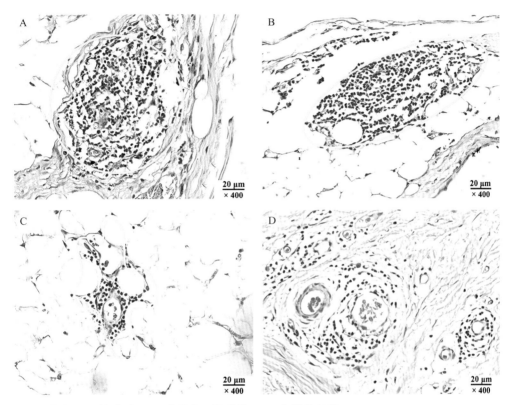

A：圆形；B：椭圆形；C：脂肪内不规则形；D：血管周环形。

图 1-2-13 乳斑形态

人大网膜乳斑中免疫细胞构成比例尚不明确。Krist 等研究结果显示，乳斑中巨噬细胞占 68%，B 淋巴细胞占 10%，T 淋巴细胞占 10%，其余为肥大细胞和基质细胞。刘九洋等结果显示，乳斑中 T 淋巴细胞占 46.1%，B 淋巴细胞占 28.4%，巨噬细胞占 12.4%。

乳斑是腹腔巨噬细胞等免疫细胞生成和释放的主要来源，以其内层丰富的毛细血管为基础，将免疫细胞成分排放到血管周围，生理状态下这些细胞处于静止待命状态，此时的乳斑可称为休眠型乳斑。如遇异常，乳斑内的巨噬细胞等免疫细胞可以通过乳斑小孔进入腹腔成为游离细胞，分化成熟，可吞噬杀伤肿瘤细胞等。

第四节　腹膜的生理学功能

一、防御功能

腹膜的防御功能强于胸膜，当侵入腹膜腔的细菌毒性弱、数量少时，在腹膜腔内多能被消灭而不致引起感染。腹膜的防御功能由腹膜间皮细胞和腹膜间皮下结缔组织中巨噬细胞和淋巴细胞构成。

间皮细胞是腹膜的重要成分，不仅充当机械屏障且本身分化程度低，具有一定的吞噬能力，还通过以下途径参与机体防御机制：①白细胞趋化作用：间皮细胞经细胞因子，如白介素 -1、肿瘤坏死因子 - α、白介素 -13 等刺激后可分泌白介素 -1、白介素 -6、白介素 -8、巨噬细胞化学趋化蛋白 -1，并促进正常 T 淋巴细胞表达及分泌细胞因子。②表达黏附分子：腹膜炎症时间皮细胞可表达黏附分子，如细胞间黏附分子 -1、血管细胞黏附分子 -1、血小板内皮细胞黏附分子 -1、肿瘤坏死因子 -a、白介素 -1β 等，在这些黏附分子的参与下，间皮细胞黏附中性粒细胞或单核细胞的能力明显增强。③吞噬细菌：间皮细胞能吞噬并消化细菌，直接参与腹膜防御机制。微生物进入腹腔，首先可以被间皮细胞吞噬，再通过其化学趋化作用促进巨噬细胞、淋巴细胞及腹腔内调理素等直接杀灭细菌或抑制其繁殖。间皮细胞的吞噬能力因细菌种类不同而相差较大，革兰阳性菌被吞噬后能在细胞质内生存下来，不影响间皮细胞的活力，而革兰阴性菌可导致间皮细胞死亡。④间皮细胞通过抗原呈递参与腹膜对病原体的免疫反应，白细胞黏附分子 -1 是主要辅助分子。

二、吸收功能

腹膜是一种具有双向通透性的半透膜，对液体和微小颗粒有强大的吸收功能。腹膜对液体的吸收，每小时可多达体重的 8%，其中等渗液体吸收最快。膈面腹膜面积大，腹膜外组织少，微血管丰富，腹膜淋巴孔和淋巴管的内皮小孔多，受呼吸运动影响明显，液体吸收能力最强；大网膜是吸收淋巴的主要部位，也能将完整的红细胞迅速转移入血循环。由于腹膜吸收功能的不均匀分布，不同腹膜部位感染时产生的临床症状和体征轻重不一，恶性肿瘤腹膜转移时不同腹膜部位转移程度亦有较大差别。此外，腹膜的胞饮作用亦与液体和颗粒转运相关。

正常情况下，仅少量液体经腹膜表面转运。然而，在治疗应用中，可经腹膜途径转运大量液体。使用特定配制的液体注入腹腔，还能将血液中的某些物质，如尿素等交换出来，这便是常用的腹膜透析治疗，也是现代血液净化方法之一。

三、其他功能

除了防御和吸收功能，腹膜还具有以下功能：①腹膜能分泌少量液体，润滑和保护腹、盆腔内器官，减少摩擦。②腹膜形成的多种结构，如韧带、系膜等，对腹、盆腔脏器起支持和固定作用。③间皮细胞表达纤维蛋白溶解活化因子和抑制因子，两者生成与降解之间的平衡状况决定了间皮细胞促进和抑制纤维蛋白分解的能力。④间皮细胞可直接或间接地产生和重建细胞外基质，维持细胞外基质的结构稳定，具有很强的修复功能。⑤腹膜具有丰富的感受器，对各种刺激极为敏感。壁腹膜对触摸、温度、化学刺激敏感，可产生腹壁强直现象。脏腹膜对张力变化敏感，如空腔器官过度扩张、牵拉肠系膜、器官痉挛或缺血等。

第五节　腹膜转移癌的应用病理学

腹膜是腹盆腔恶性肿瘤的主要转移部位之一。腹膜转移通常起源于腹腔内游离癌细胞的微转移，而腹腔内游离癌细胞又有两个不同来源：①肿瘤侵袭的自然过程导致的原发肿瘤细胞脱落；②手术切除肿瘤过程中，由于手术操作导致癌细胞医源性扩散。腹腔游离癌细胞可通过间皮细胞途径和（或）淋巴孔途径形成腹膜转移癌（图 1-2-14）。

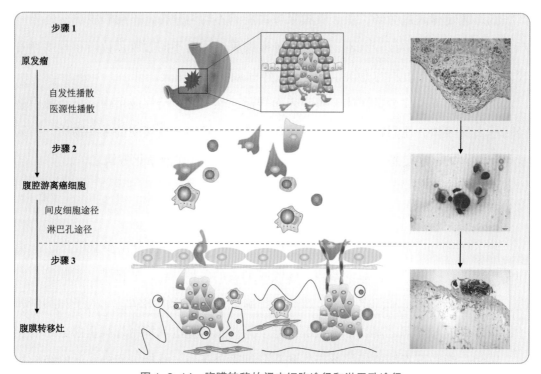

图 1-2-14　腹膜转移的间皮细胞途径和淋巴孔途径

一、间皮细胞转移途径

间皮细胞途径开始于腹膜游离细胞与间皮细胞的附着。正常间皮细胞之间无缝隙紧密连接，形成抵御腹膜游离癌细胞侵入间皮下组织的屏障。因此，绝大多数附着于间皮细胞的游离癌细胞，由于营养缺乏而死亡。然而，一旦游离癌细胞通过黏附分子与间皮细胞形成疏松连接，癌细胞合成的细胞因子可使间皮细胞骨架磷酸化，发生收缩，产生缝隙，暴露间皮下成分。癌细胞通过间皮细胞间的裂缝转移至间皮下，并通过表达整合素与暴露的基底膜形成紧密连接。此外，癌细胞可表达运动分子和基质蛋白酶，以减弱腹膜屏障的作用，提高癌细胞的运动能力和增生活性。当癌细胞侵袭至腹膜下血管周围时，借助癌细胞或者基质细胞分泌的生长因子，癌细胞通过自分泌或旁分泌环路增生。此外，癌细胞分泌的血管内皮生长因子 -A 和血管内皮生长因子 -C 等刺激间皮下层组织内的血管生成，形成适宜肿瘤转移的腹膜环境。

二、淋巴转移途径

淋巴孔转移途径是指腹腔游离癌细胞通过淋巴孔侵袭至间皮下淋巴管内增生。主要途径包括以下6种：①通过大网膜和盆底腹膜的乳斑小孔，侵入乳斑及淋巴窦；②通过膈肌腹膜淋巴孔侵入腹膜下淋巴管；③侵袭间皮细胞基底膜附近的淋巴管盲端和淋巴管网，后者常见于盆腔腹膜和肝肾隐窝腹膜，而前腹壁分布相对较少；④侵袭肝周韧带内丰富的淋巴管；⑤侵袭卵巢淋巴管网；⑥侵袭小肠系膜边缘的乳斑状结构，中央可见间皮孔。

就目前而言，对临床诊治决策有决定性影响的核心病理学因素包括以下几点：①腹腔游离癌细胞或微癌灶脱落，定植于腹膜的关键细胞病理过程；②定植脱落的癌细胞进一步侵袭腹膜的特定结构乳斑，启动加速侵袭生长过程；③腹膜种植触发腹膜间质纤维化，导致腹膜深层次结构性破坏，产生显著的临床症状；④癌细胞与腹膜间皮细胞和乳斑中免疫细胞的相互作用，形成促进腹膜转移癌生长的容受性免疫微环境。

三、癌细胞的脱落与定植

肿瘤细胞在腹腔内定植的过程是形成腹膜转移癌的第1个核心步骤。图1-2-15显示了一个微转移灶定植于腹膜的基本病理过程，包括定植部位腹膜的间皮细胞产生一系列细胞变性，间皮细胞凋亡脱落，暴露间皮下的纤维结缔组织粗糙面，癌细胞通过异质性黏附作用，紧密锚定于纤维结缔组织，启动侵袭性生长过程。该病理机制的临床治疗学意义在于：①癌细胞或微转移灶的定植过程有部位趋向性，核心部位包括盆底腹膜、左右膈肌腹膜、大小网膜等，因此这种定植一开始就呈广域性特点；②该定植阶段，肿瘤的侵袭深度仍局限于浅表，尚未对腹膜造成深层结构性破坏，因此对各种机械性、物理性及化学性干预措施都比较敏感；③凡是直接损伤腹膜间皮细胞理化屏障的各种操作，如果不辅以预防性的保护技术，则有利于促进腹膜种植转移，如各种二氧化碳气腹技术下的腹腔种植。

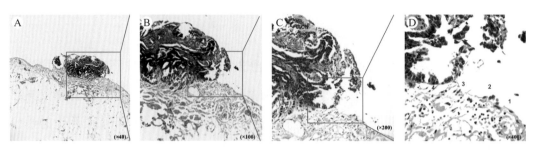

A：癌细胞或微癌灶与腹膜浆膜层接触，定植于浆膜面，触发腹膜转移机制；B、C：癌巢与浆膜交界处的关键细胞学病变，该处病变主要特征为间皮细胞脱落、癌细胞直接与间皮下层胶原纤维接触、触发定植过程；D：1. 远离癌细胞定植的部位，间皮细胞为正常单层扁平细胞；2. 靠近癌细胞定植的部位，间皮细胞皱缩，细胞核变圆，呈退行性变；3. 退变间皮细胞完全脱落，暴露下层的胶原纤维，整个间皮界面呈粗糙裸露面；4. 癌细胞定植于裸露间皮下结缔组织层，启动侵袭性生长行为。

图 1-2-15　癌细胞腹膜种植的细胞病理学机制

四、侵袭乳斑

腹膜转移癌的形成也是"种子与土壤学说"的一种表现形式，在腹膜中这种特定"土壤"是乳斑结构，该结构的基本细胞组成是巨噬细胞和各种表型的淋巴细胞，而巨噬细胞则是启动癌细胞侵袭乳斑的关键。

癌细胞种植后，乳斑巨噬细胞增多，体积增大，形态不规则，电镜下观察其胞核浓密，染色质聚集，胞质内含有丰富的线粒体、高尔基复合体、内质网，胞膜表面有长而密的突起，与癌细胞毗邻（图 1-2-16）。

乳斑内巨噬细胞对癌细胞的种植具有双向调控作用（图 1-2-16）。根据调控肿瘤细胞生长和诱导 Th1 或 Th2 应答的不同，可以把巨噬细胞分成 M1 型（经典活化型）和 M2 型（替代活化型）。M1 型巨噬细胞抗原呈递功能增强，分泌细胞因子或其他炎性介质，起到抗肿瘤作用；M2 型巨噬细胞即肿瘤相关巨噬细胞，表达多种细胞因子刺激肿瘤增生和存活，其中转化生长因子 - β_1 参与上皮间质转化，诱导网膜间皮纤维化，截留肿瘤细胞定植，形成微转移灶。肿瘤相关巨噬细胞合成的尿激酶型纤溶酶原激活剂（u-PA）、基质金属蛋白酶（MMP）等参与肿瘤细胞外基质的降解，促进肿瘤血管的形成、侵袭和浸润。

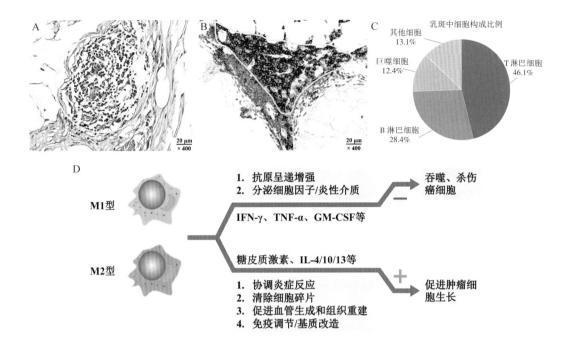

A：苏木精—伊红染色的乳斑结构（黄色圈内）；B：免疫组织化学染色的乳斑结构（黄色圈内）；C：乳斑的细胞构成；D：巨噬细胞对肿瘤细胞生长的双向调控作用。

图 1-2-16　腹膜乳斑的组织结构及基本免疫功能分析

对乳斑转移病理机制的治疗学意义在于：①腹膜转移会引起特定的腹膜微环境免疫学紊乱，典型表现为乳斑中巨噬细胞表型转变及淋巴细胞的功能障碍；②调节乳斑免疫微环境的治疗措施应当作为未来防控腹膜转移癌的重要方向；③可以通过系统用药或区域用药来调节肿瘤免疫微环境。

五、腹膜纤维化

癌细胞一旦进入乳斑后，即开启快速发展的侵袭性生长模式。其主要表现为：①肿瘤细胞出现异质性变化，一部分细胞保持原有细胞形态，另一部分细胞出现上皮—间质转化的特征；②癌细胞迅速诱发周围的间质细胞，转变为纤维细胞，出现持续进展的广泛腹膜纤维化过程；③该纤维化过程主要呈表面延伸性发展，但在小肠系膜缘往往出现深入潜掘式生长，迅速导致小肠系膜挛缩（图 1-2-17）。这些病理特征的治疗学意义在于，必须采取一些局部的处理措施来减缓或终止该病理过程，尤其是通过创新性外科手段。

六、容受性免疫微环境

腹膜免疫微环境的动态变化，一直贯穿于腹膜转移癌病理发展的全过程。采用量子点标记分子探针技术，标记癌细胞及腹腔内各种关键免疫细胞，研究癌细胞与腹腔内免疫细胞的关系，发现随着癌细胞与免疫细胞数量比例关系的变化，腹腔内的免疫微环境逐步从免疫攻击型变为免疫容受型，腹膜免疫微环境不仅失去了对癌细胞的抵抗作用，还越来越有利于癌细胞的侵袭性生长（图1-2-18）。

从细胞病理角度研究腹膜免疫微环境变化的意义在于，临床医师务必明确认识到，腹膜转移癌的形成一定是腹膜腔大区域免疫微环境紊乱后的必然表现，在设计和实施针对腹膜转移癌的治疗方案时，一定要想方设法维护和促进腹膜自身免疫力的抗肿瘤机制。

七、分子病理机制

腹膜转移癌形成过程涉及一系列复杂的分子信号调控通路。虽然不同来源的腹腔游离癌细胞在腹膜转移的早期阶段表现出多样性，但在转移过程中均经历黏附、降解、迁移、血管生成和免疫逃逸等几个方面（图1-2-19）。

八、治疗学意义

综上所述，腹膜转移癌的主要观点包括：①腹膜转移有独特的肿瘤生物学规律和特点，其核心机制是腹膜间皮细胞破坏，癌细胞与腹膜表面特定结构乳斑的相互作用，形成有利于癌细胞在腹膜定植和增生的微环境；②腹膜转移有特定的分布形式，集中分布于膈肌腹膜、盆腔腹膜、大小网膜、小肠系膜缘、大肠肠脂垂；③腹膜转移癌往往表现为广域性分布、浅表性发展的特点，故临床治疗中一定要重点关注腹膜表面的外科治疗技术，包括传统的切除外科技术和现代的水、火、电外科技术等。

临床医生应准确把握腹膜转移癌的核心细胞病理学机制，基本掌握分子病理学机制，从而融会贯通地运用到每一例患者诊治的临床决策过程中，做到"防""治"并举，积极预防、主动治疗，这就是临床医生必须熟知腹膜转移病理机制的治疗学意义。

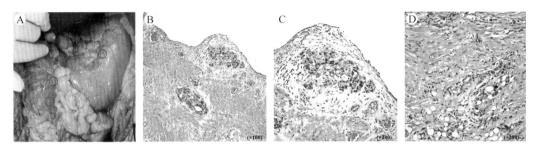

A：胃窦癌侵透浆膜层，在局部、升结肠系膜、肝区大网膜形成腹膜种植转移灶（蓝色圆圈示）；B、C：腹膜种植转移灶直接穿透浆膜层，在浆膜下呈浸润性生长；D：肿瘤进一步向深部侵袭，呈弥漫性生长，并诱发广泛间质纤维化反应，形成典型腹膜硬化。

图 1-2-17 腹膜纤维化反应形成典型腹膜硬化

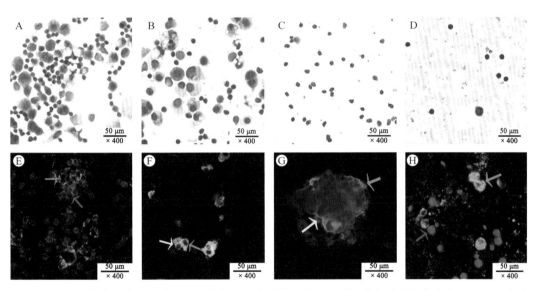

A、E：少量癌细胞被大量淋巴细胞包围，表明宿主增强了对抗癌细胞的免疫反应；B、F：巨噬细胞包绕但不能接近癌细胞，表明宿主对抗癌细胞的免疫作用受限；C、G：大量癌细胞包绕巨噬细胞，表明宿主对抗癌细胞的免疫作用显著受损；D、H：癌细胞与免疫细胞无相互作用，表明癌细胞耐受宿主免疫作用；A～D：吉姆萨染色；E～H：量子点标记分子探针技术。

图 1-2-18 癌细胞和免疫细胞之间存在四种相关作用关系

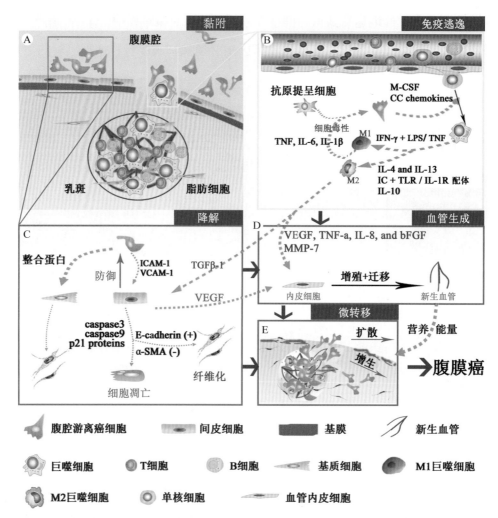

A：癌细胞附着于间皮细胞或通过巨噬细胞孔；B：巨噬细胞的双重调控作用，单核细胞在肿瘤源性趋化因子的影响下迁移至巨噬细胞区域，并不断分化为巨噬细胞，包括 M1 和 M2 型，M1 型具有促炎、抑制肿瘤的作用，M2 型有利于肿瘤的生长和转移；C：癌细胞和 M2 型巨噬细胞作用于间皮细胞的凋亡和纤维化过程；D：巨噬细胞内肿瘤血管生成；E：腹膜转移癌发生前巨噬细胞内微转移灶形成。

图 1-2-19　乳斑内关键细胞成分参与腹膜转移癌病理进程的示意图

（姬忠贺　马　茹　李　婴　刘九洋）

参考文献

1. AZZALI G. The lymphatic vessels and the so-called "lymphatic stomata" of the diaphragm：a morphologic ultrastructural and three-dimensional study. Microvasc Res，1999，57（1）：30-43.

2. BLACKBURN S C，STANTON M P. Anatomy and physiology of the peritoneum. Semin Pediatr Surg，

2014，23（6）：326-330.

3. ISAZA-RESTREPO A，MARTIN-SAAVEDRA J S，VELEZ-LEAL J L，et al. The peritoneum：beyond the tissue - a review. Front Physiol，2018，9：738.

4. KASTELEIN A W，VOS L M C，DE JONG K H，et al. Embryology，anatomy，physiology and pathophysiology of the peritoneum and the peritoneal vasculature. Semin Cell Dev Biol，2019，92：27-36.

5. SCHAEFER B，BARTOSOVA M，MACHER-GOEPPINGER S，et al. Quantitative histomorphometry of the healthy peritoneum. Sci Rep，2016，6：21344.

6. VAN BAAL J O，VAN DE VIJVER K K，NIEUWLAND R，et al. The histophysiology and pathophysiology of the peritoneum. Tissue Cell，2017，49（1）：95-105.

7. 丁文龙，王海杰. 系统解剖学 .3 版 . 北京：人民卫生出版社 .2015：188-208.

8. 刘九洋，袁静萍，李雁. 腹膜癌网膜标本中乳斑的形态学研究 . 肿瘤防治研究，2016，43（1）：15-19.

9. 刘九洋，李雁. 乳斑与腹膜转移癌的相关性研究进展 . 肿瘤防治研究，2015，42（6）：618-621.

10. 李慧，李继承. 腹膜淋巴孔研究的新进展 . 中国医学科学院学报，2000，22（6）：585-588.

11. 漆德芳. 腹膜及腹膜后间隙疾病 . 北京：清华大学出版社，2015：1-33.

12. 张绍祥，张雅芳. 局部解剖学 . 北京：人民卫生出版社，2015：152-162.

第三章

腹膜转移癌的临床前研究

第一节　前言

腹盆腔恶性肿瘤局域性进展形成腹膜转移癌，简称腹膜癌，中位生存期不足 6个月。肿瘤细胞减灭术加腹腔热灌注化疗综合了手术、区域化疗、热疗和大容量液体的灌洗作用，可在术中清除游离癌细胞和微癌灶，是目前治疗 PM 的先进方法。该治疗策略在国际上探索了近 40 年，美国、法国、意大利、德国、荷兰、西班牙、日本和韩国等均在该领域进行了积极探索。与此同时，基于腹膜癌动物模型的相关临床前研究也逐步完善，目前已建立小鼠、裸小鼠、大鼠、兔等多种实验动物 PM模型，为该疗法的动物实验研究提供了良好的科研平台，也为该疗法的临床实施提供了更充分的理论支持。本章系统描述了已构建的各种实验动物 PM 模型及其特点，总结了各类 PM 模型用于 CRS+HIPEC 治疗 PM 的研究进展、实验性腹膜癌指数（experimental peritoneal cancer index，ePCI）评分标准及 HIPEC 药物代谢动力学特点。

常用于建立 PM 动物模型的实验动物包括小鼠、大鼠、裸小鼠、兔、犬、猪等。小鼠、裸小鼠等 PM 模型制作简单，成功率高，安全性好，成本低，更接近人体状况；其缺点是小动物模型体型小、循环血量少，不利于手术操作；适用于药物疗效、安全性和毒性评估、药代动力学等实验步骤简易、无须大型设备的实验。与之相比，大鼠、兔、犬、猪等大动物的体型和循环血量更能耐受复杂的手术操作，是 CRS+HIPEC 手术操作相关实验的理想建模动物。

第二节　腹膜转移癌动物模型的构建方法及肿瘤生物学特性研究

根据 PM 原发肿瘤类型，实验室常用的动物模型主要包括胃癌腹膜转移模型、结直肠癌腹膜转移模型、腹膜假黏液瘤模型、恶性腹膜间皮瘤模型、卵巢癌腹膜转移模型等。

模型建立方法包括开腹瘤块包埋（缝合）法（或开腹穿刺注射法）和瘤细胞悬液腹腔注射法。前者的最大优势是可以模拟原发瘤增生、突破原发器官浆膜层、进入腹腔、腹膜种植、肿瘤新生血管生长等疾病发展过程。而瘤细胞悬液腹腔注射法直接将肿瘤细胞注射入动物腹腔，虽然再现了从肿瘤细胞种植到 PM 形成的过程，但并没有显示从原发灶进展为 PM 的完整病理过程。这种将 PM 作为一种孤立病理事件进行研究的方法，尽管简单易行，但与临床实际情况差距较大，必须谨慎理解和阐释其研究结果。

一、胃癌腹膜转移动物模型

1. 裸小鼠胃癌 PM 模型

（1）裸小鼠胃癌 PM 模型的构建方法

细胞培养：将 MGC-803 胃癌细胞接种于细胞培养瓶内，加入含 10% 标准胎牛血清、1% 青霉素及链霉素混合液的 RPMI 1640 培养基，置于 37 ℃、5% CO_2、完全湿度的培养箱中培养。2 ～ 3 天换液 1 次。细胞呈单层贴壁生长，培养基清亮无浑浊。培养至 70% ～ 80% 融合时，用 0.25% 胰酶消化传代，继续培养。

瘤细胞悬液腹腔注射法：获取对数生长期 MGC-803 胃癌细胞，离心重悬并浓缩至 2.5×10^7/mL，于 4 ℃ 冰上保存转运。取 0.2 mL（5.0×10^6 个细胞）接种于裸小鼠背部皮下，0.4 mL（1.0×10^7 个细胞）注射于腹腔内。待皮下瘤形成和腹腔内腹水形成后，安乐死处理动物，无菌获取肿瘤组织和腹水，利用腹水匀浆肿瘤组织并重悬，形成单细胞悬液（1.0×10^7/mL）。将单细胞悬液腹腔注射种植于 BALB/C-nu/nu 裸小鼠，每只 0.2 mL。

开腹穿刺注射法：细胞培养及单细胞悬液制备方法同上。1% 戊巴比妥钠溶液麻醉满意后，固定裸小鼠，常规外科消毒全腹。取上腹部正中切口，长约 1.5 cm，逐层切开，充分暴露全胃，将 25.0 μL 瘤细胞悬液经胃浆膜、肌层注入胃窦部黏膜下，以鼓起一透亮小泡为标志，停留数秒后拔出针头，将胃送回腹腔。另将 25.0 μL 瘤细胞悬液注入裸小鼠腹腔。检查止血后以 4-0 丝线逐层缝合切口，并消毒、观察，待裸鼠复苏后还笼饲养。

开腹瘤块缝合法：BALB/C-nu/nu 裸小鼠 2 只皮下注射 $2.5×10^{10}$/L MGC-803 细胞 0.2 mL。21 天后形成直径为 0.8 ~ 1.0 cm 皮下瘤，无菌获取肿瘤组织，剪成 1.0 mm×1.0 mm×1.0 mm 大小，置于无菌冰 PBS 液中备用。腹腔内注射 1% 戊巴比妥钠麻醉裸小鼠，常规左上腹经腹直肌切口开腹，暴露全胃，提出远端胃，用眼科镊在胃大弯侧近胃窦部浆膜面摩擦，形成长约 3.0 mm 创面，后用 7-0 丝线将上述肿瘤组织一起缝合固定于该创面处胃壁，还纳全胃于腹腔，创面再次消毒后，常规双层间断缝合切口。待裸小鼠完全复苏后，还笼饲养。

（2）裸小鼠胃癌 PM 模型的大体病理学特点

瘤细胞悬液腹腔注射法构建的模型无胃部原发肿瘤表现。采用开腹穿刺注射法及开腹瘤块包埋法构建模型，均在胃部形成肿瘤。种瘤约 1 个月时解剖模型。胃体、胃窦区可见明显肿瘤（图 1-3-1A），中位重量为 367.5（310.5 ~ 379.0）mg，中位体积为 57.6（12.5 ~ 135.7）mm^3。肿瘤为灰红色不规则圆形肿块，突出于胃壁并挤压胃腔，局部黏膜呈糜烂状但未形成明显溃疡，可见胃周淋巴结转移、广泛壁腹膜种植转移、肠系膜转移及肝脏转移。

（3）裸小鼠胃癌 PM 模型的组织病理学特点

HE 染色见肿块呈大片状低分化腺癌癌巢，侵袭胃壁全层，瘤组织内血管丰富。多处肿瘤侵袭小血管和淋巴管，形成脉管癌栓（图 1-3-1B）。癌细胞浸润性生长，侵袭直至黏膜下层（图 1-3-1C）。部分区域可形成假腺腔样排列，细胞呈不规则大多边形，病理性核分裂象常见（图 1-3-1D）。肿瘤间质较少，呈细纤维条索状，其中散在少许单个核细胞。可见胃周淋巴结转移（图 1-3-1E）及肝脏转移（图 1-3-1F）。所有动物模型均可见壁腹膜种植转移。

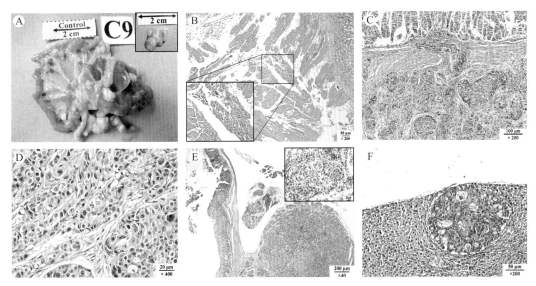

A：裸鼠原位移植瘤；B：脉管癌栓（×200）；C：癌巢突破平滑肌层向黏膜层浸润（×200）；
D：癌巢中病理性核分裂象易见（红色箭头），其间少许炎性细胞浸润（橙色箭头），癌细胞呈假腺腔样排
列（绿色箭头，×400）；E：胃周淋巴结转移（黑色框左下 ×40，右上图 ×200）；F：肝脏转移（×200）。

图 1-3-1　裸小鼠 MGC-803 胃癌细胞腹膜转移模型的大体病理学及病理组织学观察（HE 染色）

免疫组织化学结果显示，Bcl-2 阳性、Bcl-6 阳性、Ki-67 阳性率 45.4%、CD34 阳性、
D2-40 阳性、VEGF 阳性、MMP-9 阳性。

2. 兔胃癌 PM 模型

（1）兔胃癌 PM 模型的构建方法

肿瘤细胞培养及后腿肌肉荷瘤兔模型构建：VX2 鳞状细胞癌的培养方法同"裸
小鼠胃癌 PM 模型—裸小鼠胃癌 PM 模型的构建方法—细胞培养"。制备 VX2 瘤细
胞悬液，取 0.5 mL 接种于新西兰大白兔后腿外侧肌肉内，2 周后实验兔后腿肌肉形
成约 2.0 cm×2.0 cm 结节，荷瘤兔制成。

瘤细胞悬液准备：取后腿肌肉荷瘤约 3 周的新西兰大白兔，麻醉后手术剥离兔
后腿外侧肿瘤，剪取瘤块中层鱼肉样组织，以眼科剪将肿瘤切成 3.0 ～ 5.0 mm³ 大
小，放入匀浆器中并置于冰浴中，加 2.0 mL 生理盐水，制作肿瘤细胞悬液。细胞
浓度为 $5.0×10^{10}$/L。

模型构建方法：新西兰大白兔适应 7 天后，经耳缘静脉麻醉（1% 戊巴比妥钠，

30.0 mg/kg）。麻醉满意后取仰卧位固定，上腹部备皮、常规外科消毒。取剑突下腹部正中切口，长约 3.0 cm。共有 3 种方法制作兔胃癌 PM 模型：① 开腹穿刺注射法（图 1-3-2A）：进入腹腔暴露胃窦部后，用 1 mL 注射器经胃浆膜斜穿进入胃窦部黏膜下，注入 0.1 mL 瘤细胞悬液，针头拔出时允许少量肿瘤细胞悬液溢出；随后将胃还纳腹腔，逐层关腹。术后兔后腿肌肉注射青霉素 10 万 IU/d，连续 3 日。② 开腹瘤块包埋法：用眼科镊将瘤块置于胃窦部大网膜内。种植后动物处理方法同上。③ 瘤细胞悬液腹腔注射法：用 1 mL 注射器，注入 0.1 mL 瘤细胞悬液于大网膜内。以种瘤当日为 d0，以存活天数计算实验兔生存期。种瘤后每 3 天测量 1 次体重，每 1 ～ 3 天记录实验兔生存情况，包括进食量、排泄物、切口有无感染、精神状态等。

　　3 种模型构建方法中，开腹穿刺注射法成瘤率最高，瘤细胞悬液腹腔注射法成瘤率最低。但前者需要开腹手术，须严格遵循无菌操作原则。

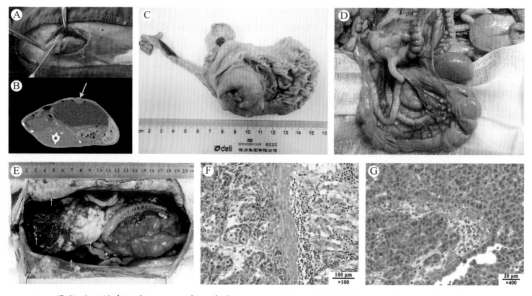

　　A：胃黏膜下斜穿注射 0.1 mL 瘤细胞悬液；B：种植 1 周后腹部 CT 平扫证实瘤细胞悬液成功注入胃黏膜下；C：种瘤后 9 天即可形成典型溃疡型胃癌；D：肠系膜多灶性转移；E：胃癌腹膜广泛转移，箭头由左至右分别为肝转移、壁腹膜转移、血性腹水、网膜饼；F：肿瘤呈浸润性生长，与周围实质界限不清，侵袭胃壁全层（×100，HE 染色）；G：瘤细胞大小不一，病理性核分裂象多见（×400，HE 染色）。

图 1-3-2　开腹穿刺注射法构建兔胃癌腹膜转移模型

（2）兔胃癌 PM 模型的生长方式

起始阶段，转移癌经淋巴道转移局限于胃网膜淋巴结、肠系膜淋巴结及腹壁。随后经血液循环途径转移至肝脏及肺部。

1 周时，大网膜上形成多个透亮包膜小结节，结节质地较硬。胃窦壁形成小结节，结节表面略苍白。腹腔未见明显腹水。

2 周时，大网膜上结节融合形成肿块，被覆透亮包膜，与胃壁有一定分界。胃窦肿块明显突出，肿块对应胃腔内形成典型溃疡型胃癌，腹腔内有少量淡红色腹水，量约 5.0 mL。

3 周时，肠系膜及后腹膜形成多个小结节，腹壁可见小结节，且大网膜肿块呈指数生长，侵犯胃壁，与胃壁紧密粘连。大网膜肿块与胃窦部肿块融合，无法分辨。腹腔内有大量腹水，量约 50.0 mL。胸腔出现淡红色积液，约 10.0 mL。心包有少量颜色清亮的积液。腹壁、肠系膜形成多个小结节，肺部未见明显结节；2 ～ 3 周时，肿瘤中心坏死较少，为供瘤血管形成期，但毛细血管纤维较丰富。

4 周后，肿瘤中心开始出现缺血性坏死组织，以及腹腔脏器及淋巴结广泛转移，腹壁完全瘤化呈板状。肺内可见多个结节。动物逐渐衰竭死亡。VX2 移植瘤建立的胃癌 PM 模型的病理发展过程与典型溃疡型胃癌患者的临床进展特点极为相似。

（3）兔胃癌 PM 模型的大体病理学特点

瘤细胞悬液腹腔注射法构建的模型无溃疡型胃癌表现。采用开腹穿刺注射法及开腹瘤块包埋法种瘤后 9 天，模型可形成典型溃疡型胃癌并区域性 PM（图 1-3-2C），包括胃窦部大弯侧局灶性肿瘤结节，大小约 0.5 cm × 0.5 cm，以及大网膜多个微小转移灶。动物死亡时解剖观察见典型胃癌 PM 特点，包括典型溃疡型胃癌穿透胃壁全层，大网膜完全瘤化呈饼状，与周围组织粘连，肠系膜及肠壁上多个种植结节，肝表面结节，膈肌完全瘤化，肾脏、肾上腺受累，腹后壁及盆腔广泛受累，部分动物腰大肌上、膀胱及肾上腺形成小结节，腹壁完全瘤化呈板状，并出现大量血性腹水，酷似人胃癌 PM 终末期表现（图 1-3-2D，图 1-3-2E）。突出于胃浆膜部分肿瘤呈灰白色，突出于胃黏膜可见胼胝溃疡，网膜上见数个大小不等白色结节，有透明样包膜，质地较硬。剖面中心见黄白色坏死组织，周围见生长旺盛的鱼肉样肿瘤实质部分，厚度不等。

解剖死亡的实验动物，肿瘤侵袭转移的主要病理变化包括：溃疡型胃癌、幽门梗阻、胃穿孔、大网膜饼、肝转移、上腹壁种植转移、肠壁和肠系膜种植转移、肾上腺及肾包膜受累、盆腔、腹膜后种植转移、尿潴留、血性腹水、膈肌瘤化、肺及胸腔转移。

(4) 兔胃癌 PM 模型的组织病理学特点

低倍镜下可见癌灶呈巢状浸润性生长，与肌层分界不清，癌巢边缘可见肌层及胃腺体结构（图 1-3-2F）。肿瘤细胞排列不规则，可见纤维组织分隔，间质中有少量毛细血管。高倍镜下可见肿瘤细胞体积较大，形态不规则，呈梭形、圆形或不规则形，细胞排列紧密，胞质丰富，淡红染色，核肥大，形态不规则，染色不均，病理性核分裂象多见（图 1-3-2G）。

二、结直肠癌腹膜转移动物模型

1. 结直肠癌 PM 模型的构建方法

构建结直肠癌 PM 模型的瘤源主要来自同种或异种细胞系，细胞培养方法应根据具体细胞系调整。基于瘤细胞悬液的建模方法主要包括 4 种：① 尾静脉注射法。常规消毒后，以 23 G 注射器将瘤细胞悬液注射入小鼠尾静脉。② 皮下注射法。常规消毒腹部皮肤后，以 12 G 注射器将瘤细胞悬液注射于右上腹的皮下间隙。③ 腹腔注射法。常规消毒腹部皮肤后，以 12 G 注射器将瘤细胞悬液注射于腹腔右上象限。④ 腹膜刮擦后腹腔注射法。裸小鼠麻醉满意后，清洁并消毒腹部皮肤，于中上腹中线切开约 1.0 cm，以镊子轻柔钳夹、固定腹膜，使用无菌棉签重复刮擦壁腹膜 10 次。12 G 注射器将瘤细胞悬液注射于腹腔右上象限。以 4-0 缝线连续缝合关闭腹腔，5-0 缝线缝合皮肤。

2. 结直肠癌 PM 模型的大体病理学特点

基于瘤细胞悬液的 4 种建模方法中，尾静脉注射瘤细胞悬液难以形成 PM，其余 3 种方法均可构建不同侵袭程度的 PM 模型。生物荧光指数提示腹膜刮擦后腹腔注射法肿瘤生长最明显，其次是腹腔注射法，最后是皮下注射法。种瘤后 15 天，腹膜刮擦后腹腔注射法、腹腔注射法、皮下注射法构建模型的平均 ePCI 评分分别为（23.6±4.1）分、（8.8±3.6）分、（5.0±4.5）分。肿瘤的侵袭特征：① 腹膜刮擦后腹腔注射法。腹腔内广泛转移灶，主要位于壁腹膜和膈肌腹膜。② 腹腔注射法。肿瘤主要位于脏腹膜和肠系膜。③ 皮下注射法。注射部位形成单个肿瘤结节，位于皮下组织，未侵入腹腔。模型肿瘤的组织病理学特点主要取决于模型构建方法和所用细胞系类型或人肿瘤组织病理分级。

三、腹膜假黏液瘤动物模型

1. 裸小鼠 PMP 模型的构建方法

皮下瘤模型：将术中获取的肿瘤标本放入 RPMI 1640 无血清培养液中，清洗表面血液，换液，再次清除表面结缔组织、血管、坏死组织、钙化点，换液再次清洗切成 3.0～5.0 mm³ 瘤块，RPMI 1640 无血清培养液清洗两遍，备用。将瘤块置入 25 G Trocar 中，常规消毒后，进入并钝性分离皮下组织间隙，接种于裸小鼠背部皮下。待肿瘤增长至约 500.0 mm³，剖取肿瘤，部分用于皮下瘤传代，部分用于构建腹腔原位模型。

腹腔原位模型：剖取皮下瘤后用无菌眼科剪剪成碎块，加入约 1.0 mL RPMI 1640 无血清培养液，用玻璃组织匀浆器置于冰上研磨直至无肉眼可见瘤块，制成 PMP 瘤细胞悬液。1% 戊巴比妥钠腹腔注射麻醉裸小鼠。常规消毒后，中上腹纵行切开约 1.0 cm，注射 0.1 mL 瘤细胞悬液，后用 6-0 缝线全层缝合切口，注射时及注射后提高腹壁以避免悬液溢出腹腔，再次消毒，待裸小鼠完全复苏后还笼饲养。

2. 裸小鼠 PMP 模型的生长特点

人源 PMP 模型的成瘤周期较长。笔者课题组研究结果表明，种植 4 周后解剖，裸小鼠腹腔内可见明显肿瘤播散。通常情况下，腹腔种植4～12周后可观察到 PMP 发生。但是部分研究显示，建模成功时间有时甚至长达 8 个月。随着模型传代，传代间隔时间有缩短趋势，可由初次传代的 19.4 周缩短至 11.1 周。此外，采用腹腔注射黏液性腹水的方式传代，也能缩短传代间隔。成瘤周期较长可能与下列因素相关：① PMP 肿瘤细胞增生活性较低，临床上表现为典型的惰性病程；② 肿瘤组织中含大量胶冻状黏液，癌细胞含量较低。

PMP 模型的种植成功率与人源肿瘤组织的病理分级有一定关系，在 12%～100% 内波动。整体上，中、低级别 PMP 种植成功率较低。而腹膜黏液腺癌伴印戒细胞病理分型的种植成功率可达 100%。

3. 裸小鼠 PMP 模型的大体病理学特点

模型的大体病理学特点与患者相似，包括以下几方面：① 腹围显著增加，解剖后见大量黏液性肿瘤包绕脏器、填充腹腔；② 肿瘤组织呈大小不一的固体黏液性肿物，类圆形，质软，色灰白，外覆半透明黏液（图 1-3-3A）；③ 肿瘤广泛播散，侵犯、黏附于腹膜及腹腔脏器浆膜层，但未侵犯脏器实质，易分离；④ 大量黏液性肿瘤聚积压迫小肠，导致肠梗阻；⑤ 无膈肌外远处广泛转移及血行转移；⑥ 肿瘤最常累及的器官或组织为腹膜（含肠系膜），其次是盆腔脏器。

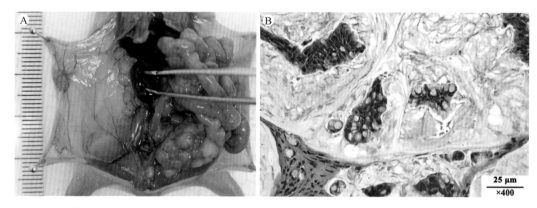

A：肿瘤组织呈大小不一的固体黏液性肿物，类圆形，质软，色灰白，外覆半透明黏液；大量肿瘤侵犯壁腹膜；盆腔形成巨大肿瘤；B：病理诊断为腹膜高级别黏液癌伴印戒细胞（×400）。

图 1-3-3 裸小鼠腹膜假黏液瘤模型大体病理学及组织病理学表现（HE 染色）

4. 裸小鼠 PMP 模型的组织病理学特点

目前已建立的 PMP 动物模型涵盖了 PSOGI 提出的低级别腹膜黏液癌（low-grade mucinous carcinoma peritonei，LMCP）、高级别腹膜黏液癌（high-grade mucinous carcinoma peritonei，HMCP）和高级别腹膜黏液癌伴印戒细胞（HMCP with signet ring cells，HMCP-S）三种主要病理类型。

LMCP 镜下可见大量黏液池中漂浮条索状、柱状黏液性上皮，细胞异型性不显著，核分裂不活跃，伴纤维组织间隔和轻微炎症反应。HMCP 中同样有大量黏液池，但黏液性上皮更丰富，瘤细胞核分层，核分裂活跃，细胞异型性显著高于 LMCP。而 HMCP-S 分型表现为黏液池中出现散在分布的印戒细胞，其余镜下表现与 HMCP 基本一致。整体上，PMP 动物模型的组织病理学特点与人类基本相似，但是也存在部分差异，如人肿瘤组织黏液池间常见的纤维间隔在模型肿瘤组织中显著减少，而上皮性肿瘤组织相对人肿瘤组织更丰富。该现象可能与荷瘤的无胸腺裸小鼠缺乏 T 细胞相关。

PMP 模型的免疫组织化学染色结果与相应人源肿瘤基本保持一致。常用免疫组织化学染色结果显示，CDX-2 阳性、CK20 阳性、CK7 阴性、Ki-67 阳性、P53 阴性、MUC-1 阳性、MUC-2 阳性、MUC5AC 阳性、MUC-6 阴性、CEA 阳性、CA19-9 阳性（图 1-3-4）。

5. 裸小鼠 PMP 模型的分子病理学特点

人 PMP 最常见的突变基因是 KRAS 和 GNAS，突变频率分别为 40.0% ～ 100% 和 25.7% ～ 100%。近年来，PMP 模型基因表达的相关研究逐渐增多。Mavanur 等发现，阑尾黏液腺癌来源的裸小鼠 PMP 模型中，10p23 染色体的 D10S1173 位点发生杂合性缺失（loss of heterozygosity，LOH），而人源肿瘤标本未发现 LOH。该现象的可能原因是，动物模型的腺上皮更丰富，导致肿瘤 DNA/ 正常 DNA 比值增高，因此检测出突变的概率更高。此外，患者及动物模型中均未发现 KRAS 基因突变。Dohan 等报道了 LMCP 裸小鼠模型与人源肿瘤均发生 KRAS 基因 p.G12V 突变，P53 基因功能完好，但是未进一步阐述相关内容。笔者课题组对模型肿瘤和患者肿瘤进行全外显子基因突变检测，模型中共发现 4 种基因突变。其中最显著的基因突变是

KIT 基因外显子 10 发生的错义突变 *c.1621A>C*，突变丰富达 89.7%。模型和患者肿瘤组织均发生 *GNAS* 突变（*c.602G>A*）。

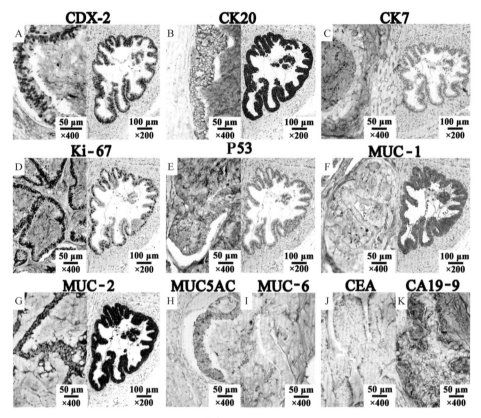

A ～ G：左图，模型，× 400；右图，患者，× 200；H ～ K：模型，× 400；A：CDX-2 阳性；B：CK20 阳性；C：CK7 阴性；D：Ki-67 阳性；E：P53 阴性；F：MUC-1 阳性；G：MUC-2 阳性；H：MUC5AC 阳性；I：MUC-6 阴性；J：CEA 阳性；K：CA19-9 阳性。

图 1-3-4　裸小鼠腹膜假黏液瘤模型及患者免疫组织化学染色结果

四、恶性腹膜间皮瘤动物模型

1. 裸小鼠 MPM 模型的构建方法

皮下瘤模型：术中获取肿瘤标本的预处理方法同 PMP 动物模型。将瘤块置入 25 G Trocar 中，常规消毒后，进入并钝性分离皮下组织间隙，接种于裸小鼠背部皮下。待肿瘤增长至约 500.0 mm³，剖取肿瘤，部分用于皮下瘤传代，部分用于构建腹腔原位模型。

腹腔原位模型：剖取皮下瘤后，无菌眼科剪剪成碎块，加入约 1.0 mL RPMI 1640 无血清培养液，用玻璃组织匀浆器置于冰上研磨直至无肉眼可见瘤块，制成 MPM 瘤细胞悬液。常规消毒裸小鼠腹部皮肤后，注射 0.1 mL 或 0.2 mL 瘤细胞悬液，再次消毒，将裸小鼠还笼饲养。

2. 裸小鼠 MPM 模型的生长特点

皮下瘤模型生长状况：经过 20 天潜伏期后，肿瘤开始生长，体积达 54.3 mm³；第 20 ～ 29 天为缓慢生长期，生长速率为 7.8 mm³/d；第 30 ～ 57 天为快速生长期，生长速率为 12.8 mm³/d，此后肿瘤开始出现缺血性坏死，必须传代。

腹腔瘤模型生长状况：0.1 mL 组裸小鼠接种后 12 天内，体质量快速增加。0.2 mL 组接种后 29 天内为体质量平缓增加期；第 30 ～ 44 天体质量波动增长；第 45 ～ 69 天体质量快速增加。

3. 裸小鼠 MPM 模型的大体病理学特点

模型的大体病理学特点与患者相似，包括以下几方面：① 0.1 mL 组：雄性裸小鼠剖查见左下腹 1.0 cm × 1.0 cm 肿物，与脾窝脂肪组织粘连。雌性裸小鼠剖查见癌结节散布于脾肾、肠系膜等表面，色灰白，质韧，无腹水，相当于 MPM 临床早期。② 0.2 mL 组：腹腔转移瘤融合成团，质硬，脏器广泛受累，全程小肠和结肠系膜瘤化，并见新生血管，血性腹水，相当于 MPM 临床晚期（图 1-3-5A）。

4. 裸小鼠 MPM 模型的组织病理学特点

HE 染色：MPM 模型肿瘤组织为上皮样型间皮瘤（图 1-3-5B），瘤细胞形态多形性，体积较大，异型性显著，核染色质粗、深染，核分裂象易见，可见瘤巨细胞，似低分化癌，侵袭肝脏、胰腺、脾及肠系膜。与患者瘤组织相比，两者均为上皮样型间皮瘤，模型肿瘤组织除保留患者瘤组织异型性、核分裂象易见、可见印戒细胞等分化差特点外，还表现为上皮样型间皮瘤多种形态学变型，如淋巴组织细胞样型、蜕膜样型。

免疫组织化学：模型肿瘤组织 Calretinin、Cytokeratin 5/6、WT-1、Ki-67 均为阳性，与患者结果一致。

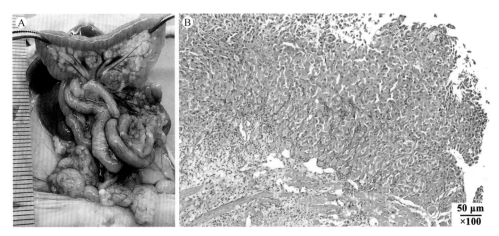

A：肿瘤侵袭肠系膜，在盆腔形成较大肿瘤组织，并产生少量血性黏液性腹水；B：病理诊断为
上皮样型间皮瘤（×100）。

图1-3-5 裸小鼠恶性腹膜间皮瘤大体病理学及组织病理学表现（HE染色）

5. 裸小鼠MPM模型的分子病理学特点

模型肿瘤行全外显子基因突变检测，发现27个较高频率的基因突变，其中单核苷酸多态性包括2个终止子获得及21个单核苷酸突变（single nucleotide variants，SNV）；插入或缺失突变包括1个非移码缺失突变、2个移码缺失突变和1个移码插入突变，突变丰度范围为4.6%～94.5%。SNV丰度最高的基因为 *KIAA1211L*、*XIRP1*、*CTRB1*、*GRAMD2A*、*NECTIN2*；移码突变丰度最高的基因为 *NF2*。肿瘤发生、发展相关的基因主要为 *NF2*、*MTBP*、*NECTIN2*、*VENTX*、*CDC23*、*LRPPRC*、*POTEG*、*TRIM25*、*DHRS2*、*DSG2*。

五、肝癌腹膜转移动物模型

1. 肝癌PM模型的构建方法

细胞培养：将高转移性人肝癌细胞系 HCCLM3 或 HCCLM9 接种于细胞培养瓶内，加入含10%标准胎牛血清、1%青霉素及链霉素混合液的 RPMI 1640 培养基中，置于37 ℃、5% CO_2、完全湿度的培养箱中培养；细胞呈单层贴壁生长，培养基清亮无浑浊。

（1）肝脏瘤块包埋法

动物模型构建：获取对数生长期 HCCLM9，离心重悬并浓缩至 2.5×10^7/mL，于 4 ℃冰上保存转运。取 0.2 mL（5.0×10^6 个细胞）接种于 2 只裸小鼠背部皮下。待皮下瘤形成后，腹腔注射 1% 戊巴比妥钠行安乐死，无菌操作下获取肿瘤组织，剪成 1.0～2.0 mm 大小的微瘤块，置于 PBS 液中备用。1% 戊巴比妥钠腹腔麻醉满意后，用消毒后的泡沫板固定裸小鼠以利于手术操作。无菌操作下开腹，选取腹正中切口，充分暴露肝脏，用显微镊轻轻刺破肝包膜，因肝脏血供丰富，此时有部分血液流出，遂迅速将上述瘤块接种于肝内，用无菌纱布轻轻按压肝脏伤口 2 min，再用生物胶密封伤口处防止瘤块脱落。用生理盐水清洗腹腔，观察无活动性出血后关闭腹腔。手术后观察裸小鼠，待其麻醉苏醒后放入独立通风笼具内。术后密切观察裸小鼠活动状态、饮食和肝脏肿块生长情况，每 2 天测量 1 次体重，详细记录以备分析。

（2）瘤细胞悬液注射法

模型构建：细胞培养方法同上。获取对数生长期的 HCCLM3，离心重悬并浓缩至 2.5×10^7/mL，于 4 ℃冰上保存转运。裸小鼠常规饲养 7 天。造模当天，禁食水，抓取裸小鼠，使其腹部朝上、头部略向下垂，抓紧背部皮肤使腹部皮肤紧绷并常规消毒。无菌注射器吸取 0.2 mL（5.0×10^6 个细胞）瘤细胞悬液，于两大腿根连线与腹中线交叉点一侧约 1.0 cm 处刺入皮下。针头在皮下平行腹中线推进 3.0～5.0 mm，再以 45° 角向腹腔内刺入。针尖通过腹肌后，抵抗力消失，回抽无回流物，缓慢推入瘤细胞悬液。再次消毒，确认无瘤细胞悬液溢出后将裸小鼠还笼饲养。

2. 肝癌 PM 模型的生长特点

瘤细胞悬液注射法构建模型无肝脏原发性肿瘤表现。采用肝脏瘤块包埋法构建的模型，种植后约第 8 天可触及肝脏明显肿块。第 36 天解剖裸小鼠，平均肿瘤重量（6657.4 ± 1312.9）mg，平均肿瘤体积（4965.2 ± 2112.4）mm³，荷瘤比为 27.9 ± 4.1。平均血清甲胎蛋白（alpha fetoprotein，AFP）水平为（92.3 ± 34.2）ng/mL。第 36 天，模型肿瘤负荷较重，小动物腹部核磁共振提示肝脏肿瘤明显增大（图 1-3-6A，图 1-3-6B），部分裸小鼠出现腹水。部分模型发生死亡，解剖见腹腔内大量血性腹水，肝脏肿瘤巨大，超出肝脏重量（图 1-3-6C）。

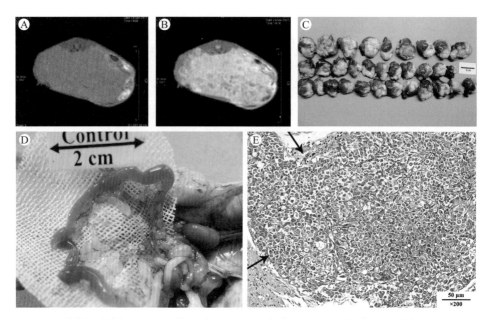

　　A、B：小动物核磁共振示肝脏巨大肿瘤；A：T$_1$ 加权像；B：T$_2$ 加权像；C：模型肝脏巨大肿瘤；
D：肠系膜转移灶；E：腹膜后淋巴结转移灶组织病理学表现（HE 染色）。
　　图 1-3-6　裸小鼠肝癌腹膜转移模型影像学、大体病理学、组织病理学表现（HE 染色）

　　3. 肝癌 PM 模型的大体病理学特点

　　接种后第 36 天，模型 ePCI 评分为（9.0±2.0）分。肿瘤侵袭转移的主要病理
变化包括：肝内转移、肝脾韧带转移、肝胃韧带转移、肾包膜转移、肾上腺转移、
肠系膜转移、腹膜后淋巴结转移、腹壁转移、血性腹水、纵隔淋巴结转移、肺转移
（图 1-3-6C，图 1-3-6D）。

　　4. 肝癌 PM 模型的组织病理学特点

　　HE 染色显示癌细胞呈多角椭圆形，排列呈巢状（图 1-3-6E）。肿瘤间质呈粗梁
状。癌巢中央出血坏死，血窦丰富或形成血湖，周围局灶性淋巴细胞浸润。转移灶
内间质少。电镜观察见癌细胞呈幼稚型、核形态不规则，多个核仁和网状核仁，核
分裂象多见，胞浆细胞器结构完整、较发达，微丝发达呈束状伸出胞浆膜，形成绒
毛样结构。细胞间连接较差、间隙增宽，桥粒小。

六、卵巢癌腹膜转移动物模型

1. 卵巢癌 PM 模型的构建方法

（1）瘤细胞悬液腹腔注射法

目前已有大量细胞系适用于构建鼠人源性肿瘤组织异种移植（patient-derived xenograft，PDX）模型，如 OVCAR-3、OVCAR-5、SKOV3、PEO23、HeyA8、NuTu-19 等。细胞培养方法主要取决于所用细胞系。

（2）细胞系及人肿瘤组织原位接种

细胞系及人肿瘤组织原位接种包括以下 3 种方法：①卵巢囊下注射瘤细胞悬液。该方法可形成原位卵巢癌，但难以观察到腹膜转移现象，有待进一步改进。②卵巢处种植人或鼠瘤块。术中肿瘤组织切成约 1.0 mm³ 大小，置于无菌的冰培养基中，保存不超过 3.0 h。重度联合免疫缺陷（server combined immune-deficiency，SCID）小鼠以异氟烷麻醉，常规消毒腹部，腹部正中线一侧横行切开约 6.0 mm，暴露子宫、输卵管、卵巢。以 26 G 针头戳进卵巢形成缺口，将瘤块种植于缺口内，或切开卵巢囊，将完整人肿瘤组织种植于卵巢囊内，以 8-0 缝线缝合卵巢囊。关腹再次消毒。③腹腔注射人肿瘤组织碎块。将术中获取的新鲜肿瘤标本置于冰上运输，将 0.5 cm³ 的肿瘤组织在层流柜中充分切碎，0.5 mL McCoy 培养基重悬。以 16 G 注射器将 0.75 mL 肿瘤组织注射入小鼠右下腹。

2. 卵巢癌 PM 模型的生长方式及大体病理学特点

不同细胞系构建模型的大体病理学表现各异，如腹腔注射 2.0×10^6 个 NuTu-19 细胞，于第 7 周或更早时间出现血性腹水。腹腔内可见散布于腹膜、网膜、结肠表面的小肿瘤结节；腹腔注射 1.0×10^6 个 OVCAR-5 细胞 45 天，出现典型的肿瘤广泛转移现象，散布于肠系膜及肠道浆膜面；腹腔注射 1.0×10^6 个 HeyA8 细胞 28 天后，模型右上腹及盆腔分别可见一巨块型肿瘤结节，而腹腔无广泛转移表现。

卵巢处种植人或鼠瘤块：种瘤后约第 16 周，可见大小为 0.1 ～ 2.5 cm 的囊状或实性肿瘤，成瘤率约为 63.7%。同一时间点，模型 PM 的发生率较低，仅见于高级别肿瘤。典型表现为子宫、网膜、肝、横膈、壁腹膜、小肠等器官受累及浑浊腹水。切除卵巢肿瘤及卵巢脂肪垫连续传代可观察到更明显的腹腔广泛转移现象。

腹腔注射人肿瘤组织碎块：裸小鼠中未见肿瘤生长。而 SCID 小鼠成瘤率约为 77.0%，且约 81.8%（9/11）模型可传代 6～24 代。6～12 周，肿瘤体积约为 1.0 cm³。随着传代进行，出现临床症状的时间缩短至小于 20 天，肿瘤倍增时间约为 14 天。盆腔注射部位肿瘤显著增生，其他侵犯表现包括膈肌表面及小肠表面巨大肿瘤、血性腹水等。

各种人组织来源的卵巢癌 PM 模型，组织病理学特征均与患者基本一致。但由于肿瘤组织的异质性，部分研究结果显示模型肿瘤的组织病理学分级可出现由高向低转变的现象。

七、其他腹膜转移癌动物模型

临床上，几乎全身各种肿瘤都可能发生 PM，因此构建相应的罕见肿瘤 PM 模型，既有重要的学术意义，也有重要的临床治疗学意义。目前已有乳腺癌 PM 模型。

由于腹膜—血浆屏障的存在，乳腺癌腹膜转移难于腹盆腔脏器来源肿瘤腹膜转移，临床上少见。因此构建原发性乳腺癌继发 PM 的模型难度较大，现有的方法均为腹腔注射瘤细胞悬液，包括：① 脾内肿瘤种植法。SCID 小鼠左腹部常规消毒、开腹、暴露脾脏，用 27 G 注射器在脾内注射 0.12 mL BT20 人乳腺癌细胞悬液（含 1.0×10⁶ 个瘤细胞）。观察注射点是否出血。确认无活动性出血后用可吸收缝线缝合腹部切口。② 腹腔注射瘤细胞悬液法。CBA 小鼠腹腔注射 5.0×10³ 个活性 MCa 细胞（CBA 小鼠自发性乳腺癌细胞）。乳腺癌 PM 可形成典型的腹膜转移，侵袭脾、胰腺、肝、肾、横膈、肠系膜、盆腔脏器等，并形成少量血性腹水。上述两种模型的实验研究表明，c-fms 过度表达可促进肿瘤增生；热疗、化疗、免疫治疗具有协同效应，三者联合应用可显著延长模型生存期。

第三节 腹膜转移癌动物模型荷瘤程度判断

临床上，PM 荷瘤程度和肿瘤细胞减灭程度的经典方法分别是腹膜癌指数评分和肿瘤细胞减灭程度评分。由于个体大小差异，这些评分方法不适用于动物模型。目前，针对大鼠和小鼠动物模型已发展出相应的 ePCI 评分法。然而，兔、犬、猪等大型实验动物的 PCI 评分方法尚待进一步研究。

一、大鼠模型 ePCI 评分

Steller 等于 1985 年首次描述了 ePCI，将动物腹部分为四个象限，每个象限可评 0～5 分：0 分，无可见肿瘤；1 分，肿瘤直径 0～0.5 cm；2 分，肿瘤直径 0.5～1.0 cm；3 分，肿瘤直径 1.0～2.0 cm；4 分，肿瘤直径 2.0～3.0 cm；5 分，肿瘤直径 > 3.0 cm。四个象限分数的总和即为 ePCI（0～20 分）。ePCI 评分结合肿瘤结节总数可用于分析腹腔肿瘤播散程度。国际上，Steller 等描述的 ePCI 评分法应用最为广泛。

Koppe 等简化 ePCI 评分为：0 分，未见肿瘤增长；1 分，有限的肿瘤生长；2 分，中度肿瘤生长；3 分，丰富的肿瘤生长。所有位置肿瘤评分总和即为 ePCI。Aarts 等在此基础上进行半定量 ePCI 评分，将腹腔分为四个象限，各象限均按前述标准评分，合计四个象限得分为 ePCI（0～12 分）。Aarts 等进一步定量化 ePCI 评分，将上述四象限的肿瘤按下述标准定量：0 分，无肉眼可见肿瘤；1 分，肿瘤直径 1.0～2.0 mm，1～2 处；2 分，肿瘤直径 2.0～5.0 mm，1～2 处；3 分，肿瘤直径 > 5.0 mm，多处。四象限评分总和即为 ePCI（0～12 分）。

Otto 等基于 Sugarbaker 等制定的临床 PCI 评分标准，修改后建立了更适用于大鼠实验的 ePCI 评分。除以上 13 个区域外，Otto 等加入肝、脾、结肠、膈肌四个 PM 易累及区域，共 17 个区域。每个区域评分如下：1 分，肿瘤大小 < 2.0 mm；2 分，肿瘤大小 2.1～5.0 mm；3 分，肿瘤 > 5.0 mm 或融合。17 个区域评分总和即大鼠 ePCI（0～51 分）。

二、小鼠模型 ePCI 评分

小鼠动物模型的 ePCI 评分方法较少。Shao 等借鉴了 Monneuse 等在大鼠上使用的评分系统，将小鼠腹盆腔分为 4 个区域（图 1-3-7）：Ⅰ区，左右横膈、剑突；Ⅱ区，肝、脾、胃、肾及附属韧带；Ⅲ区，小肠、结肠、肠系膜和壁腹膜；Ⅳ区，盆腔、泌尿生殖系统、直肠。各分区病灶大小（lesion size，LS）评分如下：LS-0，无肉眼可见肿瘤结节；LS-1，肿瘤结节直径≤ 0.2 cm；LS-2，肿瘤结节直径 0.2 ～ 0.5 cm；LS-3，肿瘤结节直径＞ 0.5 cm。此外，新增腹盆腔腹水／黏液评分，若出现则计 1 分。各分区 LS 评分总和即为 ePCI 评分，总分 0 ～ 13 分。评分须由操作者和记录者共同执行，并核对评分结果。

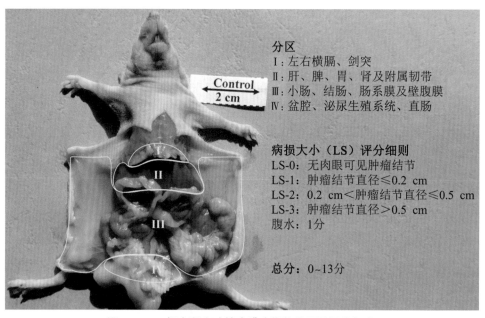

图 1-3-7　裸小鼠实验性腹膜癌指数分区及评分标准

三、肿瘤细胞减灭程度判断

与临床相比，实验大鼠施行 CRS 的步骤包含常规网膜切除术。无法切除的瘤灶采用电凝烧灼，但未见行 CRS 术后细胞减灭程度的相关描述。动物实验的 CC 评分判断标准有待进一步完善，以使不同的研究结果更具可比性。目前，亦有将 ePCI 评分应用于残余肿瘤评估的报道，但仅限于小动物、非手术治疗后的腹腔肿瘤负荷评估。

第四节 腹膜转移癌动物模型的实验性干预研究

一、CRS+HIPEC 治疗 PM 动物模型的药代动力学及药效学研究

由于腹膜—血浆屏障限制了腹膜对大分子药物的吸收，使腹腔内能维持高药物浓度，而外周血管内浓度较低。因此，HIPEC 既可增加药物对腹腔内游离癌细胞和腹膜癌的直接细胞毒作用，又能减轻全身毒副作用。

研究药代动力学的主要指标包括瘤体内、血液、腹膜液、各组织器官中的药物浓度、血浆—浓度时间曲线下面积（area under curve，AUC）、药物聚集和代谢效应及药物半衰期、达峰时间等，多采用高效液相色谱法。

Glehen 等为评价马法兰 HIPEC 治疗的药代动力学及腹腔组织药物分布特点，以 SD 大鼠为实验研究对象，以 20.0 mg/kg 马法兰进行腹腔常温灌注（NT 组，33.5 ℃）和热灌注（HT 组，42 ℃），持续 90 min。分别在腹腔化疗的第 15 分钟、第 30 分钟、第 60 分钟和第 90 分钟采集腹水和外周血，灌注结束时，处死实验动物并采集内脏组织（肝、回肠、空肠、结肠、网膜、腹壁），以高效液相色谱法测定马法兰浓度。结果显示：HT 组腹水中马法兰的 AUC 显著低于 NT 组（$P=0.001$），而血浆中则未见显著差异。腹水 AUC/ 血浆 AUC 在 NT 组和 HT 组分别为 12.3 和 12.1。HT 组血清药物浓度平均达峰时间明显缩短（$P=0.004$）。腹腔灌注 90 min 后，HT 组马法兰组织浓度从高到低依次是大网膜、回肠、肝脏、空肠、结肠、胃、腹壁，而 NT 组则为大网膜、肝脏、回肠、腹壁、胃、空肠、结肠；HT 组可增加所有腹腔内组织的药物浓度，在空肠（$P=0.04$）、回肠（$P=0.03$）有显著性差异，说明腹腔化疗有明显的局部药代动力学优势，高温时药物主要聚集在肿瘤结节较多的部位。

Hribaschek 等将 5.0×10^6 个结肠腺癌细胞 CC-531 经手术切口注入 WAG 大鼠腹腔制作 PM 模型，实验动物分 5 组：对照组不行任何处理；IP1 组、Ⅳ 1 组分别于种瘤 5 min 后腹腔注射和静脉注射 300 mg/m² 伊立替康；IP2 组、Ⅳ 2 组分别于种瘤后第 5 天、第 10 天、第 15 天腹腔注射和静脉注射伊立替康，每次 300 mg/m²；种

瘤 30 天后处死所有实验动物，观察记录瘤重、大网膜及腹膜肿瘤结节数目、腹水等。结果显示，IP1 组瘤重、肿瘤结节和转移灶、腹水量均显著低于 IP2 组；IP2 组显著低于其他组；IV1 组、IV2 组、对照组实验结果无显著差异，表明腹腔化疗优于系统化疗，术中腹腔化疗优于种瘤后早期腹腔化疗，系统化疗无明显疗效。

Zeamari 等利用腹腔灌注系统对大鼠行常温（37 ℃）和高温（40 ℃）腹腔内灌注化疗，发现与常温灌注相比，高温热灌注并不能提高顺铂在腹膜小肿瘤（1.0 ~ 5.0 mm）内的药物浓度。其后，成年猪腹腔镜热灌注化疗与开腹热灌注化疗时奥沙利铂的药代动力学特点的研究结果显示，前者的组织吸收更快（腹腔灌注结束时药物吸收比率：腹腔镜组 41.5%，开腹组 33.4%，P=0.0543），半衰期更长（腹腔镜组 59.3 min $vs.$ 开腹组 37.5 min，P=0.02），吸收率更高（腹腔镜组 28.1% $vs.$ 开腹组 16.4%，P=0.03），表明腹腔镜手术时的腹内超高压可使药物更容易透过腹膜屏障，进入血液循环。该实验研究提供了更多腹腔镜下 HIPEC 可行性和安全性的证据。

Bendavid 等将 40 只 SD 大鼠以不同灌注温度（37 ℃、40 ℃和 43 ℃）分别于腹腔内给予雷替曲塞（2 mg/m^2、4 mg/m^2 和 8 mg/m^2）行 25 min HIPEC 治疗后，采集腹水、门静脉和体循环血液，测定雷替曲塞含量。另取 10 只 SD 大鼠则以 37 ℃、43 ℃、8 mg/m^2 雷替曲塞腹腔灌注 25 min。然后，采集一段小肠和部分壁腹膜组织以测定雷替曲塞含量。结果显示：雷替曲塞给药量决定了其在腹水、门静脉和体循环血液中的浓度（$P < 0.0002$），灌注温度不影响门静脉（P=0.29）和体循环（P=0.25）血药浓度，但高温灌注显著增加了细胞对雷替曲塞的吸收（$P < 0.04$）。由于该药主要在细胞内起作用，因此在腹腔热灌注时疗效最佳且全身毒性小。

Li 等以裸小鼠为研究对象，在建立裸小鼠 PM 模型后，以羟喜树碱行腹腔灌注化疗。结果显示与对照组相比，腹腔内灌注羟喜树碱可抑制肿瘤发展，缩小腹膜转移癌的范围，使荷瘤裸小鼠的生存期延长 30% 以上。同时，治疗组裸小鼠的生存状态也得到明显改善，其中，肿瘤缩小 70% 以上，癌性腹水完全控制，弥漫性腹腔内转移也完全得到控制。重要脏器的功能分析显示该治疗的不良反应无显著增加。

唐利等利用兔胃癌 PM 模型研究 CRS+HIPEC 治疗胃癌 PM，按上述方法制成溃疡型胃癌及 PM 模型，模型制作成功率为 100%（42/42）。随后将实验动物随机分为空白对照组（$n=14$），单纯 CRS 组（$n=14$），CRS+HIPEC 组（$n=14$）。在种瘤后第 8～第 9 天进行治疗，HIPEC 药物为多西紫杉醇(10 毫克/只)、卡铂(40 毫克/只)，加热至 42 ℃，行腹腔灌注 30 min。实验结果显示空白组动物生存期为 18～30 天（中位数 24 天）；单纯 CRS 组 20～40 天（中位数 27 天）；CRS+HIPEC 组 23～55 天(中位数 46 天)。与空白组比较，单纯 CRS 组不能延长生存期($P=0.1133$)，CRS+HIPEC 能显著延长动物生存期（$P < 0.001$）。与 CRS 相比，CRS+HIPEC 使生存期延长 70% 以上（$P=0.0012$）。三组动物体重变化趋势显示 HIPEC 可延缓肿瘤所致的体重减轻。另外，动物死亡后病理解剖所见提示：与空白对照组及单纯 CRS 组相比，CRS+HIPEC 组动物荷瘤程度较前两组动物减轻，表现为后腹膜及盆腔受累程度较轻；肝脏未见受累者占 61.5%；膈肌未受累者占 46.2%；未见血性腹水者占 61.5%，程度较轻的血性腹水者占 38.5%；无肠壁及肠系膜肿瘤结节者占 38.5%；仅 23.5% 肾上腺及 30.8% 肾包膜较轻程度受累；胃肿瘤结节与周围组织粘连程度减轻。

Ortega-Deballon 等选用 4 只雌性大白猪在静脉全身麻醉下行 HIPEC 治疗，将 3 L 37 ℃生理血清注入腹腔，并于平均 14 min 内加热至 42 ℃，维持 42 ℃至 43 ℃之间 1 h，前 3 只实验动物不停搅拌内脏周围生理血清，而第 4 只动物不行该处理。HIPEC 结束后，仔细检查内脏及腹膜，切除可疑热损伤内脏组织及腹膜送病理学检查。结果显示 4 只动物 HIPEC 进行均顺利，4 只动物均未出现内脏热损伤，仅第 4 只动物（HIPEC 过程中未行搅拌）出现 3 处点状黏膜热损伤，表明 HIPEC 可行且安全性好。

二、CRS+HIPEC 联合其他疗法治疗 PM 动物模型的相关研究

Bevanda 等以小鼠为研究对象，待 PM 形成、行 IL-2 免疫治疗后，分别于腹腔内给予 2.0 mL 37 ℃、43 ℃的生理盐水腹腔热疗后行腹腔化疗，实验结果表明 IL-2 联合热疗后 5-FU、顺铂、丝裂霉素腹腔化疗可延长实验动物生存期，且高温组疗效显著优于低温组，使小鼠生存期延长 260.5%，表明热疗、化疗、免疫治疗具有协同效应。

Aarts 等在 3 组 Wag/Rij 大鼠腹膜内接种 CC-531 结肠癌瘤株形成 PM，治疗包括单纯 CRS、CRS+ 放射免疫治疗（radio-immunological therapy，RIT）、CRS+HIPEC。结果显示 CRS 和 CRS+RIT 组的动物可以耐受治疗，CRS+HIPEC 组的动物出现了嗜睡、毛发竖立等不适体征。在延长动物生存期方面，CRS+RIT 组疗效显著优于 CRS+HIPEC 组。

三、腹腔内靶向治疗的动物模型研究

Dohan 等使用抗血管生成药贝伐珠单抗治疗 PMP 模型，单纯贝伐珠单抗治疗组的中位生存期较对照组显著延长（PMCA1：79.8 天 *vs.* 58.4 天，$P < 0.001$；PMCA2：81.6 天 *vs.* 58.2 天），血清 VEGF、PIGF、TGF-β 水平明显低于对照组。贝伐珠单抗联合 CRS 组的疗效同样优于对照组，表现为血流速率显著低于对照组（$P < 0.001$）及术前水平（$P < 0.05$）。血管造影显示，治疗后的裸小鼠肿瘤周围新生血管较治疗前规则、分支减少。实验从动物体重、腹围、肿瘤新生血管情况、血清血管生成相关细胞因子水平等多方面肯定了抗血管生成类药物贝伐珠单抗治疗 PMP 的疗效。

Dilly 等研究发现 PMP 患者 MUC-2 启动子活性调节相关的丝裂原活化蛋白激酶（mitogen-activated protein kinase，MAPK）表达上调，使用特异性 MEK1/2（MAPK extracellular signal-regulated kinase，MEK）抑制剂 RDEA119（50.0 mg/kg）治疗 PMP PDX 模型。结果显示，治疗组腹腔内黏液性肿瘤重量显著低于 PBS 对照组（6.2 g *vs.* 13.8 g，$P < 0.01$），肿瘤生长与药物剂量成反比。后期 LS174T 细胞系研究表明，RDEA119 通过减少 ERK1/2 和 p38 蛋白质的磷酸化而发挥抑制 MUC-2 分泌的作用。

缺氧诱导因子 -1α（hypoxia inducible factor-1，HIF-1α）是细胞应答缺氧过程或肿瘤发展中的一种重要转录因子，肿瘤内耗氧增加及血管异常造成的缺氧微环境可诱导支气管黏膜上皮 HIF 转录，进而结合于缺氧反应元件激活 *MUC5AC* 基因表达。PMP 患者黏液主要成分 *MUC-2* 基因位于 11 号染色体，邻近呼吸道黏液主要成分 *MUC5AC* 基因。Dilly 等证实 PMP 肿瘤组织在缺氧微环境中 HIF-1α 表达水平高于正

常肠道组织。针对缺氧 /HIF-1α 通路，Dilly 在 PMP 裸小鼠模型上采用 HIF-1α 抑制剂 BAY 87-2243 行长期治疗，治疗第 28 天取肿瘤组织行 RT-PCR 检查显示 *MUC-2* mRNA 及 MUC-2 黏蛋白表达量显著降低，且 MUC-2 黏蛋白表达量与 HIF-1α 表达量呈正相关。对比裸小鼠治疗后整体状态，BAY 87-2243 治疗组相比 PBS 对照组体重更轻、腹围更小、腹腔肿瘤总重量更轻，治疗效果显著。

四、光动力学诊断、治疗的动物模型研究

光动力学诊断（photodynamic diagnosis，PDD）、光动力学治疗（photodynamic therapy，PDT）是指使用特定波长光源照射、激活肿瘤组织中的光敏剂产生荧光或具有生物毒性的物质，从而达到荧光定位、杀伤肿瘤细胞的方法。该方法有助于发现肉眼难以识别的隐匿部位癌灶或微小癌灶。

1. 光动力学诊断研究

多项动物实验研究已验证了氨基酮戊酸光动力学诊断（aminolevulinic acid-PDD，ALA-PDD）用于 PM 辅助诊断的安全性和可行性（表 1-3-1）。这些研究涉及临床常见的 PM 类型，包括上皮性卵巢癌、结直肠癌、胃癌等。ALA 给药方式为静脉给药、腹腔给药和口服给药。

表 1-3-1 ALA-PDD 诊断 PM 的动物模型研究

作者	动物	模型	例数	药物	给药方式	剂量
Hornung	Fischer 344 大鼠	EOC PM	24	ALA	IV	100.0 mg/kg
Canis	BD IX 大鼠	EOC PM	36	ALA	IP	100.0 mg/kg
Gahlen	WAG Rij 大鼠	CC PM	12	ALA	IP/IV	440.0 ～ 550.0 mg/kg
Chan	Fischer344 大鼠	EOC PM	9	ALA	IV	100.0 mg/kg
Ludicke	Fischer344 大鼠	ECO PM	11	HAL	IP	4.0 ～ 12.0 mmol/L
Collinet	Fischer344 大鼠	EOC PM	21	ALA/HAL	IP	100.0 mg/kg
Kishi	BALB/c-nu/nu 裸小鼠	GC PM	8	ALA	PO	250.0 mg/kg

续表

作者	动物	模型	例数	药物	给药方式	剂量
Guyon	Fischer344 大鼠	EOC PM	42	HAL	IP/PO	IP：100.0 mg/kg； PO：50.0 mg/kg
Kondo	BALB/c-nu/nu 裸小鼠	CC PM	NR	ALA	IP	250.0 mg/kg

注：ALA：氨基酮戊酸；PDD：光动力学诊断；PM：腹膜癌；EOC：上皮性卵巢癌；CC：结肠癌；GC：胃癌；HAL：六氨基戊酸；IV：静脉注射；IP：腹腔注射；PO：口服；NR：未报道。

Hornung 等报道，24 只 Fischer 344 大鼠经腹腔注射卵巢癌细胞制作 PM 模型，接种 4 周后，静脉给予 ALA 100.0 mg/kg，之后 1、3、6、9 h 时诊断性开腹，结果显示静脉给药 1 ~ 3 h 最适合 PDD。

Canis 等将 100.0 mg/kg ALA 注射于上述 PM 大鼠模型腹腔内，3 h 后在内镜下行 PDD。对于肿瘤直径小于 2.0 mm 的 PM，白光下中位 PM 检出量为 3（范围 0 ~ 7），ALA-PDD 下中位 PM 检出量是 5（范围 1 ~ 11）（$P < 0.0008$），ALA-PDD 技术可以显著提高微小转移灶的检出率。

Lüdicke 等报道，在卵巢癌动物模型中，腹腔应用 ALA 衍生物 HAL 检测微转移有可行性。无癌细胞的腹膜未显示荧光，与肿瘤结节明显区分开；PDD 蓝光下检测到 PM 病灶数是标准明场下检出量的 2 倍，尤其是可检测到直径 0.1 ~ 0.4 mm 的微小病灶；通过后续严格的组织学验证，HAL 荧光阳性 PM 无假阳性。该研究提示使用 ALA 的活性代谢物可进一步提高检出率。然而，毒性研究结果显示，无论剂量为 100.0 mg/kg 或 50.0 mg/kg、经腹腔注射给药或口服给药、治疗间隔为 4 h 或 8 h、灯源为红灯或绿灯、保护措施为肝脏保护或腹壁降温，HAL 均可导致较严重的不良反应，表现为横纹肌溶解、肠坏死、肝功能异常等，模型死亡率高达 94.6%。

Gahlen 等将 ALA 注射于结肠癌 PM 大鼠模型内，动物分为 ALA 腹腔给药（440.0 ~ 550.0 mg/kg）和 ALA 静脉给药（100.0 mg/kg）两组，4 h 后行 PDD 腹腔镜。ALA 腹腔给药组白光下发现 142 处肿瘤结节，而 PDD 能发现 172 处肿瘤结节；ALA 静脉给药组白光下发现 116 处肿瘤结节，PDD 能发现 124 处肿瘤结节；所有结节均经病理确诊为转移灶。该研究说明腹腔内给药的检出率更高。

2. 光动力学治疗研究

得益于 PDD 光敏剂在肿瘤细胞中聚积的特性及不同光敏剂的理化性质，部分 PDD 除可用于诊断肉眼难以识别的微小转移灶外，还可用于杀灭微小残余瘤，即 PDT。

PDT 临床前研究的首要目的是验证其安全性及疗效。Kishi 等研究了光敏剂他拉泊芬在裸小鼠胃癌 PM 模型肿瘤组织中的累积情况及治疗反应率。结果显示，腹腔注射他拉泊芬（10.0 mg/kg）2 ～ 8 h 后，腹膜肿瘤他拉泊芬的浓度高于小肠；荧光强度随时间延长而下降，且小肠下降速度快于转移灶；注射他拉泊芬 4 h 后，以 2 J/cm^2 强度的激光照射腹腔转移灶，未观察到腹腔脏器水肿、肠穿孔等不良事件。因此，腹腔注射他拉泊芬（10.0 mg/kg）后 4 h 以 2 J/cm^2 强度的激光行 PDT 治疗是安全、有效的。此外，乳糖体载吲哚菁绿也兼具 PDD 和 PDT 的作用，且安全性良好。

Spring 等构建了西妥珠单抗—苯卟啉衍生物（cetuximab-benzoporphyrin derivative，Cet-BPD）免疫偶联物，并用于治疗上皮性卵巢癌 PM 模型。结果显示，相比 Cet-BPD（1：4）组，Cet-BPD（1：7）可进一步延长模型生存期，同时减少药物不良反应。Cet-BPD 联合化疗可进一步减少微转移灶肿瘤负荷（$P < 0.05$）。

五、纳米药物治疗腹膜癌的动物模型研究

由于大多数卵巢癌都过表达叶酸受体，因此叶酸常被用作靶向卵巢癌细胞的生物分子。Werner 等用紫杉醇作为化疗药、^{90}Y 作为放射性同位素、叶酸作为靶向配合基，构建了兼具化疗和免疫治疗的叶酸靶向纳米颗粒（folate-targeted nanoparticles，FT-NPs）。卵巢癌 PM 模型体内实验显示，FT-NPs（500 μg）疗效显著优于普通 NPs，模型生存期更长（$P=0.027$）。Hijaz 等构建了二氧化铈纳米颗粒（nanoceria，NCe）—叶酸偶联物（NCe-folic acid，NCe-FA）。腹腔注射 0.1 mg/kg NCe-FA 可显著降低模型肿瘤负荷（$P < 0.001$），且腹膜、小肠、肝脏部位肿瘤数量均减少（$P < 0.001$）。NCe-FA 联合顺铂可进一步降低模型肿瘤负荷。Shen 等用脂质体胶囊运载紫杉醇（Nano-Taxol）治疗卵巢癌 PM 模型，结果显示腹腔注射

Nano-Taxol 可显著降低腹腔肿瘤负荷、延长动物生存期（$P < 0.05$）。上述临床前研究结果提示，基于叶酸靶向、紫杉醇、其他放射性治疗方法的纳米药物是一类潜在的新型药物，在卵巢癌腹膜转移中具有较好的应用前景。

第五节　总结与展望

目前，腹膜肿瘤学领域已建立了种类齐全的 PM 动物模型，涵盖胃癌 PM 模型、结直肠癌 PM 模型、PMP 模型、MPM 模型、卵巢癌 PM 模型等，基本满足腹膜肿瘤学的药代动力学研究、新药开发研究、分子机制研究等。利用现有动物模型，已经实现了 CRS+HIPEC 的临床前药代动力学及疗效研究，是 CRS+HIPEC 临床应用的科学实验室证据。一系列模型衍生的新药开发研究也为进一步提高 CRS+HIPEC 疗效提供了新思路。然而，现有模型的构建方法多采用腹腔注射法，仅再现了肿瘤细胞种植到形成 PM 的过程，未完整展示原发灶进展为 PM 的全部病理过程，不利于原发灶腹膜转移的相关病理机制研究。此外，多数模型的肿瘤来源为永生化细胞系，所构建的动物模型与实际临床表现具有一定差异。复杂 3D 器官培养模型具备与人体极为相似的腹腔肿瘤微环境，是未来研究腹膜癌发生发展机制的重要方向之一。在腹膜癌复杂 3D 器官模型构建技术成熟之前，进一步优化原位肿瘤种植法及腹腔注射法等模型构建方法以提高模型质量，充分利用现有模型开展靶向治疗药物及其他新药开发研究，是促进腹膜肿瘤学临床前研究及其临床转化的重中之重。

（林育林　杨智冉　唐　利　张　珏）

参考文献

1. 李雁，周云峰，梁寒，等 . 细胞减灭术加腹腔热灌注化疗治疗腹膜表面肿瘤的专家共识 . 中国肿瘤临床，2015，42（4）：198-206.

2. LI Y, YU Y, LIU Y. Report on the 9 (th) International Congress on Peritoneal Surface Malignancies. Cancer Biol Med, 2014, 11 (4)：281-284.

3. 李雁，杨国梁，杨肖军 . 细胞减灭术加腹腔热灌注化疗治疗腹膜种植瘤的研究进展 . 中国肿瘤临床，2007，34（21）：1257-1260.

4. YAN T D. Peritoneal carcinomatosis of colorectal origin：standard of care. Ann Surg，2006，244（4）：632-633.

5. BAE J H，LEE J M，RYU K S，et al. Treatment of ovarian cancer with paclitaxel- or carboplatin-based intraperitoneal hyperthermic chemotherapy during secondary surgery. Gynecol Oncol，2007，106（1）：193-200.

6. YONEMURA Y，IKENO T，SHINBO M，et al. Long-term results of peritonectomy on the patients with peritoneal carcinomatosis. Gan To Kagaku Ryoho，2007，34（12）：1926-1930.

7. PISO P，DAHLKE M H，GHALI N，et al. Multimodality treatment of peritoneal carcinomatosis from colorectal cancer：first results of a new German centre for peritoneal surface malignancies. Int J Colorectal Dis，2007，22（11）：1295-1300.

8. SHAO L H，LIU S P，HOU J X，et al. Cathepsin B cleavable novel prodrug Ac-Phe-Lys-PABC-ADM enhances efficacy at reduced toxicity in treating gastric cancer peritoneal carcinomatosis：an experimental study. Cancer，2012，118（11）：2986-2996.

9. 刘少平，张珏，袁静萍，等 . 胃癌灶原位移植腹膜转移癌裸小鼠模型的建立及生物学性状鉴定 . 中华实验外科杂志，2012，29（10）：2082-2084，2108.

10. MEI L J，YANG X J，TANG L，et al. Establishment and identification of a rabbit model of peritoneal carcinomatosis from gastric cancer. BMC Cancer，2010，10：124.

11. TAIBI A，ALBOUYS J，JACQUES J，et al. Comparison of implantation sites for the development of peritoneal metastasis in a colorectal cancer mouse model using non-invasive bioluminescence imaging. PLoS One，2019，14（7）：e0220360.

12. LIN Y L，ZHANG J，YAN F C，et al. Establishment of patient-derived xenograft model of peritoneal mucinous carcinomatosis with signet ring cells and in vivo study on the efficacy and toxicity of intraperitoneal injection of 5-fluorouracil. Cancer Med，2020，9（3）：1104-1114.

13. MAVANUR A A，PARIMI V，O'MALLEY M，et al. Establishment and characterization of a murine xenograft model of appendiceal mucinous adenocarcinoma. Int J Exp Pathol，2010，91（4）：357-367.

14. DOHAN A，LOUSQUY R，EVENO C，et al. Orthotopic animal model of pseudomyxoma peritonei：an in vivo model to test anti-angiogenic drug effects. Am J Pathol，2014，184（7）：1920-1929.

15. CARR N J，CECIL T D，MOHAMED F，et al. A consensus for classification and pathologic reporting of pseudomyxoma peritonei and associated appendiceal neoplasia：the results of the Peritoneal Surface Oncology Group International（PSOGI）modified delphi process. Am J Surg Pathol，2016，40（1）：14-26.

16. CHUA T C，AKTHER J，YAO P，et al. In vivo model of pseudomyxoma peritonei for novel candidate drug discovery. Anticancer Res，2009，29（10）：4051-4055.

17. FLATMARK K，REED W，HALVORSEN T，et al. Pseudomyxoma peritonei--two novel orthotopic mouse models portray the PMCA-I histopathologic subtype. BMC Cancer，2007，7：116.

18. LIN Y L, MA R, LI Y. The biological basis and function of GNAS mutation in pseudomyxoma peritonei: a review. J Cancer Res Clin Oncol, 2020, 146 (9): 2179-2188.

19. YANG Z R, CHEN Z G, JI Z H, et al. Establishment and histopathological study of patient-derived xenograft models and primary cell lines of epithelioid malignant peritoneal mesothelioma. Exp Anim, 2021, 70 (2): 225-235.

20. WANG Q, ZHONG Y J, YUAN J P, et al. Targeting therapy of hepatocellular carcinoma with doxorubicin prodrug PDOX increases anti-metastatic effect and reduces toxicity: a preclinical study. J Transl Med, 2013, 11: 192.

21. LI P C, CHEN L D, ZHENG F, et al. Intraperitoneal chemotherapy with hydroxycamptothecin reduces peritoneal carcinomatosis: results of an experimental study. J Cancer Res Clin Oncol, 2008, 134 (1): 37-44.

22. LENGYEL E, BURDETTE J E, KENNY H A, et al. Epithelial ovarian cancer experimental models. Oncogene, 2014, 33 (28): 3619-3633.

23. HU L, HOFMANN J, HOLASH J, et al. Vascular endothelial growth factor trap combined with paclitaxel strikingly inhibits tumor and ascites, prolonging survival in a human ovarian cancer model. Clin Cancer Res, 2005, 11 (19 Pt 1): 6966-6971.

24. YIP K W, ITO E, MAO X, et al. Potential use of alexidine dihydrochloride as an apoptosis-promoting anticancer agent. Mol Cancer Ther, 2006, 5 (9): 2234-2240.

25. HUA W, CHRISTIANSON T, ROUGEOT C, et al. SKOV3 ovarian carcinoma cells have functional estrogen receptor but are growth-resistant to estrogen and antiestrogens. J Steroid Biochem Mol Biol, 1995, 55 (3/4): 279-289.

26. MIYAJIMA Y, NAKANO R, MORIMATSU M. Analysis of expression of matrix metalloproteinases-2 and -9 in hypopharyngeal squamous cell carcinoma by in situ hybridization. Ann Otol Rhinol Laryngol, 1995, 104 (9 Pt 1): 678-684.

27. BUICK R N, PULLANO R, TRENT J M. Comparative properties of five human ovarian adenocarcinoma cell lines. Cancer Res, 1985, 45 (8): 3668-3676.

28. FEKI A, BERARDI P, BELLINGAN G, et al. Dissemination of intraperitoneal ovarian cancer: discussion of mechanisms and demonstration of lymphatic spreading in ovarian cancer model. Crit Rev Oncol Hematol, 2009, 72 (1): 1-9.

29. DREW A F, BLICK T J, LAFLEUR M A, et al. Correlation of tumor- and stromal-derived MT1-MMP expression with progression of human ovarian tumors in SCID mice. Gynecol Oncol, 2004, 95 (3): 437-448.

30. FU X, HOFFMAN R M. Human ovarian carcinoma metastatic models constructed in nude mice by orthotopic transplantation of histologically-intact patient specimens. Anticancer Res, 1993, 13 (2): 283-286.

31. ELKAS J C, BALDWIN R L, PEGRAM M, et al. A human ovarian carcinoma murine xenograft model

useful for preclinical trials. Gynecol Oncol, 2002, 87 (2): 200-206.

32. CAMPS J L, CHANG S M, HSU T C, et al. Fibroblast-mediated acceleration of human epithelial tumor growth in vivo. Proc Natl Acad Sci U S A, 1990, 87 (1): 75-79.

33. XU Y, SILVER D F, YANG N P, et al. Characterization of human ovarian carcinomas in a SCID mouse model. Gynecol Oncol, 1999, 72 (2): 161-170.

34. TOY E P, BONAFÉ N, SAVLU A, et al. Correlation of tumor phenotype with c-fms proto-oncogene expression in an in vivo intraperitoneal model for experimental human breast cancer metastasis. Clin Exp Metastasis, 2005, 22 (1): 1-9.

35. BEVANDA M, ORSOLIC N, BASIC I, et al. Prevention of peritoneal carcinomatosis in mice with combination hyperthermal intraperitoneal chemotherapy and IL-2. Int J Hyperthermia, 2009, 25 (2): 132-140.

36. STELLER E, OTTOW R, MATTHEWS W, et al. Recombinant interleukin-2 and adoptively transferred lymphokine-activated killer cells in the treatment of experimental peritoneal carcinomatosis. Surg Forum, 1985, 36: 390-392.

37. HARTMANN J, KILIAN M, ATANASSOV V, et al. First surgical tumour reduction of peritoneal surface malignancy in a rat's model. Clin Exp Metastasis, 2008, 25 (4): 445-449.

38. OTTO J, JANSEN P L, LUCAS S, et al. Reduction of peritoneal carcinomatosis by intraperitoneal administration of phospholipids in rats. BMC Cancer, 2007, 7: 104.

39. RAUE W, KILIAN M, BRAUMANN C, et al. Multimodal approach for treatment of peritoneal surface malignancies in a tumour-bearing rat model. Int J Colorectal Dis, 2010, 25 (2): 245-250.

40. KOPPE M J, HENDRIKS T, BOERMAN O C, et al. Radioimmunotherapy is an effective adjuvant treatment after cytoreductive surgery of experimental colonic peritoneal carcinomatosis. J Nucl Med, 2006, 47 (11): 1867-1874.

41. AARTS F, HENDRIKS T, BOERMAN O C, et al. Hyperthermia and fibrinolytic therapy do not improve the beneficial effect of radioimmunotherapy following cytoreductive surgery in rats with peritoneal carcinomatosis of colorectal origin. Cancer Biother Radiopharm, 2008, 23 (3): 301-309.

42. AARTS F, HENDRIKS T, BOERMAN O C, et al. A comparison between radioimmunotherapy and hyperthermic intraperitoneal chemotherapy for the treatment of peritoneal carcinomatosis of colonic origin in rats. Ann Surg Oncol, 2007, 14 (11): 3274-3282.

43. CARMIGNANI C P, SUGARBAKER P H. Synchronous extraperitoneal and intraperitoneal dissemination of appendix cancer. Eur J Surg Oncol, 2004, 30 (8): 864-868.

44. MONNEUSE O, MESTRALLET J P, QUASH G, et al. Intraperitoneal treatment with dimethylthioampal (DIMATE) combined with surgical debulking is effective for experimental peritoneal carcinomatosis in a rat model. J Gastrointest Surg, 2005, 9 (6): 769-774.

45. 林育林, 张珏, 闫风彩, 等. 腹腔注射 5- 氟尿嘧啶治疗腹膜假黏液瘤的人源异种移植模型. 中华实验外科杂志, 2019, 36 (10): 1798-1801.

46. SUGARBAKER P H, MORA J T, CARMIGNANI P, et al. Update on chemotherapeutic agents utilized for perioperative intraperitoneal chemotherapy. Oncologist, 2005, 10 (2): 112-122.

47. GLEHEN O, STUART O A, MOHAMED F, et al. Hyperthermia modifies pharmacokinetics and tissue distribution of intraperitoneal melphalan in a rat model. Cancer Chemother Pharmacol, 2004, 54 (1): 79-84.

48. HRIBASCHEK A, KUHN R, PROSS M, et al. Intraperitoneal versus intravenous CPT-11 given intra- and postoperatively for peritoneal carcinomatosis in a rat model. Surg Today, 2006, 36 (1): 57-62.

49. ZEAMARI S, FLOOT B, VAN DER VANGE N, et al. Pharmacokinetics and pharmacodynamics of cisplatin after intraoperative hyperthermic intraperitoneal chemoperfusion (HIPEC). Anticancer Res, 2003, 23 (2B): 1643-1648.

50. GESSON-PAUTE A, FERRON G, THOMAS F, et al. Pharmacokinetics of oxaliplatin during open versus laparoscopically assisted heated intraoperative intraperitoneal chemotherapy (HIPEC): an experimental study. Ann Surg Oncol, 2008, 15 (1): 339-344.

51. BENDAVID Y, LEBLOND F A, DUBÉ P. A study of the effect of temperature on the pharmacokinetic profile of raltitrexed administered by intraperitoneal route in the rat. Med Sci Monit, 2005, 11 (1): BR1-5.

52. 唐利, 梅列军, 李雁, 等. 细胞减灭术加腹腔热灌注化疗治疗胃癌腹膜转移癌. 中华实验外科杂志, 2011, 28 (3): 332-336.

53. ORTEGA-DEBALLON P, FACY O, MAGNIN G, et al. Using a heating cable within the abdomen to make hyperthermic intraperitoneal chemotherapy easier: feasibility and safety study in a pig model. Eur J Surg Oncol, 2010, 36 (3): 324-328.

54. DILLY A K, SONG X, ZEH H J, et al. Mitogen-activated protein kinase inhibition reduces mucin 2 production and mucinous tumor growth. Transl Res, 2015, 166 (4): 344-354.

55. HORNUNG R, MAJOR A L, MCHALE M, et al. In vivo detection of metastatic ovarian cancer by means of 5-aminolevulinic acid-induced fluorescence in a rat model. J Am Assoc Gynecol Laparosc, 1998, 5 (2): 141-148.

56. CANIS M, BOTCHORISHVILI R, BERRENI N, et al. 5-aminolevulinic acid-induced (ALA) fluorescence for the laparoscopic diagnosis of peritoneal metastasis. AST An experimental study. Surg Endosc, 2001, 15 (10): 1184-1186.

57. GAHLEN J, PIETSCHMANN M, PROSST R L, et al. Systemic *vs.* local administration of delta-aminolevulinic acid for laparoscopic fluorescence diagnosis of malignant intra-abdominal tumors. Experimental study. Surg Endosc, 2001, 15 (2): 196-199.

58. CHAN J K, MONK B J, CUCCIA D, et al. Laparoscopic photodynamic diagnosis of ovarian cancer using 5-aminolevulinic acid in a rat model. Gynecol Oncol, 2002, 87 (1): 64-70.

59. LÜDICKE F, GABRECHT T, LANGE N, et al. Photodynamic diagnosis of ovarian cancer using hexaminolaevulinate: a preclinical study. Br J Cancer, 2003, 88 (11): 1780-1784.

60. COLLINET P, SABBAN F, COSSON M, et al. Laparoscopic photodynamic diagnosis of ovarian cancer peritoneal micro metastasis: an experimental study. Photochem Photobiol, 2007, 83 (3): 647-651.

61. KISHI K, FUJIWARA Y, YANO M, et al. Staging laparoscopy using ALA-mediated photodynamic diagnosis improves the detection of peritoneal metastases in advanced gastric cancer. J Surg Oncol, 2012, 106 (3): 294-298.

62. GUYON L, FARINE M O, LESAGE J C, et al. Photodynamic therapy of ovarian cancer peritoneal metastasis with hexaminolevulinate: a toxicity study. Photodiagnosis Photodyn Ther, 2014, 11 (3): 265-274.

63. KONDO Y, MURAYAMA Y, KONISHI H, et al. Fluorescent detection of peritoneal metastasis in human colorectal cancer using 5-aminolevulinic acid. Int J Oncol, 2014, 45 (1): 41-46.

64. KISHI K, YANO M, INOUE M, et al. Talaporfin-mediated photodynamic therapy for peritoneal metastasis of gastric cancer in an in vivo mouse model: drug distribution and efficacy studies. Int J Oncol, 2010, 36 (2): 313-320.

65. TSUJIMOTO H, MORIMOTO Y, TAKAHATA R, et al. Photodynamic therapy using nanoparticle loaded with indocyanine green for experimental peritoneal dissemination of gastric cancer. Cancer Sci, 2014, 105 (12): 1626-1630.

66. SPRING B Q, ABU-YOUSIF A O, PALANISAMI A, et al. Selective treatment and monitoring of disseminated cancer micrometastases in vivo using dual-function, activatable immunoconjugates. Proc Natl Acad Sci U S A, 2014, 111 (10): E933-942.

67. WERNER M E, KARVE S, SUKUMAR R, et al. Folate-targeted nanoparticle delivery of chemo- and radiotherapeutics for the treatment of ovarian cancer peritoneal metastasis. Biomaterials, 2011, 32 (33): 8548-8554.

68. HIJAZ M, DAS S, MERT I, et al. Folic acid tagged nanoceria as a novel therapeutic agent in ovarian cancer. BMC Cancer, 2016, 16: 220.

69. SHEN Y A, LI W H, CHEN P H, et al. Intraperitoneal delivery of a novel liposome-encapsulated paclitaxel redirects metabolic reprogramming and effectively inhibits cancer stem cells in Taxol (®) -resistant ovarian cancer. Am J Transl Res, 2015, 7 (5): 841-855.

第四章

腹膜癌的诊断学研究

第一节　前言

腹膜种植转移是临床肿瘤学界长期认识不足、诊治技术水平落后的"老、大、难"问题。对于这类恶性肿瘤，早期做出正确的诊断将给患者的治疗和预后带来极其重要的影响。基于对腹膜癌生物学规律、特点和机制的深入研究，腹膜癌临床诊断学体系已初步建立并逐渐完善。近年来，随着腹腔镜探查技术、肿瘤影像学诊断技术（包括CT三维重建技术、消化道造影技术、MRI成像技术、核医学诊断技术等）及肿瘤标志物诊断技术的发展和经验的积累，为腹膜癌的早期发现、早期诊断和早期治疗提供了更多机会。

第二节　腹膜癌的临床表现

腹膜癌的临床表现：腹膜癌无特异性症状，最常见的症状包括乏力、腹胀、腹痛、恶心、呕吐、便秘、尿频、尿急、体重减轻等，其中腹痛（69%）和乏力（43%）是腹膜癌最常见的症状。发热是腹膜癌患者的罕见症状（如少数恶性腹膜间皮瘤患者，发热机制尚不清楚）。腹膜癌早期无症状或仅有轻微症状，腹膜病变范围广泛时，会出现上述一种或多种症状。

腹膜癌患者无特异性体征，病变早期腹部体征不明显甚至无阳性体征，晚期出现腹部膨隆，局部隆起，肠梗阻时可见到胃肠型及蠕动波；腹围增加，大量腹水时可出现"蛙腹"；恶病质者则腹部凹陷，腹式呼吸减弱，肠鸣音可减弱或亢进；大量腹水时叩诊移动性浊音阳性，液波震颤阳性；肿物较大时，腹部可触及包块。其中最常见的体征是腹部膨隆（腹水导致者占77%），其次是腹部包块（30%）。

晚期腹膜癌患者典型临床表现：难治性腹水、顽固性腹痛和持续性肠梗阻。

一、难治性腹水

难治性腹水是腹膜癌患者常见的临床表现之一。难治性腹水是指腹水具有顽固、量大、反复出现的特点。一方面，肿瘤细胞的扩散、种植、压迫或者阻塞淋巴管，导致液体回流受阻；另一方面，腹膜癌患者长期营养不良，低蛋白血症导致液体漏出增多。难治性腹水常见于胃癌、卵巢癌、结直肠癌腹膜转移，发生率为15%～50%。腹水性状可为黄色清亮，也可为血性浑浊。

二、顽固性腹痛

顽固性腹痛是腹膜癌患者另一常见临床表现。疼痛由肿瘤侵犯、压迫甚至破坏腹腔感觉神经引起。多为慢性腹痛，内脏性腹痛多见，疼痛可发生于腹部任何部位，多与病变部位相关，由于腹膜癌患者病变部位较广泛，因此腹痛范围也广泛。腹痛性质可表现为痉挛痛、钝痛或烧灼痛。腹痛常无明确诱发因素，与体位也无相关性。腹痛多呈持续性，疼痛程度随肿瘤进展深度及范围而加重，三类止痛药（如布洛芬等）及二类止痛药（如曲马多）多无效，一类止痛药（如吗啡、哌替啶等）需要更大剂量、更多频次或与一、二类止痛药联合应用才能达到较满意止痛效果。

三、持续性肠梗阻

癌性肠梗阻是指由恶性肿瘤引起的肠梗阻。腹膜癌导致的肠梗阻多为持续性肠梗阻，是腹膜癌常见临床表现之一。持续性肠梗阻是由于肿瘤侵犯肠系膜导致系膜挛缩或肿瘤压迫肠管导致，总体发生率为3%～15%，发病年龄为52～63岁，女性患者占64%～77%，从肿瘤确诊到发生癌性肠梗阻的中位时间为14个月，生存期为1～9个月，因此癌性肠梗阻常提示不良预后，常见原发肿瘤为卵巢癌、结直肠癌和胃癌。

癌性肠梗阻大多发病缓慢，病程较长。常见症状包括恶心、呕吐、腹痛、腹胀、排便排气消失等。初始症状通常表现为间歇出现可自发缓解的腹痛、恶心、呕吐和腹胀。随病情进展而逐渐恶化为持续性肠梗阻，患者可出现体温升高、腹胀加重、肠管扩张后肠壁增厚、渗出增加甚至出现肠穿孔、感染性腹膜炎、感染性休克等严重并发症。

四、其他表现

腹膜癌患者还可出现副肿瘤综合征，指癌肿本身代谢异常或癌组织对机体产生的各种影响引起的内分泌或代谢方面的症候群。副肿瘤综合征是一组由于恶性肿瘤因素而发生的一种临床症状、体征表现，其发生、发展本身是一种独立性疾病，如皮肌炎、棘皮病等。副肿瘤综合征本身并不是恶性肿瘤的诱发原因，也不是肿瘤疾病的具体表现，只是这一类症状可以随着恶性肿瘤的发生、发展、治疗转归而产生对应的表现。当肿瘤疾病发生时，患者可以出现副肿瘤综合征的各种临床表现。当肿瘤治疗好转时，其症状可以改善或者完全消失。待其症状再次发生时，往往提示肿瘤复发或者转移可能。副肿瘤综合征可以影响人体的各个系统，如果影响内分泌系统可出现库欣综合征、低血糖、高钙血症、男性乳腺发育等；影响皮肤系统的副肿瘤综合征可出现皮肌炎、黑棘皮病等；影响骨骼系统则引起杵状指、肥大性骨关节病等；影响血液系统会引起红细胞增多、弥散性血管内凝血、贫血等；影响神经肌肉系统，会造成周围神经病变、脊髓小脑变性等。

极少数腹膜癌患者还可以表现为肾病综合征，即实体肿瘤性肾病，由肿瘤直接侵犯肾脏、影响免疫机制及高尿酸血症和高钙血症等肿瘤代谢异常所引起的肾损害，以肺癌、胃癌、乳腺癌等最常见。病因尚未明确，可能与以下因素有关：①肿瘤抗原在肾组织沉积，刺激宿主产生抗肿瘤抗原抗体，形成免疫复合物，然后激活补体系统而致病；② T 淋巴细胞免疫调节异常引起的肾小球微小病变；③某些肿瘤分泌血管内皮生长因子，增加肾小球通透性；④肿瘤性疾病产生抗肾小球基膜抗体或抗中性粒细胞胞质抗体，引起新月体性肾小球肾炎；⑤病毒感染，病毒的抗原—抗体复合物在肾小球沉积激活补体导致肾病。

临床表现为大量蛋白尿和（或）肾病综合征，可有镜下血尿和轻度肾功能减退。

辅助检查：①尿液检查：尿比重下降、肾小管性蛋白尿、尿微球蛋白增高等。部分患者存在中度蛋白尿、红细胞尿，24 h 尿蛋白定量一般不超过 1.5 g/d。②血液学检查：肿瘤标志物对于提示相应的肿瘤具有一定的意义。早期血尿素氮、血肌酐可在正常范围，随疾病进展可逐渐上升，严重者可达尿毒症水平。③肾穿刺活体组织检查：临床诊断困难者，可行肾穿刺活体组织检查以明确诊断。④其他：胃镜及肠镜用于消化道肿瘤的诊断。胸部 CT 及气管镜对于肺癌诊断有重要意义。腹部 CT 对于腹腔实质性器官肿瘤有诊断价值。此外，胸腔积液与腹水查找癌细胞、淋巴结活体组织检查对于肿瘤确诊有重要参考价值。

诊断：①诊断依据：A. 50 岁以上肾病患者；B. 有浅表淋巴结肿大或胸（腹）腔淋巴结肿大；C. 水肿但体重下降者；D. 体检发现有肿瘤者；E. 出现与肾病不一致的贫血；F. 膜性肾病患者。②确诊恶性实体肿瘤相关性肾脏疾病须满足以下 3 个标准：A. 手术彻底切除肿瘤或化疗后肿瘤完全缓解，肾脏病的临床与病理表现均缓解；B. 肾组织检查肿瘤抗原和（或）抗体阳性或可排除糖尿病肾病、乙型肝炎病毒相关性肾小球肾炎等其他肾小球疾病者；C. 肿瘤复发后肾脏疾病再次出现或加重。肾活体组织检查对肾脏病理类型的诊断、预后判断等具有重要意义。

第三节 血液学诊断

一、血液学常规

腹膜癌患者术前、术后均需行血液学常规检验，通常包括血常规、肝肾功能等。

1. 血常规

白细胞（white blood cell，WBC）是一类无色、球形、有核的血细胞。正常成人白细胞总数为 $(3.5 \sim 9.5) \times 10^9/L$。WBC 的主要功能是起防卫作用。不同种类的白细胞以不同的方式参与机体的防御反应。WBC 升高最常见的原因是感染，尤其是外科术后细菌感染，且感染程度往往与白细胞数量增多成正比，但老年人反应能力下降，发生感染时可能升高不明显。WBC减少或粒细胞缺乏症多为患者对药物或化学物质发生过敏反应、细胞毒性药物治疗或大剂量放射治疗所致。起病多急骤，患者在出现乏力、头晕、咽痛等前驱症状后很快出现高热、寒战、头痛、全身及关节酸痛等症状。患者出现严重感染时，肺部、泌尿生殖道、口咽部和皮肤为感染最易发生的部位。有时口腔、鼻腔、皮肤等黏膜处可出现坏死性溃疡。由于粒细胞缺乏，感染易扩散，病灶不局限呈迅速恶化状态，病死率极高。可由血常规检查确诊。患者血常规中多表现为白细胞减少、中性粒细胞减少而中性粒细胞百分比增加。在临床上要仔细鉴别白细胞减少和中性粒细胞减少的原因。有感染史、药物、毒物或放射线接触史或放化疗者，应考虑相关疾病的诊断。另外，血常规中血红蛋白常与腹膜癌患者手术、化疗相关的贫血相关，血小板的变化也是如此。

2. 肝肾功能

转氨酶和胆红素常与肿瘤是否侵犯肝胆系统密切相关，同时与手术、化疗密切相关，必要时可根据患者情况给予对症处理。尿素和肌酐是反应肾功能的指标，通常腹膜癌患者围手术期出现肾前性、肾后性肾功能不全的多见，临床治疗多取决于具体手术方式。而腹腔热灌注化疗和常规系统化疗可能引起肾性肾功能不全，临床多根据患者肾功能情况给予避免或慎用加重肾毒性的药物等。

二、肿瘤标志物诊断

肿瘤标志物是指在恶性肿瘤的发生、发展过程中，由肿瘤细胞本身所产生的或是由机体对肿瘤细胞反应而异常产生和（或）升高的、反映肿瘤存在和生长的一类物质，包括蛋白质、激素、酶（同工酶）、多胺及癌基因产物等。它存在于患者的血液、体液、细胞或组织中，可用生物化学、免疫学及分子生物学等方法进行测定，对肿瘤的辅助诊断、鉴别诊断、疗效观察、复发监测以及预后评估具有一定的价值。理想的肿瘤标志物，归纳起来具有如下几个方面的特点：①肿瘤细胞所特有而不存在于正常组织或非癌组织内，可采用高灵敏方法定量或定性检测；②肿瘤细胞可大量分泌并进入体液内，可采用高灵敏方案定性或定量检测；③肿瘤标志物的含量与肿瘤细胞或组织的大小呈平行关系，并能通过定量或定性检测而被应用于临床以反映癌症患者的期别（早、中、晚）和治疗预后。

从 20 世纪 80 年代开始，由于确立了诺贝尔奖获得者 Bishop 博士首先提出的癌基因与肿瘤发生的相关性，以及美国国立癌症研究所（National Cancer Institute，NCI）Vogelstein 等提出的人体肠癌演变过程中的分子病理学的模式，使肿瘤标志物的研究从分子水平提高到基因水平，从而为拓展肿瘤分子诊断和分子治疗奠定了重要基础。

目前与腹膜癌相关的肿瘤标志物有癌胚抗原（carcinoembryonic antigen，CEA）、糖类抗原 19-9（carbohydrate antigen 19-9，CA19-9）、糖类抗原 125（carbohydrate antigen 125，CA125）、AFP 等。另外，还有一些新型的肿瘤标志物，比如液体活检是近年来研究的热点，包括循环肿瘤 DNA（circulating tumor DNA，ctDNA）、循环肿瘤细胞（circulating tumor cell，CTC）和肿瘤外泌体等。

1. 癌胚抗原

CEA 是从人胚肠中分离和纯化出的一种相对分子量为 180 000 kDa 的糖蛋白、癌组织和胎儿细胞共有的抗原，其分子内富含糖链，有约 80% 的糖链为四天线结构，小部分为三天线或二天线结构。由于 CEA 单克隆抗体除能识别蛋白多肽的抗原决定簇外，还能识别各类不同组成的糖链结构，因此采用印迹法、凝集素亲和电泳或柱层分别可发现结肠癌、卵巢癌、乳腺癌及肺癌等不同来源的 CEA，无论在相对分子质量、凝集素亲和性和免疫原性等方面均存在一定的差异。经免疫组织化学染色分析表明，CEA 阳性着色的定位随着上皮细胞的癌变而有所变化，常由原来的细胞顶端细胞膜阳性着色处变成基底侧及两侧细胞膜阳性着色，甚至胞质内阳性。

CEA 作为消化系统的肿瘤标志物，血清 CEA 水平与胃癌分化程度、肿瘤大小、浆膜浸润及淋巴结转移有关。有学者发现 CEA 与其他标志物检测有助于腹膜转移的诊断，而胃癌患者腹膜转移是术后复发和影响生存期的最主要因素。血清 CEA 水平与腹膜转移患者淋巴结转移、肿瘤直径和腹水有关，这与文献报道的 CEA 可以作为转移的预测因子是相一致的，而这些临床病理因素直接影响着预后的好坏，因此，血清 CEA 水平也能间接地反映预后。另外，研究发现采用流式细胞仪检测胃癌腹膜转移腹腔冲洗液中 CEA 阳性的表达率为 54.0%（27 例），明显高于采用免疫组织化学所检测的 24.0%（12 例）的阳性率（$P < 0.05$）。阳性检出率随着肿瘤浸润深度、TNM 分期、胃壁受侵程度的增加而增高。因此，流式细胞术检测腹腔冲洗液中 CEA 可作为预测胃癌腹膜种植转移的手段。

另外，早期发现大肠癌患者腹腔内微量癌细胞或微小癌灶对于诊断和预测腹膜转移、复发及改善患者预后可能具有十分重要的意义。Nakanishi、骆成玉等各自通过 CEA mRNA RT-PCR 检测腹腔冲洗液，证明了通过 CEA mRNA 的检测可有效诊断大肠癌腹腔微转移。但应注意，炎症细胞会低水平表达 CEA 从而产生假阳性结果。另外，由于一些癌细胞对 CEA 不表达或表达水平较低，会造成一些晚期（T3～T4）样本呈阴性。因此，单一靠 CEA 来检测大肠癌腹腔微转移并不完全可靠。

2. 甲胎蛋白

AFP 是人体肝细胞癌和生殖性畸胎瘤细胞所产生及分泌于体液中的特异性较强的肿瘤标志物，在肝细胞癌诊断的灵敏度和特异性方面发挥重要的临床意义。在非肝细胞癌性肿瘤患者中也见有血清中 AFP 出现异常升高的情况，如 3.6%～5.2% 的胆管上皮癌。在产甲胎蛋白的胃癌（alpha-fetoprotein-producing gastric cancer，AFPGC）患者血清中也出现 AFP 明显增高的现象，且其生物学特点与普通胃癌迥异，更具侵袭性。一项回顾性研究发现 50 例胃癌腹膜转移患者中，血清肿瘤标志物 AFP、CEA、CA19-9、CA125 的阳性率分别为 3.7%、33.3%、39.1% 及 63.6%；联合检测阳性率为 66.6%。另一项国内 152 例上皮性卵巢癌回顾性分析发现，CA125、CA19-9、AFP、CEA 检测敏感性分别为 75.5%、31.4%、9.7%、19.6%。CA125 联合 CA19-9 敏感性从 79.0% 提高至 87.6%，CA125 联合 AFP、CEA 敏感性分别为 77.0% 和 77.6%。

3. CA19-9

CA19-9 是 SW-116 人结肠癌抗原，在小鼠中支撑的单克隆抗体称为 116NS199 所识别的抗原，现已证明其为一种含黏液成分的大分子糖蛋白，其结构为唾液酸化的 1 型乳糖系岩藻戊糖，共由 6 个糖基组成，即唾液酸化的 Lewis α 抗原。

消化系统恶性肿瘤患者血清中 CA19-9 可呈明显的异常升高，其中胃癌阳性率为 20% ～ 40%，而胰腺癌阳性率为 71% ～ 93%。尽管胰腺癌的 CA19-9 阳性率明显高于其他消化系统癌症，并认为其对胰腺癌具有一定的临床诊断价值，但经广泛检测发现有 5% ～ 9% 的胰腺炎患者血清中的 CA19-9 异常升高，同时在胆道结石和肝脏疾病中也有升高。文献报道 CA19-9 常在胰腺癌、胃癌和结直肠癌、妇科肿瘤等中表达上调。

Carmignani 等研究发现，术前血清 CEA 和 CAl9-9 的浓度与患者术后生存期密切相关，而且疾病复发时血清 CEA 和 CAl9-9 的浓度越高，二次减瘤术和腹腔温热灌注化疗后患者生存期越短。Koh 等的研究也证实术前 CAl9-9 的浓度与患者预后明显相关。还有研究者通过分析 78 例除腹膜外无其他远处转移的进展期胃癌患者的血清 CEA 及 CA19-9 水平，发现腹膜转移患者中 CEA 或 CA19-9 的阳性率分别为 50.0% 和 46.9%，明显高于无腹膜转移组患者，而两项联合阳性率更高达 75.0%。

4. CA125

CA 125 是用卵巢浆液性囊腺癌细胞免疫小鼠与骨髓瘤细胞杂交得到的单克隆抗体（名为 OC125）所能识别的抗原，是一种位于染色体 19p13.2 区域，并含有 5797 个碱基对的跨膜糖蛋白。CA125 来源于胎儿体腔上皮组织，在血清中 CA125 以群体形式存在，普遍分布于胸膜、心包、腹膜、子宫内膜、生殖道和羊膜等间皮组织细胞表面，当这些部位发生恶性变或受到炎性刺激时，血清中 CA125 的浓度将显著升高。

CA125 早期被应用于卵巢癌的良恶性鉴别中，后逐渐被应用于胃癌、结直肠癌等诊断中，是常用的肿瘤标志物，可有效检测胃癌腹膜转移，其水平升高预示腹膜转移患者预后不良。于等相关研究中表明胃癌腹膜转移患者的 CA125 水平会上升，可用于监测胃癌患者的疗效及肿瘤转移、复发情况，对于高度怀疑胃癌腹膜转移的患者实行术前检测 CA125 十分必要，且单一指标的检测无法达到准确的判断，需对疑似胃癌腹膜转移患者进行 CA125、CEA、CA19-9 等多种肿瘤标志物联合检测，以便获得更准确的结果。

血清 CA125 水平升高可能引发门脉高压从而导致血浆渗出增加，形成大量腹水，而腹水的再吸收刺激腹膜间皮细胞合成 CA125 呈高表达。通过腹膜，过多的 CA125 被吸收入血清，表明肝硬化患者血清 CA125 水平可作为腹水定量的一种较敏感的标志物，甚至有学者认为血清 CA125 升高可预测腹水的产生，其敏感性高于 B 超，提示 CA125 可作为患者腹水的监测指标之一。另有研究通过探究腹腔热灌注化疗治疗晚期结直肠癌并腹膜转移患者的临床疗效及预后发现，观察组患者血清 CA125、CA19-9 和 CEA 水平低于对照组，表明热灌注化疗对结直肠癌腹膜转移患者肿瘤标志物控制效果优于常规系统化疗。

5.ctDNA

ctDNA 指血液中游离的肿瘤组织 DNA，可来源于肿瘤组织坏死、凋亡释放、循环肿瘤细胞溶解或肿瘤细胞的直接分泌，其中一些 DNA 具有一定的肿瘤特异性，可用于肿瘤筛查和早期诊断，包括异常 DNA 甲基化、DNA 突变等。研究发现异常 DNA 甲基化普遍存在于肿瘤组织中，且一些异常 DNA 甲基化与结直肠癌发生和腹膜转移有关，在结直肠癌筛查、早期诊断和转移中具有广阔研究前景。近年来受到较多关注的有 Septin9 基因甲基化，该基因主要与胞质分裂和细胞周期调控有关。已有多项研究结果表明结直肠癌腹膜转移患者外周血中可检测到异常甲基化的 Septin9 基因，且对结直肠癌腹膜转移有较高的灵敏度和特异度。

6.CTCs

CTCs 是指从肿瘤的原发灶或转移灶释放到循环系统的肿瘤细胞，在很多恶性肿瘤中都有研究，如胃癌、结直肠癌、卵巢癌等。比如说，以前认为卵巢癌的主要转移方式是经腹膜直接转移，只有 1/3 患者会发生沿血道的远处转移，因此外周血中的 CTCs 数量不多。最近研究表明血液播散在卵巢癌腹膜转移中有重要作用，并且血液中 CTCs 与患者预后相关。上皮细胞黏附分子（epithelial cellular adhesion molecule, EpCAM）、黏蛋白 -1（mucin-1, MUC-1）和切除修复交叉互补蛋白 1（excision repair cross-complement group 1， ERCC 1）都是卵巢癌 CTCs 中鉴定的分子标志物，在指导早期诊断、治疗及预后评估方面都有重要的作用。Aktas 等通过检测 MUC-1、

CA125、EpCAM 对卵巢癌腹膜转移患者手术前和化疗后外周血中 CTCs 分析，手术前上述分子的表达率分别为 50%、50% 和 31%，化疗后上述分子的表达率分别为 47%、37% 和 68%，不管是手术前还是化疗后 MUC-1 表达率都不低于 CA125，因此可以用 MUC-1 来检测卵巢癌腹膜转移外周血 CTCs。美国临床肿瘤学会胃肠道肿瘤研讨会（Amenical Society of Clinical Oncology-Gastrointestinal，ASCO-GI）2018 年报道了 CTC 用于早期结直肠癌筛查的前瞻性研究，其筛查结直肠癌和癌前病变的准确率为 87.9%，健康组假阳性率为 3.3%，疾病组假阴性率为 15.8%，特别是其对于癌前病变的敏感性达到了 77%，远高于目前粪便 DNA 检测的 42% 和粪潜血检测的 24%，达到了肠镜检查水平的 76% ~ 94%。CTCs 和 ctDNA 检测有望改写结直肠癌筛查指南，并可能实现通过血液标本进行全肿瘤的筛查，但是其在结直肠癌腹膜转移中的作用，还有待进一步研究证实。

7. 外泌体

外泌体能携带多种生物活性分子循环于血液/体液中，并介导长距离的细胞间通信，肿瘤来源外泌体富含的蛋白质、核苷酸、脂质等分子能够反映其来源细胞的生理及病理状态，外泌体特殊的脂质双分子层结构能保护其内 RNA 等分子免于降解，因此检测肿瘤外泌体成为液体活检一个显著优势。临床试验研究表明，外泌体在多种疾病的早期诊断、疗效和预后监测等方面都具备较好的应用价值，正逐渐成为临床诊疗中新的理想的生物标志物和可能的靶向药物载体。近年来，circRNA 分子因独特的环状结构具备更稳定的生物学特性而备受关注，如 circZKSCAN1 在肝癌细胞中低表达且抑制肝癌细胞的增殖，ciRS-7 则被认为是非小细胞肺癌、结肠癌和胃癌等肿瘤的预后指标，其高表达与较高的临床分期和较差的总体生存期相关。目前已发现组织、血液和外泌体中的 circRNA 分子表达失调，而多种 cir-cRNA 的联合检测会提高外泌体标志物的敏感性和特异性，甚至可达到 90% 左右。研究显示，真核梭杆菌是一种重要的结直肠癌腹膜转移相关细菌，感染该菌后可刺激结直肠癌细胞生成富 miR-1246/92b-3p/27a-3p 和 CXCL16/RhoA/IL-8 的外泌体，并递送至未感染的细胞，促进肿瘤转移。

第四节　影像学诊断

在现有诊断腹膜癌的技术中，血清学、影像学、细胞学诊断是 3 种主要的辅助检查手段，其中以无创性的影像学检查措施最为常用，包括腹部 X 线平片、胃肠造影、CT、磁共振成像 MRI、正电子发射体层成像（positron emission tomography，PET）等，其中对腹膜癌最具有帮助的诊断是多排螺旋计算机体层摄影（multi-detector sprial computer tomography，MDCT）。

一、CT 静态影像学检查

1.CT 检查常见分类

腹盆腔平扫 CT 检查、腹盆腔增强 CT 及三维重建检查、人工气腹 CT 检查（检查前必须充分做胃肠道准备，扫描前 20 min 进行消毒，局部麻醉下向腹腔内注入 CO_2，总量为 2～3 L，转动体位使气体均匀分布，进行 CT 平扫）、腹腔造影 CT（检查前做胃肠道准备，扫描前进行消毒，在局部麻醉下向腹膜腔滴注离子型或非离子型含碘造影剂，根据患者腹水量不同，造影剂浓度及量有所不同，所有造影剂必须在 20 min 内滴注完毕，转动体位使造影剂充分弥散，进行 CT 平扫）。

2.CT 影像学表现

原发性腹膜癌的 CT 表现无明显特异性，直接征象常表现为腹腔积液、腹膜结节与肿块（主要位于肝、脾周围及子宫直肠窝内）、腹膜索条状增厚、"污垢状"网膜和"饼状"网膜改变（图 1-4-1）。如果存在大量的腹腔积液，脏层及壁腹膜可出现分离，在低密度腹腔积液的衬托下，腹膜上的软组织密度肿瘤结节在平扫 CT 检查上也能清晰显示。在增强 CT 扫描时，腹膜粟粒状肿瘤结节呈现中度强化，也可以清楚显示，特别是当肿瘤结节位于肝、脾周围或子宫直肠陷凹等部位时，由于没有肠管和增厚的大网膜的干扰，腹膜结节更易于显示（图 1-4-2）。但当肿瘤细胞在腹膜上形成的腹膜结节小于 2 mm 时，CT 则难以清楚显示结节病灶大小，可仅表现为腹膜索条状增厚与腹腔积液。

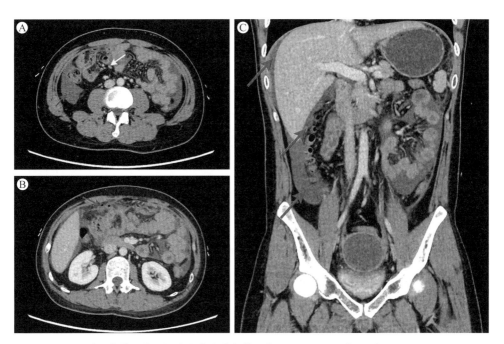

A：腹腔积液（红色箭头），腹膜结节（黄色箭头）；B："污垢状"网膜；C：冠状面示肝周积液、腹腔积液。

图 1-4-1 恶性腹膜间皮瘤

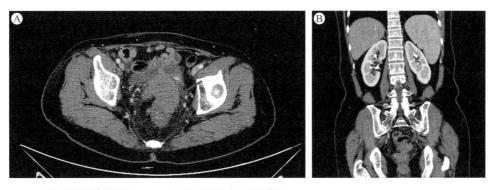

A：盆腔软组织密度肿块；B：冠状面盆腔软组织肿块。

图 1-4-2 腹膜高级别浆液性癌

继发性腹膜癌的 CT 表现不仅具有腹膜改变，还可能会有淋巴结肿大及腹腔积液、腹腔内脏器的原发性恶性肿瘤。腹膜转移癌的诊断标准：①壁腹膜厚度超过 2 mm 为腹膜增厚。②排除腹水及透亮的肠圈，腹膜上任何大小的软组织结节影长度超过 1 cm 的斑状及短条状影均被认为是腹膜转移灶的表现。

根据笔者中心经验，腹膜转移癌的 CT 表现包括：①壁腹膜呈宽带状、条状、板状、结节状、片絮状或粟粒状强化（图 1-4-3，图 1-4-4）。②胃周韧带不规则增厚呈板块状强化或呈结节状、污垢状强化（图 1-4-5）。③小肠系膜、大网膜呈结节状、饼状、污垢状、囊状且不均匀强化，或呈条状、粟粒状强化，典型椒盐征表现（图 1-4-6）。④膀胱壁结节状增厚或条状增厚并强化，卵巢呈毛刷状、结节状强化（图 1-4-7）。⑤肠壁不规则增厚或呈结节状强化，增厚呈不对称性，并伴有明显同心圆"靶征"，肠腔与周围固定（图 1-4-8）。

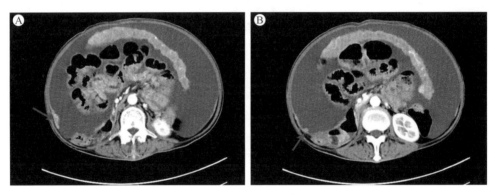

A：腹壁腹膜转移呈条状强化为主；B：腹壁腹膜呈结节状强化为主。

图 1-4-3　胃黏液腺癌腹膜 CT 表现

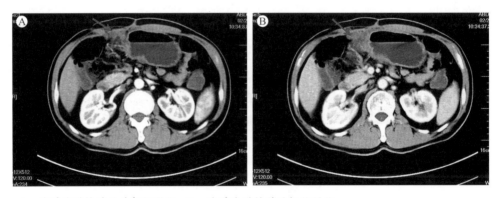

A：腹壁腹膜转移呈片絮状强化；B：腹壁腹膜转移呈板状强化。

图 1-4-4　胃低分化腺癌腹膜 CT 表现

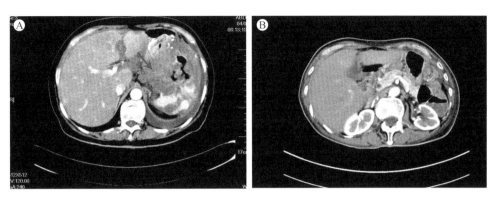

A：肝胃韧带、小网膜、脾脏包膜转移呈板块状强化；B：胃结肠韧带转移呈结节状、污垢状强化。

图 1-4-5　胃印戒细胞癌腹膜 CT 表现

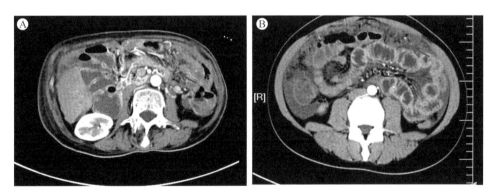

A：小肠系膜转移呈砂砾状、条状增强；B：大网膜转移呈污垢状、结节状强化。

图 1-4-6　胃黏液腺癌肠系膜及大网膜 CT 表现

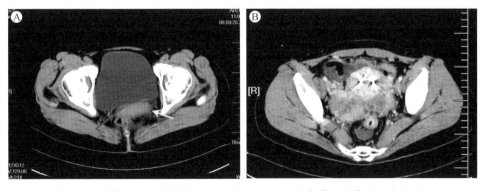

A：膀胱壁局限性增厚强化，卵巢呈毛刷状强化；B：双侧卵巢呈结节状不均匀强化。

图 1-4-7　乙状结肠癌累及膀胱及卵巢 CT 表现

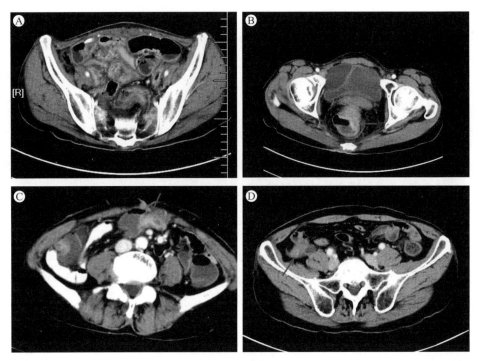

A：左肺癌乙状结肠壁转移呈不规则锯齿状且不对称性增厚，伴分层样强化；B：胃低分化腺癌直肠壁转移呈不对称增厚，且分层强化；C：卵巢黏液腺癌乙状结肠壁转移呈同心圆状不规则增厚，与周围粘连，强化明显；D：胃低分化腺癌回盲部转移呈结节状强化。

图 1-4-8 累及肠壁 CT 表现

无特异性的 CT 表现使腹膜癌与腹膜炎性病变如结核性腹膜炎、转移癌腹膜炎、弥漫性腹膜炎、渗出或出血性胰腺炎鉴别诊断存在一定难度。结核性腹膜炎壁腹膜常呈"线带状"增厚，肠系膜集聚呈"团片状"、"污垢状"改变及"饼状"增厚，壁腹膜轻度光滑均匀性增厚，特征性的表现是伴有环状强化的肿大淋巴结，部分病变内见不规则斑块状钙化灶。腹腔积液方面，心功能不全、肝硬化、肾衰竭或蛋白质丢失所致良性腹水一般在腹腔均匀分布和仅有少量聚积在网膜囊内。相反，腹膜癌引起的癌性腹水常为包裹性，在网膜囊中明显积贮（图 1-4-9）。

3.CT-PCI

腹膜癌指数是判断接受 CRS+HIPEC 腹膜癌患者生存预后的标尺。术前 CT 检查的一个重要目的是评估腹膜转移灶的解剖部位和大小，以及内脏受累的情况。该评估为 CT-PCI，根据肿瘤直径大小可进行以下分级：LS-0：无肉眼可见肿瘤；

LS-1：肿瘤 < 0.5 cm；LS-2：肿瘤 0.5 ～ 5 cm；LS-3：肿瘤 > 5 cm；将分布于腹盆腔和小肠共 13 个区域的所有肿瘤均按此分级。根据标准记录表将 LS 分级值相加即得到 CT-PCI。如何使 CT-PCI 替代术中 PCI，将能更好地选择患者和指导治疗计划的制订，避免不能进行 CRS+HIPEC 的手术探查。据文献报道，组织病理学类型、肿瘤大小、肿瘤部位均影响术前 CT 检查的敏感性，CT-PCI 会明显低估临床 PCI 评分。Koh 等对术前 CT 扫描的肿瘤大小和 PCI 评分与术中结果相比较，发现 CT-PCI 准确度为 60%，低估率为 33%，高估率为 7%。

　　CT-PCI 灵敏度为 87%，13% 的患者 CT-PCI 评分被低估。虽然基于单纯量参数（病灶大小总和、PCI 指数）的 PCI 评分很容易导致观察者之间和观察者之内产生高度变异，使 CT-PCI 与术中 PCI 不一致，但是基于临床相关性的腹膜癌侵犯程度的 CT-PCI 分级能够作为术前指导工具。对于判断 CRS+HIPEC 手术适应证，CT-PCI 仍然是一个必需的影像学诊断工具，同时还可以通过其他检查方式来补充，包括 PET 和腹腔镜探查等。

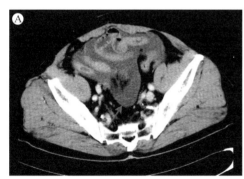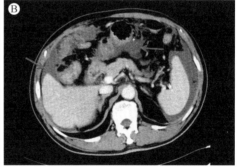

图 1-4-9 直肠癌腹膜转移癌：肿瘤细胞以腹水形式经 Douglas 腔流至肝下及膈下间隙、网膜囊并局限性包裹

4. 多层螺旋 CT 对腹膜癌的诊断

　　传统 CT 扫描对术前腹膜癌病例诊断的敏感性为 25% ～ 100%，特异性为 78% ～ 100%。目前随着 MDCT 容积扫描薄层重建技术出现，在不增加辐射剂量的前提下，使毫米级病变得到显示，对指导治疗选择有重要参考价值。MDCT 增强扫描是通过静脉团注法引入造影剂来改变病变与周围组织对比。注射对比剂后在不同

的时相内扫描，MDCT 可以在短时间内一次完成大范围的薄层数据采集，最大限度地消除了层面遗漏和呼吸伪影的影响，同时可以观察转移性肿瘤在不同时相内强化方式及强化程度的动态变化，最大限度地增加了转移病灶与周围结构组织的密度对比。对富血性的转移癌灶，MDCT 可发现小至 2 mm 的病灶。全腹部的 MDCT 增强扫描进行 CT-PCI 评级对诊断腹膜癌的肿瘤负荷的评估具有重要意义。

5. 其他类型 CT 对腹膜癌的诊断

人工气腹 CT 能够显示较小腹膜转移结节及腹膜粘连，对上腹部的腹膜显示较清楚，而对下腹部、盆腔的腹膜显示欠佳。其主要缺点是检查费时且有创伤性，有一定手术风险，腹膜隐窝的转移灶难以显示。

为提高腹膜癌的诊断率，一些学者认为 CT 扫描腹膜腔造影（computed tomography peritoneography，CTP）对诊断腹膜癌的敏感性明显高于传统 CT 扫描。研究者认为腹膜腔及胃肠道阳性对比剂的引入明显改善了腹膜与周围结构密度的对比，因此，CTP 较常规 CT 扫描对腹膜癌诊断的敏感性得到明显提高。CTP 检查不但可用于腹腔积液流体力学的研究，而且是诊断腹膜粘连最有效的影像学方法，因此Hughes 等建议在腹腔内化疗前常规进行 CTP 检查，以观察腹腔积液的流动情况，为腹腔内化疗提供治疗计划指导。其主要缺点是同样作为有创性操作，具有一定手术风险。

二、MRI 静态影像学检查

1.MRI 检查原理、技术及常见分类

① MRI 检查是以常规 T_1WI 和 T_2WI 为主的各种磁共振成像技术，主要显示人体器官或组织的形态结构及其信号强度的变化。② MRI 检查分类：MRI 平扫检查、MRI 增强检查（静脉注射含顺磁性物质钆造影对比剂后，会使各组织吸收钆的量不同，T_1 时间缩短，信号增强）、磁共振血管成像（magnetic resonance angiography，MRA）、弥散加权成像（diffusion weighted imaging，DWI）。DWI 对水在生物组织微结构中的扩散非常敏感，增生的肿瘤细胞和组织膜结构将限制水分子的自由运动，限制水质子的扩散，据此所提出的定量指标表观弥散系数（apparent diffusion coeffecient，ADC）可以检测出组织微结构和病理状态的差异性。由于不同病理状态下 ADC 值改变不同，故 DWI 的信号强度与 ADC 值可在一定程度上区分肿瘤良恶性程度及肿瘤组织对治疗的不同反应。

2.MRI 影像学表现

与多层螺旋 CT 相比，MRI 检查在腹膜癌中的应用相对较少。但据文献报道，相比于 CT 检查，MRI 检查对于厘米级别以下病灶的检测具有更高的灵敏度（85% ～ 90%）。有研究显示 MRI 联合 DWI 诊断腹膜转移癌的灵敏度和特异度可分别提高至 97.8% 和 93.2%。MRI 检查与 CT 检查的腹膜癌表现类似，可表现为腹膜结节肿块强化明显、腹腔积液、"饼"状网膜改变等，还可表现为壁腹膜线样增厚、病损扩散受限和信号强度明显增加等（图 1-4-10）。DWI 检查在检测肠系膜或浆膜受累方面更为敏感，可提高腹膜病损的检测率和诊断准确性。

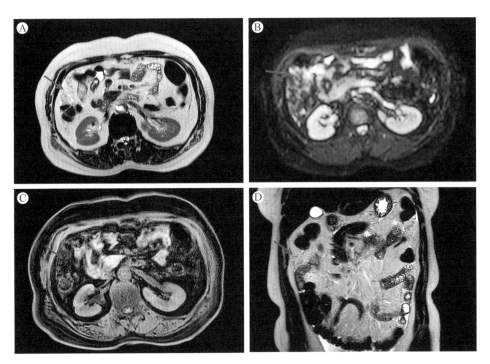

A：T$_2$WI 呈现网格样低信号；B：DWI 显示高信号，弥散受限；C：增强 T$_1$WI 呈现结节样异常对比；D：冠状面网格样低信号（红色箭头）。

图 1-4-10 卵巢高级别浆液性癌 MRI 表现

3.MRI-PCI

临床中常应用 CT 检查来反映术前腹膜癌侵犯程度的 PCI 分级。近年来，研究者发现 MRI 也可作为术前评估 PCI 分级的工具。据文献报道，术前 DWI-PCI 与术中 PCI 具有相关性（r=0.64～0.76）。DWI-PCI 可预测接受 CRS 手术患者的肿瘤细胞减灭程度（准确率为 91.0%～95.7%），指导手术适应证的选择，而且 CT 检查联合 MRI 检查较仅行 CT 检查能更好地预测 PCI 分级。

三、PET-CT 影像学检查

1.PET 检查原理、技术及常见分类

① PET 是一种使用放射性标记葡萄糖类似物 ^{18}F-FDG 的非侵入性技术，通过利用恶性组织的代谢特征来识别肿瘤病灶。由于对各种癌症远处转移的检测具有很高的准确性，PET 被越来越多地用于分期和复发检测。② PET 检查分为 PET-CT 检查和 PET-MRI 检查。

2.PET-CT 影像学表现

据一篇综述文献报道，PET-CT 扫描对腹膜癌诊断具有较高的敏感性和特异性，分别为 72.4% 和 96.7%，诊断准确率为 87.8%，但对腹膜癌的排除能力较弱。另外，PET 检查也会出现假阴性，原因可能包括：① PET 受其空间分辨率和小病灶内示踪剂摄取量少的限制，使得腹膜上的小病灶不易被发现。②肠道生理性活动可以掩盖浆膜和肠系膜疾病。③黏液性组织常是低放射性或低代谢活性的。因此有必要仔细检查 CT 图像进行联合诊断（图 1-4-11，图 1-4-12）。而 PET-MRI 扫描较 PET-CT 的敏感性和特异性更高，准确性相似，原因在于 PET-MRI 对于腹膜病损具有更高的病灶背景对比度。

3.PET-PCI

据文献报道，PET-PCI 评分可为结直肠癌的诊断和临床治疗提供依据。PET-PCI 与手术中 PCI 相关（r=0.48～0.95）。

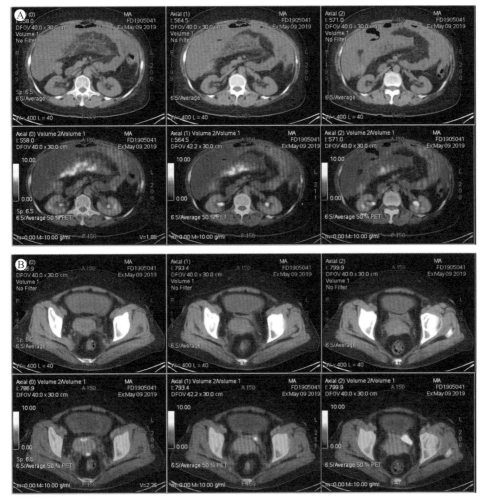

A：网膜、肠系膜弥漫性代谢增高，SUVmax10.7，延迟显像SUVmax12.8；B：盆腔腹膜代谢增高。

图 1-4-11 恶性腹膜间皮瘤 PET-CT 表现（1）

四、CT、MRI、PET-CT 影像学比较

虽然 MRI 检查具有最高的敏感性，PET-CT 具有最高的特异性，但 3 种技术之间的优势并没有达到显著差异。因此，MDCT 作为最快、最经济、最广泛应用的检查方法，仍是首选的检查方法。在临床实践中，笔者中心经验，所有术前患者均需要进行 MDCT 检查，评估腹腔内病损基本情况及 CT-PCI 分级，同时对于不确定性质的病灶可联合 PET-CT 检查明确良恶性，而 MRA 检查可判断腹腔内病损与血管之间的毗邻关系。

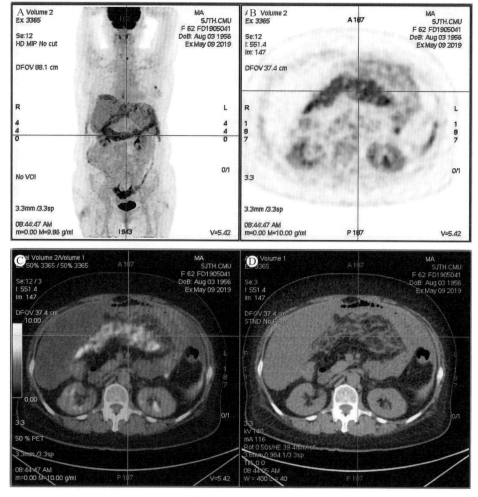

A、B：PET-CT 示病灶位置及代谢情况；C：PET 图像示网膜代谢增高；D：CT 图像示病变网膜位置。

图1-4-12 恶性腹膜间皮瘤 PET-CT 表现（2）

五、消化道动态影像学检查

1. 消化道造影检查的必要性

虽然术前的 MDCT 检查对于腹膜癌的诊断具有非常重要的意义，但往往只能显示肿瘤的分布、大小与腹部脏器毗邻关系、粘连状况、侵犯程度，这种表现只是各种征象静态的表现，而腹部脏器尤其是小肠的活动度、位置随时间推移有较大变化，往往剖腹探查术中所见与 CT 影像学的表现有较大差距，胃肠道口服或经鼻胃管注入含碘对比剂检查能动态观察胃肠动力状况、各组小肠分布位置、黏膜表现、肿瘤侵犯程度，因此，综合胃肠整体过程的表现做出较为全面准确的诊断，对病例选择有明显帮助。

2. 消化道造影影像学表现

笔者中心经验，腹膜癌消化道造影检查表现为肠管局限性受侵，管腔稍窄，黏膜变形；小肠系膜可明显挛缩，呈球形状改变，位置固定，肠管黏膜消失；肠管蠕动可正常，肠管轻度聚集现象，肠管黏膜平坦。

（1）肠管局限性受侵（图1-4-13A）：小肠肠管明显变窄，黏膜紊乱，呈锯齿状改变，肠管蠕动扩张受限，动态观察时见管壁稍显僵硬，但整个肠系膜未见挛缩征象，肠管分布均匀。小肠肠管若受侵，可能会表现为扩张受限，致使其近端肠管扩张，出现不全肠梗阻征象。

（2）小肠系膜轻度挛缩（图1-4-13B）：小肠肠管分布正常，但肠管出现轻度聚集征象，肠管位置相对较固定，肠蠕动相对缓慢，口服对比剂到达回盲部时间一般超过90 min（正常45～60 min）；肠管管壁未见局限性狭窄表现，肠黏膜相对平坦。

（3）小肠系膜局限性挛缩（图1-4-13C）：小肠系膜局限性挛缩呈团状收缩、聚集，其余系膜未受侵的小肠肠管分布正常，未见扩张，蠕动正常，管腔未见狭窄的表现。受侵系膜分布肠管蠕动明显缓慢。

（4）小肠系膜局限性挛缩并肠管局限性受侵（图1-4-13D）：局限性受侵分布的肠管显示肠管局限性聚集，解剖位置发生改变，在动态观察时聚集肠管位置固定，肠黏膜显示模糊；部分肠管管壁出现不对称狭窄，黏膜呈半月状压迹样破坏。

（5）小肠系膜明显挛缩（图1-4-13E）、小肠系膜严重受侵，明显聚集，呈抱球状改变；小肠黏膜显示不清，空回肠不能明显界定，肠管位置几乎固定不变，肠蠕动非常缓慢，对比剂在肠管内运动大部分在重力作用下运行。

（6）肠管明显受侵（图1-4-13F）、完全性肠梗阻：局限性肠管受累，肠腔完全性狭窄，受累部位近端的肠管显著性扩张，动态观察发现距离完全狭窄部位的近端肠管逆蠕动增强，随着检查时间延长，肠腔液气平面增多。

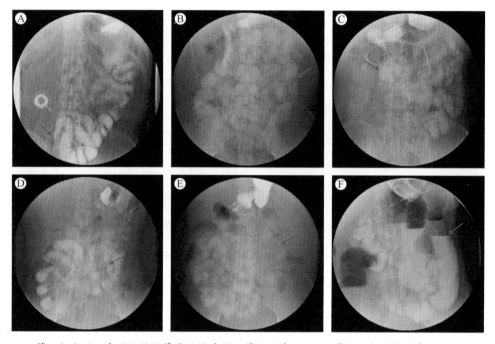

A：第3组小肠、空肠远段肠管局限性受侵，管腔狭窄；B：肠管出现轻度聚集表现；C：近端空肠系膜挛缩，肠管扭转，聚集成团；D：第2、3组小肠系膜挛缩，肠管聚集，位置固定；E：小肠呈抱球状聚集，小肠系膜明显挛缩，空回肠分界不清；F：远段回肠完全性狭窄，梗阻近端肠管伴多个液气平面。

图1-4-13　消化道造影影像学表现

笔者中心经验，胃肠道造影异常影像学表现与手术表现相似率为87.6%（图1-4-14）。

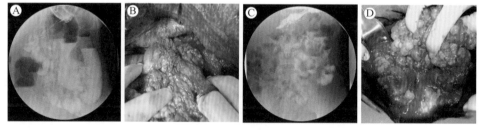

A：影像学能明确显示小肠局限性受侵，并引起完全性肠梗阻，狭窄部位、肠管蠕动状况均能准确显示；B：手术所见大体解剖，影像学表现与其大致相似；C：胃肠道造影显示肠管明显受侵，肠系膜挛缩；D：术中探查所见解剖，影像学表现与其手术情况基本相似。

图1-4-14　乙状结肠黏液腺癌（A、B）和胃印戒细胞癌（C、D）胃肠道
造影异常影像学表现与术中表现

第五节　脱落细胞分子病理诊断

腹腔游离癌细胞（intraperitoneal free cancer cells，IFCCs）是胃肠道及卵巢恶性肿瘤腹膜复发转移的病理学基础。PM一旦发生，预后极差，中位生存期不足6个月。

腹、盆腔内肿瘤浸润生长，穿透浆膜后，癌细胞直接脱落于腹腔，形成IFCCs。除此之外，手术过程中的血管断扎、淋巴结清扫等操作也可导致血管、淋巴管中的癌细胞进入腹腔，形成IFCCs。IFCCs的形成是腹膜转移癌发生的病理学基础，可直接依附于腹膜间皮细胞，侵入间皮下层组织，形成有新生血管的转移瘤；亦可通过腹膜上的乳斑结构侵入间皮下淋巴管，形成转移瘤。

IFCCs阳性患者易发生腹膜转移，预后差。多项大样本临床研究证实了IFCCs是胃癌、结直肠癌和卵巢癌患者预后因素之一。Bando等报道在1297例胃癌患者中，IFCCs阳性的患者5年生存率仅为2%，其中30例出现腹膜转移的患者中23例IFCCs阳性。Kano等报道1039例胃癌，其中IFCCs阳性患者5年生存率为15%，中位生存时间为11个月。Lee等报道172例IFCCs阳性的胃癌患者中76例发生腹膜转移。Nishikawa等报道在410例结直肠癌患者中，IFCCs阳性患者5年生存率为20.6%，腹膜转移的发生率较IFCCs阴性患者高10倍以上。Zuna等报道90例IFCCs阳性的卵巢癌患者，中位生存期为20个月，5年生存率为9.2%。

腹腔灌洗细胞学（peritoneal lavage cytology，PLC）检测IFCCs可有效预测胃癌患者预后。该方法特异性强但敏感性较低，是目前IFCCs检测的金标准。免疫细胞化学法和流式细胞仪法利用肿瘤细胞相关抗原的单克隆抗体标记肿瘤细胞，可在一定程度上提高检测灵敏度和特异性。随着聚合酶链式反应（polymerase chain reaction，PCR）的发明及其在血液、骨髓检测中的应用，IFCCs的检测由细胞时代进入分子时代。1997年Nakanishi等率先使用逆转录PCR（RT-PCR）方法，通过扩增CEA mRNA来检测IFCCs，证实了该方法的可行性。Kodera等报道通过RT-PCR方法检测CEA mRNA，可有效预测胃癌患者预后。RT-PCR方法大幅提高了IFCCs检测的敏感度且特异性良好，被广泛应用。不仅如此，CK20、CK19、MMP等新指标的探索也取得了有效的结果，多指标联合检测不仅保持了RT-PCR敏感性高的特点，也提高了检测的特异性，是该领域未来发展的方向。姬忠贺等采用 PLC 和 RT-PCR 两种方法检测 IFCCs，HIPEC 前 PLC 法检测 IFCCs 阳性率为 93.3%（42/45），RT-PCR 法检测 CEA mRNA、CK20 mRNA 阳性率分别为 97.8%（44/45）和 95.6%（43/45）。两种方法检测阳性率均在 90% 以上，这是由于 75.6%（34 例）的患者纳入本研究时伴有肉眼可见的腹膜转移，无腹膜转移的 11 例患者中，7 例患者肿瘤侵袭浆膜。本研究中 HIPEC 前、后 PLC 检测阳性率分别为 93.3%（42/45）、24.4%（11/45），呈显著下降（$P < 0.001$），对 IFCCs 清除率达 73.8%（31/42），其中 50.0%（21/42）的患者可直接观察到癌细胞溶解。HIPEC 前、后 CEA mRNA 阳性率分别为 97.8%（44/45）、84.4%（38/45），CK20 mRNA 的阳性率均为 95.6%（43/45），两者差异均无统计学意义。实时定量 RT-PCR 结果显示，尽管无法完全消除 CEA mRNA、CK20 mRNA，HIPEC 可使近 1/3 的患者实现该指标的显著下降；血清肿瘤标志物检测得出了类似的结果。这些结果提示 HIPEC 有助于部分实现细胞学根治。

目前尚无对 IFCCs 的标准治疗方案。传统根治术以整块切除癌变器官组织、清除区域淋巴结、病理检查切缘无癌组织为标准，着重于组织学根治，不注重清除 IFCCs。研究表明尽管术中严格遵循无瘤原则，但是由于术中淋巴管的开放、血管的断扎，部分术前 IFCCs 阴性的患者术后转为阳性。术中腹腔内化疗加广泛腹腔灌洗可显著延长 IFCCs 阳性患者生存时间。

HIPEC 是腹膜癌治疗的有效方法。一系列临床研究表明，CRS+HIPEC 可降低腹膜复发转移率，延长胃癌、结直肠癌及卵巢癌来源腹膜转移癌患者生存期。HIPEC 可利用化疗药物与热效应的协同作用直接杀灭 IFCCs，同时大量的热化疗液灌洗腹腔亦可有效减少 IFCCs，为实现肿瘤细胞学水平根治提供了一个可行的方法。

第六节 诊断性腹腔镜探查

近年来腹腔镜探查被用于诊断腹盆腔恶性肿瘤。尽管影像学研究在评估预期手术干预的患者中获得了较好认可，但是对于小肿瘤结节（< 1 cm）或包裹入瘢

痕组织并沿着内脏结构的轮廓的肿瘤，则缺乏精确性。影像技术总是低估了腹膜转移的程度和位置，也不能提供组织学诊断。Pasqual 等最近研究发现，术前 CT 或 ^{18}F-FDG PET-CT 检查，对检测腹膜转移癌的漏诊率分别是 9% 和 17%。术前腹腔镜探查直接观察壁腹膜和脏腹膜，将有助于排除因腹膜癌程度太重或肿瘤位于关键解剖部位而不能开腹手术者。

　　腹腔镜探查在诊断、分期过程中的潜在优势很明显：可直接观察腹膜病变及程度，准确评估小肠浆膜面，有机会多点组织活检。已经发展了几种评分系统评估腹膜转移的程度和部位，这些对评估能否完全细胞减灭有重要意义，而完全肿瘤细胞减灭术是最重要的生存预后因素。早期三个单中心研究发现，腹腔镜探查有利于评估恶性腹膜间皮瘤、结直肠癌和阑尾恶性肿瘤的腹膜转移程度。然而，这三项都是小样本研究，且缺乏连续一致的腹腔镜探查方案。自此以后，也出现了一些新数据。在一项多中心试验中（Olympia-MITO 13），采用腹腔镜进行分期评估卵巢癌腹膜转移程度的准确率超过 80%。Valle 等对 351 例腹膜转移癌患者行腹腔镜探查分期，低估率只有 1.42%。像小网膜囊这样的区域是腹腔镜探查不够充分的高危因素部位。目前认为，对于那些可能从 CRS+HIPEC 治疗中获益疾病，包括阑尾黏液性肿瘤、结直肠癌、胃癌、恶性腹膜间皮瘤和卵巢癌，腹腔镜检查的益处可能因病而异。

　　对于阑尾黏液性恶性肿瘤来说，很少有必要行腹腔镜探查。患者的影像学和临床信息可获取准确的诊断，无须使用有创性的试验诊断如腹腔镜探查。

　　对结直肠癌患者来说，接受腹腔镜探查偶尔有利于治疗决策。因此，在进行这种有创诊断操作时，外科医师必须确定没有实施 CRS+HIPEC 的禁忌证。必须认真分析既往开腹手术或腹腔镜手术记录。对新辅助化疗有较好反应的患者来说，腹腔镜直视检查也不可能提供有重要意义的信息。此外，关于残存肿瘤部位的活检结果也往往模棱两可，因为瘢痕形成阻碍了对关键部位的直视观察。如果确定患者为腹膜转移癌早期，按照既定的程序行系统性二次探查术，腹腔镜检查则有可能搅乱已建立好的临床路径。

　　结直肠癌腹膜转移的一些治疗策略有助于决定是执行或推迟腹腔镜探查分期。一些外科医师确信 CC-2 细胞减灭后给予 HIPEC 能使患者获得姑息性受益。这是某些研究组形成的强烈临床印象，但到目前为止，没有可靠的临床证据支持这种治疗策略。如果病变被切除，可能是梗阻的肠管被切除或短路，或是肝门部病变被切除而预防胆管梗阻，这些姑息性手术都可以使患者获益最大化。如果治疗策略只是手术，那么腹腔镜探查分期的作用甚微或无用。临床信息和影像学信息几乎完全可能区分出细胞减灭 CC-0/1 和 CC-3。问题发生在区分 CC-0/1 和 CC-2 结果时，这两组患者可能需要进行腹腔镜检查分期。如果 CC-2 的细胞减灭术联合 HIPEC 治疗使患者姑息性获益，则无必要进行腹腔镜分期检查。

对结直肠癌腹膜转移患者来说，或许腹腔镜探查分期的最佳适应证有：体质状态较差者、高龄者（＞ 70 岁）、怀疑很难完成细胞减灭者。面对这类患者，外科医师需要确定有无可能进行高风险手术操作。有时，直视检查显示小肠和小肠系膜干净，可以鼓舞外科医师继续前行。相反，若腹腔镜检查确认多部位小肠受侵和（或）肝门部病变，则不要进行大手术干预。

无临床症状但有腹膜结节或腹腔灌洗细胞学阳性的胃癌患者，腹腔镜探查最常见最受益。通常，这部分患者对新辅助化疗有反应，需要决定胃癌手术是否需要联合 HIPEC。如果这部分患者无腹膜转移或为胃癌切除术后 PCI ＜ 6 分的腹膜转移，则需要进行腹膜切除加 HIPEC。

有临床症状的胃癌患者，如出血或梗阻，往往需要行腹部探查或姑息性手术。在进行腹部探查时，决定对轻度腹膜转移的患者是否进行腹膜切除术联合 HIPEC。

恶性腹膜间皮瘤患者很少用腹腔镜探查分期。该病通常在大肠和小肠系膜表面弥漫生长。腹腔镜探查医生根本没有任何可能性决定是否进行肿瘤细胞减灭术。只有在手术切除时（可能是一台大型减瘤术），才可能确定手术切除程度。

上皮样型恶性腹膜间皮瘤患者，细胞减灭 CC-0/1 与细胞减灭 CC-2 的生存差异尚不明确。与细胞减灭的 CC-0、CC-1、CC-2 相比，CC-3 切除的患者治疗预后差。影像学研究更可能选择出能否进行 CRS+HIPEC 治疗的患者。

对一组外科医师来说，卵巢癌腹腔镜探查分期不常获益。如果患者有临床症状和需要治疗的影像学指征，腹腔镜探查不太可能修改决策过程，因为细胞减灭术是所有合适患者的标准治疗方案。HIPEC 前达到 CC-0 切除是卵巢癌治疗目标，如果不可能达到 CC-0，那么肿瘤切除越多，预后越好。

对另一组卵巢癌外科医师来说，自从 Vergote 等发表了 EORTC 随机试验以来，腹腔镜探查分期的重要性发生了很大变化。这些数据显示，辅助化疗与新辅助化疗的生存时间无显著差异。然而，新辅助化疗组的术后严重不良事件发生率显著下降。这些患者都是接受了间歇性肿瘤细胞减灭术而不是直接肿瘤减灭术。因为手术不良事件发生率直接取决于达到最佳肿瘤细胞减灭所需要的手术程度，所以需要选择病情局限的患者。这部分患者不需要进行术前化疗，肿瘤累及范围较小或中度，可以安全进行直接肿瘤细胞减灭术。腹腔镜探查若发现病变范围较大的患者，推荐在细胞减灭之前先行新辅助化疗。Fagotti 和同事发表数据显示，腹腔镜探查分期有助于个体化治疗，降低手术并发症，避免"开关"手术。目前还不知道腹腔镜所获取的信息，有多少可以通过影像学检查确定。

第七节　腹膜癌诊治临床路径

腹膜癌诊治临床路径见图 1-4-15。

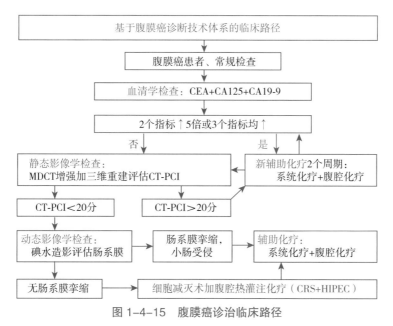

图 1-4-15　腹膜癌诊治临床路径

（李　兵　于军辉　高　超　梅列军）

参考文献

1. BLAIR S L, CHU D Z, SCHWARZ R E. Outcome of palliative operations for malignant bowel obstruction in patients with peritoneal carcinomatosis from nongynecological cancer. Ann Surg Oncol, 2001, 8（8）：632-637.

2. 李雁, 周云峰, 梁寒, 等. 细胞减灭术加腹腔热灌注化疗治疗腹膜表面肿瘤的专家共识. 中国肿瘤临床, 2015, 42（4）：198-206.

3. 许凯黎. 肿瘤分子诊断研究进展. 中国实验诊断学, 1997, 1（3）：7-8.

4. 谭海燕, 马书进. 胃癌患者术前血清肿瘤标志物监测. 中华实验外科杂志, 2017, 34（10）：1766-1767.

5. 徐巧玲, 尤徐阳, 吴娜静, 等. 临床病理学分析结合 CEA、CA19-9 与 CA125 检测对诊断胃癌术后腹膜转移的意义. 标记免疫分析与临床, 2016, 23（11）：1321-1326.

6. NIE R C, CHEN S, YUAN S Q, et al. Significant role of palliative gastrectomy in selective gastric cancer patients with peritoneal dissemination：a propensity score matching analysis. Ann Surg Oncol, 2016, 23（12）：3956-3963.

7. NAKAYA H, ISHIZU A, IKEDA H, et al. In vitro model of suicide gene therapy for alpha-fetoprotein-producing gastric cancer. Anticancer Res, 2003, 23（5A）：3795-3800.

8. YABUSAKI H, NAKAGAWA S, NASHIMOTO A. Clinical significance of washing cytology in patients with advanced gastric cancer. Gan To Kagaku Ryoho, 2005, 32（11）：1643-1645.

9. KIM N H, LEE M Y, PARK J H, et al. Serum CEA and CA 19-9 levels are associated with the presence and severity of colorectal neoplasia. Yonsei Med J, 2017, 58（5）：918-924.

10. CARMIGNANI C P, HAMPTON R, SUGARBAKER C E, et al. Utility of CEA and CA 19-9 tumor markers in diagnosis and prognostic assessment of mucinous epithelial cancers of the appendix. J Surg Oncol, 2004, 87（4）：162-166.

11. KOH J L, LIAUW W, CHUA T, et al. Carbohydrate antigen 19-9（CA 19-9）is an independent prognostic indicator in pseudomyxoma peritonei post cytoreductive surgery and perioperative intraperitoneal chemotherapy. J Gastrointest Oncol, 2013, 4（2）：173-181.

12. FENG F, TIAN Y, XU G, et al. Diagnostic and prognostic value of CEA, CA19-9, AFP and CA125 for early gastric cancer. BMC Cancer, 2017, 17（1）：737.

13. HE C Z, ZHANG K H, LI Q, et al. Combined use of AFP, CEA, CA125 and CA19-9 improves the sensitivity for the diagnosis of gastric cancer. BMC Gastroenterol, 2013, 13：87.

14. ALIX-PANABIÈRES C, PANTEL K. Clinical applications of circulating tumor cells and circulating tumor DNA as liquid biopsy. Cancer Discov, 2016, 6（5）：479-491.

15. NADAL C, WINDER T, GERGER A, et al. Future perspectives of circulating tumor DNA in colorectal cancer. Tumour Biol, 2017, 39（5）：1010428317705749.

16. MOLNÁR B, GALAMB O, KALMÁR A, et al. Circulating cell-free nucleic acids as biomarkers in

colorectal cancer screening and diagnosis - an update. Expert Rev Mol Diagn，2019，19（6）：477-498.

17. OKUGAWA Y，GRADY W M，GOEL A. Epigenetic alterations in colorectal cancer：emerging biomarkers. Gastroenterology，2015，149（5）：1204-1225.e12.

18. VATANDOOST N，GHANBARI J，MOJAVER M，et al. Early detection of colorectal cancer：from conventional methods to novel biomarkers. J Cancer Res Clin Oncol，2016，142（2）：341-351.

19. RASMUSSEN S L，KRARUP H B，SUNESEN K G，et al. Hypermethylated DNA as a biomarker for colorectal cancer：a systematic review. Colorectal Dis，2016，18（6）：549-561.

20. AKTAS B，KASIMIR-BAUER S，HEUBNER M，et al. Molecular profiling and prognostic relevance of circulating tumor cells in the blood of ovarian cancer patients at primary diagnosis and after platinum-based chemotherapy. Int J Gynecol Cancer，2011，21（5）：822-830.

21. TSAI W-S，NIMGAONKAR A，SEGURADO O，et al. Prospective clinical study of circulating tumor cells for colorectal cancer screening. J Clin Oncol，2018，36（4_suppl）：556.

22. LI R，JIANG J，SHI H，et al. CircRNA：a rising star in gastric cancer. Cell Mol Life Sci, 2020, 77（9）：1661-1680.

23. JONES L B，BELL C R，BIBB K E，et al. Pathogens and their effect on exosome biogenesis and composition. Biomedicines，2018，6（3）：79.

24. YAO Z，LUO J，HU K，et al. ZKSCAN1 gene and its related circular RNA（circZKSCAN1）both inhibit hepatocellular carcinoma cell growth，migration，and invasion but through different signaling pathways. Mol Oncol，2017，11（4）：422-437.

25. TIAN G，LI G，GUAN L，et al. Prognostic value of circular RNA ciRS-7 in various cancers：a PRISMA-compliant meta-analysis. Biomed Res Int，2020，2020：1487609.

26. LI J，LI H，LV X，et al. Diagnostic performance of circular RNAs in human cancers：a systematic review and meta-analysis. Mol Genet Genomic Med，2019，7（7）：e00749.

27. GUO S，CHEN J，CHEN F，et al. Exosomes derived from fusobacterium nucleatum-infected colorectal cancer cells facilitate tumour metastasis by selectively carrying miR-1246/92b-3p/27a-3p and CXCL16. Gut，2020：gutjnl-2020-321187.

28. CASEIRO-ALVES F，GONÇALO M，ABRAUL E，et al. Induced pneumoperitoneum in CT evaluation of peritoneal carcinomatosis. Abdom Imaging，1995，20（1）：52-55；discussion 56-57.

29. HALVORSEN RA J R，PANUSHKA C，OAKLEY G J，et al. Intraperitoneal contrast material improves the CT detection of peritoneal metastases. AJR Am J Roentgenol，1991，157（1）：37-40.

30. GIUNTA S，TIPALDI L，DIOTELLEVI F，et al. CT demonstration of peritoneal metastases after intraperitoneal injection of contrast media. Clin Imaging，1990，14（1）：31-34.

31. 曹开明，郝楠馨，王葳，等 . 原发性腹膜癌的 CT、MRI 表现 . 临床放射学杂志，2010，29（12）：1629-1632.

32. 张涛，严洪珍，张铁梁，等 . 腹膜间皮瘤的 CT 表现 . 中华放射学杂志，1995，29（8）：547-550.

33. KOH J L，YAN T D，GLENN D，et al. Evaluation of preoperative computed tomography in estimating

peritoneal cancer index in colorectal peritoneal carcinomatosis. Ann Surg Oncol, 2009, 16（2）：327-333.

34. HUGHES P M, ZAMMIT-MAEMPEL I, MURPHY D. Computed tomographic assessment of intraperitoneal fluid distribution prior to intraperitoneal chemotherapy for ovarian cancer. Br J Radiol, 1992, 65（772）：295-297.

35. NORRIS D G. The effects of microscopic tissue parameters on the diffusion weighted magnetic resonance imaging experiment. NMR Biomed, 2001, 14（2）：77-93.

36. LOW R N, BARONE R M, LACEY C, et al. Peritoneal tumor：MR imaging with dilute oral barium and intravenous gadolinium-containing contrast agents compared with unenhanced MR imaging and CT. Radiology, 1997, 204（2）：513-520.

37. LEE E Y P, AN H, TSE K Y, et al. Molecular imaging of peritoneal carcinomatosis in ovarian carcinoma. AJR Am J Roentgenol, 2020, 215（2）：305-312.

38. LOW R N, SEBRECHTS C P, BARONE R M, et al. Diffusion-weighted MRI of peritoneal tumors：comparison with conventional MRI and surgical and histopathologic findings—a feasibility study. AJR Am J Roentgenol, 2009, 193（2）：461-470.

39. CIANCI R, DELLI PIZZI A, PATRIARCA G, et al. Magnetic resonance assessment of peritoneal carcinomatosis：is there a true benefit from diffusion-weighted imaging? Curr Probl Diagn Radiol, 2020, 49（6）：392-397.

40. MICHIELSEN K, DRESEN R, VANSLEMBROUCK R, et al. Diagnostic value of whole body diffusion-weighted MRI compared to computed tomography for pre-operative assessment of patients suspected for ovarian cancer. Eur J Cancer, 2017, 83：88-98.

41. GARCIA PRADO J, GONZÁLEZ HERNANDO C, VARILLAS DELGADO D, et al. Diffusion-weighted magnetic resonance imaging in peritoneal carcinomatosis from suspected ovarian cancer：diagnostic performance in correlation with surgical findings. Eur J Radiol, 2019（121）：108696.

42. DOHAN A, HOEFFEL C, SOYER P, et al. Evaluation of the peritoneal carcinomatosis index with CT and MRI. Br J Surg, 2017, 104（9）：1244-1249.

43. CHANG M C, CHEN J H, LIANG J A, et al. PET or PET/CT for detection of peritoneal carcinomatosis：a meta-analysis. Clin Nucl Med, 2013, 38（8）：623-629.

44. SOUSSAN M, DES GUETZ G, BARRAU V, et al. Comparison of FDG-PET/CT and MR with diffusion-weighted imaging for assessing peritoneal carcinomatosis from gastrointestinal malignancy. Eur Radiol, 2012, 22（7）：1479-1487.

45. DE IACO P, MUSTO A, ORAZI L, et al. FDG-PET/CT in advanced ovarian cancer staging：value and pitfalls in detecting lesions in different abdominal and pelvic quadrants compared with laparoscopy. Eur J Radiol, 2011, 80（2）：e98-103.

46. TANIZAKI Y, KOBAYASHI A, SHIRO M, et al. Diagnostic value of preoperative SUVmax on FDG-PET/CT for the detection of ovarian cancer. Int J Gynecol Cancer, 2014, 24（3）：454-460.

47. KITAJIMA K, SUENAGA Y, UENO Y, et al. Value of fusion of PET and MRI in the detection of intra-pelvic recurrence of gynecological tumor: comparison with 18F-FDG contrast-enhanced PET/CT and pelvic MRI. Ann Nucl Med, 2014, 28 (1): 25-32.

48. GRUENEISEN J, SCHAARSCHMIDT B M, HEUBNER M, et al. Implementation of FAST-PET/MRI for whole-body staging of female patients with recurrent pelvic malignancies: a comparison to PET-CT. Eur J Radiol, 2015, 84 (11): 2097-2102.

49. LOPEZ-LOPEZ V, CASCALES-CAMPOS P A, GIL J, et al. Use of ^{18}F-FDG PET/CT in the preoperative evaluation of patients diagnosed with peritoneal carcinomatosis of ovarian origin, candidates to cytoreduction and hipec. A pending issue. Eur J Radiol, 2016, 85 (10): 1824-1828.

50. PFANNENBERG C, KÖNIGSRAINER I, ASCHOFF P, et al. ^{18}F-FDG-PET-CT to select patients with peritoneal carcinomatosis for cytoreductive surgery and hyperthermic intraperitoneal chemotherapy. Ann Surg Oncol, 2009, 16 (5): 1295-1303.

51. SCHMIDT S, MEULI R A, ACHTARI C, et al. Peritoneal carcinomatosis in primary ovarian cancer staging: comparison between MDCT, MRI, and ^{18}F-FDG PET-CT. Clin Nucl Med, 2015, 40 (5): 371-377.

52. YANG X J, HUANG C Q, SUO T, et al. Cytoreductive surgery and hyperthermic intraperitoneal chemotherapy improves survival of patients with peritoneal carcinomatosis from gastric cancer: final results of a phase III randomized clinical trial. Ann Surg Oncol, 2011, 18 (6): 1575-1581.

53. TOKUMITSU Y, YOSHINO S, IIDA M, et al. Intraoperative dissemination during gastrectomy for gastric cancer associated with serosal invasion. Surg Today, 2015, 45 (6): 746-751.

54. BANDO E, YONEMURA Y, TAKESHITA Y, et al. Intraoperative lavage for cytological examination in 1, 297 patients with gastric carcinoma. Am J Surg, 1999, 178 (3): 256-262.

55. KANO Y, KOSUGI S, ISHIKAWA T, et al. Prognostic significance of peritoneal lavage cytology at three cavities in patients with gastric cancer. Surgery, 2015, 158 (6): 1581-1589.

56. LEE S D, RYU K W, EOM B W, et al. Prognostic significance of peritoneal washing cytology in patients with gastric cancer. Br J Surg, 2012, 99 (3): 397-403.

57. NISHIKAWA T, WATANABE T, SUNAMI E, et al. Prognostic value of peritoneal cytology and the combination of peritoneal cytology and peritoneal dissemination in colorectal cancer. Dis Colon Rectum, 2009, 52 (12): 2016-2021.

58. ZUNA R E, BEHRENS A. Peritoneal washing cytology in gynecologic cancers: long-term follow-up of 355 patients. J Natl Cancer Inst, 1996, 88 (14): 980-987.

59. ROSSI DEL MONTE S, RANIERI D, MAZZETTA F, et al. Free peritoneal tumor cells detection in gastric and colorectal cancer patients. J Surg Oncol, 2012, 106 (1): 17-23.

60. 姬忠贺, 孙建华, 武海涛, 等. 腹腔热灌注化疗对腹腔游离癌细胞杀灭效果的评价. 中国肿瘤临床, 2015, 42 (19): 963-968.

61. SUGARBAKER P H, WILSON R E. Using celioscopy to determine stages of intra-abdominal malignant

neoplasms. Arch Surg, 1976, 111 (1)：41-44.

62. PASQUAL E M, BERTOZZI S, BACCHETTI S, et al. Preoperative assessment of peritoneal carcinomatosis in patients undergoing hyperthermic intraperitoneal chemotherapy following cytoreductive surgery. Anticancer Res, 2014, 34 (5)：2363-2368.

63. GAROFALO A, VALLE M. Laparoscopy in the management of peritoneal carcinomatosis. Cancer J, 2009, 15 (3)：190-195.

64. KENNEDY R H, FRANCIS E A, WHARTON R, et al. Multicenter randomized controlled trial of conventional versus laparoscopic surgery for colorectal cancer within an enhanced recovery programme：EnROL. J Clin Oncol, 2014, 32 (17)：1804-1811.

65. HIRANO M, YONEMURA Y, CANBAY E, et al. Laparoscopic diagnosis and laparoscopic hyperthermic intraoperative intraperitoneal chemotherapy for pseudomyxoma peritonei detected by CT examination. Gastroenterol Res Pract, 2012, 2012：741202.

66. FAGOTTI A, VIZZIELLI G, DE IACO P, et al. A multicentric trial (Olympia-MITO 13) on the accuracy of laparoscopy to assess peritoneal spread in ovarian cancer. Am J Obstet Gynecol, 2013, 209 (5)：462.e1-462.e11.

67. VALLE M, VAN DER SPEETEN K, GAROFALO A. Laparoscopic hyperthermic intraperitoneal peroperative chemotherapy (HIPEC) in the management of refractory malignant ascites：a multi-institutional retrospective analysis in 52 patients. J Surg Oncol, 2009, 100 (4)：331-334.

68. SUGARBAKER P H, WELCH L S, MOHAMED F, et al. A review of peritoneal mesothelioma at the Washington Cancer Institute. Surg Oncol Clin N Am, 2003, 12 (3)：605-621.

69. BRISTOW R E, TOMACRUZ R S, ARMSTRONG D K, et al. Survival effect of maximal cytoreductive surgery for advanced ovarian carcinoma during the platinum era：a meta-analysis. J Clin Oncol, 2002, 20 (5)：1248-1259.

70. VERGOTE I, TROPÉ C G, AMANT F, et al. Neoadjuvant chemotherapy or primary surgery in stage IIIC or IV ovarian cancer. N Engl J Med, 2010, 363 (10)：943-953.

71. FAGOTTI A, VIZZIELLI G, FANFANI F, et al. Introduction of staging laparoscopy in the management of advanced epithelial ovarian, tubal and peritoneal cancer：impact on prognosis in a single institution experience. Gynecol Oncol, 2013, 131 (2)：341-346.

第五章

CRS+HIPEC 手术操作

第一节 前言

近 40 年来，随着对腹膜肿瘤认识的深入，临床肿瘤学界已经认识到腹膜癌是局限于腹腔内的区域性疾病，而非全身广泛转移。国际国内针对 PM 开展了大量临床研究，极大地推动了 PM 诊治的进步和规范，对于腹膜假黏液瘤、恶性腹膜间皮瘤和结直肠癌腹膜转移癌（colorectal carcinoma with peritoneal metastases，CRC PM），肿瘤细胞减灭术加腹腔热灌注化疗已成为临床推荐治疗或标准治疗方法。

随着对肿瘤学认识的发展和医疗技术的进步，越来越多的医院已经开展或尝试开展 CRS+HIPEC 治疗技术。为更好地推广该治疗技术，并推动规范开展相关临床研究，本章将系统介绍该治疗策略的技术要点。

CRS 是该治疗技术的核心，即通过手术切除腹腔内所有肉眼可见肿瘤病灶，往往需联合脏器切除、胃肠道多节段切除以及脏腹膜剥除手术，而 HIPEC 技术则融合了区域性化疗、热疗、大容量液体灌洗等，理论基础包括更高的化疗药物浓度、更低的系统化疗毒性、肿瘤细胞对热疗更敏感、热疗与化疗药物毒性的协同作用、流体动力学剪切力对肿瘤细胞的破坏及对游离癌细胞的冲刷作用等。HIPEC 可有效清除腹腔内游离癌细胞及直径小于 2.5 mm 的微小癌灶。CRS 涉及复杂的决策和技术要求，而 HIPEC 还要求外科医生在手术技能之外掌握化疗、热疗等技术并整合应用，技术复杂程度和难度较高，围术期不良事件发生率也较高。来自荷兰癌症研究所的 Smeenk 等比较了 1996—1998 年和 2003—2006 年该中心 CRS+HIPEC 技术相关不良事件，结果显示围手术期死亡率下降了 50%，全因严重不良事件（serious adverse events，SAE）发生率从 71.2% 下降至 34.1%，证实了"学习曲线"的存在。美国匹兹堡大学医学中心的 Polanco 等研究发现，随着学习曲线的发展，大约在训练到第 180 例时不完全 CRS 以及不良事件发生风险降到最低水平，而至少需要 90 例训练才可以稳定改善患者的预后。

因此，本章将介绍 CRS+HIPEC 治疗策略的技术背景，并结合 Sugarbaker 教授所在华盛顿癌症研究所的应用经验，阐述笔者团队目前所采用的 CRS+HIPEC 标准流程及技术细节。

第二节　治疗原则

在腹膜癌的治疗中，单纯的 CRS 或 HIPEC 均不能使患者最大程度获益，只有完全 CRS+HIPEC 才可能显著延长患者生存期，甚至达到临床治愈。其中，完全切除所有肉眼可见的肿瘤病灶是患者长期生存的基础，而依据腹腔不同区域内腹膜、脏器的毗邻关系和解剖特点，我们将腹膜切除术分为六大区域，各区域的切除范围见表 1-5-1，具体操作范围取决于肿瘤在腹腔内的分布和浸润深度，无肿瘤浸润的正常腹膜无须常规切除。

表 1-5-1　实现完全肿瘤细胞减灭所需的腹膜和脏器切除范围

腹膜切除术	切除范围
前腹壁腹膜切除术	既往腹部切口、脐、肝圆韧带、脐尿管及上腹部脂肪垫
左上腹腹膜切除术	脾脏、左侧膈肌腹膜
右上腹腹膜切除术	右侧膈肌腹膜、肝被膜、镰状韧带、肝肾隐窝腹膜
盆腔腹膜切除术	子宫、卵巢、直肠、膀胱表面、道格拉斯腔及盆壁腹膜
网膜及网膜囊切除术	大网膜、横结肠系膜前叶、胰腺被膜及小网膜
肠系膜腹膜切除术	小肠及结肠系膜腹膜、结肠肠脂垂、阑尾及系膜

一、适应证与禁忌证

对于腹、盆腔肿瘤来源的腹膜癌，包括胃癌、结直肠癌、阑尾癌、卵巢癌、原发性腹膜癌和恶性腹膜间皮瘤等，若原发灶能行根治性切除或最大程度细胞减灭，且无远处广泛转移，下列情况可行 CRS+HIPEC：①年龄范围 10 ～ 75 岁；②卡诺夫斯凯计分（Karnofsky performance score，KPS）评分 > 70 分；③术中腹腔内游离癌细胞检测阳性；④腹膜有散在转移。禁忌证：①年龄 > 75 岁或 < 10 岁；②术前常规检查发现远处器官（肝脏、肺、脑或全身骨）多处转移或腹膜后淋巴结广泛转移；③小肠系膜中—重度挛缩；④常规手术有明显禁忌证。

二、评分标准

术中通过腹膜癌指数评估肿瘤负荷及播散程度。该评分系统是以病灶大小（0 ～ 3 分）联合肿瘤播散区域（13 个区域）定量评估腹盆腔内疾病侵犯范围，以数字表示评分（0 ～ 39 分，图 1-2-11）。完成 CRS 后是否残余肿瘤结节以及肿瘤结节的大小可显著影响患者的预后。因此，在完成 CRS 后必须通过细胞减灭程度（completeness of cytoreduction，CC）评分评估 CRS 效果，无肉眼可见肿瘤为 0 分，残余肿瘤直径小于 2.5 mm 为 1 分，残余肿瘤结节直径介于 2.5 mm 至 2.5 cm 为 2 分，残余肿瘤结节直径大于 2.5 cm 为 3 分（图 1-5-1）。

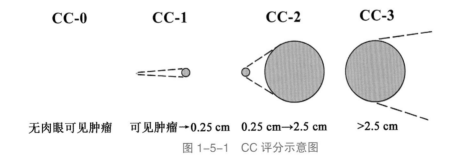

图 1-5-1　CC 评分示意图

完全肿瘤细胞减灭术是指无肉眼可见肿瘤（CC-0）或仅存微小结节但可被 HIPEC 药物渗透（CC-1）。

第三节　CRS 理论基础

一、腹膜种植转移的常见部位

对于同时性腹膜癌，肿瘤侵透原发部位后，种植于腹膜腔内，除原发灶邻近的腹膜区域外，在重力作用以及腹膜重吸收的驱动作用下，往往随着腹水播散种植、积聚于重吸收的主要部位（膈肌腹膜、大网膜），腹腔最低点及活动度较局限的部位，如道格拉斯腔、两侧结肠旁沟、膈肌腹膜、回盲部系膜、乙状结肠系膜等，也可通过文氏孔进入网膜囊，引起包裹性腹腔积液或网膜囊内种植肿瘤。

对于异时性腹膜癌，除了上述转移途径外，可能还存在医源性播散因素，其中最为显著的是二氧化碳气腹对于腹腔游离癌细胞及微转移灶的播散作用。肿瘤细胞可随着高压二氧化碳气流，播散种植于腹腔内任何间隙，形成均匀分布的粟粒样种植结节（图 1-5-2）。

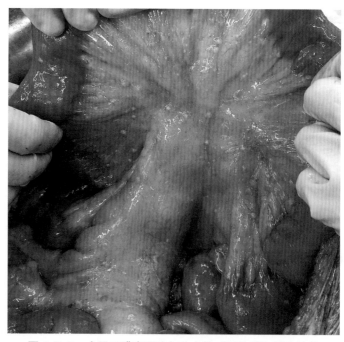

图 1-5-2　小肠系膜表面均匀分布的"粟粒样"肿瘤结节

乳斑广泛分布于腹膜腔和胸膜腔，是由巨噬细胞、淋巴细胞等免疫细胞与间皮细胞、内皮细胞及成纤维细胞围绕毛细血管床构成，主要分布于大网膜上，其次为膈肌腹膜、盆底腹膜、肠系膜、后腹膜等部位（图1-5-3）。乳斑内巨噬细胞对癌细胞的种植具有双向调控作用，即在种植转移早期，乳斑内的免疫细胞可吞噬肿瘤细胞并释放肿瘤细胞杀伤因子，抑制肿瘤种植生长；当肿瘤细胞逐步演进，实现"免疫逃逸"时，则会破坏乳斑结构，而乳斑区域丰富的血供和生长因子环境，可成为肿瘤细胞生长的"土壤"，导致肿瘤细胞广泛种植于网膜、腹膜表面、肠系膜缘等部位。

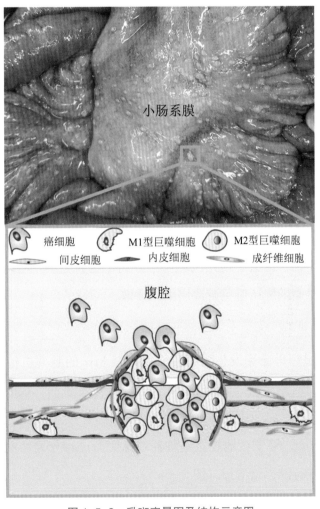

图 1-5-3 乳斑实景图及结构示意图

二、腹膜种植的处理方法

对于壁腹膜表面广泛存在的肿瘤转移病灶，通过腹膜外间隙行腹膜剥除术，可有效清除肿瘤病灶；对于腹膜表面孤立性肿瘤结节，既可连同局部腹膜一并切除，也可通过电外科设备烧灼灭活；当肿瘤侵犯脏腹膜/脏器浆膜层时，可使用剪刀或低频电刀剔除受侵浆膜层甚至部分肌层，局部浆肌层加强缝合即可；对于脏腹膜广泛受侵、肿瘤侵透浆膜达肌层或胃肠道全层，则需联合切除部分胃、小肠或结直肠。

三、电外科设备在 CRS 中的应用

在 CRS 手术中常用的电外科设备包括高频电刀、超声刀、氩气刀等，但为了更好、更安全地完成手术，需要介绍以下设备在肿瘤外科手术中的使用原则和技巧。

1. 高频电刀

通常使用能量平台，连接 2 把单极电凝刀头，配备长、短平面切割刀头各 1 枚，长、短球形刀头各 1 枚（图 1-5-4）。短平面切割刀头用于术野直视下的切割、分离、电凝等操作；长平面切割刀头可使用血管钳将尖端弯曲成铲型，通过转动刀头，灵活完成尖端切割、弧面分离和止血等操作，一般用于后腹膜、膈肌腹膜、盆底等较深部位的操作；球形刀头配合电凝或电切模式，在腹膜剥除过程中可发挥"钝锐结合"的效果，既具有良好的分离、止血效果，又能避免切断腹膜，有利于保持完整的分离平面。此外，使用高频电刀分离产生的电热效应，能够有效杀灭分离面附近的残余肿瘤细胞，避免游离癌细胞播散。

2. 超声刀

超声刀是通过超声频率发生器使刀头以 55.5 kHz 的频率机械振荡，使组织内水分子汽化、蛋白质氢键断裂、细胞崩解，蛋白振动产生的二级能量使深层蛋白凝固，可使脉管封闭，通常可凝闭直径 3 mm 以下的脉管且工作温度为 $50 \sim 100$ ℃，热损伤范围 < 1 mm，可安全地在重要脏器或脉管旁进行分离切割，通常用于处理肠系膜、大网膜或行淋巴结清扫（图 1-5-5）。

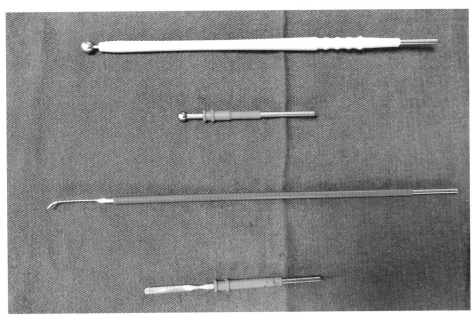

图 1-5-4 CRS 手术常用的 4 种不同电刀刀头

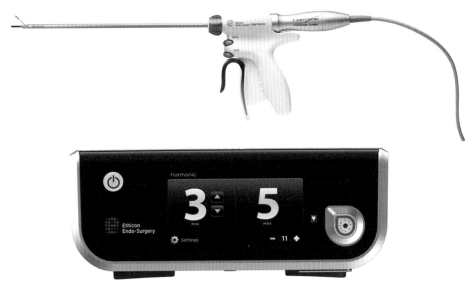

图 1-5-5 超声刀及刀头

由于 HIPEC 的热效应和液体灌洗冲刷作用，可能使血管扩张、焦痂脱落，引起出血，因此不建议广泛使用超声刀凝闭血管。对于具有解剖学名称的血管，通常建议双重结扎或缝扎，止血效果更加可靠。

3. 氩气刀

氩气刀是通过电离氩气产生氩等离子传导高频电流使靶组织发生热效应，实现止血与组织失活效果的一种高频电刀。这是一种可控制的非接触式单极电凝技术。氩气刀的氧化反应小，电能转换热能的效率高，因此作用于手术界面的烟雾小、组织烫伤坏死层浅，通常用于肝脏创面止血，以及膈肌腹膜、肠系膜表面微小结节的烧灼灭活处理，可在有效灭活肿瘤组织的同时，避免损伤腹膜下脉管、神经等（图 1-5-6）。

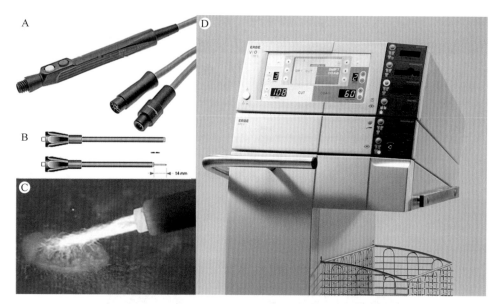

A：氩气刀手柄；B：氩气刀电极；C：氩气刀工作示意图；D：爱尔博电外科系统及氩等离子系统主机。

图 1-5-6　德国爱尔博电外科系统及氩气刀设备

第四节　CRS 操作技术

一、术前准备

（1）心肺功能锻炼：住院当日至术前，每日进行扩胸运动（20 次／组，4 组／日）、上肢抬举（20 次 / 组，4 组 / 日）、吹气球（5 次 / 组，4 组 / 日）、散步（400 米 / 次，2 次 / 日）等活动，改善心肺功能及储备。

（2）肠道准备：所有患者均需在术前行肠道准备，包括术前 1 日进流质饮食，服用导泻剂或进行清洁灌肠，但无须口服抗生素。手术日留置胃管行胃肠减压。

（3）皮肤准备：双侧腋窝至大腿行皮肤清洁，并备皮。

（4）抗感染：术前半小时、手术开始后 4 小时给予抗生素静脉滴注预防感染。

（5）静脉通路：术前留置深静脉导管 [（颈内、锁骨下、经外周静脉穿刺的中心静脉导管（peripherally inserted central venous catheter，PICC）、静脉输液港等）]，至少 1 处外周静脉留置针。

（6）导尿：留置三腔导尿管，除正常监测尿量外，还可行膀胱灌注，便于术中剥离膀胱表面腹膜。

（7）预防下肢深静脉血栓：住院当日至术前，每日练习踝泵运动（20 次 / 组，4 组 / 日）、股四头肌力量锻炼（20 次 / 组，4 组 / 日）、直抬腿（20 次 / 组，4 组 / 日）、散步（400 米 / 次，2 次 / 日）；术前下肢静脉超声示无下肢静脉血栓者，在手术开始前于双下肢放置气压式血液循环驱动泵，预防下肢深静脉血栓形成，术前及术中不建议预防性使用抗凝药物。

（8）监测装置：常规监测心电图、血氧饱和度、体温、无创血压、有创动脉压及血流动力学参数。

二、手术步骤

1. 体位与消毒

患者全麻成功后，取平卧"大"字位，双臂外展，双下肢分开约 45°，尾骨尖与手术床下缘齐平（图 1-5-7）。碘伏消毒 3 遍，消毒范围上至胸骨柄，下至大腿中上 1/3，两侧至腋后线，会阴区消毒 3 遍。

2. 铺巾

双下肢各铺一块单层中单；腹部正中切口四周各铺折边治疗巾一块；切口两侧纵向各铺一块单层中单；切口下方横向铺两块单层中单，远端分别折向双下肢；切口上方横向铺一块单层中单；最后铺洞巾。

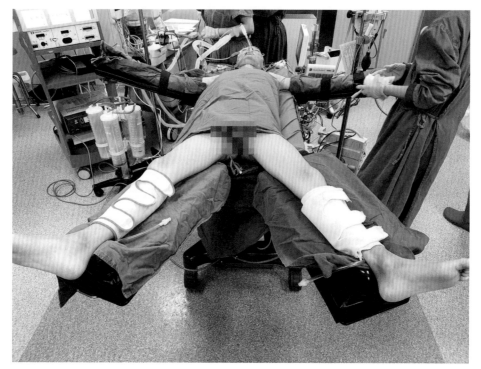

图 1-5-7　"大"字形体位，双下肢放置气压式血液循环驱动泵

3. 手术贴膜

再次酒精消毒术野皮肤，晾干后贴三维手术贴膜，充分贴合皮肤及无菌巾。

4. 手术切口

原则上取腹部正中切口，上至剑突，下至耻骨联合，绕脐或切除脐部（图 1-5-8），若肿瘤体积较大并侵犯腹膜后间隙，应行"T"字形辅助切口；开腹后两侧切口分别以 10# 丝线间断缝合腹壁全层（除腹膜外）悬吊，保持线尾等长。

5. 术野显露

分别于双侧腋下及大腿上 1/3 位置放置框架拉钩，拉钩横杆与腹壁水平，在适宜肌松的情况下，分离腹壁粘连后，通过调整框架拉钩，可充分显露腹盆腔各处（图 1-5-9）。

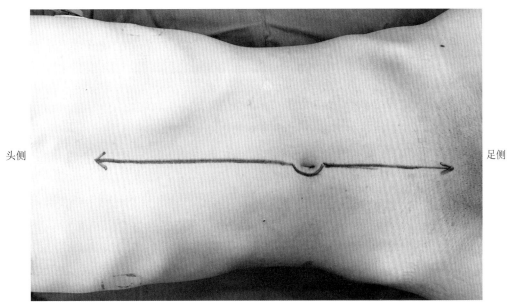

头侧　　　　　　　　　　　　　　　　　　足侧

图 1-5-8　常规腹部正中切口范围

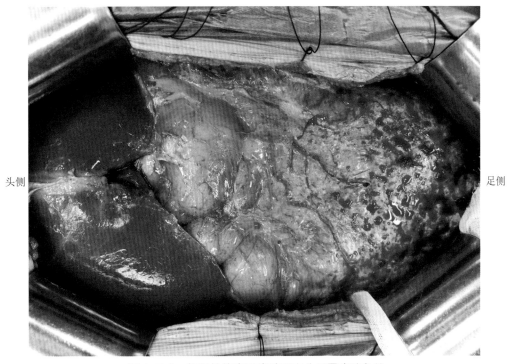

头侧　　　　　　　　　　　　　　　　　　足侧

图 1-5-9　框架拉钩牵开腹壁可充分显露腹腔各处

6. 手术探查

当患者有大量腹水时，切开白线后，在腹膜上打开 0.3 ~ 0.5 cm 小孔，缓慢吸净腹水，避免腹压急剧下降导致血流动力学紊乱；精确记录腹水引流量及性质，并依照 PCI 评分顺序和原则进行评分并记录；采集照片，包括原发病灶、大小网膜、膈肌腹膜、壁腹膜、结肠及系膜、小肠及系膜、盆腔等区域。

7. 病理诊断

对于术前无我院进行的组织病理学诊断者，术中取典型病灶送冰冻病理检查，获得组织病理学诊断结果。

8. 粘连松解术

对于既往有手术史的患者，腹腔内往往存在广泛粘连，为便于准确评估 PCI 评分，保证 HIPEC 治疗时药物能够充分清除腹腔内残余病灶及游离癌细胞，需松解腹腔内所有粘连。采用高频电刀分离肠管之间、肠管与系膜之间的粘连，可通过长平镊辅助分离较为疏松的粘连；对于肠壁之间的紧密粘连，应以手指推挤两侧肠管，使粘连带充分展开变薄（图 1-5-10）。此外，蒸馏水浸泡或以注射器（不带针头）向间隙内注射生理盐水有助于分离粘连。

9. 肝圆韧带切除

因肝圆韧带表面腹膜、根部易于发生种植转移，且肝圆韧带及上腹部脂肪垫影响右上腹拉钩和右侧肝膈间隙显露，自脐上方切断肝圆韧带，并沿切口向上分离肝圆韧带及上腹部脂肪垫，至剑突水平切断镰状韧带，向下分离肝圆韧带，尽量至其汇入肝脏处，丝线结扎后予以切断。

10. 壁腹膜剥除

若患者腹水量较多或壁腹膜表面种植结节较多，需行壁腹膜剥除：提起腹壁悬吊线，牵拉腹膜，以球形电刀或普通电刀弯折后的弧形面沿腹直肌后鞘和腹壁肌肉表面剥离腹膜，避免过多剥除筋膜组织损伤肌肉或腹壁下血管，造成出血；两侧剥离至 Toldt's 线后，则进入疏松的组织间隙，剥离难度大大降低，但需要注意辨认正确的间隙，避免损伤生殖血管、输尿管、十二指肠等重要结构；向上至肋弓，向下至髂窝水平，可与膈肌腹膜、髂窝及盆腔腹膜一并剥除，但通常为便于操作，各区域可分块剥除（图 1-5-11）。

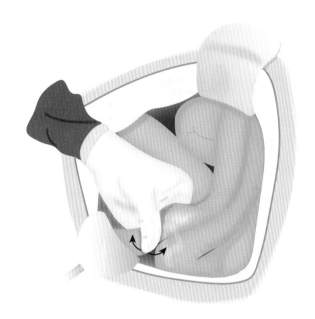

图 1-5-10 使用拇指和示指辅助分离粘连

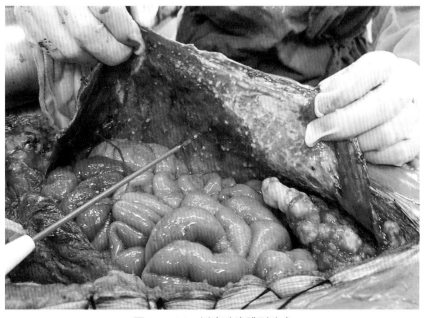

图 1-5-11 侧腹壁腹膜剥除术

11. 大网膜切除

由于大网膜血供丰富，且含有大量的乳斑结构，极易发生种植转移。随着病情进展，大网膜可能完全瘤化呈"网膜饼"，可导致腹水形成、腹痛甚至引起横结肠梗阻，对于 PM 诊断明确的患者，应行大网膜切除。为避免提拉大网膜引起脾被膜撕裂，应在切除大网膜前以大纱布垫起脾脏，通常由助手向足侧牵拉横结肠，术者向上提拉大网膜，使大网膜与横结肠系膜呈 90° 至 120°，使用电刀沿横结肠表面切断大网膜附着处，并剥离横结肠系膜前叶，向上至胰腺下缘，若胰腺表面有肿瘤结节，可一并剥除胰腺被膜，剥离过程中应注意剥离平面的延续性，避免在一处过分深入，并注意保护横结肠系膜血管；向右分离大网膜与横结肠系膜，注意分离并保护右结肠血管、Henle 干及胃网膜静脉；沿结肠肝曲、升结肠表面剥离包裹于结肠表面的大网膜前襞（有时可向下直至回盲部），并松解肝结肠韧带及结肠肝曲系膜，注意保护十二指肠，沿十二指肠降部外侧向上分离大网膜至幽门下方，沿胃大弯血管弓外侧自右向左切断大网膜（若胃大弯血管弓表面或内侧网膜瘤化，应结扎胃网膜右血管，沿大弯侧胃壁切除大网膜及肿瘤），向上至胃底；松解脾结肠韧带，游离脾曲结肠，沿左肾脂肪囊表面分离脾曲网膜至脾下极，注意分离保护胰尾部，若脾门网膜无明显种植肿瘤，通常保留胃短血管，沿胰尾及脾脏内侧切断网膜，切断并结扎胃网膜左血管。完整切除的大网膜应呈"M"形。

12. 右侧膈肌腹膜剥除

以血管钳向下牵拉切口下方的腹膜，沿腹直肌后鞘向上、向右剥离膈肌腹膜，可将框架拉钩抬高，以充分牵拉右侧肋弓，使用球形电刀剥离可有较好的止血效果且不易切断腹膜；剥离至膈中心腱附近时，需注意保护膈静脉；剥离右侧膈肌腹膜至肝裸区时，提起游离的膈肌腹膜，下压肝脏，沿肝脏表面切断镰状韧带，并松解冠状韧带及右侧三角韧带，若肝脏表面及肝膈间隙内存在肿瘤性粘连，应沿肝脏表面剥离肿瘤至肝裸区切断，注意避免损伤下腔静脉；抬高手术床右侧，向左推动肝右叶，可沿肾脂肪囊表面剥离切断右侧膈肌腹膜，完整切除右侧膈肌腹膜及肿瘤（图 1-5-12）。

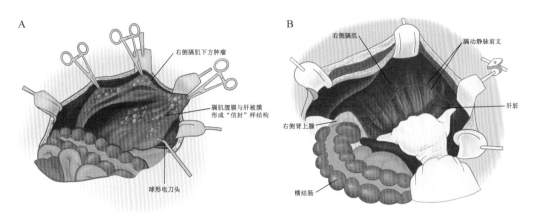

A：右侧膈肌腹膜及肝被膜剥除；B：右侧膈肌腹膜剥除后示意图。

图 1-5-12 右侧膈肌腹膜剥除

13. 左侧膈肌腹膜剥除

起始步骤同右侧膈肌腹膜剥除，向上、向后剥离至膈肌中心腱，向右侧牵拉胃及脾脏，松解脾膈韧带；充分牵拉膈肌腹膜，以球形电刀可快速剥离左侧膈肌腹膜，直至与左侧肾脂肪囊表面腹膜汇合处切断（图 1-5-13）。若左侧膈肌腹膜与脾脏之间存在肿瘤性粘连，通常需行脾脏 + 左侧膈肌腹膜切除。

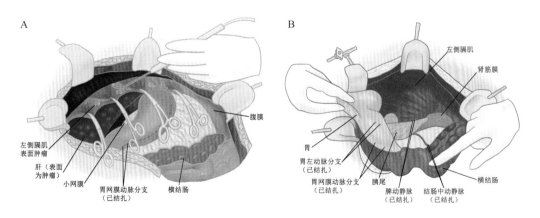

A：左侧膈肌腹膜剥除示意图；B：左侧膈肌腹膜剥除后示意图。

图 1-5-13 左侧膈肌腹膜剥除

14. 脾切除

由于脾脏内侧是网膜囊的一部分，且脾脏血供丰富，网膜囊瘤化或粘连侵犯脾脏，需行脾切除术，通常与大网膜一并切除；沿胃底离断胃短血管，松解脾胃韧带并游离脾上极至脾血管上方；松解脾膈韧带，并沿左肾脂肪囊及左肾上腺表面游离至胰腺后方；沿脾脏内侧面游离胰尾部，分离显露脾动静脉，分别予以结扎后切断（图 1-5-14）。若肿瘤侵犯胰尾部，则应进一步游离胰体尾，以 ENDO-GIA 切断胰尾及脾血管，断端以 3-0 普理灵（PROLENE）缝合加固。

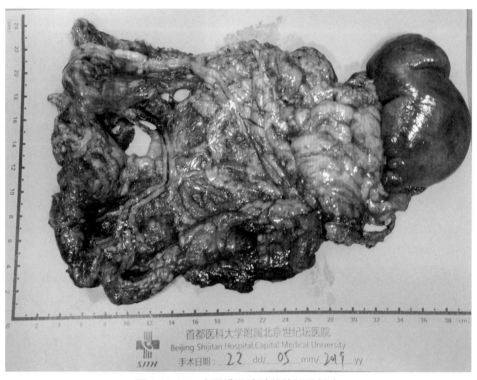

图 1-5-14　大网膜及脾脏整块切除标本

15. 小网膜、胆囊及肝十二指肠韧带

由于小网膜肿瘤发展易于压迫胃小弯、胆总管等造成梗阻，通常需切除小网膜，由于大网膜已被切除，可用手牵拉胃体并托起小网膜，超声刀沿胃右血管内侧切开小网膜，保留小弯侧血管弓及迷走神经，至肝尾状叶表面切断小网膜。PMP 患者往往合并胆囊窝、肝十二指肠韧带及小网膜同时受累，可沿胆囊底部逆行切除胆囊及胆囊窝肿瘤，解剖胆囊三角，分别断扎胆囊动脉及胆囊管，钝性分离肝门部肿瘤，剥离胆总管表面肝十二指肠韧带腹膜，跨过胆总管后注意保护肝固有动脉及其分支，于胃右动脉上方切开小网膜，沿肝尾状叶表面、小弯侧血管弓外侧切断小网膜，可整块切除胆囊、肝十二指肠韧带及小网膜肿瘤。若文氏孔存在肿瘤，可在小网膜切除后，以 16# 尿管提起肝十二指肠韧带，用手指推挤肿瘤以便于显露，可于门静脉后方将肿瘤剥除。

16. 结肠切除

若为结肠癌伴同时性腹膜转移，原发部位依据相应的根治术标准执行；若为结肠浆膜表面种植性转移，在范围较局限时，可沿浆肌层切除，待灌注治疗后行局部加强缝合，同时行末段回肠预防性造口术；若结肠壁全层受累或有结肠多处转移时，需依据情况行结肠局部切除或全结肠切除，但无须行根治性全系膜切除。

17. 小肠切除

对于小肠表面黏附的无明显浸润性肿瘤结节，可使用剪刀分块剪除肿瘤结节，应谨慎操作避免损伤浆膜层，对于浆膜层受损者，HIPEC 后予以浆肌层缝合加固（图 1-5-15A）；对于浸润浆膜层的肿瘤结节，同样建议使用剪刀切除肿瘤结节及受侵的浆肌层，保留黏膜及黏膜下层，给予暂时性缝合 1～2 针，待 HIPEC 后行浆肌层折叠缝合加固，但应避免广泛使用此操作（图 1-5-15B）；对于侵透肠壁或系膜缘的肿瘤结节，应断扎系膜缘血管，以直线切割闭合器切断近远端肠管，行小肠局部切除（图 1-5-15C）。

18. 肠系膜病损切除

对于肠系膜表面散在种植的肿瘤结节，可选择剪刀、电刀、超声刀等设备进行切除，瘤床需使用球形电刀止血并灭活可能残余的肿瘤细胞；对于广泛存在的肿瘤结节，可切除较大的肿瘤结节，以球形电刀头或高频电刀 SPRAY 模式电烧灼灭活或破坏肿瘤结节，选用高频氩气刀在有效灭活肿瘤结节的同时，能更好地保护系膜血管（图 1-5-16）。肠系膜肿瘤的电烧灼处理应在 HIPEC 前进行，配合 HIPEC 能够有效灭活肠系膜肿瘤结节。

19. 全盆腔腹膜切除

由于盆腔的解剖结构和位置，导致腹腔内播散的肿瘤组织易于积聚、转移至此处，直肠、双侧卵巢、子宫及膀胱表面腹膜也较易受累，因此全盆腔腹膜切除往往包含直肠、子宫及双附件等器官，即后盆腔切除（图 1-5-17）。

自双侧髂窝腹膜开始，交替完成盆腔侧方、后方和前方分离。

侧方处理：沿腹膜外间隙游离，分离显露双侧生殖血管，女性患者则在髂外动脉以上部位高位结扎双侧卵巢血管，男性患者则注意妥善分离精索血管及输精管；分离显露保护双侧输尿管；向盆底方向剥离双侧髂窝腹膜，女性患者则于腹股沟管内环口处切断子宫圆韧带，男性患者则分离保护精索及输精管，直至膀胱顶两侧。

前方处理：以亚甲蓝溶液充盈膀胱，向后牵拉膀胱表面腹膜，于汇入膀胱处切断脐尿管及两侧膀胱悬韧带，由膀胱底向膀胱颈完整剥离膀胱表面腹膜，向下直至膀胱直肠间隙或膀胱阴道间隙，男性到达精囊腺水平，女性达子宫颈水平下方。

后方处理：自系膜根部分离显露肠系膜下动静脉，确定乙状结肠 / 直肠切除线，断扎相应系膜血管，切断乙状结肠 / 直肠；提起直肠，沿直肠固有筋膜与骶前筋膜间隙自上向下分离至腹膜返折以下；对于女性患者，可选择结扎双侧髂内动脉，以减少盆腔操作过程中的出血。

继续侧方处理：对于女性患者，需自上而下处理漏斗韧带、阔韧带，显露子宫动静脉，分离保护输尿管后，切断并缝扎子宫动静脉及主韧带，下推膀胱，钝性分离膀胱阴道间隙至宫颈下水平。环形切断阴道，沿阴道后壁的阴道直肠间隔自下向上分离子宫直肠窝，裸化直肠系膜，切断直肠，整块切除中后盆腔结构。为避免热灌注化疗时药液经阴道漏出，需在热灌注化疗前缝合阴道残端，因此在关闭前以灭菌注射用水（蒸馏水）反复冲洗盆腔，清除可能残余的肿瘤细胞，再以可吸收缝线关闭阴道残端。

20. 吻合及造口

除阴道残端外，所有消化道重建和包埋缝合操作等均应在 HIPEC 后进行，以避免将肿瘤细胞包裹于吻合口组织间隙中。

　　HIPEC 后，仔细检查全部术野，彻底止血，若术中输尿管损伤或存在可疑损伤，可放置输尿管支架；若术中切除膈肌，修补后应放置胸腔闭式引流；若小肠和结肠浆膜受损，可行浆肌层缝合加固。

　　使用吻合器进行肠管吻合，浆肌层缝合加固吻合口，若存在吻合口愈合不良因素（张力过高、肠管水肿、血运不佳、血糖控制欠佳等），可考虑行末段回肠预防性造口。无论预防性造口还是永久性造口，推荐一期开放造口。

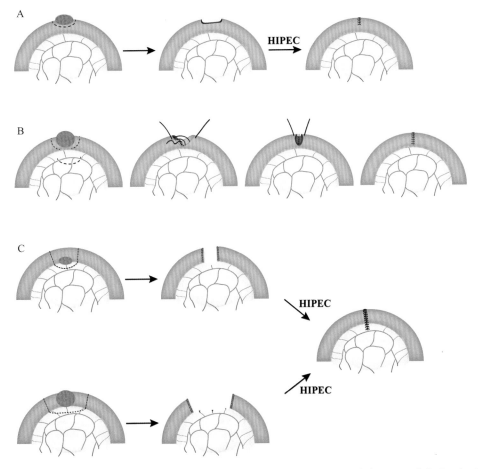

　　A：小肠肿瘤切除后浆膜受损，HIPEC 后行浆肌层缝合；B：小肠肿瘤侵犯肠壁全层，切除后用可吸收缝线行全层缝合，HIPEC 后浆肌层缝合加固；C：小肠肿瘤侵透肠壁或系膜缘肿瘤侵犯肠壁，需结扎系膜缘血管，以切割闭合器切断肠管，HIPEC 后行肠吻合。

图 1-5-15　小肠肿瘤切除示意图

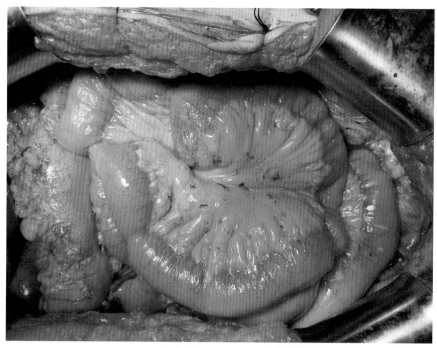

图 1-5-16　小肠系膜表面肿瘤结节行电烧灼灭活

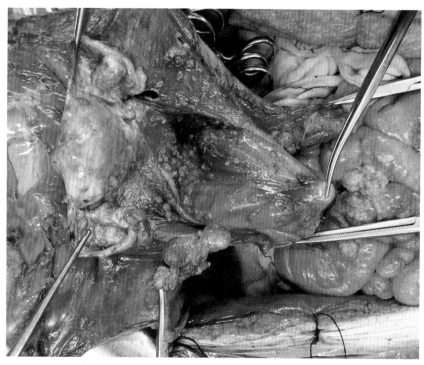

图 1-5-17　子宫双附件、直肠及盆壁腹膜整块切除

第五节　HIPEC 理论与操作

一、HIPEC 的理论基础

HIPEC 是将含有化疗药物的灌注液加热到治疗温度，灌注到肿瘤患者腹腔内，并维持一定的治疗时间，以预防和治疗腹膜癌及其引起的腹水的一种治疗技术。HIPEC 技术最先由 Spratt 等设计提出，基于正常组织细胞与肿瘤组织对高温耐受性的差异，以及热疗与化疗的协同作用，结合腹腔解剖学特点，使用大容量液体灌洗的治疗手段，能够有效清除游离癌细胞和微转移病灶，对预防和治疗腹膜转移或复发具有独特疗效。

HIPEC 的作用原理包括以下。

（1）药代动力学优势：腹膜包括单层间皮细胞、基底膜及间皮下组织，总厚度约 90 μm，这些结构加血管内皮等成分形成"腹膜—血浆屏障"，限制了腹膜对大分子药物的吸收，腹腔灌注化疗局部药物浓度可比血浆药物浓度高 20 ～ 1000 倍，既增强了药物对癌细胞的直接杀伤效应，又减轻了化疗药物的全身毒副作用。

（2）热效应：正常组织对热的耐受性高于癌组织，热效应对癌细胞有多重作用：在组织水平上使癌组织内微血管栓塞，引起肿瘤组织缺血性坏死；在细胞水平上破坏细胞的自稳机制，激活溶酶体、破坏胞质和胞核、干扰能量代谢；在分子水平上使癌细胞膜蛋白变性，干扰蛋白质、DNA 和 RNA 合成。研究表明，正常组织细胞能够耐受 47 ℃达 1 h，而肿瘤细胞在 43 ℃下 1 h 即可发生凋亡。

（3）大容量灌洗：HIPEC 将大容量液体恒速循环灌注腹腔，既可以通过体外加热保持腹腔内灌注药液维持在恒定温度，又可以使化疗药物在腹腔内均匀分布，还能通过水流冲刷腹腔各个角落，并利用滤网去除组织碎屑、血块、游离癌细胞等。HIPEC 过程中的液体流动，可通过流体剪切力直接杀伤肿瘤细胞。HIPEC 还可冲洗并杀灭腹腔内的粒细胞和单核巨噬细胞，既可减少术后粘连，也可降低创伤愈合过程对肿瘤细胞生长的促进作用，以及粘连导致的肿瘤细胞包裹。

（4）协同效应：热疗与化疗药物的协同抗肿瘤作用在 43 ℃时明显增强，可提高癌细胞对化疗药物的反应率，同时热效应可使局部毛细血管扩张，增加药物的渗透深度，使化疗药物更容易进入肿瘤组织。

二、HIPEC 的药物方案

化疗药物的选择：实施 HIPEC 时，既可选择单一给药，也可联合序贯给药。HIPEC 的药物选择除考虑原发病种类外，也要参考患者以往对化疗药物的敏感性，同时兼顾药物本身的特性，如药物对腹腔肿瘤的穿透力、腹膜吸收率、热疗对腹膜的刺激性等。化疗药物的剂量原则上以系统化疗用量为标准，可根据患者年龄、身体状况、化疗药物耐受性和骨髓增生能力进行适当调整。如联合应用系统化疗，建议在 HIPEC 治疗前后间隔 2 周，以防发生骨髓抑制。

常用的化疗药物：①胃癌：紫杉醇、多西他赛、奥沙利铂、顺铂、5- 氟尿嘧啶和表柔比星等。②结直肠癌：丝裂霉素、奥沙利铂、5- 氟尿嘧啶和伊立替康等。③妇科肿瘤：顺铂、紫杉醇、多西他赛、奥沙利铂、卡铂、吉西他滨、伊立替康和培美曲塞等。④腹膜假黏液瘤：奥沙利铂、卡铂、顺铂、丝裂霉素和表柔比星等。⑤肝、胆、胰腺癌：紫杉醇、多西他赛、奥沙利铂、卡铂、顺铂、5- 氟尿嘧啶、丝裂霉素、表柔比星和吉西他滨等。⑥恶性腹膜间皮瘤：顺铂、培美曲塞、多柔比星等。⑦腹膜肉瘤病：异环磷酰胺、表柔比星等。临床医生也可以根据化疗药物的特性、适应证和肿瘤的化疗敏感性使用其他药物进行 HIPEC。

灌注液的选择：HIPEC 的灌注液主要以生理盐水为主，也有文献报道采用 5% 葡萄糖液、林格氏液、706 代血浆、蒸馏水等。HIPEC 的容量一般为 4～6 L，以充满腹腔、建立通畅的内循环为原则。需要注意的是，奥沙利铂和卡铂等化疗药物用生理盐水稀释可导致化疗药物药效不稳定，需用 5% 葡萄糖液作为灌注液。HIPEC 过程中需要使用非糖液体静脉补充血容量，以降低渗透性利尿导致脱水的风险。此外，部分患者 HIPEC 过程中可能出现血糖升高，需做相应处理，对于合并糖尿病的患者尤其注意。

三、HIPEC 的应用方式

1. 术中开放式 HIPEC

开放式 HIPEC 是在最大程度完成肿瘤病灶切除后，在行胃肠道、泌尿道等吻合重建之前，腹腔完全开放状态下进行。以框架拉钩或自动拉钩拉高腹壁，以扩大腹腔容量，将灌注导管经切口置入腹腔。出水管放置于两侧结肠旁沟或盆腔等腹腔较低位置，入水管放置于膈下或小肠表面。HIPEC 治疗过程中控制腹腔内药物液面淹没至切口水平，可适当调整管路位置，并翻动肠管，使药液均匀分布于腹腔内（图 1-5-18）。推荐 HIPEC 入体温度 / 治疗温度为 43 ℃，灌注液总量为 3000 ～ 6000 mL，灌注流速为 400 ～ 1000 mL/min，灌注时间为 60 ～ 90 min。

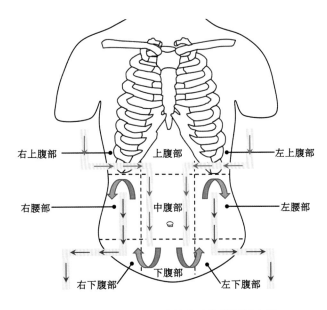

图 1-5-18 HIPEC 腹腔内液体循环示意图

2. 闭合式 HIPEC 及腹腔镜探查 +HIPEC

闭合式 HIPEC 是将灌注导管经两侧腹壁戳孔置入腹腔，入水管分别置于左右膈下，出水管置于盆腔，固定灌注管路并临时关闭腹部切口。HIPEC 完成后再次打开腹腔行重建操作，可保留灌注导管作为术后腹腔引流管，亦可通过腹腔镜探查后，经戳卡孔放置灌注管路，行闭合式 HIPEC 治疗。也有单位在完成重建吻合后，经腹壁放置灌注管路，于术后早期（术后第 1、3、5 天）行 HIPEC 治疗。

开放式 HIPEC 有利于腹腔化疗药液的均匀分布，可同时行胸腔灌注，预防胸腔种植，且切口周围组织浸入化疗药液，切口种植风险低。闭合式 HIPEC 腹腔压力升高，有利于加深化疗药液渗透深度，且维持腹腔温度所需的热量较少。

四、HIPEC 的应用和发展前景

理论上，HIPEC 有 4 种不同应用场景：①姑息性应用，对于无法根治的腹膜癌患者，尽管该治疗手段不能延长总生存期，但可提高生活质量，如控制恶性腹水。②根治性应用：结合根治术 / 细胞减灭术和 HIPEC 治疗腹膜转移癌，在手术切除肉眼可见肿瘤病灶后，通过 HIPEC 清除残余病灶和游离癌细胞，可达到细胞学根治水平。③预防性应用：对有腹膜复发高风险的患者，特别是那些有 T3、T4、N+、黏液腺癌或印戒细胞癌、女性进展期胃肠道癌患者（没有腹膜种植），预防性应用 HIPEC，可降低腹膜种植转移风险。④转化性应用：采用 HIPEC 和化疗相结合的新辅助治疗，目的是减少腹膜种植，实现根治性手术。

（于 洋 黄超群 彭 正 许洪斌）

参考文献

1. 李雁. 腹膜癌研究之我见. 中国肿瘤临床，2012，39（22）：1685-1686.
2. 于洋，李鑫宝，林育林，等. 肿瘤细胞减灭术联合腹腔热灌注化疗治疗腹膜癌 1384 例疗效分析. 中华胃肠外科杂志，2021，24（3）：230-239.
3. SMEENK R M, VERWAAL V J, ZOETMULDER F A. Learning curve of combined modality treatment in peritoneal surface disease. Br J Surg, 2007, 94 (11): 1408-1414.
4. POLANCO P M, DING Y, KNOX J M, et al. Institutional learning curve of cytoreductive surgery and hyperthermic intraperitoneal chemoperfusion for peritoneal malignancies. Ann Surg Oncol, 2015, 22 (5): 1673-1679.
5. 李雁，周云峰，梁寒，等. 细胞减灭术加腹腔热灌注化疗治疗腹膜表面肿瘤的专家共识. 中国肿瘤临床，2015，42（4）：198-206.
6. 李雁，许洪斌，彭正，等. 肿瘤细胞减灭术加腹腔热灌注化疗治疗腹膜假黏液瘤专家共识. 中华医学杂志，2019，99（20）：1527-1535.

7. HARMON R L，SUGARBAKER P H. Prognostic indicators in peritoneal carcinomatosis from gastrointestinal cancer. Int Semin Surg Oncol，2005，2（1）：3.

8. SUGARBAKER P H. Cytoreductive surgery and peri-operative intraperitoneal chemotherapy as a curative approach to pseudomyxoma peritonei syndrome. Eur J Surg Oncol，2001，27（3）：239-243.

9. 李鑫宝，姬忠贺，林育林，等 . 细胞减灭术联合腹腔热灌注化疗治疗腹膜假黏液瘤的研究进展 . 医学综述，2019，25（5）：915-921.

10. 刘九洋，李雁 . 乳斑与腹膜转移癌的相关性研究进展 . 肿瘤防治研究，2015，42（6）：618-621.

11. 李鑫宝，姬忠贺，张彦斌，等 . 肿瘤细胞减灭术加腹腔热灌注化疗围手术期静脉血栓栓塞症的危险因素及防治技术 . 肿瘤防治研究，2019，46（2）：121-126.

12. YANG X J，LI Y，AL-SHAMMAA HASSAN A H，et al. Cytoreductive surgery plus hyperthermic intraperitoneal chemotherapy improves survival in selected patients with peritoneal carcinomatosis from abdominal and pelvic malignancies：results of 21 cases. Ann Surg Oncol，2009，16（2）：345-351.

13. YANG X J，LI Y，YONEMURA Y. Cytoreductive surgery plus hyperthermic intraperitoneal chemotherapy to treat gastric cancer with ascites and/or peritoneal carcinomatosis：results from a Chinese center. J Surg Oncol，2010，101（6）：457-464.

14. YANG X J，HUANG C Q，SUO T，et al. Cytoreductive surgery and hyperthermic intraperitoneal chemotherapy improves survival of patients with peritoneal carcinomatosis from gastric cancer：final results of a phase III randomized clinical trial. Ann Surg Oncol，2011，18（6）：1575-1581.

15. HUANG C Q，YANG X J，YU Y，et al. Cytoreductive surgery plus hyperthermic intraperitoneal chemotherapy improves survival for patients with peritoneal carcinomatosis from colorectal cancer：a phase II study from a Chinese center. PLoS One，2014，9（9）：e108509.

16. HUANG C Q，FENG J P，YANG X J，et al. Cytoreductive surgery plus hyperthermic intraperitoneal chemotherapy improves survival of patients with peritoneal carcinomatosis from colorectal cancer：a case-control study from a Chinese center. J Surg Oncol，2014，109（7）：730-739.

17. 中国抗癌协会腹膜肿瘤专业委员会，广东省抗癌协会肿瘤热疗专业委员会 . 中国腹腔热灌注化疗技术临床应用专家共识（2019 版）. 中华医学杂志，2020，100（2）：89-96.

18. SPRATT J S，ADCOCK R A，MUSKOVIN M，et al. Clinical delivery system for intraperitoneal hyperthermic chemotherapy. Cancer Res，1980，40（2）：256-260.

19. LU Z，WANG J，WIENTJES M G，et al. Intraperitoneal therapy for peritoneal cancer. Future Oncol，2010，6（10）：1625-1641.

20. GAROFALO A，VALLE M，GARCIA J，et al. Laparoscopic intraperitoneal hyperthermic chemotherapy for palliation of debilitating malignant ascites. Eur J Surg Oncol，2006，32（6）：682-685.

21. EL-KAREH A W，SECOMB T W. A theoretical model for intraperitoneal delivery of cisplatin and the effect of hyperthermia on drug penetration distance. Neoplasia，2004，6（2）：117-127.

第六章

腹膜癌手术的麻醉与疼痛管理

第一节　前言

　　腹膜癌是指在腹膜上发生和（或）发展的一类恶性肿瘤，包括胃癌、结直肠癌、卵巢癌、腹膜假黏液瘤、恶性腹膜间皮瘤、原发性腹膜癌等腹盆腔恶性肿瘤局域性进展形成腹膜表面肿瘤，通常称为腹膜癌病。目前肿瘤细胞减灭术联合腹腔热灌注化疗是公认的治疗腹膜癌的方法。CRS+HIPEC 能够有效延长腹膜癌患者无瘤生存期，改善生活质量，但是由于手术的复杂性与特殊性，患者围术期死亡率也明显高于其他类型手术。

　　近年来随着术后加速康复（enhanced recovery after surgery，ERAS）理念的提出与推广，在围术期各个阶段根据循证医学证据，实施舒适化、个体化精准管理方案，降低不良事件发生率，促进患者术后快速康复是临床工作的重点，其中麻醉与疼痛管理是影响患者术后恢复的重要措施。优化的麻醉与镇痛方案能够有效降低手术应激，减少麻醉及手术并发症，促进术后恢复。本章节重点探讨麻醉的实施及常见并发症的防治。

第二节　腹膜癌手术特点

一、肿瘤细胞减灭术

　　CRS 旨在尽可能切除肿瘤原发灶、转移灶及受累组织和脏器，灭活肿瘤细胞，减轻瘤负荷。其特点包括：手术切口为腹部正中切口，手术范围涉及整个腹腔、盆腔甚至胸腔，创面巨大；肿瘤多累及腹膜、胃肠道以及盆腔脏器，部分病例中肝脾肾、膈肌、下腔静脉、髂部血管也受到侵犯，操作复杂；手术时间长，术中慢性渗液、渗血较多，液体丢失显著。

二、腹腔热灌注化疗

HIPEC 始源于腹腔灌注化疗（intraperitoneal chemotherapy，IPC）。术中通过采用恒温循环热灌注化疗的方法，增加化疗药物与腹膜的接触面积，同时复合热力作用，有效提高肿瘤灭活效果。其特点包括：含有化疗药物的低渗性液体与腹膜广泛接触，组织吸收加大，液体再分布，易积聚于第三间隙；热力的作用进一步促进腹膜血管扩张、通透性增强；热力与化疗药物可能存在一定的细胞损伤。

第三节 病理生理变化

由于腹腔、盆腔空间广泛，腹膜癌早期症状不明显，呈隐匿性发展。当出现腹胀、腹部包块、腹痛、腹水等临床症状时，肿瘤多进展至中、晚期。肿瘤本身、手术因素均可导致机体出现明显的病理生理改变，因而明确肿瘤及手术对机体生理功能的影响，对围术期管理具有重要的指导意义。

一、腹膜癌对机体的影响

临床中，腹膜癌患者最常见的症状是腹胀、腹部包块。肿瘤增长会出现压迫和阻塞，一般的局部压迫对机体无重要影响，但如果压迫、阻塞发生在重要腔道或器官，可导致严重后果。一些来源于消化道的肿瘤或者外生性肿瘤侵犯胃肠道时，可导致消化道梗阻，随着肿瘤进展，可出现水、电解质、酸碱失衡，能量代谢障碍，临床表现为消瘦、营养不良；压迫肾脏血管时，可致肾脏供血不足，肾小球滤过率下降，严重者出现肾功能不全。除局部压迫、阻塞外，部分腹膜癌有出血、感染、坏死等表现，可导致消化道慢性失血、肠穿孔、腹腔内感染等，引发贫血、腹膜炎、脓毒症。肿瘤状态下机体分解代谢增强，低蛋白血症，血浆胶体渗透压降低，出现大量腹水，进一步加剧水电解质丢失，导致机体内环境紊乱。肿瘤晚期患者多表现为恶病质状态，免疫功能极度低下，多器官功能严重受损，对麻醉及手术耐受力极低，麻醉风险显著增加。

二、手术对机体的影响

根据其手术特点，CRS+HIPEC 主要引起机体 3 个方面的病理生理改变：微循环灌注减少、应激反应与能量代谢障碍、凝血与纤溶系统功能紊乱。

1. 微循环灌注减少

腹膜癌患者术前低蛋白血症、术中麻醉药物扩张血管及心肌抑制，可引起术中血流动力学剧烈波动，表现为心排量减少，平均动脉压降低。在 CRS 操作过程中，一方面，由于创面长时间暴露，液体蒸发量可高达 8 ～ 10 mL/（kg·h），同时手术创面持续渗出，加重术中有效循环血容量不足，机体为保证心、脑、肾等重要脏器供血，胃肠及皮肤黏膜血管收缩，终末血管灌注减少，微循环功能障碍，导致乳酸等无氧代谢产物堆积，代谢性酸中毒发生；另一方面，引流腹水、牵拉肠管等操作，可使腹内压突然降低，回心血量减少，前负荷下降显著，同时腹腔组织脏器受迷走神经支配，迷走神经后干发出腹腔支，参与肝丛、胃丛、肠系膜上下丛、脾丛等形成，因此牵拉刺激可引起强烈的迷走反射，导致血压、心率进一步降低。在 HIPEC 期间，富含化疗药物的低渗性液体与腹膜广泛接触，液体积聚于组织间隙，而热疗可扩张腹膜血管，使有效循环血容量及微循环灌注进一步减少，术中微循环管理难度加重。

2. 应激反应与能量代谢障碍

应激反应是一种神经内分泌反应，适度应激反应能够增强机体对外界伤害性刺激的免疫与调控，但过度应激反应可导致机体脏器功能损害。围术期禁食水、心理变化、有创性检查与操作、麻醉及手术均属于伤害性刺激，可致应激反应。除上述因素外，腹膜癌患者术中复合化疗药物、热疗等，与其他腹部手术相比，应激反应更为剧烈。应激反应一方面激活免疫细胞、血管内皮细胞合成和释放大量炎症因子，导致机体非特异性炎症反应，严重者出现全身炎症反应综合征（systemic inflammatory response syndrome，SIRS），损伤细胞代谢与脏器功能。另一方面，应激反应可累及下丘脑—垂体—肾上腺皮质轴、交感—肾上腺髓质轴、胰岛素/胰高血糖素体系等。应激状态下，机体交感兴奋，耗能增加，脂肪、氨基酸分解代谢增强，出现负氮平衡；糖皮质激素水平增加，蛋白质分解，糖原异生及糖耐量减低，同时胰岛素敏感性下降，胰高血糖素分泌增多，进一步加重糖利用障碍，最终导致糖无氧酵解增强，脂肪、氨基酸分解代谢过度，乳酸水平进行性增加，出现能量代谢紊乱。

3. 凝血与纤溶系统失衡

机体正常止血机制是通过调控凝血/抗凝体系和纤溶系统完成的。任何一个环节出现异常，均可引起凝血功能紊乱。多种因素可诱发凝血功能障碍，包括：贫血、营养不良、低蛋白血症、凝血因子合成减少。术中大量液体输注，早期稀释凝血因子，进而激活凝血系统，促进高凝状态发生，潜在微血栓形成，其后因凝血因子大量消耗，纤溶系统相对激活，严重者出现弥散性血管内凝血（disseminated intravascular coagulation，DIC）。另外，术中低体温也是重要诱发因素。低体温可致血管收缩，血液黏滞度增加，肝脏合成凝血酶的能力下降，纤溶系统激活，导致术中出血。手术本身创伤也会引起凝血/纤溶系统紊乱。临床中，我们监测凝血功能时发现，腹膜癌患者手术前后，凝血因子及血小板变化相对较小，但80%～90%的患者存在一定程度纤维蛋白原降低。因而术中及术后纤维蛋白原减低、纤溶系统激活是较为常见的病理生理改变，影响术中及术后出血量。

第四节 术前评估与准备

结合肿瘤、手术特点及其病理生理学改变，术前应进行详细、完善的访视与评估，了解患者生理功能，进而根据临床实际，实施针对性术前干预，提高患者对麻醉、手术耐受能力，能够有效减低围术期风险，促进术后康复。

一、术前评估

麻醉术前评估主要涉及访视与检查、麻醉及手术危险性评估两个方面。在患者访视及检查阶段，了解患者病史、发育及营养状态、伴随疾病等，具体包括腹膜癌发生发展过程，既往放、化疗及手术治疗，以及目前是否有伴随症状或疾病，包括慢性失血、肠梗阻及其他各系统基础病等；结合实验室及影像学检查，评估患者整体状态及器官功能代偿情况，同时帮助完善术前相关检查资料。对于腹膜癌中晚期患者，病情进展迅速，术前 1 周内的实验室及影像学检查更有参考价值。在了解患者整体及局部脏器功能状态后，进行麻醉及手术危险性评估，综合评估患者耐受麻醉及手术的能力，以及术后各种并发症发生风险。临床中最常用的评价指标为美国麻醉医师协会（American Society of Anesthesiologists，ASA）制定的健康状况评估分级（表 1-6-1）。ASA Ⅰ～Ⅱ级患者接受麻醉及手术的耐受性比较好，一般比较平稳；ASA Ⅲ级患者存在一定麻醉风险，围术期需要积极采取有效的针对性措施进行预防和治疗；ASA Ⅲ级以上时，提示患者存在严重全身病变，处于失代偿状态，围术期死亡风险明显增加，需要充分权衡麻醉及手术利弊。除整体健康评估分级量表外，呼吸困难评级、活动代谢当量评估、Goldman 心脏风险指数评分、Child-Pugh 肝功能不全分级及肾功能损害程度等量表可针对各器官系统进行评估，综合反映局部脏器功能状态及术后并发症发生风险。但是目前国内外尚未有针对腹膜癌患者术前评估及术后并发症发生风险预测体系，有待于进一步建立与探讨。

表 1-6-1 ASA 健康状况评估分级与围术期死亡率

分级	评估	死亡率
Ⅰ	健康患者（除手术疾病外健康）	0.06% ～ 0.08%
Ⅱ	轻度系统性疾病，没有功能受损（功能完全代偿）	0.27% ～ 0.40%
Ⅲ	中重度系统性疾病，功能不完全代偿	1.43% ～ 1.82%
Ⅳ	重度系统性疾病，需要不间断的治疗，功能衰竭	1.80% ～ 23%
Ⅴ	濒死患者，不论是否手术，24 小时内很难存活	9.40% ～ 50.70%

二、术前准备

与其他肿瘤相比，腹膜癌患者因其特殊性，术前状态欠佳，手术创伤大于其他腹部手术，因而做好积极、充分术前准备是降低围手术期风险的有效措施。在腹膜癌手术中，多种因素包括患者本身、麻醉、手术均可影响围术期风险。其中明确的危险因素包括：高龄、营养不良、长期吸烟、严重内科疾病（高血压、糖尿病、冠心病、肝肾功能不全等）、肿瘤伴随疾病与症状（肠梗阻、大量腹水、严重贫血等）。除常规术前准备外，腹膜癌患者应针对以上高危因素开展相应术前准备，提高耐受麻醉及手术的能力。

临床中重点准备包括以下几个方面。

（1）营养不良：营养不良是腹膜癌患者常见临床症状。肿瘤过度消耗，蛋白分解增加，可出现贫血、低蛋白血症、凝血因子水平降低。因而术前根据检查结果，必要时输注红细胞、白蛋白或血浆。术前维持血红蛋白不低于 8.0 g/L，白蛋白不低于 30 g/L，血小板不低于 50×10^9/L，国际标准化比值（international normalized ratio，INR）< 1.3。

（2）长期吸烟：长期吸烟者气道纤毛清除能力下降，呼吸道分泌物增多，小气道闭合容积加大，容易发生肺部感染、肺不张及肺气肿。而腹膜癌手术中气管插管，机械通气时间长，进一步增加肺部并发症发生率。腹膜癌患者围术期肺部并发症比例为 10% ～ 20%。因而术前积极充分戒烟，能一定程度地改善肺功能，降低并发症发生率。一般要求患者术前戒烟 1 ～ 2 周。对存在感染者，给予抗生素治疗 1 周，稳定后再考虑手术。

（3）严重内科并发症：腹膜癌患者常见临床并发症包括高血压、糖尿病、冠心病、哮喘及肝肾功能不全。高血压、糖尿病及冠心病可导致全身动脉系统硬化，循环后负荷及心脏做功增加，术中出现循环剧烈波动、心功能不全。术前要求血压控制在 180/100 mmHg 以内，空腹血糖 < 8.0 mmol/L。另外，6 个月内心肌梗死及 1 个月内心力衰竭患者，围术期心血管意外显著增加，均应暂缓手术，稳定心功能。肝肾功能主要影响麻醉药物药代动力学及药效学变化。肝肾功能不全患者，血浆蛋

白水平低下，游离型药物比例增加，药物清除速率降低，影响麻醉苏醒，同时肝肾功能障碍患者机体合成与代谢能力低下，严重影响术后恢复。对于肝功能 Child-Pugh 分级 2 级以上者暂缓手术，进行保肝治疗。肾功能检查发现血钾 > 6.0 mmol/L 或血肌酐 > 442 μmol/L 者暂缓手术，由专科进行诊治，肾功能改善后再次评估。

（4）肿瘤伴随症状与疾病：中晚期腹膜癌患者可出现大量腹水、肠梗阻等临床表现。机体液体丢失明显，液体管理难度增加。同时大量腹水导致巨大腹腔内压力，肺部顺应性明显下降，可出现强迫体位，如半坐位或坐位等，给气管插管操作与实施增加了困难。术前腹水引流能够降低困难气道发生风险。部分肿瘤侵犯消化道导致梗阻等症状时，会诱发恶心、呕吐，麻醉实施期间容易发生反流、误吸，因而术前要求胃肠减压，以及更长时间禁食，减少胃内容物。

第五节　麻醉方式选择

一、全身麻醉

全身麻醉是将麻醉药经呼吸道吸入、静脉或肌肉注射进入体内，对中枢神经系统产生暂时抑制，从而达到麻醉目的的麻醉方法。腹膜癌手术范围广，手术创伤大，全身麻醉能够维持足够的麻醉深度，抑制各种应激反应发生，同时提供满意肌肉松弛效果，是目前腹膜癌手术最主要的麻醉方式。全身麻醉包括吸入麻醉（经呼吸道给药）、静脉麻醉（经静脉给药）和复合麻醉。

1. 吸入麻醉

目前较为常用的吸入麻醉药包括一氧化二氮、异氟烷、七氟烷、地氟烷等。吸入麻醉优势：药效作用全面，在镇静、镇痛及肌肉松弛方面都能提供较好麻醉效果；可控性强，吸入麻醉给药途径简便易行，可通过控制吸入浓度调整麻醉深度；在体内代谢较少，大多数以原形经气道排出。不同吸入麻醉药的最小肺泡浓度（minimum alveolar concentration，MAC）不同，是评价吸入麻醉药物麻醉效能的指标（表 1-6-2）。MAC 会受到患者体温和年龄的影响。在腹膜癌手术中，HIPEC 期间患者体温会出现明显的波动变化，体温最高时可达 39 ℃，此时吸入麻醉药 MAC 也会随温度的升高而增大，因此在单独应用吸入麻醉时，应注意体温变化对于吸入麻醉的影响。年龄也是 MAC 的影响因素，有荟萃分析表明，年龄每增加 10 岁，吸入麻醉药 MAC 值会降低 6%。腹膜癌手术患者年龄跨度广，在进行吸入麻醉时应该根据手术进展情况及麻醉深度随时调整吸入浓度。

表 1-6-2 常用吸入麻醉药的 MAC 值（30 ~ 60 岁）

药物	N₂O	异氟烷	恩氟烷	异氟烷	七氟烷	地氟烷
MAC	104	0.77	1.68	1.15	1.85	6

2. 静脉麻醉

与吸入麻醉相比，静脉麻醉具备无须气道给药和无污染等优势。静脉麻醉在麻醉诱导中更加便捷、舒适，麻醉苏醒期较吸入麻醉平稳，可减少术后恶心、呕吐等麻醉不良反应，但存在代谢慢、血药浓度不能连续监测等弱点。

静脉麻醉药物分为麻醉性镇静药物、麻醉性镇痛药物及肌肉松弛药物。目前临床上常用镇静类麻醉药物主要包括咪达唑仑、丙泊酚、依托咪酯、右美托咪定。咪达唑仑属于短效苯二氮䓬类药物，具有抗焦虑、催眠、抗惊厥、肌松和顺行性遗忘等作用，能有效缓解腹膜癌患者术前焦虑情绪，产生顺行性遗忘效果，改善患者恐惧心理。丙泊酚是最常用的静脉麻醉药，起效迅速、苏醒完全，但可抑制循环功能，因而在腹膜癌患者诱导期间，应采取少量多次方式，避免一次性大剂量应用。另外，术中长时间输注可引起丙泊酚输注综合征，导致能量代谢异常，术中应避免大剂量持续输注。依托咪酯对循环影响轻微，在腹膜癌危重症患者中是麻醉静脉诱导的首选，但依托咪酯会抑制肾上腺皮质功能，故不建议在麻醉维持中应用。右美托咪定具有抗焦虑、镇静、镇痛作用，是最常用麻醉辅助药物，能有效减少麻醉药用量，能预防恶心、呕吐、寒战等发生，改善患者术后苏醒质量。此外，右美托咪定可用于术后镇痛，减少阿片类药物应用。镇痛类药物包括芬太尼、舒芬太尼、瑞芬太尼等，其中瑞芬太尼半衰期短，是最常用的术中维持麻醉性镇痛药。但在腹膜癌手术中，长时间输注瑞芬太尼，停药后可出现痛觉敏化，因此在手术结束时及时给予替代性镇痛治疗，可减轻阿片类药物停用引起的痛觉敏化。肌肉松弛药物包括罗库溴铵、维库溴铵、阿曲库铵、顺式阿曲库铵等，均可以安全应用于腹膜癌手术中，但对于术前肝肾功能异常者，阿曲库铵、顺式阿曲库铵是首选。

3. 复合麻醉

腹膜癌患者一般情况较差，合并低蛋白血症、内环境紊乱等问题，且手术创伤大、时间长等，单一吸入麻醉或静脉麻醉不能达到理想麻醉效果。如用单一麻醉药物，麻醉用量明显增加，麻醉药物容易蓄积，影响苏醒质量。因此静吸复合麻醉为首选，各类麻醉药物用量减少，可防止蓄积，同时患者肝肾功能负担降低。但复合麻醉对于麻醉医师要求较高，需要考虑各种麻醉药物药代动力学特点及药物间相互作用，根据术中监测随时调整药物剂量，保证麻醉安全与质量。

二、椎管内麻醉

椎管内麻醉指将局麻药物注入椎管内不同腔隙，可逆性阻断或减弱相应脊神经传导。根据注入椎管内腔隙不同可以分为蛛网膜下腔阻滞（腰麻）和硬膜外腔阻滞。椎管内麻醉痛觉阻滞完善，腹肌松弛满意，对呼吸、肝、肾、脑功能影响小。同时椎管内麻醉可更好抑制腹腔交感神经、收缩肠管，有利于手术操作，为腹部手术常用麻醉方法之一。腹膜癌手术范围更广，手术切口上至剑突、下至耻骨联合，且术中涉及肝、胆、胰、脾、肾、胃、肠、膀胱等各腹盆腔脏器，椎管内麻醉阻滞平面有限，术中可能出现阻滞不全，故在术中不单独应用。但联合全身麻醉，可减少全麻药物用量，同时为患者提供良好术后镇痛，促进患者术后康复。

在 CRS+HIPEC 中，椎管内麻醉复合全身麻醉能够完善腹部镇痛效果，改善腹部肌肉松弛程度，显著减少阿片类药物和肌松药物用量。蛛网膜下腔阻滞虽然能提供更好镇痛及肌肉松弛效果，但阻滞平面广，容易引起循环波动。连续硬膜外腔阻滞的阻滞平面为节段性，对外周血管影响小，更有利于腹膜癌手术的麻醉。连续硬膜外腔阻滞穿刺部位常选用 T10～T11、T11～T12 或 T12～L1 间隙，可采用间断推注或持续泵注方式。局麻药以罗哌卡因为主，作用时间长，既能保证镇痛效果，又能加强肌肉松弛效果。但患者若术前合并止血功能异常（包括血小板数量、质量异常及凝血功能异常）、全身或穿刺部位有感染、中枢神经系统尤其是脊髓或神经根病变、脊椎外伤或有严重的腰背痛，应禁用或慎用椎管内麻醉。

三、腹部外周神经阻滞

腹部外周神经阻滞是指将局麻药物注射到腹部特定组织间隙，可逆性阻滞外周神经传导。常用腹部手术神经阻滞包括：腹横筋膜平面阻滞、腹直肌鞘平面阻滞、竖脊肌平面阻滞等；主要阻滞腹部感觉神经，有效降低手术切口疼痛，减少麻醉性镇痛药应用。进行神经阻滞时选用长时效局部麻醉药物，如罗哌卡因，实施低浓度高容阻滞，保证药物能在组织间隙中充分扩散，达到良好镇痛效果。但腹部外周神经没有明确体表定位，需要在超声引导下进行，且麻醉医师需具备一定的超声及解剖基础。

第六节　麻醉术中管理策略

CRS+HIPEC 手术的特殊性，给麻醉管理带来了巨大挑战。依据其特有的病理生理改变，实施精准有效的管理策略、抑制手术应激、减少并发症是麻醉关注的重点。其中重点关注中枢神经系统、呼吸系统、循环系统、凝血系统、体温及应激反应。

一、中枢神经系统管理

术后认知功能障碍（postoperative cognitive dysfunction，POCD）是指术后患者出现人格、社交能力及认知水平的异常改变。影响因素较多，包括高龄、术前存在神经系统疾病、酗酒、营养不良、焦虑恐惧、术中手术创伤、大量失血、低体温、低血压、低氧血症、电解质紊乱、术后疼痛等，均是 POCD 诱发因素。腹膜癌患者术前存在营养不良、焦虑恐惧，经过麻醉、CRS+HIPEC 术后，POCD 发生风险高于其他腹部手术，笔者中心有 10% 左右患者术后早期可出现不同程度谵妄、认知功能障碍。因而在围术期管理中，麻醉医师需加强中枢神经系统功能监测与管理，降低 POCD 发生。

具体策略包括：①重视术前访视与评估，了解患者心理状态，既往有无手术相关谵妄病史；对术前焦虑、恐惧、失眠者，积极安慰，必要时给予安定类药物（咪达唑仑 1 ～ 2 mg，安定 5 ～ 10 mg）口服，减轻不良情绪。②患者入手术室后，可静脉应用适量镇静类药物，包括咪达唑仑（2 mg）、右美托咪定 [0.2 ～ 0.8 μg/（kg·min）]，改善患者紧张、焦虑状态，提高依从性。③术中维持循环稳定，平均动脉压＞ 55 mmHg，或不低于基础血压 30%，保证脑组织灌注。④术中在保证正常氧合状态下，避免使用高浓度氧长时间机械通气。⑤术中采用麻醉深度监测，指导合理用药，防止麻醉过深。⑥术中合理应用抗应激药物，减轻手术应激刺激。⑦完善术后镇痛。

二、呼吸系统管理

围术期肺部并发症发生与机械通气时间呈正相关。麻醉后患者功能残气量明显降低，CRS+HIPEC 手术患者气管插管与机械通气时间长，肺不张、间质性肺水肿等并发症明显升高。术中肺不张主要表现为压缩性与吸收性肺不张。压缩性肺不张与腹腔肿瘤或腹水压迫胸腔、胸内压力增加有关，在腹腔压力减小后可采用肺复张策略改善；吸收性肺不张多发生在术后，与长时间通气不足、高浓度吸氧有关。

术中改善患者肺功能措施包括：①头高脚低位麻醉诱导：降低腹腔压力，改善肺顺应性；②术中采用呼气末正压通气（positive end expiratory pressure，PEEP）：机械通气维持在 5 ～ 10 cmH$_2$O 的 PEEP，能有效提高功能残气量，避免肺不张；③术中避免高浓度吸氧：在保证机体良好氧合状态下，尽可能降低吸入氧浓度，CRS+HIPEC 术中吸入氧浓度一般为 40% ～ 60%；④术中间断肺复张：采用压力控制通气，维持吸气压力＞ 30 cmH$_2$O，并维持 10 s 以上；⑤密切关注患者术中出入量，实施目标导向液体治疗（goal-directed fluid therapy，GDFT），避免液体负荷过重；⑥部分患者腹膜癌侵及膈肌，术中行胸腹腔联合热灌注化疗，在修补膈肌时，充分膨肺，术后放置胸腔引流管持续引流。

三、循环系统及容量管理

微循环灌注不足是 CRS+HIPEC 术中最常见的病理生理改变。因而实施有效循环功能监测及管理策略，对维持组织灌注、保护器官功能、降低并发症至关重要。

1. 循环功能监测

除心电图（ECG）、血压（BP）、心率（HR）、血氧饱和度（SpO_2）等常规监测外，CRS+HIPEC 术中需要动态监测前负荷、心肌收缩力、后负荷及微循环变化。前负荷监测包括：胸内血容积指数（ITBI）、全舒张期末容积指数（GEDI）、每搏变异度（SVV）、中心静脉压（CVP）；心肌收缩功能监测包括：心输出量（CO）、每搏量（SV）、心指数（CI）；后负荷监测包括肺毛细血管楔压（PCWP）、系统性血管阻力指数（SVR）；微循环功能监测包括：氧供指数（DO_2I）、氧耗指数（VO_2I）、混合静脉血氧饱和度（SvO_2）及乳酸。通过综合监测，可系统性评估术中循环状态，指导液体输注。

笔者中心在术中常规应用 Vigileo/FloTrac 血流动力学监测仪，监测患者 SVV 和 CI，实施目标导向液体治疗；对部分重症患者手术时，进行脉搏指示连续心排血量监测（PiCCO），能够有效评估术中肺循环及体循环功能，指导精细化管理。

2. 容量管理

在常规开腹手术中，根据患者术前累计丢失量、生理需要量、术中液体蒸发量、失血量及尿量进行液体输注。但是在 CRS+HIPEC 中，创面暴露大、慢性渗血渗液明显、热灌注化疗加剧液体再分布等，传统补液策略不能维持患者有效循环血量及微循环功能。目标导向液体治疗策略更适合于该类手术患者。

目标导向液体治疗是根据特定循环监测指标，实时评估机体液体需求量变化指导补液，稳定循环功能。我们在术中观察发现，实施 GDFT 组患者，术中液体应用量、血流动力学波动幅度明显低于传统补液组。笔者中心监测 CI 及 SVV，实施以 SVV 为目标的液体管理策略，术中维持 SVV < 15%。当 SVV 高于 15% 时，进行快速补液试验，在 5 ~ 10 分钟内静脉输入晶体液 200 mL，如 SVV 降低、CI 提高，提示血容量不足，继续维持液体输注；如果 SVV、CI 及血压在快速补液后无

明显变化，考虑外周血管张力低下，给予适量血管活性药物（去甲肾上腺素、麻黄碱等），提高外周血管张力；如果 SVV 无明显变化、CI 降低，提示心功能不全，此时需要应用强心类药物（毛花苷 C、多巴胺等）改善心肌收缩力。通过监测 SVV、CI 及血压的变化，综合评估循环功能，精准补液。

术中液体成分多以晶体液为主，晶/胶体液比例一般维持在 2 ： 1。但是在 CRS+HIPEC 中，晶体液输注过多，降低了血浆蛋白浓度，加重了慢性渗出及液体再分布，导致组织间隙水肿，微循环灌注不足。人工胶体液（羟乙基淀粉等）虽然可以提高血浆胶体渗透压，维持有效循环血容量，但大量输注稀释凝血因子，加重肝肾负担，严重者可导致凝血系统紊乱和肝肾功能不全。因此，在腹膜癌手术中推荐使用白蛋白、新鲜冰冻血浆等血制品，能够提高血浆蛋白水平和胶体渗透压，减少液体渗出，同时补充凝血因子及循环血量，减低肝肾功能负担，维持血流动力学稳定。

在 CRS+HIPEC 中，目标导向液体治疗目标包括：①有效循环血量及微循环灌注：术中尿量 1 mL/（kg·h），动脉血乳酸 < 2 mmol/L；②有创血压、心率维持在基础状态的 20% 以内；③稳定血红蛋白水平，Hb ≥ 10 g/L；④维持正常凝血功能，术中慢性渗血、渗液，凝血因子及纤维蛋白原丢失显著，及时监测凝血功能，指导成分输血，有助于循环管理。

四、凝血系统管理

1. 凝血功能管理

肿瘤患者术前呈现高凝状态，但腹膜癌患者除 D- 二聚体升高外，由于营养不良、消瘦、蛋白分解代谢，多伴有凝血因子消耗、凝血时间延长。而 CRS+HIPEC 中大量液体丢失，机体应激反应剧烈，加重蛋白分解代谢，术中 80% 患者出现纤维蛋白原下降，导致出血增加。因而术中实施有效凝血监测，有助于指导成分输血，维持正常凝血功能。

我们在术中开展血栓弹力图（thromboela-stogram，TEG）监测，能够有效评估凝血及纤溶系统功能。血栓弹力图结果能够反映凝血因子水平、血小板功能、纤维蛋白原活性及肝素等抗凝药物应用的变化。术中根据患者 TEG 结果，针对性地补充凝血因子、纤维蛋白原、血小板等成分，可减少渗血、渗液。在 CRS+HIPEC 中补充 10 ～ 15 mL/kg 新鲜冰冻血浆可维持机体正常的凝血状态。另外，监测数据显示，随着手术进行，纤维蛋白原水平进行性降低，凝血因子及血小板波动相对较少，因而及时补充纤维蛋白原，有助于稳定凝血功能，减少术后出血、低血压等不良事件的发生。

2. 血栓预防及管理

深静脉血栓形成（deep vein thrombosis，DVT）是围手术期常见并发症。临床中普通外科手术后 DVT 发生率为 30% ～ 40%。肿瘤患者一般为高凝状态，D- 二聚体升高，发生静脉血栓风险是非肿瘤患者的 4 ～ 6 倍。腹膜癌患者由于消瘦、腹水等因素，术前活动受限；术中长时间处于麻醉静止状态，血液流速减慢，麻醉手术创伤激活凝血系统；术后卧床与制动均可以增加深静脉血栓形成风险。

围术期血栓预防及管理策略包括：①机械性预防：在没有机械性预防禁忌证（外周动脉疾病、开放性伤口、充血性心力衰竭、急性浅表静脉炎或 DVT 等）的情况下，应考虑采用静脉加压装置（VCD）进行预防，改善下肢血流状态，术中下肢穿戴弹力袜。②药物预防：根据深静脉血栓防治指南，对所有诊断癌症活跃且没有治疗禁忌证患者，若活动量不足以减少静脉血栓发生风险，应预防性给予抗凝治疗，如皮下注射低分子肝素（3000 U，1 次 / 日）或普通肝素（5000 U，2 次 / 日）（1 级）。

五、体温管理

围术期低体温是麻醉药物抑制体温中枢与患者暴露在相对寒冷手术室环境共同作用的结果。CRS+HIPEC 对体温影响较大。CRS 期间，患者腹腔脏器长时间暴露在 22 ～ 26 ℃手术室环境中，热量大量丢失，有 60% ～ 80% 的患者出现不同程度体温降低。观察发现 CRS 手术每进行 4 h，体温约下降 1 ℃。而 HIPEC 期间，化疗药液温度为 43 ℃，常温灌注 60 ～ 90 min，体温一般上升 1 ～ 2 ℃，最高可达 39℃。术中体温波动严重影响患者组织器官灌注、氧供需平衡及麻醉药物代谢。因而术中需连续监测体温，根据实时变化采取保温或降温措施，有助于稳定内环境。

在 CRS 期间，低体温防治措施包括：①维持手术室温度恒定，避免室温过低（24～26 ℃）；②有条件的中心可在术前放置保温毯，术中保温；③术中输注液体及血液制品前，均进行加温处理；④术中使用紧闭或半紧闭麻醉循环回路，减少呼吸蒸发；⑤手术冲洗期间，选择温盐水，避免使用低温液体。

在 HIPEC 期间，体温升高时，在可接受范围内（＜38 ℃），可停止保温措施，无其他特殊处理，腹腔热灌注结束后，体温自行回落；但体温＞38 ℃时，可通过增加散热、佩戴冰帽、过度通气等方式，降低患者体温。

六、应激管理

应激反应是机体自我保护机制，能在一定程度上提高机体免疫及抵御能力，但应激过强或持续过长时，可致生理功能紊乱。腹膜癌患者处于恶病质状态，又因 CRS 手术时间长，创伤大，HIPEC 热疗、化疗打击，应激反应高于其他腹部手术。在围术期实施有效应激管理，可显著减少并发症。

笔者中心针对腹膜癌患者，应激管理措施包括：①需要重视术前访视与谈话，减轻患者焦虑及恐惧心理，必要时给予适量镇静药物。②术中及术后完善镇痛，降低伤害性刺激。超前镇痛（给予长效非甾体类抗炎药）、术后患者静脉或硬膜外自控镇痛（patient controlled intravenous analgesia / patient controlled epidural analgesia，PCIA/PCEA）、连续腹壁神经阻滞等均能有效改善患者舒适度，降低应激反应。③抗应激治疗：围术期应用解热镇痛药物，如盐酸右美托咪定、乌司他丁、利多卡因等，可有效抑制交感神经，增强镇静、镇痛、催眠、抗焦虑等效果，阻断伤害性感觉传导，降低应激水平。

第七节　疼痛管理

术后疼痛可导致患者失眠、肺功能下降、循环高动力状态、胃肠功能减退等并发症，影响疾病转归、预后。而腹膜癌患者的术后疼痛更为剧烈。

一、疼痛诱发因素

CRS+HIPEC 术后疼痛发生因素包括：① CRS 手术操作对皮肤、肌肉、神经和脏器机械性损伤导致的伤害性疼痛；② HIPEC 期间，机体组织化学和热损伤可导致化学性疼痛；③围术期炎症反应、氧化应激降低局部神经疼痛阈值，导致炎性疼痛；④神经损伤直接导致神经病理性疼痛。这些因素相互作用，促进外周和中枢性痛觉敏化，诱导急性疼痛发展为慢性疼痛、顽固性疼痛。

镇痛管理包括超前镇痛和多模式镇痛。超前镇痛是指在围手术期通过提前干预，提高外周及中枢疼痛阈值，减少伤害性刺激传导，达到镇痛目的。多模式镇痛是指联合多种镇痛方法和药物，发挥各自镇痛优势，降低不良反应，实现最佳镇痛效果。目前在 CRS+HIPEC 中，最常用的镇痛方式包括静脉镇痛及区域阻滞技术。

二、静脉镇痛药物

术后常用静脉镇痛药包括对乙酰氨基酚、非甾体类镇痛药、阿片类药物及其他镇痛辅助用药。

1. 对乙酰氨基酚

对乙酰氨基酚是解热镇痛类药物，对轻、中度疼痛有较好治疗效果，在 CRS+HIPEC 中可作为辅助镇痛药物应用。

2. 非甾体类镇痛药

非甾体类镇痛药（NSAIDs）主要通过抑制环氧合酶（COX）和前列腺素合成发挥抗炎和镇痛效果，其中环氧合酶 -2（COX-2）是抗炎、镇痛的主要受体。因而高选择性 COX-2 抑制剂（如塞来昔布、帕瑞昔布钠）具有较好镇痛疗效，但长期应用该类药品可明显增加心脑血管风险，在伴有严重心脑血管疾病患者中应禁用。

对 CRS+HIPEC 手术患者，NSAIDs 常用于超前镇痛，以及联合阿片类药物用于静脉自控镇痛。但 NSAIDs 有"封顶效应"即达到预期镇痛效果后，增加剂量只会增加不良反应。另外，NSAIDs 需要预充式给药，单纯缓慢注射不能达到有效血药浓度。

3. 阿片类镇痛药

阿片类镇痛药是中、重度疼痛最常用药物，又称为麻醉性镇痛药。阿片类药物镇痛作用强，是腹膜癌患者围术期最常用镇痛用药，但其不良反应多且呈剂量依赖性。阿片类药物主要不良反应为恶心呕吐、呼吸抑制、瘙痒、耐受和躯体依赖、僵直、意识障碍、缩瞳、体温下降、免疫功能抑制、便秘等。腹膜癌患者术后虚弱，药物耐受性明显降低，因而在实施镇痛的同时应密切关注患者意识、呼吸、循环及胃肠道反应等。当患者出现意识障碍、呼吸抑制等严重不良反应时，可给予纳洛酮拮抗。

4. 其他辅助用药

（1）氯胺酮：为静脉麻醉用药，除镇静外，也能提供镇痛效果。其会产生一种独特的麻醉状态，表现为木僵、镇静、遗忘和显著镇痛。这种状态被认为是边缘系统与丘脑—新皮质系统分离的结果，因此有一定的致幻作用，目前应用较少。但在顽固性疼痛或者对阿片类药物耐受的患者中，低剂量氯胺酮（0.15 ~ 1 mg/kg）能明显改善镇痛效果，可减少阿片类药物剂量。

（2）右美托咪定：高选择性 α_2 受体激动剂，在术后镇痛中可作为辅助药物，能够降低应激反应，提高镇痛效果，减少阿片类药物应用。目前常规应用于腹膜癌患者术后自控镇痛。

腹膜癌患者术后静脉自控镇痛参考方案：舒芬太尼（2 μg/kg）＋氟比洛芬酯（4 mg/kg）＋右美托咪定（2 μg/kg）＋止吐类药物，配置 250 mL 静脉泵，以 5 mL/h 持续泵注。患者单次自控量 2 mL，间隔时间 20 min。

三、区域阻滞技术

（1）局部浸润：在手术切口应用局麻药实施切口浸润，能够缓解切口痛，但 CRS+HIPEC 术后疼痛除手术切口因素外，炎症疼痛、热化疗损伤性疼痛以及神经性疼痛同时存在，故镇痛效果有限。

（2）椎管内镇痛：主要为硬膜外腔阻滞镇痛，首选在硬膜外腔留置导管持续给药，实现患者硬膜外自控镇痛。硬膜外镇痛药物选择低浓度长效局麻药（0.1%～0.2%浓度罗哌卡因）。低浓度罗哌卡因具有"运动感觉阻滞分离"的特性，能够提供稳定持久镇痛，同时不影响患者下肢运动，目前其在CRS+HIPEC中的有效性及安全性得到了证实，可作为腹膜癌患者术后首选的镇痛方式之一。

（3）腹壁外周神经阻滞：是近年来发展的一种麻醉与镇痛模式。外周神经阻滞不仅可用于术中镇痛，减少阿片类药物用量，也可以作为术后镇痛使用。但腹壁外周神经阻滞主要是抑制切口痛，对内脏痛无改善，因而在CRS+HIPEC术中及术后需联合静脉镇痛。另外，对于凝血功能异常、不适合椎管内镇痛者，腹壁外周阻滞联合静脉自控镇痛是较好的选择。

第八节　不良事件防治

腹膜癌患者术中及苏醒期间最常见的并发症包括低血压、低氧血症、高乳酸血症、过敏反应和苏醒延迟。

一、低血压

循环功能稳定是腹膜癌手术管理最重要的环节。CRS+HIPEC手术特点导致液体明显丢失，外周血管阻力下降，回心血量降低，同时由于麻醉药物心肌抑制作用，术中极易出现低血压。麻醉期间，机体动脉血压低于90/60 mmHg或者下降超过基础血压30%，考虑低血压。既往研究表明，术中长时间血压下降超过基础血压30%，缺血性脑卒中发生风险增加10%，同时低血压导致组织灌注不足，内环境紊乱，严重者出现乳酸性酸中毒、肾功能不全等。维持良好的循环功能可有效减少术后并发症。

腹膜癌手术低血压主要出现在麻醉诱导时、术中操作刺激（引流腹水、提拉肠管、改变体位）以及HIPEC期间。

（1）在麻醉诱导期间，由于禁食、水及腹水形成，术前存在一定程度循环血容量不足，诱导时由于复合麻醉药物扩血管和心肌抑制作用，可出现低血压。在麻醉前给予晶体液和（或）胶体液 5 ～ 7 mL/kg 快速扩容，能够提高有效循环血量，同时麻醉药物遵循少量多次诱导原则，可减少其心肌抑制作用，必要时可予血管活性药物（麻黄碱、去甲肾上腺素、间羟胺）干预，避免诱导期间低血压。

（2）CRS 期间，引流腹水、提拉肠管及体位改变（由头低位改为头高位）时，腹内压急剧下降，下腔静脉压迫解除，可致回心血量减少、前负荷降低，出现低血压。因而术中控制腹水引流速度、手术操作轻柔、减少牵拉反射、降低体位改变幅度，可避免腹内压急剧变化，维持血压平稳。

（3）HIPEC 期间，局部手术刺激中断，热灌注化疗药物与腹膜接触，外周血管扩张明显，小动脉阻力减少，后负荷降低，可出现低血压。在此期间，维持一定麻醉深度前提下可适当减少麻醉药物剂量，同时应用 0.1 μg/（kg·min）去甲肾上腺素持续输注，维持一定血管张力，改善后负荷，稳定循环。

除以上因素外，术中出血、过敏等也可以导致低血压，必要时可行输血、抗过敏对症治疗。

二、低氧血症

腹膜癌患者低氧血症更容易在苏醒期间发生，当患者呼吸空气时（在 1 个大气压强下）动脉血氧分压低于 60 mmHg，考虑低氧血症。低氧血症是患者自身疾病、麻醉药物作用及手术创伤多种因素共同作用的结果。

对于苏醒期间低氧血症的预防措施包括：①严格把握气管导管拔除指征：CRS+HIPEC 麻醉时间长，可致麻醉药物尤其是阿片类药物和肌肉松弛药物蓄积，患者表现为潮气量不足，呼吸频率慢，通气不足。因而在患者完全苏醒、自主呼吸完全恢复后方可考虑拔管。必要时可给予肌肉松弛拮抗剂（阿托品 0.5 ～ 1 mg+ 新斯的明 0.035 ～ 0.07 mg/kg），避免术后肌松残留。②术中实施肺保护性通气策略及液体精准管理：长时间机械通气，术中大量输血、输液以及手术、过敏、热灌注化疗诱发剧烈应激反应，均可以抑制肺泡表面活性物质分泌，导致不同程度肺间质水肿、肺源性肺损伤，出现弥散性低氧血症。因而在麻醉管理期间，采用小潮气量

（6 mL/kg）高频率通气策略，复合低 PEEP（5 mmHg），可减少机械通气相关性肺损伤。术中可间断实施肺复张策略：采用压力控制法，在血流动力学平稳的前提下，控制气道峰压 30 cmH_2O，能够避免肺不张发生。另外，在苏醒期间，循环稳定的基础下，可以适当给予呋塞米等利尿剂，减少围术期液体负荷及肺间质水肿。③术后有效镇痛治疗，清理呼吸道分泌物：部分患者由于伤口疼痛导致呼吸浅快，气道分泌物增多阻塞气道，出现通气不足，对症镇痛、清理呼吸道分泌物可改善症状。④出现低氧血症时，明确病因，给予氧疗，必要时继续呼吸支持治疗。

三、高乳酸血症

乳酸是葡萄糖无氧代谢的产物。在无氧条件下，葡萄糖在细胞内转化成丙酮酸后，在有氧条件下丙酮酸进入线粒体内转化为乙酰辅酶 A，进行三羧酸循环，但缺氧条件使得丙酮酸转化为乳酸。乳酸清除主要在肝肾和肌肉组织内，可经线粒体能量代谢清除。因而任何原因导致生成增加、清除减少均可升高乳酸水平。在腹膜癌手术中，90% 患者围术期存在不同程度乳酸增高。当乳酸高于 2 mmol/L 时，考虑高乳酸血症，继续升高，伴有代谢性酸中毒发生时，为乳酸酸中毒。临床中乳酸增高提示微循环灌注不足。在腹膜癌手术中，微循环灌注不足是最常见的病理生理改变。高乳酸血症可导致机体组织器官能量代谢障碍，加重应激反应，影响术后恢复。

针对高乳酸血症，具体防治措施包括：①合理精准液体监测与管理：术中密切监测血流动力学及血气变化，关注术中失血、失液量，实施以每搏变异度为指导的目标导向液体治疗，维持尿量 1 mL/（kg·h），从而保证术中有效循环血量，维持微循环灌注。②稳定体温：糖代谢依赖于多种生物酶的活性，体温是影响酶活性的重要因素。在 CRS 期间，创面的长时间暴露，液体大量输注，可导致体温明显下降，血液黏滞度增高，流速减慢，同时生物酶活性显著降低，糖有氧代谢功能下降，无氧代谢增强。在 HIPEC 期间，体温升高、外周血管扩张、缺血再灌注进一步加重了能量代谢障碍。③降低应激反应，保护肝肾功能：术中应用一些具有抗应激作用的药物，包括利多卡因、右美托咪定、乌司他丁等，能够抑制交感系统过度激活，稳定溶酶体膜，减轻氧化应激和炎症反应，改善细胞功能，同时根据血气中碱剩余（base excess，BE）结果，可以预防性给予 5% 碳酸氢钠，避免代谢性酸中毒的发生，碱化尿液，保护肾功能。

四、过敏反应

围术期过敏反应是一种多器官、系统受累的临床综合征，可累及皮肤、呼吸系统及心血管系统，严重者出现过敏性休克、多脏器功能衰竭。根据过敏反应严重程度，临床表现分为 4 级：Ⅰ级，皮肤潮红，出现斑丘疹和荨麻疹；Ⅱ级，除皮肤症状外，出现低血压、心动过速、呼吸困难和胃肠道症状；Ⅲ级，出现皮肤症状及心动过速或心动过缓和心律失常、支气管痉挛以及胃肠功能紊乱；Ⅳ级，心脏停搏。在腹膜癌患者中，术中过敏发生率可达 30%，其中 90% 以上是以皮疹为主要表现的过敏反应（Ⅰ～Ⅱ级为主），在给予相应抗过敏治疗后可缓解；少数病例出现低血压和循环衰竭。因而术前充分了解患者可能存在的过敏因素，对过敏反应处理有指导意义（表 1-6-3）。在腹膜癌术中，除少数引起循环衰竭的严重过敏反应外，大多数症状比较隐匿，循环功能稳定，在术中不易发现。

腹膜癌患者过敏反应防治措施包括：①术中除密切关注患者血流动力学指标、呼吸功能指标外，需留意患者皮肤变化，有无皮疹。②预防性应用糖皮质激素药物：在麻醉前、输血前，可预防性静脉给予甲泼尼龙 40～80 mg 或地塞米松 10 mg，抑制过敏反应发生。③过敏反应出现时，快速输注液体，暂停血制品的应用，补充血容量，稳定循环。④过敏反应明显、激素效果欠佳时，可给予肾上腺素治疗，包括肌内注射 0.3～0.5 mL 肾上腺素（1∶1000，浓度 1 mg/mL），或者静脉注射肾上腺素 50～200 μg，可根据循环状况调整用量。

表 1-6-3 围术期过敏反应的危险因素

过敏相关物质	基础危险因素或事件
丙泊酚	对鸡蛋 / 大豆等豆制品过敏
人工代血浆制品	对明胶过敏
肌肉松弛药物	既往全身麻醉史或对化妆品过敏

过敏相关物质	基础危险因素或事件
所有药物	哮喘或多种药物过敏综合征
所有药物	既往全身麻醉后出现过敏
所有药物	全身麻醉的过敏家族史

五、苏醒延迟

在临床麻醉中，一般停止麻醉药物后 30 min 左右患者能够苏醒，自主呼吸恢复。如果超过 60 min 患者意识没有恢复，不能对言语或者刺激等做出有意识、有思维的回答或动作时，考虑苏醒延迟（delayed recovery）。在腹膜癌手术中，20% 患者术后存在苏醒延迟。腹膜癌手术时间长，麻醉药物蓄积明显；肿瘤患者蛋白消耗显著，肝肾代谢状态弱，麻醉药物清除能力下降；麻醉、手术创伤、化疗药物导致的应激反应损伤中枢神经系统等多种因素影响苏醒。对于该类手术苏醒延迟的处理，包括：①密切观察生命体征、瞳孔状态、麻醉深度等，排除中枢系统的损伤或潜在的疾病；②对症支持治疗：苏醒延迟患者，务必保证有效通气支持，维持循环平稳，避免低体温发生，纠正离子及酸碱失衡，稳定内环境；③切忌盲目应用阿片类药物拮抗剂、肌肉松弛拮抗剂以及呼吸兴奋剂，以免出现术后躁动、疼痛，给苏醒期管理增加难度，必要时送入监护室，继续呼吸循环支持治疗，等待患者苏醒。

第九节　总结

笔者中心目前完成了千余例 CRS+HIPEC 患者麻醉与疼痛管理。由于肿瘤本身及手术特殊性，机体围术期会出现特有的病理生理改变。在术中，除常规监测指标外，仍需密切关注患者微循环状态、机体应激反应及凝血/纤溶系统功能，提高麻醉管理质量，降低围术期不良事件。笔者中心结合国内外研究进展及腹膜癌手术的麻醉管理经验，在术前访视与评估、围术期麻醉与疼痛管理及术后并发症防治等方面进行了总结，初步构建了围术期麻醉与疼痛管理路径（表 1-6-4）。相信随着麻醉监测、麻醉技术及水平不断发展，围绕腹膜癌手术建立起一套成熟完善的麻醉管理体系指日可待!

表 1-6-4　CRS+HIPEC 围手术期麻醉与疼痛管理

围术期	主要干预措施	说明
术前重点关注	1. 患者营养不良、贫血、低蛋白血症严重程度； 2. 诊治经过，是否伴有大量腹水、肠梗阻等； 3. 基础疾病治疗及目前控制情况； 4. 肿瘤与周围组织脏器毗邻关系，手术方式	评估患者对麻醉、手术耐受程度及术后并发症发生风险
术中麻醉诱导	1. 超前给予镇静药物，缓解患者焦虑情绪； 2. 实施麻醉监测，SVV、CI、BIS、体温等； 3. 术前行腹壁神经阻滞 / 硬膜外麻醉； 4. 快速顺序诱导，给药遵循少量多次原则	减少焦虑，完善特殊监测，超前镇痛，避免循环剧烈波动
麻醉维持：CRS 期间	1. 监测麻醉深度，静吸复合麻醉； 2. 关注腹水量，腹腔内渗出、渗液情况； 3. SVV、CI 指导补液，关注内环境、尿量； 4. 加强体温及凝血监测； 5. 适当应用抑制应激的药物（右美托咪定等）	避免麻醉药物蓄积，稳定有效循环血量，保证微循环良好灌注，避免低体温，减少渗出，降低应激反应
麻醉维持：HIPEC 期间	1. 控制晶体液：选择白蛋白、血浆制品； 2. 关注循环变化，应用血管活性药物； 3. 监测体温，停止一切保温措施； 4. 实时监测血气、尿量； 5. 器官功能保护	提高胶体渗透压，提高外周血管张力，防止体温过高，避免酸碱失衡，改善内环境，继续抗应激治疗
麻醉维持：HIPEC 结束后	1. 复查患者血气，及时纠正； 2. 继续输注白蛋白、血浆等； 3. 调整血管活性药物剂量； 4. 间断肺复张； 5. 多模式镇痛	稳定内环境，减轻肠道水肿，改善凝血功能，避免血管过度收缩，影响微循环，避免肺不张，减少麻醉用药，予替代性镇痛药
苏醒期间	1. 记录液体出入量，必要时利尿； 2. 继续肺复张策略； 3. 关注患者意识、呼吸状态； 4. 对症处理、防治并发症	减轻组织水肿，避免间质性肺水肿，改善氧合，实施气管拔管，必要时监护室支持治疗
术后	1. 与外科医师做好交接； 2. 随访者恢复情况，调整镇痛泵用量	明确术中情况及处理措施，辅助外科术后管理

注：SVV：每搏变异度；CI：心指数；BIS：脑电双频指数。

（刘鹏飞　杨文政　赵斌江　李天佐）

参考文献

1. SUN Y, GAN T J, DUBOSE J W, et al. Acupuncture and related techniques for postoperative pain: a systematic review of randomized controlled trials. Br J Anaesth, 2008, 101 (2): 151-160.

2. WICKERTS L, WARRÉN STOMBERG M, BRATTWALL M, et al. Coxibs: is there a benefit when compared to traditional non-selective NSAIDs in postoperative pain management? Minerva Anestesiol, 2011, 77 (11): 1084-1098.

3. 刘鹏飞, 赵斌江, 李天佐, 等. 目标导向液体治疗对腹腔热灌注化疗患者机体氧供需平衡及组织灌注的影响. 临床麻醉学杂志, 2016, 32 (6): 576-580.

4. 刘鹏飞, 王晓宁, 赵斌江, 等. 依达拉奉对腹腔热灌注化疗老年患者术后认知功能的影响. 中华麻醉学杂志, 2016, 36 (8): 926-929.

5. SHIRALKAR S P, KERR P, SCOTT J, et al. Anaesthetic management of patients undergoing cytoreductive surgery with hyperthermic intraperitoneal chemotherapy for pseudomyxoma peritonei: a retrospective audit. Anaesth Intensive Care, 2017, 45 (4): 490-498.

6. 刘鹏飞, 李天佐, 赵斌江, 等. 呼气末正压通气对腹腔热灌注化疗患者呼吸力学及肺功能的影响. 临床麻醉学杂志, 2017, 33 (3): 231-235.

7. CATA J P, NGUYEN L T, IFEANYI-PILLETTE I C, et al. An assessment of the survival impact of multimodal anesthesia/analgesia technique in adults undergoing cytoreductive surgery with hyperthermic intraperitoneal chemotherapy: a propensity score matched analysis. Int J Hyperthermia, 2019, 36 (1): 369-375.

8. SHIRALKAR S P, KETTER P, SCOTT J, et al. Anaesthetic management of patients undergoing cytoreductive surgery with hyperthermic intraperitoneal chemotherapy at a Queensland tertiary centre: An update. Anaesth Intensive Care, 2019, 47 (1): 102-103.

9. DAVIS S J, BYRNE K P. Cytoreductive surgery with hyperthermic intraperitoneal chemotherapy - perioperative management at Waikato Hospital. Anaesth Intensive Care, 2019, 47 (1): 100-101.

10. ANGHELESCU D L, BROWN C L, MURPHY A J, et al. Anesthesia and pain management for cytoreductive surgery and hyperthermic intraperitoneal chemotherapy for desmoplastic small round cell tumors in children, adolescents, and young adults. Ann Surg Oncol, 2019, 26 (1): 131-138.

11. TEOH D A, HUTTON M J H, ELSE S, et al. Epidural analgesia? A prospective analysis of perioperative coagulation in cytoreductive surgery and hyperthermic intraperitoneal chemotherapy. Am J Surg, 2019, 217 (5): 887-892.

12. ESTEVE-PÉREZ N, FERRER-ROBLES A, GÓMEZ-ROMERO G, et al. Goal-directed therapy in cytoreductive surgery with hyperthermic intraperitoneal chemotherapy: a prospective observational study. Clin Transl Oncol, 2019, 21 (4): 451-458.

13. HENDRIX R J, DAMLE A, WILLIAMS C, et al. Restrictive intraoperative fluid therapy is associated with decreased morbidity and length of stay following hyperthermic intraperitoneal chemoperfusion. Ann Surg Oncol, 2019, 26 (2): 490-496.

14. 韩阳，姜静雯，盛崴宣，等. 丙泊酚靶控输注 Marsh 模式和 Schnider 模式在腹腔热灌注化疗中的应用效果. 中国实验诊断学，2019, 23（4）：582-586.

15. 姜静雯，盛崴宣，刘鹏飞，等. 丙泊酚靶控输注复合右美托咪定对肿瘤患者麻醉影响的比较. 肿瘤代谢与营养电子杂志，2019, 6（1）：62-65.

16. CHAMBERS L M, COSTALES A B, CREAN-TATE K, et al. A guide to establishing a hyperthermic intraperitoneal chemotherapy program in gynecologic oncology. Gynecol Oncol, 2020, 158（3）：794-802.

17. ZAJONZ T S, PADBERG W, MANN S T W, et al. Anesthetic management during pediatric cytoreductive surgery and hyperthermic intraperitoneal chemotherapy with cisplatin in a small child：a case report and systematic literature review. A A Pract, 2020, 14（1）：1-5.

18. HUBNER M, KUSAMURA S, VILLENEUVE L, et al. Guidelines for perioperative care in cytoreductive surgery（CRS）with or without hyperthermic IntraPEritoneal chemotherapy（HIPEC）：enhanced recovery after surgery（ERAS）society recommendations - Part II：postoperative management and special considerations. Eur J Surg Oncol, 2020, 46（12）：2311-2323.

19. HUBNER M, KUSAMURA S, VILLENEUVE L, et al. Guidelines for perioperative care in cytoreductive surgery（CRS）with or without hyperthermic IntraPEritoneal chemotherapy（HIPEC）：enhanced recovery after surgery（ERAS）society recommendations - Part I：preoperative and intraoperative management. Eur J Surg Oncol, 2020, 46（12）：2292-2310.

20. WANG X, LI T. Postoperative pain pathophysiology and treatment strategies after CRS + HIPEC for peritoneal cancer. World J Surg Oncol, 2020, 18（1）：62.

21. WANG S, LIU P, GAO T, et al. The impact of ultrasound-guided bilateral rectus sheath block in patients undergoing cytoreductive surgery combined with hyperthermic intraperitoneal chemotherapy - a retrospective study. BMC Anesthesiol, 2020, 20（1）：197.

22. 王劼恒，刘鹏飞，高腾，等. 不同麻醉方式对腹腔热灌注化疗术患者术后早期疼痛的镇痛效果. 吉林大学学报（医学版），2020, 46（5）：1043-1049.

23. CASTELINO T, FIORE J F JR, NICULISEANU P, et al. The effect of early mobilization protocols on postoperative outcomes following abdominal and thoracic surgery：a systematic review. Surgery, 2016, 159（4）：991-1003.

24. MARTIN A S, ABBOTT D E, HANSEMAN D, et al. Factors associated with readmission after cytoreductive surgery and hyperthermic intraperitoneal chemotherapy for peritoneal carcinomatosis. Ann Surg Oncol, 2016, 23（6）：1941-1947.

25. MALONEY L R, WEISS M E. Patients' perceptions of hospital discharge informational content. Clin Nurs Res, 2008, 17（3）：200-219.

26. DAWES A J, SACKS G D, RUSSELL M M, et al. Preventable readmissions to surgical services：lessons learned and targets for improvement. J Am Coll Surg, 2014, 219（3）：382-389.

27. BISCH S P, WELLS T, GRAMLICH L, et al. Enhanced Recovery After Surgery（ERAS）in

gynecologic oncology: system-wide implementation and audit leads to improved value and patient outcomes. Gynecol Oncol, 2018, 151 (1): 117-123.

28. NELSON G, DOWDY S C, LASALA J, et al. Enhanced recovery after surgery (ERAS®) in gynecologic oncology - practical considerations for program development. Gynecol Oncol, 2017, 147 (3): 617-620.

29. GUSTAFSSON U O, OPPELSTRUP H, THORELL A, et al. Adherence to the ERAS protocol is associated with 5-year survival after colorectal cancer surgery: a retrospective cohort study. World J Surg, 2016, 40 (7): 1741-1747.

30. ELIAS K M, STONE A B, MCGINIGLE K, et al. The reporting on eras compliance, outcomes, and elements research (RECOvER) checklist: a joint statement by the ERAS® and ERAS® USA societies. World J Surg, 2019, 43 (1): 1-8.

31. FRANCIS N K, WALKER T, CARTER F, et al. Consensus on training and implementation of enhanced recovery after surgery: a delphi study. World J Surg, 2018, 42 (7): 1919-1928.

32. HUO Y R, RICHARDS A, LIAUW W, et al. Hyperthermic intraperitoneal chemotherapy (HIPEC) and cytoreductive surgery (CRS) in ovarian cancer: a systematic review and meta-analysis. Eur J Surg Oncol, 2015, 41 (12): 1578-1589.

33. ENG O S, TURAGA K K. Cytoreduction and hyperthermic intraperitoneal chemotherapy in metastatic colorectal cancer. J Surg Oncol, 2019, 119 (5): 613-615.

第七章

CRS+HIPEC 围手术期安全性管理

第一节 前言

肿瘤细胞减灭术联合腹腔热灌注化疗的广泛开展，极大地改善了腹膜癌患者的预后，但其作为复杂的外科手术操作与腹腔内热化疗的结合，也大大增加了围手术期安全性的隐患，即使在大型腹膜癌中心，CRS+HIPEC 的围手术期死亡率也高达 0.9% ～ 5.8%，3/4 级不良事件发生率为 12% ～ 52%。该操作的学习曲线较长，包含决策及技术两方面的提升，且需要同时学习外科操作及化学治疗。随着治疗经验的积累，不良事件发生率和死亡率均可显著下降。但围术期安全性管理是一项系统工程，目的在于促进患者术后高质量恢复。随着围术期医学概念的兴起，通过多学科围术期管理，早期识别高危患者，在术前、术中、术后多环节优化干预措施，重点降低严重不良事件发生率和严重性，可以改善手术患者预后，降低致死率及致残率。以麻醉医师为主导的术中干预已经在之前的章节中有阐述，本章重点阐述外科医师主导的术前、术后安全性管理措施。

第二节 围手术期病理生理改变

外科术后严重不良事件的病理生理基础核心是围手术期应激反应，其在器官损伤和功能障碍中起到主导作用。围手术期应激反应被定义为发生在术前、术中和术后的由刺激因素引起的所有生理反应。焦虑、禁食、脱水、手术创伤、炎性介质、感染等刺激因素均可以诱发并调节应激反应。应激反应可以分为 3 个连续的阶段。前两个阶段被称为"警觉期"和"抵抗期"，特征是即刻反应系统的非特异性激活，在大多数情况下是对刺激因素有益的、局限的、适应性的反应，这对创伤后的愈合过程是至关重要的。但特定个体在面对围手术期发生的严重、长时间或反复的刺激时，可以进入第 3 期即"衰竭期"，应激反应本身的破坏性超过了刺激因素，并导致器官损伤（图 1-7-1）。

面对伤害性刺激的即刻反应是由内源性儿茶酚胺介导的自主神经系统和下丘脑—垂体—肾上腺轴激活。先天性免疫细胞表面的 Toll 样受体可以感受到组织损伤的副产物和细菌成分，诱发细胞因子在局部释放，趋化中性粒细胞，激活凝血和补体级联反应，限制损伤范围的扩散。但围手术期长时间和（或）严重的局部促炎介质过度释放进入循环系统，继而引发全身炎症反应综合征和过度的交感神经刺激，可导致术后谵妄、心肌损伤、急性肾损伤等器官不良效应。持续升高的儿茶酚胺可导致胰岛素抵抗和高血糖，直接引起细胞损伤，也可导致心律失常、心脏负荷增加，引起围手术期心肌缺血，还可以调节免疫反应并刺激细菌生长，容易引发术后感染和败血症。在肺部中性粒细胞和巨噬细胞聚集和激活可导致肺泡—毛细血管膜的崩解、毛细血管渗漏和肺泡表面活性物质的丢失，从而引起术后肺水肿和肺不张。凝血级联反应的过度激活会引起高凝状态，增加术后出现血栓栓塞并发症（例如肺栓塞）和器官损伤（例如急性肾脏或心肌损伤）的风险。

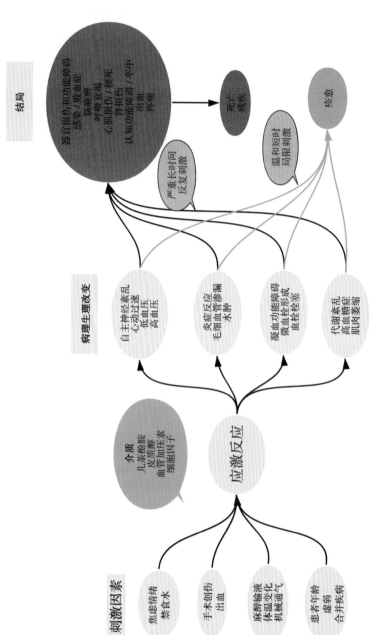

图 1-7-1 CRS+HIPEC 围手术期病理生理改变

第三节　围手术期安全性管理

一、围手术期常见不良事件分类及评估

围手术期安全性管理的目标在于预防和降低术后严重不良事件的发生和严重程度。CRS+HIPEC 手术不良事件的评估尚无统一标准，文献报道通常采用不良反应术语评定标准（common terminology criteria for adverse events，CTCAE）或 Clavien-Dindo 分级，但二者对不良事件的严重程度和发生率评估结果存在差异，CTCAE 评估严重程度过高，主要不良事件发生率过高 [CTCAE ≥ 3 级（25.1%）vs. Clavien-Dindo ≥ Ⅲ b 级（8.1%），P=0.0001]，但 Clavien-Dindo 评估更简单省时。根据 Sugarbaker 专门评估腹膜表面恶性肿瘤的数据库推荐，将 CRS+HIPEC 术后不良事件分为 9 大类，共计 48 个事件，严重程度分为 1 ～ 5 级（表 1–7–1）。1 级不良事件指诊断成立但无须干预；2 级不良事件指需要药物治疗；3 级不良事件指具有潜在风险但可通过保守治疗治愈，通常需要放射学等侵入性干预；4 级不良事件指需要进入手术室或外科重症监护室等干预；5 级不良事件指导致患者死亡的事件。通常将 3 级（含）以上不良事件称为 SAE。腹膜癌患者接受 CRS+HIPEC 治疗，围手术期应对以上不良事件进行评估、记录，并重点关注 SAE 的发生情况。

表 1–7–1　CRS+HIPEC 不良事件汇总（9 类 48 条）

器官系统	1 级：无症状，自限性	2 级：有症状，需要药物治疗	3 级：有创性干预治疗	4 级：需要 ICU 治疗或再次手术干预
泌尿生殖系统				
尿路感染	无症状性细菌尿症	细菌尿症，发热，白细胞升高	细菌尿症，血液细菌培养阳性	尿脓毒症，ICU 治疗
尿漏	发现尿漏	置入导尿管	有创性干预治疗	再次手术

续表

器官系统	1 级： 无症状，自限性	2 级： 有症状，需要药物 治疗	3 级： 有创性干预治疗	4 级： 需要 ICU 治疗或再次 手术干预
阴道出血	尿垫红染	红细胞压积 / 血红 蛋白下降	输血	再次手术
急性肾衰	血肌酐异常	对利尿剂有反应	需要液体管理治疗	需要血滤透析治疗
血液系统				
白细胞 /mm³	2000～3000	1000～2000	0～1000	败血症
血小板 ×1000/mm³	50～99	10～50	0～10	出血
贫血 / 出血	不需输血	输血≤ 4 单位	输血＞ 4 单位	再次手术
胃肠道				
吻合口裂开	亚临床，不发热， 影像学确诊	抗生素治疗，发热	放置引流	再次手术
瘘	亚临床，不发热， 影像学确诊	抗生素治疗，发热	放置引流	再次手术
胰瘘	引流液胰酶升高	TPN 加生长抑素 治疗	放置引流	再次手术
胰腺炎	胰酶升高	Ranson 评分≤ 3 分	Ranson 评分 4～6 分	再次手术
胆漏	引流液有胆汁	引流液有胆汁， 发热	放置引流	再次手术
乳糜漏	暂时性	超过 1 周	出院前停止	出院后持续
延迟性肠麻痹	营养支持 / 胃肠减压	营养支持 / 胃肠减 压＞ 2 周	营养支持 / 胃肠减 压＞ 3 周	出院后持续
小肠梗阻	腹痛	腹痛，再插胃管	再次影像学检查	再次手术
结肠造口漏	无发热	抗生素治疗，发热	放置引流	再次手术
肠双腔造口管	造口部位皮肤刺激	置换造口管	干预性影像学	脓肿形成，手术引流
口腔疼痛 / 溃疡	红肿 / 红斑	红斑，溃疡，可吃 固体食物	溃疡，只能吃流质 食物	不能进食
恶心 / 呕吐	暂时性呕吐	呕吐，止吐药物	呕吐，静脉输液	呕吐，手术干预

续表

器官系统	1 级： 无症状，自限性	2 级： 有症状，需要药物治疗	3 级： 有创性干预治疗	4 级： 需要 ICU 治疗或再次手术干预
腹泻	暂时性，＜2 天	可耐受，但＞2 天	不可耐受，静脉输液	脱水，长期静脉输液
腹水	轻度	限制液体	有症状，腹腔穿刺	影响重要生理功能，ICU 治疗
呼吸系统				
呼吸窘迫	轻度症状	氧气治疗或药物治疗	气管插管	气管切开
胸腔积液	无症状	需要利尿剂	胸腔穿刺	呼吸受限，置入胸管
肺炎	轻微症状	抗生素加呼吸治疗	气管镜治疗	需要气管插管
急性呼吸窘迫	轻微症状	中度呼吸支持	长期呼吸治疗	气管切开，ICU 治疗
胸管拔除	影像学诊断	翼瓣引流管	置入胸管	张力性气胸
气胸	＜10%	＞10%	翼瓣引流管	再次置入胸管
心血管系统				
心律失常	窦性心动过速	药物治疗	干预治疗	ICU 治疗
低血压	体位性低血压	静脉治疗	血管收缩药物治疗	ICU 治疗
缺血性心脏病	稳定性心绞痛	不稳定性心绞痛	非 ST 段抬高性心肌梗死	ST 段抬高性心肌梗死
肺栓塞	无症状	溶栓治疗	静脉滤器	ICU 治疗 / 手术
血栓性静脉炎	蜂窝织炎	淋巴管炎	细菌血症	败血症
静脉血栓形成	肢体静脉血栓	抗凝治疗	静脉滤器	肺栓塞，ICU 治疗
肺水肿	液体限制	利尿治疗	加压通气	气管插管，ICU 治疗
5-FU 毒性反应	停止 5-FU	利尿治疗	充血性心力衰竭	ICU 治疗
神经系统				
精神状态	暂时性疲倦	白天嗜睡时间＜50%	白天嗜睡时间＞50%	昏迷，ICU 治疗
定向力 / 智力	轻度混乱	轻度定向力障碍，但能自理	定向力障碍，不能自理	明显定向力障碍，狂暴，精神病

续表

器官系统	1级： 无症状，自限性	2级： 有症状，需要药物治疗	3级： 有创性干预治疗	4级： 需要ICU治疗或再次手术干预
卒中	暂时性脑缺血发作	可逆性缺血性神经功能缺失	卒中单元治疗	ICU治疗
神经病变/神经性瘫痪	症状短暂	症状持续	出院前功能缺失恢复	出院后仍有功能缺失
感染				
腹腔感染	轻度症状	长期使用抗生素治疗	穿刺引流	再次手术
切口感染	蜂窝织炎水肿	抗生素治疗	切口开放	再次手术
静脉置管				
导管败血症	导管入口感染	细菌培养阳性，拔除导管	细菌血症，立即拔除导管	败血性休克，ICU治疗
导管栓塞症	轻度水肿	中度水肿，拔除导管	抗凝治疗，拔除导管	溶栓治疗
气胸	影像学阳性	吸氧治疗，住院观察	置入胸管	张力性气胸
TPN不耐受	轻度	中度	重度	停止
皮肤/腹壁				
过敏	荨麻疹	气管痉挛	气管痉挛，需要药物治疗	ICU抗过敏治疗
切口裂开	皮肤切口裂开	筋膜裂开＜6 cm	筋膜裂开＞6 cm	再次手术

注：TPN：全胃肠外营养。

二、不良事件相关的临床、治疗因素

分析与不良事件相关的临床、治疗因素，可以帮助临床医师早期识别高危患者，做好预防和处理计划，降低不良事件引起的危害。

文献报道的CRS+HIPEC术后不良事件相关的临床、治疗因素不尽一致，通常认为，腹膜癌诊断时的年龄、肿瘤负荷、手术范围（多脏器联合切除）、手术时长、术中失血量、不完全肿瘤细胞减灭、新鲜冰冻血浆输注需求、术后早期腹腔内化疗等因素与不良事件的发生相关。65 岁及以上的高龄患者，接受 CRS+HIPEC 后，3 级以上 SAE 的发生率较年轻患者显著增高，术中失血量≥ 850 mL 者 SAE 发生比例更高。不完全肿瘤细胞减灭和新鲜冰冻血浆输注的需求是导致不良事件的最显著因素，这些患者中 4 级不良事件增加，包括 EPIC 在内的各种术后化疗增加了中性粒细胞减少和切口愈合不良的发生率，而发生 4 级不良事件的患者再出现重度中性粒细胞减少则是致命的。

对于某些特定系统的不良事件，也存在相关的临床、治疗促进因素，如呼吸系统、膈肌腹膜切除和 PCI 评分 > 14 分是术后发展成为胸腔积液、呼吸困难等呼吸系统不良事件的独立影响因素。含顺铂的 HIPEC 方案和腹膜透析液作为灌注药物载体更容易导致术后出现血肌酐升高、肾损害。

临床上也有一些炎性指标可以预示术后 SAE 的发生。研究显示 C- 反应蛋白术后第 2 天持续升高或第 3 天≥ 166 mg/L 或第 4 天≥ 116 mg/L，预示着发生≥ 3 级 SAE 的风险升高。将 166 mg/L 作为术后第 3 天 C- 反应蛋白的临界值，在鉴别是否会发生≥ 3 级 SAE 方面具有很高特异性，有助于防止过度医疗和保障医疗安全。

在个别患者中，发生一项严重不良事件后通常会发生更多不良事件，严重者可出现多器官功能障碍（multiple organ dysfunction syndrome，MODS），因此应对此类患者给予特别关注。

部分 CRS+HIPEC 术后不良事件还可能发生于出院后，并可能导致再次入院。CRS+HIPEC 术后 30 天和 90 天再入院率分别为 10%～ 25% 和 23%～ 43%。90～ 180 天再入院原因中 48.7% 是延迟发生的 HIPEC 相关不良事件。再入院的原因包括胃肠道、心血管和其他原因。结肠切除和高龄使得 HIPEC 相关不良事件再入院的风险增高，而胃切除是需要住院干预的独立影响因素。

三、严重不良事件预防及处理原则

根据一项纳入 1384 例腹膜癌病例的大型回顾性研究结果，患者接受 CRS+HIPEC

治疗后，围手术期 SAE 包括：① 呼吸系统 130 例（9.4%）：肺部感染、胸腔积液、气胸；② 手术相关感染 109 例（7.9%）：腹腔感染、切口感染裂开、中心静脉置管相关感染；③ 泌尿系统 67 例（4.8%）：泌尿系感染、急性肾功能不全、尿崩症；④ 消化系统 52 例（3.8%）：吻合口漏、肠漏、肠梗阻、梗阻性化脓性胆管炎；⑤ 循环系统 44 例（3.2%）：心律失常、低血压、缺血性心肌病、急性心力衰竭；⑥ 出血 42 例（3.0%）；⑦ 血液系统 26 例（1.9%）：3～4 度骨髓抑制；⑧ 神经系统 9 例（0.7%）：卒中、神经性瘫痪；⑨ 死亡（5 级）21 例（1.5%）。

围手术期发生 SAE 者中位生存期为 22.5 个月，而无 SAE 者中位生存期为 42.8 个月（$P < 0.001$），SAE 使患者死亡风险增加 2.588 倍。优化管理措施及建立临床路径是降低 SAE 并改善预后的有效措施。

预防围手术期严重不良事件，应自患者入院时就开始进行干预。以下术前及术后的优化干预措施在所有外科手术患者中均存在普适性（图 1-7-2）：① 在术前准备期，应对患者进行健康宣教，调整生活方式，包括饮食适应、健身、戒烟戒酒；进行功能锻炼，涉及运动和（或）营养在内的多维干预措施，优化心血管、呼吸和（或）肌肉状况；取得知情同意，充分告知患者和（或）授权委托人即将接受的手术治疗风险和潜在的局限性；应控制和优化已存在的合并疾病，包括缺血性心脏病、充血性心力衰竭、脑卒中、糖尿病、高血压、肾衰竭、痴呆和慢性阻塞性肺病（chronic obstructive pulmonary disease，COPD）等；纠正存在的贫血，优化围手术期血液管理。② 术后在病情允许情况下（即使是患者仍在使用小剂量血管活性药物），进行早期活动；进行早期呼吸肌训练；采用积极的措施、最佳的方法提高院内手卫生的依从性，从而降低意外的院内感染发生率；早期进行肠内营养，无法耐受肠内营养的患者选择适当的替代策略；减少各种导管的留置，增加患者舒适度；减少谵妄和感染的发生；高度关注败血症的风险，对生命体征和炎症参数趋势进行及时分析（心率、呼吸频率、动脉血压、血氧饱和度、体温、白细胞、C- 反应蛋白、乳酸）；要注意对低氧血症患者避免过度通气，首选无创通气；避免使用大剂量儿茶酚胺类药物；避免体液正平衡，采用保守和（或）限制性液体复苏策略（例如液体主动排出）；允许小剂量血管活性药物维持循环；预定输血的时机，限制性输血策略；谨慎的重新使用患者的慢性治疗药物（例如降压药和利尿药）；避免因抗凝治疗引起的出血。

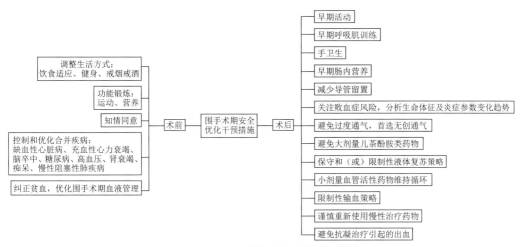

图 1-7-2　围手术期安全优化干预措施

CRS+HIPEC 整合了肿瘤外科与化学治疗，区别于一般的外科手术，围手术期的优化管理措施与上述措施核心内涵一致，但具体表现形式具有独特性，因此发展 CRS+HIPEC 临床路径是必要的。根据现有的研究结果及治疗经验，国际上总结了一套 CRS+HIPEC 围手术期管理的最佳实践方案，包括以下重点环节：① 术前给予口服营养支持，改善营养不良状态；确定贫血原因并补铁及纠正可能导致贫血的其他潜在疾病；对营养不良患者进行 5 ～ 7 天的口服免疫营养制剂治疗，降低术后不良事件发生风险，缩短住院时间；对低蛋白血症患者进行充分的营养支持，对白蛋白水平 < 2 g/dL 的患者进行人血白蛋白输注。② 术后注意保持正常体温，术后第 1 个 72 h 内可能通过腹腔引流途径丢失大量液体，要注意维持正常血容量；围手术期给予充分镇痛，采用无创通气或经鼻高流量氧疗改善呼吸功能，维持正压通气，促进肺复张；快速康复理念同样适用于 CRS+HIPEC，术后尽早开始肠内营养支持，有利于缩短住院日及降低医疗费用；采用 CT 或双下肢多普勒血管超声对高危患者进行静脉血栓栓塞症（venous thromboembolism，VTE）筛查，根据凝血功能及出血风险选择机械预防和（或）肝素抗凝预防；监测凝血功能，术后 24 h

可能出现凝血障碍倾向，部分患者需要输注凝血物质来纠正凝血异常，一般 72 h 内凝血功能恢复正常，同时要重视癌症患者中可能存在凝血因子Ⅷ缺乏导致的出血时间延长。

第四节　CRS+HIPEC 常见严重不良事件的防治

一、心肺功能不全预防及液体管理工具

CRS+HIPEC 后心肺功能不全的核心问题是液体平衡，即在保证正常血容量的同时避免加重心肺负担。CRS+HIPEC 术后液体治疗应进行精细化管理，强调"控量、控速、实时监控"。利用工具优化管理，制定术后全胃肠外营养（total parenteral nutrition，TPN）配置工具、出入量记录工具，并发展液体负荷监测工具，实现个体化液体治疗、实时化液体出入监测、动态化液体方案调整。

TPN 配置工具（图 1-7-3）：术后液体治疗方案分为治疗性液体及营养性液体。治疗性液体除临床路径规定必要药物外，需依据病情进行个体化制定。营养性液体则依据患者性别、年龄、体重、营养状况进行个体化计算，以 EXCEL 为基础，采用函数语言，制作 TPN 营养治疗方案配置表，直观显示葡萄糖、氨基酸、脂肪乳、电解质、维生素及微量元素各组分剂量及能量配比，方便医师在满足营养需求的前提下控制液体总量，并配套进行胰岛素方案配置，维持血糖平稳。

出入量记录工具（图 1-7-4）：以 EXCEL 为基础，制作术后恢复期分时段出入量记录统计工具，液体平衡分析时间单位由日精准至小时，护士实时填写入量（静脉液体量、饮食量）、出量（引流量、尿量、便量），可实时了解患者液体平衡状态，及时调整液体治疗方案。

液体负荷监测工具：液体负荷及心功能变化可通过敏感的生物标志物进行数字化监控，例如脑钠肽（brain natriuretic peptide，BNP）或脑钠肽前体（NT-ProBNP）。BNP 或 NT-ProBNP 可敏感反映心脏前负荷（液体负荷）变化，根据检测值尤其是变化趋势，及时调整液体治疗方案，避免液体容量不足或心功能不全。理想液体负荷状态下通常 BNP 或 NT-ProBNP 正常或轻度升高。肾功能不全

患者（GFR < 60 mL/min）NT-ProBNP 可显著升高，需结合临床分析，使用利尿剂使 NT-ProBNP 日升高率< 20%。

序号	姓名	性别	年龄(yr)	身高(m)	体重(kg)	BMI(kg/m²)	总能量需求(kcal)	供能1: 脂肪乳(20%)		供能2: ω3鱼油脂肪乳(112 kcal/100 mL)	
								液体量1(mL)	能量(kcal)	液体量2(mL)	能量(kcal)

供　能　3：葡　萄　糖									
能量需求(kcal)	糖脂供能占比	GS量(g)	50%GS供能(kcal)	GS克数(g)	50%GS量(mL)	10%GS供能(kcal)	GS克数(g)	10%GS量(mL)	液体量3

氨基酸（氮量2.24 g/100 mL）			丙氨酰谷氨酰胺（10 g/50 mL）			热氮比
氨基酸(g)	氮量(g)	液体量4(mL)	氨基酸(g)	氮量(g)	液体量5(mL)	

电解质及微量元素									
氯化钾(15%)	液体量6(mL)	氯化钠(10%)	液体量7(mL)	水乐维他(mL)	维他利匹特(mL)	格利福斯(mL)	安达美(mL)	潘南金(mL)	液体量8(mL)

TPN、胰岛素总量及速度			
液体总量(mL)	营养液泵入速度(mL/h)	胰岛素用量(IU)	胰岛素泵入速度(mL/h)

图 1-7-3　TPN 配置工具

二、高肌红蛋白血症防治及肾损伤预防

高肌红蛋白血症（hypermyoglobinemia）是 CRS+HIPEC 后常见的实验室检查异常，也是内环境紊乱的早期敏感指标。CRS+HIPEC 较传统手术，可使术后血清肌红蛋白（myoglobin，Mb）水平显著升高，而严重的高肌红蛋白血症可导致急性肾损伤（acute kidney injury，AKI）。这由多重机制介导：首先，Mb 介导的氧化应激反应导致血管收缩因子增加、血管舒张因子减少，直接引起肾脏的血流灌注减少而出现缺血性肾损害；其次，循环中的 Mb 在肾小管中聚集，容量不足及肾血管收缩可增强这种聚集作用，在酸性尿液环境中，进一步促使 Mb 与 Tamm-Horsfall 蛋白发生反应形成复合物析出，而 Tamm-Horsfall 蛋白—Mb 复合物可以直接产生肾小管毒性并形成尿液管型；最后，Mb 可以介导肾小管上皮细胞通过氧化应激旁路发生凋亡。对于选择接受含顺铂药物 HIPEC 方案治疗的患者，预防高肌红蛋白血症是避免术后出现 AKI 的重要措施。

A

腹膜肿瘤外科术后恢复室护理记录单

| 床号 | C1 | 姓名 | | 性别 | 女 | 年龄 | | 28 | | 病案号 | | 日期 | | 20190420 |

时间	生命体征 T℃	HR 次/分	R 次/分	BP mmHg	CVP cmH2O	SpO2 %	入量 (mL) 静脉用药 项目	总量	速度	余量	饮食 项目	量	总量	出量 (mL) 引流 项目	通畅	颜色	性状	量	尿量	造口/大便	其他 项目	量	总量
6:00:00							思他宁组	35.6	1	29.6			6	胃管							冲洗1		0
6:00:00							3升袋	400	60	40			366	盆腔									0
9:00:00							兰苏粉针	2		0			368	右膈下									0
9:30:00							抗生素组	100		0			468	脾窝									0
10:00:00							泮立苏组	100		0			568	右侧胸腔									0
10:30:00							抗生素组	220		0			788										0
11:00:00							抗生素组	100		0			888										0
11:30:00							阿拓莫兰组	100		0			988										0
11:45:00							磷酸肌酸钠组	100		0			1088										0
										0			1088										0
										0			1088										0
										0			1088										0

‹ › Sheet1 ⊕

B

	静脉入量	饮食入量	引流量	尿量	造口/大便	总入量	总出量	出入量平衡
0:00—6:00	1088	0	0	0	0	1088	0	1088
7:00—12:00	566	0	0	0	0	566	0	566
13:00—18:00	683	0	0	0	0	683	0	683
19:00—24:00	363	0	0	0	0	363	0	363
24小时						2700	0	2700

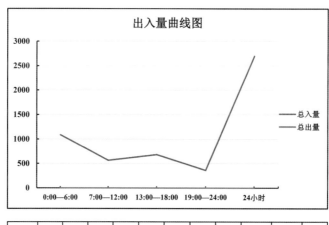

出入量曲线图

（图例：总入量、总出量）

交班内容	总入量	总出量	出入量平衡	胃管	盆腔	右膈下	脾窝	右侧胸腔	尿量	造口/大便	冲洗
	2700	0	2700	0	0	0	0	0	0	0	0

A：术后出入量统计工具；B：围手术期出入量统计表。

图 1-7-4 围手术期出入量监测管理工具

　　有效的干预措施包括：①术前进行充分的肾功能评估，可疑肾功能障碍或手术可能涉及肾脏切除的患者，需通过肾动态显像对肾功能进行评估，主要关注血流灌注、肾小球滤过率及排泄功能。对已存在肾功能异常者，应使用无肾毒性的化疗药物及麻醉药物，如果需要可以使用肾脏替代疗法。②术中轻柔操作，包括小心分离、避免组织和肌肉撕裂，使用适当的电外科工具进行组织锐性切割，控制 HIPEC 温度适宜，以及 HIPEC 药物方案的谨慎选择。③麻醉过程应采取有效措施保持血液酸碱平衡，避免长时间的酸性内环境，应常规实时进行动脉血气分析。术中及术后的酸中毒应通过静脉输注碳酸氢钠溶液或其他类似措施进行纠正。④ 术中及术后通过有效的循环监测控制血流动力学稳定并保证适宜的组织灌注，通过小剂量静脉输注碳酸氢钠溶液碱化尿液，减少肾小管细胞的氧化应激反应，预防 Mb 相关的 AKI。

三、VTE 预防及围术期综合防治

接受 CRS+HIPEC 的腹膜癌患者中 VTE 事件发生率约为 10.0%。以腹膜假黏液瘤为例，CRS+HIPEC 术后 VTE 相关死亡率可达 3.3%。围手术期采用 VTE 综合防治技术，可使 VTE 发生率降至 1.7%，死亡率为 0。VTE 综合防治技术以物理预防为主，涵盖 VTE 风险评估、在院全程防治及院外防治，主要技术要点包括：① CRS+HIPEC 术中，患者双下肢安装间断充气加压装置（intermittent pneumatic compression device，IPC），促进双下肢血液循环，直至手术结束；② CRS+HIPEC 术后早期，指导患者主动性踝关节背屈 / 跖屈，以发挥双下肢"肌肉泵"作用，并联合应用 IPC，预防下肢深静脉血栓；③ 指导患者主动性扩胸运动，双上肢抬举、内收、外展，以发挥"胸泵"作用，预防肺栓塞（pulmonary embolism，PE）。

以此防治技术为基础，发展并建立了 VTE 防治临床路径，具体措施如下：① 基本预防（主动肢体活动＋被动肢体活动）。双下肢踝泵运动：平卧位，双足用力跖屈背伸至最大角度，停顿 1 ～ 2 s，使腓肠肌充分收缩舒张，每组 20 次，每天 3 组。双上肢胸泵运动：站立或半坐位，双上肢平举，与肩同宽，深吸气同时双上肢上举至头顶，停顿 1 ～ 2 s，然后呼气同时双上肢下放，每组 20 次，每天 3 次。吹气球：深吸气后，用力吹气球，气球大小以完全遮挡住患者拳头为宜，然后将气球放气，每组 5 次，每天 3 组。梳头：用梳子从前额梳至枕部，每组每只手梳 5

次，双手轮流进行，每天 2 组。床边原地踏步：站立于床边，双手扶住床头桌，双腿轮替高抬，屈髋约 90°，每组持续 10 min，每天 3 次。双下肢腓肠肌按摩：家属或护工以手掌大小鱼际在腓肠肌肌腹处轻柔挤压，每侧每次 5 min，每天 3 次（下肢合并 DVT 者为禁忌）。② 机械预防。间歇充气加压装置：包括膝长型和腿长型，双下肢同时进行，每次 20 min，每天 2 次。分级加压弹力袜：包括膝长型、腿长型，持续穿戴，选择一级压力（15 ～ 21 mmHg）。机械预防禁忌证：外周动脉疾病、开放性伤口、充血性心力衰竭、急性浅表静脉或 DVT。③ 药物预防。低分子肝素钙皮下注射，0.2 ～ 0.4 mL，qd。抗凝禁忌证：近期中枢神经系统出血，颅内或脊髓高危出血病灶；活动性出血（大出血：24 h 内输血超过 2 U）；慢性、有临床意义的可测量出血 > 48 h；血小板减少症（血小板 < 50×10^9/L）；血小板严重功能障碍（尿毒症、用药、再生障碍性贫血）；近期进行了出血风险很高的大型手术；凝血障碍基础疾病；凝血因子异常（如Ⅷ因子缺乏症，严重肝病）；凝血酶原时间或活化部分凝血活酶时间升高（狼疮抑制剂除外）；腰麻或腰椎穿刺；高危跌倒（头部创伤）。

VTE 防治需贯穿住院全程，包括入院（转科）、术前、术中、术后，并延续至出院后。

（1）入院（转科）VTE 筛查。VTE 风险及出血风险筛查：采用 Caprini 风险比例模型对新入院腹膜癌患者进行 VTE、出血风险评估（24 h 内），根据 VTE 危险分层及出血风险，合理选择 VTE 防治干预措施。VTE 诊断可能性评估：采用 Wells 评分对患者诊断 VTE 的可能性进行评估，并进行 D- 二聚体及下肢静脉超声检查，筛查出已存在 DVT 的患者，充分评估致死性 VTE 风险及出血风险，合理选择 VTE 治疗措施；无下肢血管超声检查条件者，若 D- 二聚体 < 243 ng/mL DDU 且凝血酶时间 > 13.55 s，可排除 DVT 诊断。

（2）术前防治。未合并 DVT 的中高危患者，采用基本预防措施＋机械预防；极高危患者，根据出血风险，采用基本预防措施＋机械预防 ± 药物预防（术前 12 h 停用低分子肝素钙）；入院时合并 DVT 患者，评估出血风险，无抗凝禁忌可给予抗凝治疗（低分子肝素钙皮下注射，85 IU/kg，q12h）；有抗凝禁忌可请血管外科会诊放置下腔静脉滤器（仅为肌间静脉血栓且 D- 二聚体不高者，可采取主动肢体活动的基本预防措施）。

（3）术中预防。未合并 DVT 的手术患者，术中采取机械预防（双下肢或无血栓侧下肢行持续 IPC 治疗）。

（4）术后防治。术后采用基本预防＋机械预防（3 天内以床上主被动活动为主，3 天后增加下床运动）；术后 D- 二聚体降低后再升高（＞ 3000 ng/mL DDU），行下肢血管超声，未发现 DVT 者，无出血风险，可给予低分子肝素钙皮下注射 0.3 mL qd 药物预防；发现 DVT 者（肌间静脉血栓），无出血风险、无 PE 者，可给予低分子肝素钙皮下注射 0.4 mL qd 治疗；发现 DVT 者（腘静脉及以上静脉血栓），无出血风险或合并 PE，请专科会诊，给予低分子肝素钙皮下注射 85 IU/kg q12h 或考虑溶栓治疗，有抗凝禁忌者放置下腔静脉滤器。

（5）院外防治。健康教育，延续院内基本预防＋机械预防措施；合并 VTE 者，给予抗凝治疗（口服利伐沙班 10 mg qd）及出凝血功能、血小板计数监测，并依托血栓延续护理平台进行随访。

CRS+HIPEC 术后查房，应重点观察以下指标并进行相应分析及处理：① 预警症状：下肢疼痛、酸胀、沉重感，原因不明的持续性小腿抽筋，气促，胸痛，心动过速，情绪不安，胸闷，昏厥，动脉血氧饱和度下降，咯血等。② 预警体征：单侧肢体肿胀，静脉导管置管侧面颈部或锁骨上区肿胀。③ 预警检查检验：D- 二聚体显著升高或术后下降后再升高（＞ 3000 ng/mL DDU），不伴二氧化碳分压升高的持续性低氧血症。对可疑 VTE 患者，急查动脉血气分析、凝血四项、D- 二聚体、心肌酶、BNP、心电图、胸片、下肢血管超声及超声心动图，高度可疑 PE，条件允许下行肺动脉 CT 检查，同时请呼吸科、血管外科会诊，按专科意见处理。

VTE 防治查房标准流程：①查房前准备。戴好帽子口罩，记录并汇报异常检验、检查结果，接触患者前先洗手（无可见污物可使用含乙醇免洗手消液）。② 体位调整：将床摇平，嘱患者平卧，小心向床头移动身体至头顶到床头板，然后将床摇起至 60°，扶患者坐起，在后背与床之间垫枕头及三角垫，使患者处于半卧位。③ 病情问询及体格检查：询问患者是否有上述预警症状，查看四肢是否肿胀（肿胀者需测量腿围），查看皮色，触诊皮温，查看深静脉置管处皮肤情况，听诊双肺呼吸音。抗凝治疗者还需询问有无牙龈出血，观察皮肤有无出血点及腹腔引流液颜色。④ 手卫生及冲洗胃管：用含乙醇免洗手消液喷涂患者双手，按七步洗手法反复搓洗双手进行消毒，嘱其口服液体石蜡 30 mL，温开水深度漱口，将胃肠减压盒置于地面，观察胃肠减压通畅情况。⑤ 功能锻炼：对所有患者进行 VTE 基础预防。标准操作流程如下：A. 不适宜下地活动者。双上肢胸泵运动→梳头→吹气球→双下肢踝泵运动。B. 适宜下地活动者。双上肢胸泵运动→梳头→吹气球→双下肢踝泵运动→床边原地踏步。C. 活动后协助患者进行拍背咳痰。D. 机械预防：由护士或护工进行操作。IPC 治疗前明确下肢皮肤情况，核实是否合并 DVT，严禁对 DVT 患肢进行 IPC 治疗。主动肢体功能锻炼后，去除背部靠垫，将床摇平，恢复平卧位，暴露双下肢，进行 IPC 治疗。治疗结束、开始下一例患者前，以 75% 酒精擦拭消毒 IPC 装置。E. 查房结束、查看下一例患者前，再次用含乙醇免洗手消液按七步洗手法消毒双手。

四、肺部感染及胸腔积液预防处理

Campos 等研究表明，CRS+HIPEC 术后呼吸系统不良事件发生率为 3.2%，其中胸腔积液发生率为 29.1%，症状性胸腔积液（CTCAE 3 级以上）发生率为 2.4%。所有发生呼吸系统不良事件的病例均为女性。多因素分析显示膈肌切除和 PCI ≥ 14 分是术后出现呼吸系统不良事件的独立影响因素。73 例接受膈肌腹膜切除的患者中 72 例出现胸腔积液，6 例需要进行胸腔积液引流。广义上讲，全身麻醉及腹部大手术均可增加术后呼吸系统不良事件发生率；具体来讲，长时间麻醉引起的肺活量减少可以导致肺不张，从而发展为更为严重的肺部病变。胸腔积液的出现同样会压缩肺组织导致下肺叶不张。CRS 手术步骤中的膈肌腹膜切除，可能造成膈肌结构的微观损伤，增加了 HIPEC 期间液体在膈肌的通透性，造成液体积聚于胸腔，形成胸腔积液。因此部分学者建议对膈肌腹膜切除的患者行预防性胸腔引流管置入，以改善呼吸参数，但胸腔引流管可能引起如感染、疼痛、胸腔内出血、血胸及其他脏器损伤风险。鉴于症状性胸腔积液的发生率并不高，预防性胸腔引流管的置入并不必需。因术后胸腔积液通常为淡黄色清亮的渗出液或漏出液，可通过胸片及超声明确胸腔积液量；对症状性胸腔积液行超声定位下细管（6.5/7 Fr）引流术，可充分引流胸腔积液并尽可能减少置管所致不良风险。若术中肿瘤侵透膈肌腹膜，侵及膈肌组织或累及胸膜，合并切除部分受侵膈肌后，因胸腔开放，术中需放置 28 Fr 胸腔引流管，行胸腔闭式引流，预防胸腔积液 / 气或术后胸腔内出血。长时间的肺不张，可造成肺泡通气不足、分泌物排出不畅，必然出现肺部感染。在胸腔引流的基础上，进行呼吸功能锻炼（具体措施同上），可促进肺复张。预防肺部感染另一个重要的方面是减少和促进痰液排出。氨溴索可促进呼吸道内黏稠分泌物的排出及减少黏液的滞留，配合呼吸功能锻炼，辅以拍背等物理手段协助患者咳痰，可降低肺部感染发生风险。

第五节 典型病例

一、病历摘要

患者，女，61 岁，主因腹胀 1 月余入院。1 个月前无明显诱因出现腹胀，就诊于当地医院，行 PET-CT 检查示腹膜及网膜广泛增厚，考虑恶性肿瘤性病变。行超声引导下腹腔置管，引出淡黄色腹水约 2000 mL/d，腹水细胞学检查发现少量癌细胞。行卡铂 500 mg ＋紫杉醇脂质体 300 mg 系统化疗联合腹腔化疗 2 个周期，2017 年 11 月 20 日收入我科。

既往史：1982 年行剖宫产手术。1986 年放置宫内节育器。

个人史：多年吸烟史。

家族史：无特殊。

二、体格检查

KPS 评分 80 分，腹围 108 cm，腹部膨隆，上腹部可触及巨大肿物，呈饼状，深压痛，移动性浊音阳性，肠鸣音正常。

三、辅助检查

实验室检查：肿瘤标志物 CA125 130.5 U/mL，其他指标正常。

影像学检查：①胸部 CT 检查：双侧胸膜局部增厚，左侧少量胸腔积液。②腹盆腔增强 CT：网膜饼形成并出现腹水，考虑转移性病变；双肾多发异常强化灶，部分为囊肿，部分性质待定；所示肠壁增厚、毛糙，受累不除外；肝右叶钙化灶；盆腔大量积液，可见子宫节育器。

腹水细胞学：少量癌细胞。

其他检查未见明显异常。

四、诊断

入院诊断：腹膜继发恶性肿瘤，卵巢恶性肿瘤？腹、盆腔积液，左侧胸腔积液，低蛋白血症，肾囊肿。

五、诊治经过

完善相关检查后，经腹膜癌综合治疗团队讨论，确诊患者为腹膜恶性肿瘤，有手术适应证，无手术绝对禁忌证。患者 CA125 显著升高，考虑卵巢癌或原发性腹膜癌不除外，因此，决定行 CRS+HIPEC 治疗。于 2017 年 12 月 6 日在全麻下行剖腹探查＋大小网膜切除＋胆囊切除＋脾切除＋阑尾切除＋子宫双附件切除＋腹腔肿瘤切除＋腹壁肿瘤切除＋膈肌腹膜切除＋直肠部分切除＋膀胱修补＋左输尿管支架置入＋胃壁修补＋肠修补＋腹腔化疗泵置入＋ HIPEC，手术情况如下。

1. 术中探查

术中见腹盆腔淡黄色积液约 4500 mL；双侧膈下腹膜散在分布肿瘤结节；大网膜瘤化成饼，与胃底大弯、脾门结构紧密粘连；胆囊表面被肿瘤侵犯，且与大网膜饼紧密粘连；小肠肠壁与腹壁、小肠间、小肠与结肠广泛粘连，脾脏、肠系膜表面散在多个肿瘤结节；盆底腹膜增厚，直肠子宫陷凹及子宫膀胱陷凹多个肿瘤结节融合，侵犯直肠及子宫。术中 PCI 评分 22 分。

2. 手术经过

切除肝圆韧带，剥除膈肌表面腹膜、壁腹膜及结肠旁沟肿瘤，完整切除大小网膜，切除胆囊，整体切除盆底腹膜、子宫及双侧附件、直肠，修补膀胱，置入左侧输尿管支架，切除或电刀烧灼灭活肠系膜肿瘤，修补胃壁及肠壁，行直肠—乙状结肠端端吻合，右上腹壁放置腹腔化疗泵一枚，导管末端置于右肝表面。CC 评分为 0 分。然后行术中开放式 HIPEC：多西他赛 120 mg、顺铂 120 mg 分别加入 3000 mL 生理盐水中，加热至 43 ℃，分别行持续腹腔热灌注化疗 30 min。术中低血压持续时间较长，以血管活性药物（去甲肾上腺素）维持循环稳定。手术历时 14 h，出血 3000 mL，输红细胞 10 U，血浆 1000 mL，尿量 3000 mL，总入量 10 700 mL。

3. 术后病理结果

大体病理学：①左膈肌腹膜：腹膜组织一块，大小 7 cm×4.5 cm×0.6 cm，表切面均未见占位；②肝韧带：脂肪样组织一块，大小 7 cm×4.5 cm×1.3 cm，表切面均未见占位；③横结肠系膜肿瘤：脂肪组织一块，大小 9.5 cm×7 cm×2.8 cm，切面可见一肿瘤组织，大小 2.5 cm×2.2 cm×2.5 cm，切面灰白、实性、质硬；④乙状结肠系膜：脂肪组织一块，大小 4.5 cm×3.8 cm×0.6 cm，切面可见一肿物，大小 2.6 cm×1.2 cm×0.8 cm，肿物切面灰白、实性、质中；⑤小肠系膜结节：灰白结节样物一枚，大小 0.7 cm×0.5 cm×0.2 cm；⑥胆囊：胆囊一枚，大小 6 cm×3 cm×1.8 cm，一侧面光滑，胆囊黏膜细绒状，未见结石及占位，胆囊壁厚 0.1～0.2 cm；⑦肝圆韧带：脂肪样组织一块，大小 6.8 cm×3.8 cm×1.6 cm，表切面均未见结节；⑧直肠吻合口近端：灰粉黏膜组织一块，大小 1.5 cm×0.6 cm×0.3 cm；⑨直肠吻合口远端：灰粉环状黏膜组织一块，直径 1.7 cm，高 0.4 cm；⑩胃后壁肿物：灰白、灰黄结节样物两枚，直径分别为 0.3 cm、0.5 cm；⑪小网膜：网膜组织一块，大小 4.6 cm×4.2 cm×1.2 cm，表面可见多个散在灰白结节，直径 0.2～0.5 cm；⑫回盲部肠脂垂（热灌注化疗后）：脂肪样组织一块，大小 3 cm×1.5 cm×0.6 cm，切面淡黄、实性、质软；⑬大网膜＋脾脏：饼状网膜组织＋全切脾脏，脾脏大小 11 cm×8 cm×3 cm，被膜光滑，沿脾门切开，脾脏切面暗红、实性、质软，未见占位，脾门周围脂肪组织内可触及淋巴结样物数枚，直径 0.2～0.4 cm；脾门周围脂肪组织内可见一灰白肿物，大小

3.5 cm×1.2 cm×1.2 cm，累及脾脏被膜；网膜组织大小 30 cm×17 cm×4 cm；⑭右膈肌腹膜＋肝肾隐窝腹膜：饼状网膜组织一块，大小 10 cm×8 cm×3 cm，表面可见散在灰白结节，直径 0.2 cm，大小 1.8 cm×1.5 cm×0.5 cm；⑮子宫附件＋直肠＋盆底腹膜：子宫大小 7.5 cm×4 cm×2.5 cm，沿前壁剖开，宫腔深 3.5 cm，颈管长 2 cm，外口直径 2 cm，表面光滑，子宫内膜菲薄，子宫前壁肌壁厚 1.2 cm，未见占位；子宫周围腹膜表面可见多个散在灰白结节；左输卵管长 5.5 cm，直径 0.2～0.4 cm，切面腔可见，伞可见；左卵巢大小 2 cm×0.8 cm×0.6 cm，切面灰白、灰粉、实性、质硬；右输卵管长 5.5 cm，直径 0.2～0.4 cm，切面腔可见，伞可见；右卵巢大小 2.1 cm×1.3 cm×0.6 cm，切面灰粉、灰黄、实性、质软。肠管一段，长 11 cm，黏膜皱襞存在，未见占位，周径 5 cm，直肠周围脂肪组织内可触及淋巴结样物十余枚，直径 0.3 cm×0.5 cm。腹膜表面散在多个灰白结节，直径 0.3 cm，大小 2.1 cm×1.8 cm×0.9 cm。

组织病理学：右侧输卵管及双侧卵巢内可见高级别浆液性癌浸润，累及直肠浆膜层及浆膜下组织、盆腔腹膜组织，浸润肝韧带、横结肠系膜、乙状结肠系膜、小肠系膜、胆囊、肝圆韧带、胃后壁、小网膜、回盲部肠脂垂、大网膜、脾脏被膜、右膈肌腹膜、肝肾隐窝腹膜。

免疫组织化学结果：CEA（−），CDX-2（−），P53（70%＋），Ki-67（Index 50%＋），CD34（血管＋），CgA（−），Syn（−），MUC-1（灶＋），MUC-6（−），MLH1（＋），MSH2（＋），MSH6（＋），PMS2（＋），PD-1（2%＋），PD-L1（IC：10%＋，TC：5%＋），Calreinin（−），MC（个别＋），WT-1（＋），CK5/6（＋），D2-40（−）。

术后诊断：卵巢高级别浆液性癌，FIGO ⅢC 期。

4. 术后治疗

患者术后第 1 天开始，出现低血容量性休克，经补液扩容、血管活性药物支持治疗后仍无改善，序贯出现呼吸衰竭、急性右心衰竭、急性肺栓塞、急性肾功能不全、肝功能不全，后继发直肠吻合口漏、盆腔感染、内出血、输尿管膀胱漏、阴道残端漏、胃漏、胰瘘。经过 5 个半月全面综合治疗后，患者治愈出院（表 1-7-2）。

表 1-7-2 术后不良事件及治疗过程

时间	不良事件特征	不良事件诊断	治疗及转归
2017-12-7 (术后 d1)	1. 症状：精神差，尿量少，血压低； 2. 体征：BP 70 ～ 90/50 ～ 60 mmHg，P 130 ～ 140 bpm，CVP 4 ～ 6 cmH$_2$O，未见腹腔活动性出血状况； 3. 实验室检查：pH 7.28，Lac 5.1 mmol/L；WBC 2.72×10^9/L，HGB 77 g/L，PLT 95×10^9/L； 4. 影像学检查：腹部超声显示下腹液性暗区 3.3 cm	1. 低血容量性休克； 2. 中度贫血； 3. 化疗后骨髓抑制，白细胞减少，血小板减少； 4. 代谢性酸中毒，高乳酸血症	1. 治疗：扩容，输血，升压，抗感染，纠正酸中毒； 2. 转归：血压未进一步下降，稳定
2017-12-8 (术后 d2)	1. 症状：嗜睡，尿量减少，血氧饱和度下降； 2. 体征：BP 70 ～ 90/50 ～ 60 mmHg，P 90 ～ 110 bpm，SpO$_2$ 75% ～ 82%，右上肢散在瘀斑，左下肺呼吸音低； 3. 实验室检查：pH 7.28，PCO$_2$ 41 mmHg，PO$_2$ 63 mmHg，Lac 8.3 mmol/L；WBC 6.22×10^9/L，HGB 90 g/L，PLT 96×10^9/L；ALT 57 U/L，AST 137 U/L，Cr 175 μmol/L，BUN 9.76 mmol/L；PT 15.2 s，INR 1.37，D-Dimer 1508 ng/mL DDU；TnI 0.27 ng/mL，Mb 986.7 ng/mL，NT-ProBNP 7048 pg/mL； 4. 超声检查：右心增大，三尖瓣大量反流；肺动脉高压；LVEF 57%；床旁漂浮导管测肺动脉压力为 25 mmHg；双下肢肌间静脉血栓；左下腹液性暗区 3.3 cm	1. 急性肺栓塞（极高危）？ 2. 右心功能不全； 3. I 型呼吸衰竭、急性呼吸窘迫综合征（ARDS）； 4. 急性肾功能不全； 5. 肝功能异常； 6. 下肢静脉血栓形成	1. 治疗：转 ICU，气管插管机械通气，扩容，抗感染，器官保护，纠正酸中毒，输血，抗凝； 2. 转归：心肝肺肾功能障碍加重，恶化
2017-12-9 (术后 d3)	1. 症状：高热，无尿； 2. 体征：39.7 ℃； 3. 实验室检查：pH 7.25，PO$_2$ 66.5 mmHg，PCO$_2$ 28 mmHg，Lac 21 mmol/L；WBC 19.48×10^9/L，HGB 70 g/L，PLT 49×10^9/L；ALT 1220 U/L，AST 4920 U/L，Cr 284 μmol/L，BUN 12.77 mmol/L；PT 25.6 s，INR 2.29，APTT 49.8 s；D-Dimer 2494 ng/mL DDU；TnI 17.84 ng/mL，Mb 3525.9 ng/mL，NT-ProBNP 30 514 pg/mL；PCT 90.22 ng/mL，CRP 318.08 mg/L	MODS（急性肾衰竭、肝功能不全、I 型呼吸衰竭、右心功能不全、凝血功能障碍）	1. 治疗：停止抗凝，床旁持续血液净化治疗（无肝素化）； 2. 转归：心肝肺肾及凝血系统障碍加重，MODS，恶化

续表

时间	不良事件特征	不良事件诊断	治疗及转归
2017−12−10 至 2017−12−12 (术后 d4～6)	1. 症状：浅昏迷，尿量恢复； 2. 体征：BP 110～130/60～70 mmHg，P 90～100 bpm，SpO₂ > 95%；尿量 > 1500 mL/24h； 3. 实验室检查：WBC 14.8 → 11.92×10⁹/L，HGB 82 → 83 g/L；PLT 59 → 99×10⁹/L；Lac 15 → 8.1 mmol/L；ALT 1000 → 451 U/L，AST 2540 → 464 U/L，T-Bil 53.9 → 83μmol/L，Cr 152 → 107μmol/L；BUN 7.62 → 7.64 mmol/L，TnI 7.7 → 4.55 ng/mL，Mb 1033 → 236.1 ng/mL，NT-ProBNP 14 610 → 9677 pg/mL；PCT 47.08 → 19.38 ng/mL，CRP 369.3 → 218.24 mg/L	MODS	1. 治疗：输血，血管活性药物减量，寻找感染源； 2. 转归：尿量恢复，炎症指标下降，心肝肺肾功能好转
2017−12−13 至 2017−12−17 (术后 d7～11)	1. 症状：浅昏迷→嗜睡，呼之睁眼→神志清楚，弛张热，39℃；尿量增多；排便； 2. 体征：双肺呼吸音粗，全身未见新发瘀斑及瘀点，尿量 6950 → 2993 mL； 3. 实验室检查：WBC 12.81 → 19.11×10⁹/L，HGB 103 g/L，PLT 29 → 34×10⁹/L；ALT 230 → 69 U/L，AST 130 → 34 U/L，T-Bil 82.7 → 58.2 μmol/L，Cr 94 → 68 μmol/L；D-Dimer 18 488 → 4261 ng/mL DDU；TnI 1.15 → 0.81 ng/mL，Mb 109.5 → 79.5 ng/mL；CRP 144.4 → 151.35 mg/L，PCT 5.46 → 3.2 ng/mL；血培养：革兰阳性球菌，腹水培养：革兰阴性杆菌； 4. 影像学检查：①心脏彩超：右心增大，右室运动幅度整体减低→右室内径及功能较前明显改善，恢复至正常范围；三尖瓣反流中量→少量；肺动脉轻度高压→正常。②下肢彩超：双小腿肌间静脉血栓形成。③胸片：两肺感染及少量胸腔积液	1. 菌血症； 2. 腹腔感染； 3. 急性肾衰竭：多尿期； 4. 胸腔积液	1. 治疗：根据感染病原调整抗生素；升血小板、输血小板、停用血液净化治疗；低分子肝素抗凝； 2. 转归：意识好转，心肝肾功能好转；感染加重

续表

时间	不良事件特征	不良事件诊断	治疗及转归
2017-12-18 至 2017-12-20 (术后 d12～14)	1. 症状：体温恢复正常；胃减压血性胃液；脱机试验通过，自主呼吸费力； 2. 体征：双肺呼吸音粗，可闻及痰鸣音； 3. 实验室检查：WBC 11.34×10^9/L，HGB 93 g/L，PLT 49×10^9/L；胃内容物潜血（++++）；腹水培养：大肠埃希菌、粪肠球菌；支气管镜：肺部感染	1. 应激性溃疡出血； 2. 腹腔感染； 3. 肺部感染	1. 治疗：更换敏感抗生素；拔除气管插管改为无创呼吸机辅助通气；支气管镜吸痰；雾化；转普通病房； 2. 转归：呼吸功能好转，感染控制
2017-12-21 至 2017-12-22 (术后 d15～16)	1. 症状：意识不清，伴呼吸窘迫； 2. 体征：气管及喉部可闻及痰鸣音； 3. 实验室检查：PCO_2 98 → 57 mmHg； 4. 影像学检查：胸片示双肺感染进展，双侧胸腔积液增多	1. CO_2 潴留； 2. 肺性脑病	1. 治疗：无创呼吸机辅助呼吸；祛痰；呼吸兴奋剂；激素；利尿； 2. 转归：意识好转，PCO_2 下降
2017-12-29 至 2017-12-30 (术后 d23～24)	1. 症状：突发寒战、高热，38.8 ℃； 2. 体征：双下肺呼吸音消失； 3. 实验室检查：WBC 15.6×10^9/L，HGB 130 g/L，PLT 186×10^9/L； 4. 影像学检查：胸片示双侧胸腔积液增多，左下肺感染	血管导管相关性感染	1. 治疗：拔除深静脉，尖端留培养； 2. 转归：体温好转
2018-1-03 (术后 d28)	1. 症状：切口引出红褐色浑浊脓液； 2. 体征：切口局段裂开，渗液，腹部无压痛； 3. 实验室检查：ALT 7 U/L，AST 16 U/L，T-Bil 10.4 μmol/L，Cr 36 μmol/L，BUN 2.91 mmol/L	1. 腹腔感染； 2. 切口感染	1. 治疗：双套管冲洗； 2. 转归：肝肾功能恢复正常
2018-1-20 (术后 d45)	1. 症状：阴道大量出血，约 400 mL，伴粪便样物质； 2. 急诊手术探查：手术切口裂开约 3 cm；盆腔大量暗红色血凝块，约 500 mL，粪臭味，内含少量秘结粪块；直肠吻合口裂开约 80%；阴道残端开放；左侧输尿管下段近膀胱处后壁纵行破口约 1 cm，输尿管支架外露；膀胱颈部横行破口约 0.5 cm	1. 直肠吻合口漏； 2. 阴道残端漏； 3. 胰瘘； 4. 输尿管膀胱漏； 5. 盆腔感染； 6. 盆腔内出血	1. 治疗：盆腔脓肿清创引流 + 直肠残端闭合 + 乙状结肠单腔造口 + 阴道漏、输尿管漏、膀胱漏修补术；抗感染；营养支持；腹腔冲洗引流； 2. 转归：出血停止，感染控制

续表

时间	不良事件特征	不良事件诊断	治疗及转归
2018-1-26 (术后 d51)	1.症状：盆腔血性引流增多，约 700 mL； 2.彩超：左下腹液深约 3.0 → 4.5 cm，右下腹液深约 1.8 → 5.1 cm； 3.急诊剖腹探查术：腹壁下动脉出血	1.急性腹腔内出血； 2.低血量休克	1.治疗：抗休克；输血；腹壁下动脉缝扎止血 + 回肠末端双腔造口 + 乙状结肠造口重造； 2.转归：出血停止，好转
2018-2-4 至 2018-2-7 (术后 d60～63)	1.症状：脾窝引流液浑浊，可见食物残渣； 2.影像学检查：消化道造影见漏口位于胃底部，孔径不大	胃漏	1.治疗：肠内 + 静脉营养支持；体位引流；功能锻炼； 2.转归：稳定
2018-5-31 (术后 d176)	胃漏、胰瘘、阴道漏愈合，正常进食，营养状况可		康复出院

5. 术后随访

2018 年 9 月 21 日，复查 CA125 正常，CT 未提示肿瘤复发转移，开始口服环磷酰胺片联合来曲唑治疗。截至 2021 年 1 月 19 日，复查仍未见肿瘤复发转移，无复发生存期超过 3 年（图 1-7-5）。

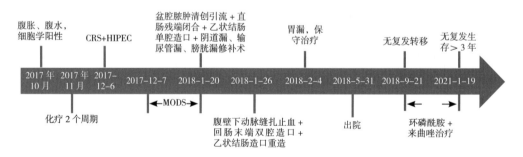

图 1-7-5 患者治疗过程总结

第六节 总结

预防围手术期 SAE 的发生，需要在术前、术中及术后多环节进行优化管理。采用临床路径管理，关注重点不良事件，及时发现和处理 SAE，提高腹膜癌行 CRS+HIPEC 的安全性，可有效改善腹膜癌患者的预后。笔者中心基于上千例 CRS+HIPEC 治疗经验，将提高 CRS+HIPEC 围手术期安全性的主要技术措施总结如下（表 1-7-3），供腹膜癌专科医师参考。

表 1-7-3 提高 CRS+HIPEC 围手术期安全性的主要技术措施

时间地点	主要措施	内涵说明
CRS 术前管理		
主要检查	1. 胸部 / 腹部 / 盆腔增强 CT ＋三维重建，通过 CT-PCI 评估肿瘤负荷、腹水程度； 2.PET-CT 评估肿瘤代谢及播散程度； 3.CEA/CA125/CA19-9 评估肿瘤生物学行为特点； 4.KPS 评分、VTE 筛查、重要脏器功能评估等	按腹膜癌临床路径筛选可能获益的患者
主要治疗	纠正贫血、减少腹水、改善营养、预防 VTE 保健操、改善心肺功能保健操	增强手术安全性、提高耐受力
术前谈话	图文并茂详细沟通，使患者家属对治疗过程明确	获得患者家属积极、主动、高效配合
CRS+HIPEC 术中管理		
流程管理	入室核查、静脉通路、体位准备、IPC、三腔尿管、影像学资料	三腔尿管便于术中使用亚甲蓝溶液充盈膀胱，利于盆腔操作
麻醉管理	1. 无创监测：心电图、血压、血氧饱和度、脑电双频指数、体温等； 2. 有创检测：动脉血压、心排量、心指数、每搏变异量、静脉压、动脉血气等	手术时间长，循环波动大，需密切监护，精细管理
液体管理	1. 目标导向的液体管理：保证术中血流动力学稳定，避免循环大幅波动； 2. 液体加温治疗； 3. 提高优质血浆、白蛋白等胶体应用比例	手术创面大，术野渗出多，需提高胶体液比例，选用优质胶体液，力求术中血流动力学稳定，避免大幅度波动

续表

时间地点	主要措施	内涵说明
CRS 手术要点	1.切口：腹部正中切口，上至剑突下，下至耻骨联合上缘，手术全程使用 4 个框架拉钩，必要时行辅助切口，务必保证术野暴露； 2.入路：开腹、双侧膈肌、盆腔肿瘤切除多选用腹膜外间隙，有利于分离操作，并减少肿瘤残余； 3.切除平面：①腹膜剥除应包含壁腹膜和部分结肠表面脏腹膜；②大网膜切除应为解剖性切除，包含胃结肠韧带、脾胃韧带、横结肠系膜前叶，切除平面为"M"形；③女性后盆腔切除应取腹膜外入路，剥离膀胱表面腹膜、盆腔侧壁腹膜，于腹膜外断扎子宫圆韧带、子宫动静脉及卵巢血管，切除子宫颈及宫旁组织，于腹膜返折下方切断直肠；④胃肠道手术应遵循根治术标准，保证切除范围及淋巴结清扫范围；⑤肿瘤浸润导致脏器粘连融合，应遵循整块切除原则，行联合脏器切除	大原则遵循腹膜外操作，一切有解剖学命名的血管必须双重止血（结扎加缝扎）或三重结扎（双重结扎加缝扎），解剖后所形成的创面立即用大纱布垫填塞压实，肠道表面所形成的非穿透性损伤均暂时缝合标记，待重建时一同修补，消化道、泌尿道修补重建后要内置减压管，充分降低吻合口压力
HIPEC 要点	1.推荐术中开放式循环 HIPEC，至少 60 min； 2.精准控温：治疗温度（43 ± 0.5）℃； 3.推荐两种不同作用机制的化疗药物联用，可序贯或同时用药； 4.腹腔彻底止血，框架拉钩抬高腹壁； 5.入水管路放置于肿瘤负荷最重的部位，出水管路应与入水管路保持适当距离，置于腹腔深部； 6.药液应淹没全部脏器及部分切口	开放式 HIPEC 时，要用塑料护皮膜覆盖切口，保证液体充满腹盆腔且能够有效循环，避免液体蒸发；手术室为负压环境，气溶胶从手术室下方排气孔排出
重建要点	1.HIPEC 治疗后重建（阴道残端除外）； 2.所有吻合口均应浆肌层缝合加固； 3.必要时行保护性回肠造口或置入肛管行肠管减压以保护吻合口	HIPEC 后吻合可避免吻合口组织间隙残余肿瘤
CRS+HIPEC 术后管理		
专用病房	按照简易外科 ICU 设置，配备专业监护、治疗设备，提高医护床位比，条件允许时可配备呼吸机	PM 患者术后早期监护要求高、治疗密度大、专科特色强，集中统一化、流程化管理可保证患者治疗效果和恢复速度，降低围术期风险

续表

时间地点	主要措施	内涵说明
液体管理	1. 个体化：依据患者血流动力学指标、出入量、心功能状况等精确调整，实施定量、定速的液体治疗方案； 2. 科学化：①液体加温治疗；②实时电子化出入量监测系统，每 6 h 总结出入量	个体化、科学化的液体管理可有效调节循环总量，避免心血管不良事件发生
能量管理	1. 根据体重设计每日能量需求量及供能结构比例，24 h 均匀给予； 2. 肠外营养：术后早期应用全肠外营养，促进合成代谢； 3. 肠内营养：排气排便后，从清水开始逐步过渡到肠内营养	依据患者基础代谢率、能量代谢水平、疾病状况、进食状况，动态调整肠外肠内营养方案，调整总能量及能量配比
呼吸管理	1. 持续低流量吸氧； 2. 静脉滴注盐酸氨溴索，雾化吸入盐酸氨溴索和乙酰半胱氨酸及盐水； 3. 每日双上肢胸泵运动； 4. 吹气球：深呼吸后憋气，用最大力吹气球，使气球体积达至少一个拳头大小，甚至更大	降低痰液黏稠度，雾化吸入湿化气道；促进血液循环，增加胸廓活动度，提高肺活量，促进排痰；通过主动深吸、深呼运动，增加肺潮气量
管道管理	1. 胃管：手术当日放置，至排气后拔除，每日观察引流液量、性状等，每日口服少量液状石蜡和清水冲洗胃管，保持通畅； 2. 尿管：手术当日放置，若无禁忌，术后早期拔除； 3. 引流管：妥善固定，密切观察，每 6 h 统计引流量	每日冲洗胃管可避免黏液栓堵塞胃管，造成引流不畅；液状石蜡有助于胃肠道功能早期恢复； 早期拔除尿管有利于患者下床活动，并降低泌尿系感染风险； 妥善固定引流管，避免因脱管风险限制患者活动
血栓管理	1. 所有患者入院后立即进行血栓风险评估：Wells 评分、Caprini 评分、D- 二聚体检测、下肢静脉超声检查等，术后定期复查 D- 二聚体和下肢静脉超声； 2. 主动运动：双下肢踝泵运动，床边原地踏步，上肢主动活动（胸泵运动、吹气球、梳头）； 3. 被动运动：术中及术后使用 IPC，双下肢腓肠肌按摩； 4. 对于深静脉血栓证据明确的患者，按照指南给予药物治疗：低分子肝素或利伐沙班等	通过患者术前及术后早期主 / 被动活动等物理措施，可有效预防静脉栓塞事件，无须常规使用药物预防 VTE

续表

时间地点	主要措施	内涵说明
疼痛管理	1. 术中采用复合麻醉：全身麻醉联合硬膜外阻滞麻醉或腹横筋膜阻滞麻醉，可减少术中肌松药物、镇痛药物用量； 2. 关腹前手术切口局部给予罗哌卡因浸润麻醉； 3. 术后给予静脉自控式镇痛泵，可持续镇痛 48 ～ 72 h； 4. 对于术后 3 d 疼痛评分高于 4 分者，可给予芬太尼透皮贴剂持续镇痛或肌肉注射弱阿片类镇痛药物	术中、术后采取多模式镇痛，可减轻患者不适，降低应激反应，有利于患者早期下床活动，并促进胃肠道、膀胱功能恢复
出凝血管理	1. 术中妥善止血，所有切断的血管主干至少双重结扎或结扎联合缝扎； 2. 注意监测和补充凝血酶原复合物、纤维蛋白原、钙离子、血小板等，可配合使用氨甲环酸、注射用血凝酶等止血药物； 3. 术中及术后输注新鲜冰冻血浆可改善患者凝血功能； 4. 血红蛋白浓度低于 80 g/L 时应输注浓缩红细胞； 5. 对于身体状况较好、血红蛋白测定 > 110 g/L、血小板 > 110×10^9 g/L 且凝功能正常的患者，可采用贮存式或稀释式自体输血，以减少异体血输注	CRS+HIPEC 手术时间长、术中出血较多、凝血功能常受到明显影响，术后出血风险高，需特别重视出凝血管理
脏器功能保护	1. 心脏：①应用硝酸酯类药物，改善心肌供血；②应用磷酸肌酸钠，保护心肌细胞膜，调节微循环，改善心肌代谢；③根据中心静脉压、BNP 变化率、血浆蛋白水平调整液体前负荷； 2. 肝脏：应用还原型谷胱甘肽，抗氧化应激，稳定细胞膜，降低化疗药物毒性，调节细胞代谢，保护肝脏功能； 3. 肾脏：CRS 术后多合并高肌红蛋白血症，间断应用小剂量碳酸氢钠，可碱化尿液，降低肾小管细胞的氧化应激反应，预防急性肾损伤； 4. 消化道：应用生长抑素、质子泵抑制剂，可抑制消化液分泌和消化酶的作用，降低应激反应对胃肠道的损伤	CRS+HIPEC 手术创伤大，应激反应重，术后保护重要脏器功能和维持内环境稳定至关重要
CRS+HIPEC 术后院外管理		
饮食和运动指导	在出院后 2 周内，给予每 3 天逐渐增量的饮食和运动处方，列明详尽的饮食量和运动量，保证能量供应和营养均衡，科学指导饮食过渡和康复锻炼，并密切随访	围术期内患者出院后的康复十分重要，饮食和运动处方可保证患者营养和运动功能康复，有利于接受进一步治疗

（刘　刚　蔡　建　彭开文　杨沛刚　王晓俊）

参考文献

1. Paul H. Sugarbaker. 腹膜表面肿瘤细胞减灭术与围手术期化疗.2版.李雁，译.北京：科学出版社，2018：198-225.

2. BOLLEN PINTO B, CHEW M, LURATI BUSE G, et al. The concept of peri-operative medicine to prevent major adverse events and improve outcome in surgical patients：a narrative review. Eur J Anaesthesiol, 2019, 36（12）：889-903.

3. SUGARBAKER P H, ALDERMAN R, EDWARDS G, et al. Prospective morbidity and mortality assessment of cytoreductive surgery plus perioperative intraperitoneal chemotherapy to treat peritoneal dissemination of appendiceal mucinous malignancy. Ann Surg Oncol, 2006, 13（5）：635-644.

4. LEHMANN K, ESHMUMINOV D, SLANKAMENAC K, et al. Where oncologic and surgical complication scoring systems collide：time for a new consensus for CRS/HIPEC. World J Surg, 2016, 40（5）：1075-1081.

5. MARTIN A S, ABBOTT D E, HANSEMAN D, et al. Factors associated with readmission after cytoreductive surgery and hyperthermic intraperitoneal chemotherapy for peritoneal carcinomatosis. Ann Surg Oncol, 2016, 23（6）：1941-1947.

6. RASPÉ C, FLÖTHER L, SCHNEIDER R, et al. Best practice for perioperative management of patients with cytoreductive surgery and HIPEC. Eur J Surg Oncol, 2017, 43（6）：1013-1027.

7. OEMRAWSINGH A, DE BOER N L, BRANDT-KERKHOF A R M, et al. Short-term complications in elderly patients undergoing CRS and HIPEC：a single center's initial experience. Eur J Surg Oncol, 2019, 45（3）：383-388.

8. CASCALES CAMPOS P, MARTINEZ INSFRAN L A, Wallace D, et al. Identifying the incidence of respiratory complications following diaphragmatic cytoreduction and hyperthermic intraoperative intraperitoneal chemotherapy. Clin Transl Oncol, 2020, 22（6）：852-859.

9. CHEN C Y, CHANG H Y, LU C H, et al. Risk factors of acute renal impairment after cytoreductive surgery and hyperthermic intraperitoneal chemotherapy. Int J Hyperthermia, 2020, 37（1）：1279-1286.

10. DRANICHNIKOV P, GRAF W, CASHIN P H. Readmissions after cytoreductive surgery and hyperthermic intraperitoneal chemotherapy-a national population-based study. World J Surg Oncol, 2020, 18（1）：67.

11. LI X B, MA R, JI Z H, et al. Perioperative safety after cytoreductive surgery plus hyperthermic intraperitoneal chemotherapy for pseudomyxoma peritonei from appendiceal origin：experience on 254 patients from a single center. Eur J Surg Oncol, 2020, 46（4 Pt A）：600-606.

12. VAN KOOTEN J P, OEMRAWSINGH A, DE BOER N L, et al. Predictive ability of c-reactive protein in detecting short-term complications after cytoreductive surgery and hyperthermic intraperitoneal chemotherapy：a retrospective cross-sectional study. Ann Surg Oncol, 2021, 28（1）：233-243.

13. LIU G，JI Z H，YU Y，et al. Treatment of hypermyoglobinemia after CRS + HIPEC for patients with peritoneal carcinomatosis：a retrospective comparative study. Medicine（Baltimore），2017，96（45）：e8573.

14. 刘刚，李鑫宝，姬忠贺，等 . D- 二聚体联合凝血酶时间检查对腹膜癌患者下肢深静脉血栓排除的诊断价值 . 中国普通外科杂志，2018，27（6）：740-746.

15. 李鑫宝，姬忠贺，张彦斌，等 . 肿瘤细胞减灭术加腹腔热灌注化疗围手术期静脉血栓栓塞症的危险因素及防治技术 . 肿瘤防治研究，2019，46（2）：23-28.

16. 于洋，李鑫宝，林育林，等 . 肿瘤细胞减灭术联合腹腔热灌注化疗治疗腹膜癌 1384 例疗效分析 . 中华胃肠外科杂志，2021，24（3）：226-235.

第八章

腹腔化疗

第一节　前言

一、腹腔化疗概述

腹腔化疗是将化疗药物直接灌注到腹膜腔，使肿瘤部位药物浓度提高，增强对肿瘤细胞的杀伤能力。腹腔化疗在治疗胃癌、结直肠癌、卵巢癌、腹膜假黏液瘤、恶性腹膜间皮瘤等原发癌或继发性腹膜转移癌及恶性腹水方面疗效较好。

二、腹腔化疗的技术演变历程

20 世纪 50 年代初，人们开始探索腹腔灌注抗肿瘤药物，并将其作为某些腹膜恶性肿瘤患者新的治疗选择。作为一种姑息治疗手段，当时腹腔化疗的主要作用是控制恶性腹腔积液形成。从 20 世纪 70 年代开始，腹腔化疗成为一种治疗手段，通过腹腔途径灌注大量高浓度细胞毒性药物，促进化疗药物在腹腔内均匀分布。

三、腹腔化疗取得的里程碑式进步

腹膜表面是胃肠道恶性肿瘤和妇科恶性肿瘤患者复发的重要部位。肿瘤细胞可以穿透浆膜生长，从原发肿瘤部位脱落进入腹腔。手术创伤导致肿瘤细胞从切断的淋巴管和血管中释放出来，引起腹膜扩散；对原发肿瘤的操作也可能导致腹膜扩散。脱落的癌细胞一旦释放到腹腔，就会随着腹腔内的液体流动，与血液、骨髓或肝脏中的循环肿瘤细胞相比，腹膜内的脱落癌细胞转移效率更显著，对腹膜转移的发生发展有重要影响。手术损伤部位观察到的急性炎症反应和愈合过程，对形成术后粘连和促进肿瘤生长都很重要。这种病理过程的分子机制包括游离肿瘤细胞的跨体腔转运、间皮粘连、间皮侵袭及细胞增生，最终导致腹膜种植，形成临床 PM。

肿瘤学家和外科医生既往认为 PM 与远处转移相同，将 PM 归为腹腔恶性肿瘤中不可治愈的组成部分。自 20 世纪 80 年代以来，针对胃肠道癌、卵巢癌和原发性腹膜恶性肿瘤的孤立 PM 出现了不同的治疗假设，即 PM 可能是一个孤立的病灶，因此有必要采用局部区域（local regional，LR）的治疗方法。这些治疗方案主要基于 CRS 联合 HIPEC，CRS 目的是通过一系列脏器切除术和标准腹膜切除术来清除所有宏观病变；HIPEC 是将高剂量化疗药物循环至腹盆腔所有区域，以温度及时间依赖性方式增强化疗药物的细胞毒性，清除残留的微小病变。为巩固 CRS+HIPEC 疗效，建议术后行腹腔化疗。术后腹腔化疗有 3 种主要方式：①术后早期腹腔化疗；②常温腹腔化疗（non hyperthermic intraperitoneal chemotherapy，NIPEC）；③双向联合化疗即同时进行腹腔化疗和系统化疗，可作为长期治疗和长期腹腔化疗，对 PM 的治疗具有重要意义。

动物模型证实，腹腔化疗对直径为 2 ～ 3 mm 的病变具有细胞毒性作用，完全 CRS 是腹腔化疗的重要前提。随着 PM 患者治疗模式的转变，很多研究探索了 CRS+HIPEC 或 CRS 联合围手术期腹腔化疗的途径及疗效。Glehen 等研究表明，CRS 联合围手术期腹腔化疗可显著延长部分结肠来源 PM 患者生存期。Elias 等分析了 1290 例原发性肿瘤 PM 患者行 CRS 联合围手术期腹腔化疗的结果，第 5 年仍有 37% 患者存活。

PM 化疗方案差异较大，尚需开展相关临床试验进一步评估这种综合治疗方案疗效。围手术期化疗的药理学尚不清楚，需通过分析药理学数据，进一步提高治疗的安全性和有效性。

第二节　腹腔化疗的理论基础

一、腹腔化疗解剖学基础

腹膜是一张具有分泌、吸收功能的大面积透析膜，总面积约 $2\ m^2$。腹腔灌注化疗药物后，大多数药物经腹膜吸收进入血液循环，少数进入淋巴系统。腹腔清除率明显低于血清清除率，化疗药物在腹腔内浓度高于血浆浓度且接触时间较长，腹腔内播散的癌细胞长时间处于高浓度化疗药物环境中，局部药物峰浓度比系统化疗增加 10 ~ 1000 倍。此外，化疗药物在腹腔内的疗效与肿瘤大小相关，化疗药物在腹腔局部作用时，从表面渗透入肿瘤的深度有限，一般认为在 2 ~ 3 mm，当肿瘤 > 1 cm 时，药物作用有限，因此，系统化疗仍很必要。腹腔化疗时化疗药物除局部作用外，还有药物吸收后的全身系统作用，即药物的二次作用。

肿瘤细胞包裹学说可解释单纯手术 PM 患者的快速进展（图 1-8-1）。这一理论认为在创伤腹膜表面，腹腔内肿瘤栓子所产生的纤维蛋白包裹，以及在创伤愈合过程中生长因子所致的肿瘤细胞浸润，均与腹膜表面肿瘤种植的高发生率与快速进展有关。对于原发性胃肠道癌患者，肿瘤细胞包裹可增加局部治疗失败发生率。除非采用腹腔化疗，否则须通过再次手术才能将腹膜表面的恶性细胞重新切除。为了根除腹盆腔表面的肿瘤种植，HIPEC 手术过程中腹腔内要充满大量液体和化疗药物，同时术后需行 EPIC 等腹腔化疗。

二、腹腔化疗药代学原理

药理学研究表明，癌细胞对化疗药物的反应率不仅取决于直接接触浓度，还取决于接触时间即 AUC。静脉一次性给药后，血中药物浓度很快达到峰值，但仅维持数分钟即下降，并在一定时间内根据药物自身的半衰期而逐渐消失，而腹腔内的药物浓度更低。腹腔给药时腹腔内的药物浓度高，维持时间长，抗癌效能显著大于系统化疗。但 AUC 作为药代动力学参数，主要为药物吸收程度的一种度量值，在有效浓度以下的 AUC 对疗效没有意义，因此只有在有效浓度以上的 AUC 值才能作为化疗药物的有效系统作用度量值，但目前化疗药物还没有一个公认的有效浓度值。

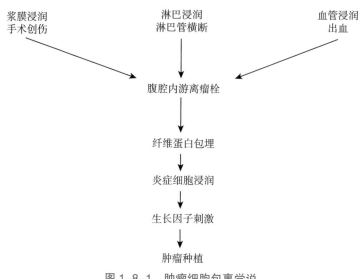

图 1-8-1　肿瘤细胞包裹学说

三、腹腔化疗药效学

正常组织对热的耐受性高于癌组织，热效应对癌细胞具有多重作用：在组织水平上可使癌组织内微血管栓塞，引起肿瘤组织缺血性坏死；在细胞水平上破坏细胞的自稳机制，激活溶酶体，破坏胞质和胞核，干扰能量代谢；在分子水平上使癌细胞膜蛋白变性，干扰蛋白质、DNA 和 RNA 合成。此外，热疗与某些化疗药物的协同抗肿瘤作用在 43 ℃时明显增强，如多柔比星、顺铂、丝裂霉素 C、美法仑、多西他赛、伊立替康和吉西他滨等，在高温作用下可以提高癌细胞对化疗药物的反应率，使化疗药物更容易进入肿瘤组织。常见药物分子量及腹腔 AUC 和血浆 AUC 比值见表 1-8-1。

表 1-8-1 腹膜转移癌化疗药物的相对分子量及腹腔与血浆曲线下面积比值

药物	分子量 /Da	血浆曲线下面积（AUC）比值
5- 氟尿嘧啶	130.08	250
卡铂	371.25	10
顺铂	300.10	7.8
多西紫杉醇	861.90	552
阿霉素	579.99	230
依托泊苷	588.58	65
脱氧氟尿苷	246.20	75
吉西他滨	299.50	500
伊立替康	677.19	NA
马法兰	305.20	93
丝裂霉素 C	334.30	23.5
米托蒽醌	517.41	115 ～ 255
奥沙利铂	397.30	16
紫杉醇	853.90	1000
培美曲塞	597.49	40.8
聚乙二醇化脂质体阿霉素	579.99	1040

注：NA：未报道。

第三节　腹腔化疗种类

一、腹腔热灌注化疗

HIPEC 是指通过将含化疗药物的灌注液加热到治疗温度，并灌注到肿瘤患者腹腔内且维持一定时间，以预防和治疗腹膜癌及其引起的恶性腹水的一种治疗技术。国内学者研发了中国腹腔热灌注化疗（China hyperthermic intraperitoneal chemotherapy，C-HIPEC）技术，建立了高精度、大容量、持续循环、恒温灌注的 C-HIPEC 技术方法，技术标准如下：①开放式或闭合式：手术结束后在开放状态下或关闭腹腔后行灌注治疗。②化疗药物：根据原发肿瘤的系统化疗常用药物、既往敏感药物或药敏试验结果选择化疗药物，也可根据患者既往病史、疾病种类和药物特性，选择肿瘤组织穿透性高、分子量大、腹膜吸收率低、与热效应有协同作用、腹膜刺激性小、对肿瘤有效的药物。③化疗药物剂量：参考系统化疗剂量。④灌注温度为（43±0.1）℃。⑤灌注时间和次数：灌注时间 60 ～ 90 min，一般为 60 min，多次 C-HIPEC 时，每次治疗间隔 24 h；预防性 C-HIPEC：1 ～ 2 次；治疗性 C-HIPEC：1 ～ 3 次，视患者情况，可增加到 3 ～ 5 次。⑥灌注液容量：有效灌注液一般为 4 ～ 6 L，以充盈腹腔和循环通畅为原则。⑦灌注速度：400 ～ 600 mL/min。这种由体外和体内双循环进行热交换加温控温的 C-HIPEC 技术使腹腔灌注液维持在恒定温度，是目前国际领先的温度控制技术，已在我国被广泛推广应用。

二、术后早期腹腔化疗

EPIC 是在 CRS 术后，在残余肿瘤负荷最小的时候进行。其优点是，在伤口愈合前开始腹腔化疗可最大限度减少药物的不均匀分布，并消除术后残留癌细胞在纤维蛋白沉积中滞留。EPIC 缺点是发生感染和术后并发症发生风险较大。一般在术后第1～第5天通过在 CRS 时置入流入管和流出管行 EPIC 治疗，可以联合 HIPEC 应用。根据药理学原则，建议使用细胞周期非特异性药物，如 5- 氟尿嘧啶和（或）紫杉醇。Soo 等研究表明，EPIC 是一种安全、有效的腹腔化疗方案，可预防大肠癌 PM 术后腹腔复发，延长患者生存期。

三、常温腹腔化疗

NIPEC 是一种常用的腹腔化疗技术，对多种肿瘤 PM 及其所致腹水有较好的疗效。常用的腹腔置管包括以下 3 种：①经 Tenckhoff 导管。在局麻下或术中在脐平面经腹直肌或腹直肌旁将 Tenckhoff 导管置入腹腔，远端到腹腔预定置入部位，近端经皮下隧道从左或右下腹引出，经 Tenckhoff 导管输注化疗药物。该导管灌注方便，易于更换和拔管，但需定期护理，患者相对难以接受。② Port-A-Cath 系统。1982 年被美国圣地亚哥大学开始用于腹腔化疗，该装置被埋入皮下，化疗时先消毒注射部位皮肤，用特殊的 Port-A-Cath 针插入皮下注射阀内，通过注射器将化疗药液注入，注射压力不超过 2068 mmHg。此法可反复长期给药，容易护理，患者长期带管，行动不受影响，易于接受。③化疗泵。关腹前埋于皮下，应用方法同 Port-A-Cath 系统，患者易于接受，但容易堵塞。此外，还可行腹腔穿刺或术中置硅胶管。腹腔穿刺是经穿刺针将化疗药一次性注入腹腔，而硅胶管是经腹壁引出，可于术后一次性注射完毕后拔除。

四、双向化疗

双向化疗即腹腔化疗联合系统化疗。腹腔化疗的组织穿透力有限，即使 HIPEC，药物有效深度仅 2～3 mm，因此，有研究表明，配合系统化疗可有效针对腹腔灌注化疗无法触及的微转移灶，并有效控制腹腔内游离癌细胞。双向化疗可利用静脉和腹腔双向扩散梯度来降低腹膜癌指数，可用于术前；作为新辅助治疗的一种方式，也可作为术后治疗方案。用作新辅助治疗时，可在术前降低肿瘤负荷，提高手术切除率；而术后双向化疗则能最大程度清除腹腔内游离癌细胞和微转移灶，延长患者生存期。

第四节 腹腔化疗常见并发症的预防及处理

一、化疗药物有关并发症及处理

①骨髓抑制：一般较轻，白细胞及血小板低时可对症处理；②化学性腹膜炎：常由灌注液体少、化疗药物浓度高引起，多见于大剂量丝裂霉素、阿霉素等，可给予减量或停药，同时腹腔灌注液体等处理，必要时可给予地塞米松抗感染治疗；③粘连性肠梗阻：可给予中药丹参、透明质酸钠和白蛋白、琥珀辛酯钠等降低发生率；④吻合口漏：与术后早期腹腔化疗可能有关，但较少见；⑤腹胀、腹痛：与化疗液量相关，可根据临床经验及患者体表面积个体化给药。

二、导管并发症及处理

①导管阻塞：腹腔化疗前可用肝素稀释液或生理盐水冲洗导管和化疗泵系统，化疗后用肝素稀释液冲洗并封闭导管系统，可防止导管阻塞；②泵周积液及泵周感染：比较常见，可在手术时避免将置管置于血管丰富区域，并认真止血，穿刺不可用过粗针头，以免引起化疗液反流，必要时可切开引流，严重感染患者可请感染科会诊，针对性使用相应抗生素类药物；③肠漏：应用 Tenckhoff 导管时可发生，但比较少见。

第五节 腹腔化疗在不同来源腹膜肿瘤中的应用

腹腔化疗在不同来源的腹膜肿瘤中被广泛应用，主要内容如下所述。

一、腹膜假黏液瘤

20 世纪 90 年代，PMP 主要以腹腔黏液反复引流及姑息性减瘤手术为主，或者联合姑息性化疗，10 年总生存率仅 20%。随着 CRS+HIPEC 的推广，患者生存时间显著延长，部分患者 10 年 OS 率达 63% ～ 74%。Robella 等开展了一项单中心研究，结果表明，接受 CRS+HIPEC 的 PMP 患者，中位 OS 为 144 个月，无进展生存期为 88 个月，并发症发生率为 52.5%（42/80），未发生术后死亡。李等对我国 CRS+HIPEC 治疗 PMP 的疗效及围手术期安全性进行了评估，结果表明，CC 评分 0 ～ 1 分者为 79 例（44.1%），死亡 48 例（26.4%），生存 134 例（73.6%），中位生存时间为 64.7（43.1 ～ 84.3）个月。围手术期死亡率为 1.6%，严重不良事件发生率为 19.8%。CRS+HIPEC 成为 PMP 的标准治疗方案。

Prabhu 等评估了新辅助腹腔化疗对无法行 CRS+HIPEC 的 PMP 患者疗效，结果表明，新辅助腹腔化疗后，81.5%（22/27）的患者可行 CRS+HIPEC，完全 CRS（CC-0/1）率可达 54.5%，术后严重并发症发生率为 13.6%，死亡率为 4.5%，主要病理缓解率达 90.9%，CEA 下降率为 28.2%。对不适合初次行 CRS 的 PMP 患者，可接受新辅助腹腔化疗，以降低肿瘤负荷及严重并发症发生率，但尚需进一步评估新辅助腹腔化疗对 PMP 疗效及联合方案等。

Yan 等对 CRS 联合围手术期腹腔化疗治疗 PMP 进行了回顾性分析，结果表明，患者中位 OS 为 51 ~ 156 个月，1 年、2 年、3 年和 5 年生存率分别为 80% ~ 100%、76% ~ 96%、59% ~ 96%、52% ~ 96%，严重并发症发生率为 33% ~ 56%，总死亡率为 0 ~ 18%。与既往结果相比，此研究表明 CRS 联合围手术期腹腔化疗对 PMP 有效，但因纳入研究均为观察性研究，质量等级不高且由于 PMP 较罕见，尚需行前瞻性多中心试验进一步研究。

二、卵巢癌

很多研究比较了卵巢癌腹腔化疗和系统化疗疗效。Markman 等将 523 例 CRS 后残余肿瘤 < 1 cm 的晚期卵巢癌患者分两组，腹腔化疗组：卡铂及紫杉醇静脉输注联合顺铂腹腔化疗；系统化疗组：紫杉醇联合顺铂静脉输注，结果表明腹腔化疗组无进展生存期为 28 个月，而静脉输注组为 22 个月（$P < 0.05$）；腹腔化疗组骨髓抑制明显增加，这可能与高剂量卡铂的应用有关。虽然此方案并非常规用药方案，但提示对术后有微小残余灶的卵巢癌患者，腹腔化疗可能是一种有效的治疗手段。Armstrong 等研究中，将 429 例卵巢癌患者分为系统化疗组和腹腔化疗组，系统化疗组方案为紫杉醇联合顺铂静脉输注；腹腔化疗组方案为紫杉醇（静脉输注、d1），顺铂（腹腔注射、d2），紫杉醇（腹腔注射、d8），结果显示系统化疗组中位无进展生存期为 18.3 个月，腹腔化疗组为 28.3 个月，系统化疗组中位总生存期为 49.7 个月，腹腔化疗组为 65.6 个月（$P < 0.05$）。

也有研究探索了腹腔化疗联合系统化疗疗效。Piccart 等研究发现，与单纯顺铂系统化疗相比，顺铂系统化疗联合顺铂腹腔化疗患者无进展生存期和总体生存期较高。Zylberberg 等开展了一项非随机对照研究，结果表明紫杉醇联合顺铂腹腔化疗，同时行异环磷酰胺系统化疗，完全缓解率达 81%，其中 15 例患者进行了二次探查手术，7 例获得组织学完全缓解。Elit 等对大量临床随机试验结果进行分析，认为腹腔化疗可提高卵巢癌患者生存率，但需进一步研究最佳药物、剂量及治疗时机。

也有很多研究探索了 HIPEC 对卵巢癌疗效。Chatzigeorgion 等对 20 例行 CRS+HIPEC 的卵巢癌 PM 患者进行分析，结果表明，残余肿瘤直径＜ 1.5 cm 患者中位生存期为 29 个月，肿瘤直径≥ 1.5 cm 患者为 7 个月（$P < 0.05$），患者均未出现严重并发症，HIPEC 可延长卵巢癌 PM 患者生存期。孙等研究了 CRS+HIPEC 治疗复发性卵巢癌的疗效及安全性，结果表明 CRS+HIPEC+ 术后辅助化疗组中位生存期为 30 个月，1 年、3 年、5 年生存率分别为 85.7%、46.4%、39.3%；而 CRS+ 术后辅助化疗组中位生存期为 22.8 个月，1 年、3 年、5 年生存率为 71.0%、35.5%、25.8%，联合 HIPEC 组严重不良事件发生率为 17.9%，无 HIPEC 组为 9.7%，CRS+HIPEC 可延长复发性卵巢癌患者生存期，安全性可。

三、结直肠癌

结直肠癌术后局部复发较常见，腹腔化疗可预防和控制术后局部复发，改善患者生存。Sugarbaker 等在 1985 年最先开展了术后腹腔 5-FU 或静脉输注 5-FU 治疗晚期结直肠癌的前瞻性随机对照研究，结果表明，腹腔化疗的复发率为 20.0%（2/10），系统化疗的复发率为 90.9%（10/11）（$P < 0.003$），腹腔化疗与系统化疗的严重并发症发生率相同，但腹腔化疗的血液学毒性和肝脏毒性显著低于系统化疗。

随机对照试验和大型队列研究也证实了 CRS+HIPEC 可为结直肠癌 PM 患者带来显著生存获益。Verwaal 等开展了一项前瞻性临床试验，将 105 例结直肠癌 PM 患者随机分为对照组与实验组，对照组为系统化疗联合 / 不联合姑息性手术，实验组为 CRS+HIPEC，中位随访期为 21.6 个月，CRS+HIPEC 组患者 OS 为 22.3 个月，而对照组为 12.6 个月（$P < 0.05$）。一项单中心回顾性病例对照研究也发现，接受 CRS+HIPEC 的患者中位 OS 为 34.7 个月，而单纯系统化疗患者的中位 OS 为 16.8 个月（$P < 0.05$）。结直肠癌 PM 患者 CRS+HIPEC 后，2 年总 OS 率为 81%，5 年的总 OS 率为 51%。也有研究表明，CRS+HIPEC 治疗结直肠癌 PM 患者的治愈率（至少达到 5 年无病生存）可达 16%。

四、胃癌

很多研究探索了腹腔化疗对胃癌的疗效。Yano 等对新辅助腹腔化疗治疗胃癌进行了研究，25 例患者进行了术前常温腹腔化疗，肿瘤降期率达 48.0%。姬等对 CRS+HIPEC 治疗胃癌 PM 进行了系统研究，结果表明，在前瞻性临床研究中 CRS+HIPEC 组中位生存期为 11.0 个月，回顾性临床研究中 CRS+HIPEC 组中位生存期为 13.3 个月，CRS+HIPEC 治疗胃癌 PM 围手术期死亡率低于 6.5%，严重不良事件发生率无显著上升。武等分析了洛铂联合多西他赛行 CRS+HIPEC 治疗同时性胃癌 PM 的疗效及安全性，结果表明，中位生存期为 14.3 个月（7.6～21.0），1 年、2 年、3 年生存率分别为 58%、40%、32%，无围手术期死亡，12 例（23.1%）患者出现严重不良事件。姬等研究中观察了 110 例行 CRS+HIPEC 的胃癌 PM 患者的安全性和疗效，结果表明，中位生存期为 13.1 个月，1 年、2 年、3 年、5 年生存率分别为 56.4%、24.9%、11.2%、7.8%，围手术期死亡率为 0.9%，严重不良事件发生率为 8.2%。

也有研究评估了系统化疗与腹腔化疗治疗胃癌 PM 疗效及安全性。Zhang 等研究中，将患者分为单纯系统化疗组和系统化疗联合腹腔化疗组，结果表明，单纯系统化疗组中位生存时间为（6.57 ± 0.75）个月，联合治疗组为（15.03 ± 2.31）个月（$P < 0.05$），两组均未发生严重不良事件。Kitayama 等研究中也表明，胃癌 PM 患者接受替吉奥（S-1）和紫杉醇系统化疗联合紫杉醇腹腔化疗，患者中位生存时间达 23.6 个月，1 年生存率达 80%，系统化疗联合紫杉醇重复腹腔给药是胃肠道癌 PM 的一种有前途的治疗策略。

五、恶性腹膜间皮瘤

恶性腹膜间皮瘤是一种罕见恶性肿瘤，预后差，患者接受系统化疗，中位 OS 仅 12 个月。Yan 等评估了 CRS+HIPEC 治疗 MPM 的疗效及安全性，研究共纳入 7 项前瞻性观察性研究，包括 240 例 MPM 患者，中位 OS 为 34～92 个月，1 年、3 年、5 年生存率分别为 60%～88%、43%～65%、29%～59%，围手术期严重并发症发生率为 25%～40%，死亡率为 0～8%。与系统化疗相比，CRS+HIPEC 可以显著改善 MPM 患者生存。为巩固 CRS+HIPEC 疗效，Sugarbaker 等建议行术后腹腔化疗，有研究表明，接受 CRS+HIPEC 治疗的 42 例患者，5 年生存率为 44%，接受 EPIC 和 HIPEC 的 58 例患者，5 年生存率为 52%，而接受 HIPEC、EPIC 和 NIPEC 的 29 例患者，5 年生存率达 75%（$P=0.0374$）。长期区域化疗可以显著改善 MPM 患者生存，但尚需开展相关试验进一步研究。

第六节 总结

腹腔化疗是将化疗药物直接灌注到腹膜腔，使肿瘤部位药物浓度提高，增强对肿瘤细胞的杀伤能力，对胃癌、结直肠癌、卵巢癌、腹膜假黏液瘤、恶性腹膜间皮瘤等原发癌或继发性腹膜癌及恶性腹水疗效较好。腹腔化疗主要包括 HIPEC、EPIC、NIPEC 和双向联合化疗。腹腔化疗并发症包括骨髓抑制、化学性腹膜炎、粘连性肠梗阻、吻合口漏、腹胀腹痛、导管阻塞、泵周积液及泵周感染等。

（杨智舟　赵赟博　赵　林　林欢荣　曹　丽）

参考文献

1. JAABACK K, JOHNSON N, LAWRIE T A. Intraperitoneal chemotherapy for the initial management of primary epithelial ovarian cancer. Cochrane Database Syst Rev, 2016（1）：CD005340.

2. HAMILTON C A, BEREK J S. Intraperitoneal chemotherapy for ovarian cancer. Curr Opin Oncol, 2006, 18（5）：507-515.

3. BONNOT P E, PIESSEN G, KEPENEKIAN V, et al. Cytoreductive surgery with or without hyperthermic intraperitoneal chemotherapy for gastric cancer with peritoneal metastases（CYTO-CHIP study）：a propensity score analysis. J Clin Oncol, 2019, 37（23）：2028-2040.

4. ESQUIVEL J, LOWY A M, MARKMAN M, et al. The American Society of Peritoneal Surface Malignancies（ASPSM）multiinstitution evaluation of the Peritoneal Surface Disease Severity Score（PSDSS）in 1, 013 Patients with colorectal cancer with peritoneal carcinomatosis. Ann Surg Oncol, 2014, 21（13）：4195-4201.

5. VAN DRIEL W J, KOOLE S N, SIKORSKA K, et al. Hyperthermic intraperitoneal chemotherapy in ovarian cancer. N Engl J Med, 2018, 378（3）：230-240.

6. CHUA T C, MORAN B J, SUGARBAKER P H, et al. Early- and long-term outcome data of patients with pseudomyxoma peritonei from appendiceal origin treated by a strategy of cytoreductive surgery and

hyperthermic intraperitoneal chemotherapy. J Clin Oncol，2012，30（20）：2449-2456.

7. BARATTI D，KUSAMURA S，CABRAS A D，et al. Diffuse malignant peritoneal mesothelioma：long-term survival with complete cytoreductive surgery followed by hyperthermic intraperitoneal chemotherapy（HIPEC）. Eur J Cancer，2013，49（15）：3140-3148.

8. SCHWARZ L，VOTANOPOULOS K，MORRIS D，et al. Is the combination of distal pancreatectomy and cytoreductive surgery with HIPEC reasonable?：Results of an international multicenter study. Ann Surg，2016，263（2）：369-375.

9. AMBLARD I，MERCIER F，BARTLETT D L，et al. Cytoreductive surgery and HIPEC improve survival compared to palliative chemotherapy for biliary carcinoma with peritoneal metastasis：a multi-institutional cohort from PSOGI and BIG RENAPE groups. Eur J Surg Oncol，2018，44（9）：1378-1383.

10. MEHTA S，SCHWARZ L，SPILIOTIS J，et al. Is there an oncological interest in the combination of CRS/HIPEC for peritoneal carcinomatosis of HCC? Results of a multicenter international study. Eur J Surg Oncol，2018，44（11）：1786-1792.

11. 李雁，周云峰，梁寒，等. 细胞减灭术加腹腔热灌注化疗治疗腹膜表面肿瘤的专家共识. 中国肿瘤临床，2015，42（4）：198-206.

12. YANG X J，HUANG C Q，SUO T，et al. Cytoreductive surgery and hyperthermic intraperitoneal chemotherapy improves survival of patients with peritoneal carcinomatosis from gastric cancer：final results of a phase III randomized clinical trial. Ann Surg Oncol，2011，18（6）：1575-1581.

13. MAURIE M. Advances in peritoneal surface oncology：intraperitoneal chemotherapy in the management of ovarian cancer. Recent Res Cancer Res，2009，169（1）：165-176.

14. VERMORKEN J B. Intraperitoneal chemotherapy in advanced ovarian cancer：recognition at last. Ann Oncol，2006，17（Suppl 10）：x241-246.

15. HASE K，UENO H，KURANAGA N，et al. Intraperitoneal exfoliated cancer cells in patients with colorectal cancer. Dis Colon Rectum，1998，41（9）：1134-1140.

16. HANSEN E，WOLFF N，KNUECHEL R，et al. Tumor cells in blood shed from the surgical field. Arch Surg，1995，130（4）：387-393.

17. PATEL H，LE MARER N，WHARTON R Q，et al. Clearance of circulating tumor cells after excision of primary colorectal cancer. Ann Surg，2002，235（2）：226-231.

18. TANIDA O，KANESHIMA S，IITSUKA Y，et al. Viability of intraperitoneal free cancer cells in patients with gastric cancer. Acta Cytol，1982，26（5）：681-687.

19. SUGARBAKER P H. Strategies for the prevention and treatment of peritoneal carcinomatosis from gastrointestinal cancer. Cancer Invest，2005，23（2）：155-172.

20. KODERA Y，NAKANISHI H，ITO S，et al. Quantitative detection of disseminated free cancer cells in peritoneal washes with real-time reverse transcriptase-polymerase chain reaction：a sensitive predictor of outcome for patients with gastric carcinoma. Ann Surg，2002，235（4）：499-506.

21. CEELEN W P, MORRIS S, PARASKEVA P, et al. Surgical trauma, minimal residual disease and locoregional cancer recurrence. Cancer Treat Res, 2007, 134: 51-69.

22. VAN DER BIJ G J, OOSTERLING S J, Beelen R H, et al. The perioperative period is an underutilized window of therapeutic opportunity in patients with colorectal cancer. Ann Surg, 2009, 249 (5): 727-734.

23. OOSTERLING S J, VAN DER BIJ G J, VAN EGMOND M, et al. Surgical trauma and peritoneal recurrence of colorectal carcinoma. Eur J Surg Oncol, 2005, 31 (1): 29-37.

24. JAYNE D. Molecular biology of peritoneal carcinomatosis. Cancer Treat Res, 2007, 134: 21-33.

25. SUGARBAKER P H. Peritonectomy procedures. Surg Oncol Clin N Am, 2003, 12 (3): 703-727, xiii.

26. SUGARBAKER P H. Comprehensive management of peritoneal surface malignancy using cytoreductive surgery and perioperative intraperitoneal chemotherapy: the Washington Cancer Institute approach. Expert Opin Pharmacother, 2009, 10 (12): 1965-1977.

27. SUGARBAKER P H, VAN DER SPEETEN K. Surgical technology and pharmacology of hyperthermic perioperative chemotherapy. J Gastrointest Oncol, 2016, 7 (1): 29-44.

28. ELIAS D, LEFEVRE J H, CHEVALIER J, et al. Complete cytoreductive surgery plus intraperitoneal chemohyperthermia with oxaliplatin for peritoneal carcinomatosis of colorectal origin. J Clin Oncol, 2009, 27 (5): 681-685.

29. FRANKO J, IBRAHIM Z, GUSANI N J, et al. Cytoreductive surgery and hyperthermic intraperitoneal chemoperfusion versus systemic chemotherapy alone for colorectal peritoneal carcinomatosis. Cancer, 2010, 116 (16): 3756-3762.

30. ELIAS D, BONNAY M, PUIZILLOU J M, et al. Heated intra-operative intraperitoneal oxaliplatin after complete resection of peritoneal carcinomatosis: pharmacokinetics and tissue distribution. Ann Oncol, 2002, 13 (2): 267-272.

31. GLEHEN O, KWIATKOWSKI F, SUGARBAKER P H, et al. Cytoreductive surgery combined with perioperative intraperitoneal chemotherapy for the management of peritoneal carcinomatosis from colorectal cancer: a multi-institutional study. J Clin Oncol, 2004, 22 (16): 3284-3292.

32. YAN T D, BLACK D, SAVADY R, et al. Systematic review on the efficacy of cytoreductive surgery combined with perioperative intraperitoneal chemotherapy for peritoneal carcinomatosis from colorectal carcinoma. J Clin Oncol, 2006, 24 (24): 4011-4019.

33. YAN T D, BLACK D, SAVADY R, et al. A systematic review on the efficacy of cytoreductive surgery and perioperative intraperitoneal chemotherapy for pseudomyxoma peritonei. Ann Surg Oncol, 2007, 14 (2): 484-492.

34. YAN T D, WELCH L, BLACK D, et al. A systematic review on the efficacy of cytoreductive surgery combined with perioperative intraperitoneal chemotherapy for diffuse malignancy peritoneal mesothelioma. Ann Oncol, 2007, 18 (5): 827-834.

35. YAN T D, BLACK D, SUGARBAKER P H, et al. A systematic review and meta-analysis of the randomized controlled trials on adjuvant intraperitoneal chemotherapy for resectable gastric cancer. Ann Surg Oncol, 2007, 14（10）：2702-2713.

36. YAN T D, DERACO M, BARATTI D, et al. Cytoreductive surgery and hyperthermic intraperitoneal chemotherapy for malignant peritoneal mesothelioma：multi-institutional experience. J Clin Oncol, 2009, 27（36）：6237-6242.

37. BIJELIC L, JONSON A, SUGARBAKER P H. Systematic review of cytoreductive surgery and heated intraoperative intraperitoneal chemotherapy for treatment of peritoneal carcinomatosis in primary and recurrent ovarian cancer. Ann Oncol, 2007, 18（12）：1943-1950.

38. HELM C W, RICHARD S D, PAN J, et al. Hyperthermic intraperitoneal chemotherapy in ovarian cancer：first report of the HYPER-O registry. Int J Gynecol Cancer, 2010, 20（1）：61-69.

39. GLEHEN O, GILLY F N, ARVIEUX C, et al. Peritoneal carcinomatosis from gastric cancer：a multi-institutional study of 159 patients treated by cytoreductive surgery combined with perioperative intraperitoneal chemotherapy. Ann Surg Oncol, 2010, 17（9）：2370-2377.

40. ELIAS D, GLEHEN O, POCARD M, et al. A comparative study of complete cytoreductive surgery plus intraperitoneal chemotherapy to treat peritoneal dissemination from colon, rectum, small bowel, and nonpseudomyxoma appendix. Ann Surg, 2010, 251（5）：896-901.

41. LEMOINE L, SUGARBAKER P, VAN DER SPEETEN K. Drugs, doses, and durations of intraperitoneal chemotherapy：standardising HIPEC and EPIC for colorectal, appendiceal, gastric, ovarian peritoneal surface malignancies and peritoneal mesothelioma. Int J Hyperthermia, 2017, 33（5）：582-592.

42. 崔书中，巴明臣，黄迪文，等 . BR-TRG-Ⅰ型体腔热灌注治疗系统的研制与开发 . 中国医疗设备，2009, 24（9）：7-9.

43. 崔书中，黄狄文，巴明臣 . 高精度腹腔热灌注治疗系统设备的开发研究 . 中华生物医学工程杂志，2009, 15（6）：471-474.

44. 崔书中，朱正纲，梁寒，等 . 中国腹腔热灌注化疗技术临床应用专家共识 . 中华医学杂志，2020, 2（100）：89-96.

45. VAN DER SPEETEN K, LEMOINE L, SUGARBAKER P. Overview of the optimal perioperative intraperitoneal chemotherapy regimens used in current clinical practice. Pleura Peritoneum, 2017, 2（2）：63-72.

46. PARK S Y, CHOI G S, PARK J S, et al. Efficacy of early postoperative intraperitoneal chemotherapy after complete surgical resection of peritoneal metastasis from colorectal cancer：a case-control study from a single center. Ann Surg Oncol, 2016, 23（7）：2266-2273.

47. MINER T J, SHIA J, JAQUES D P, et al. Long-term survival following treatment of pseudomyxoma peritonei：an analysis of surgical therapy. Ann Surg, 2005, 241（2）：300-308.

48. GOUGH D B, DONOHUE J H, SCHUTT A J, et al. Pseudomyxoma peritonei. Long-term patient

survival with an aggressive regional approach. Ann Surg，1994，219（2）：112-119.

49. ANSARI N, CHANDRAKUMARAN K, DAYAL S, et al. Cytoreductive surgery and hyperthermic intraperitoneal chemotherapy in 1000 patients with perforated appendiceal epithelial tumours. Eur J Surg Oncol，2016，42（7）：1035-1041.

50. 李鑫宝，林育林，姬忠贺，等 . 肿瘤细胞减灭术加腹腔热灌注化疗治疗腹膜假黏液瘤 182 例分析 . 中国肿瘤临床，2018，18（45）：943-949.

51. 姬忠贺，刘刚，安松林，等 . 完全肿瘤细胞减灭术加腹腔热灌注化疗治疗胃癌腹膜转移的病例筛选 策略 . 中国肿瘤临床，2020，3（47）：128-134.

52. SUGARBAKER P H, WELCH L S, MOHAMED F, et al. A review of peritoneal mesothelioma at the Washington Cancer Institute. Surg Oncol Clin N Am，2003，12（3）：605-621，xi.

53. SUGARBAKER P H, CHANG D. Long-term regional chemotherapy for patients with epithelial malignant peritoneal mesothelioma results in improved survival. Eur J Surg Oncol，2017，43（7）：1228-1235.

第二篇
各　论

第九章

胃癌腹膜转移

第一节　前言

胃癌是全世界最常见的恶性肿瘤之一，约占恶性肿瘤总人数的 5.7%。胃癌不仅发病率较高，由其导致的死亡人数在恶性肿瘤中居第 3 位，仅次于肺癌与肝癌，使得其成为世界上主要的疾病负担之一。纵观世界上胃癌分布，相较于北美、大洋洲、北欧、非洲等相对低发地区，东亚、拉丁美洲、部分中欧及东欧地区的胃癌相对高发。在东亚，中、日、韩三国的胃癌患者数占到了世界胃癌的 58.0%，中国占据一半。

胃癌最常见的转移方式包括直接浸润、淋巴转移、血行转移、腹膜种植转移等。肿瘤侵透浆膜层后可扩散至周围毗邻组织器官，如大网膜、结肠、肝、脾等周围脏器。淋巴结转移是胃癌的主要转移途径，进展期胃癌淋巴结转移率高达 70.0%。血行转移通过血液循环转移至肝脏、肺、骨等远处脏器。腹膜种植转移是指胃癌癌细胞脱落种植于腹腔壁腹膜或脏腹膜表面，并在局部定植增生形成转移灶。因胃癌腹膜转移多为腹腔弥漫性病变，多数分期系统均将其归为晚期病变，指南推荐行姑息化疗或支持治疗。由于血浆—腹膜屏障的存在，系统化疗难以在腹腔局部病灶达到有效药物浓度，效果较差，中位生存期为 6 ～ 12 个月。近年来，随着手术及麻醉技术的进步，腹腔灌注化疗、CRS、术中 HIPEC 及姑息手术等区域治疗方式利用多学科联合治疗可尽可能延长患者生存时间，提高生活质量。CRS+HIPEC 的综合治疗策略，通过术中减灭肉眼可见肿瘤，配合术中腹腔热灌注化疗，在控制疾病进展方面取得了较好疗效，一部分患者甚至达到临床治愈。国内外文献报道，经过腹腔联合系统治疗实现胃癌腹膜转移的转化治疗，最终实现根治手术，对当前的治疗理念提出了挑战。本章主要总结了胃癌腹膜转移的发病、诊断、治疗及预防措施，为未来胃癌腹膜转移的治疗提供了新思路。

第二节 胃癌的发病与流行病学特点

我国胃癌的发病人数占到了世界胃癌发病人数的接近一半，在我国消化道恶性肿瘤中居第 2 位，高发年龄在 50 岁以上，男女发病率之比为（1.5 ～ 2.5）：1，男性发病率高于女性，且我国的胃癌发病具有明显的地域差别。

胃癌发病病程较长且复杂，目前没有任何单一因素被证明是胃癌的直接病因。胃癌的发病与地域环境、生活饮食、幽门螺杆菌感染、遗传及基因等因素密切相关。亚硝基化合物与多环芳烃是胃癌致病化合物，自然界存在大量的亚硝酸盐以及二级、三级胺，这类前体物质在胃内细菌的作用下，被还原为亚硝酸盐，生成较多亚硝基化合物。而熏制食品中含有大量多环芳烃类物质，减少食用熏制食品可使胃癌发病率下降。大量的研究表明胃癌与高盐饮食及腌制食品多量摄入有关，而新鲜蔬菜水果可使患胃癌的危险度降低 30.0% ～ 70.0%。新鲜蔬菜水果中的维生素 C 能够有效阻断亚硝基化合物的生成。幽门螺杆菌是一种带有鞭毛的革兰阴性杆菌，代谢产物可以产生尿素从而使胃内环境酸性降低。幽门螺杆菌可通过对胃黏膜的破坏，使胃癌危险性增高。胃癌具有一定遗传性，研究表明一级亲属患胃癌比例显著高于二级、三级亲属，相对危险度为 2.0 ～ 4.0，且弥漫型胃癌亲属具有很高危险度，相对危险度为 7.0，而肠型则为 1.4。胃部的慢性病变也成为胃癌的高危因素，慢性萎缩性胃炎、胃黏膜肠上皮化生、胃黏膜上皮异型性增生以及抑癌基因失活、癌基因激活等因素，均对胃癌的发生有促进作用。

第三节 胃癌腹膜转移的肿瘤生物学特征

腺癌是胃癌中最多见的病理类型，包括乳头状腺癌、管状腺癌、低分化腺癌、黏液腺癌、印戒细胞癌，其中与腹膜转移密切相关的为低分化腺癌、黏液腺癌、印戒细胞癌。Lauren 分型中的弥漫型胃癌多为低分化腺癌和印戒细胞癌，癌细胞分化差，呈弥漫性生长，细胞之间缺乏连接，无明显腺管结构，低分化腺癌和印戒细胞癌多属于此型，发生腹膜转移的风险最高。病理 T 分期为 T3、T4 和淋巴结阳性的胃癌患者腹膜转移发生率为 25.0%，而 T1、T2 和淋巴结阴性的患者仅为 4.0%，而且淋巴结阳性的患者发生腹膜转移风险比阴性的患者高出 3.8 倍。以上为胃癌患者出现腹膜转移的高危因素。

第四节　胃癌腹膜转移的流行病学

胃癌的腹膜转移是胃癌术后一种常见的复发转移方式，治疗难度大，预后差，在初诊胃癌患者中，即有 10.0% ～ 20.0% 伴有腹膜转移，而在进展期胃癌患者中，腹膜转移比例高达 39.0% ～ 43.0%，在胃癌根治术后有 50.0% ～ 60.0% 的胃癌患者会出现腹膜转移。胃癌腹膜转移机制复杂，当前尚无一致结论，腹腔种植转移学说被广泛接受，但血液及淋巴途径也是不可忽视的转移途径。胃癌一旦出现腹膜转移，即归为Ⅳ期胃癌，当前一线治疗方法为化疗。但是，由于存在腹膜—血浆屏障，化疗药物在转移灶难以达到有效浓度，故系统化疗效果不佳，中位生存期波动于 3.0 ～ 9.0 个月。近年的回顾性研究表明，由于麻醉、手术技术及化疗药物的进展，外科治疗在胃癌腹膜转移中的作用日渐受到关注。

第五节　胃癌腹膜转移机制

胃癌的腹膜转移机制复杂，至今尚无明确定论，被广泛接受的是 Paget 于 1989 年提出的"种子—土壤"的腹膜种植转移学说。胃癌侵透浆膜层，癌细胞脱落种植于腹腔，并于腹膜表面形成种植灶局部浸润增生，从而发生腹膜转移。另外，手术过程中导致的肿瘤细胞脱落，最终种植于腹膜表面，也可导致腹膜转移的发生。腹膜转移是一个多步骤的复杂过程：①肿瘤细胞由原发部位脱落；②肿瘤细胞在腹膜腔内存活；③肿瘤细胞黏附于腹膜腔表面；④肿瘤细胞于局部形成转移灶。文献报道 55.0% ～ 60.0% 的患者会通过直接种植转移到腹膜。近年发现即使是早期胃癌也有发现腹膜转移者，因此胃癌腹膜转移不仅仅是直接种植转移，可能仍存在其他转移方式。Kodera 和 Hagiwara 等于 20 世纪 90 年代就已经提出了胃癌通过淋巴途径及血液途径转移至腹膜的可能。Yoshida 等通过总结早期胃癌出现腹膜转移的病例，进一步证实胃癌通过淋巴途径转移至腹膜的可能性。Wei 等分析发现，转移灶主要出现在腹膜血管周围，并于血管内发现血管癌栓，认为癌细胞是通过血液途径转移至腹膜。进一步探讨胃癌腹膜转移机制，从分子水平来说，一系列分子的改变参与胃癌的腹膜转移，如 E-Cadherin（CDH1）、Annexin-1 等。胃癌腹膜转移的复杂机制尚需进一步深入研究，才能够为其治疗策略的制定提供坚实的基础。

第六节 胃癌腹膜转移的诊断与分期

通过术前影像学及实验室检查诊断胃癌腹膜转移多较困难，出现典型影像学表现时多已经为晚期病变。当前诊断胃癌腹膜转移多依靠腹腔灌洗细胞学检查或腹腔镜探查。

影像学检查包括腹部 CT、PET-CT、MRI 等，NCCN 指南将 CT 作为胃癌术前分期的推荐检查。腹部 CT 有较好的敏感性和特异性，出现腹膜转移时 CT 的主要表现包括：腹膜不均匀增厚、高强化或伴结节；网膜饼或大网膜多发索条、结节；肠系膜结节状增厚；腹、盆腔大量积液。多排螺旋 CT 在预测胃癌腹膜转移方面敏感性仅为 50.0%，但准确率及特异性超过 90.0%，目前已逐渐成为预测胃癌腹膜转移复发首选方法。一项系统性回顾分析认为腹部 CT 较 PET-CT 及腹部超声在诊断腹膜转移方面有明显优势。MRI 检查由于受到胃肠道蠕动的影响，限制了其在胃肠道肿瘤诊断中的应用，但 MRI 在分辨软组织方面的优势，使得人们不断探索其在临床中的应用。有研究报道了 MRI 在胃癌腹膜转移的应用，其在胃癌术前 TNM 分期中的准确率达到 64.3%，但目前将 MRI 应用于胃癌腹膜转移的诊断仍存在诸多困难。术前的一些影像学检查都具有一定的局限性，对小病灶的检出率低，容易造成漏诊。

腹腔镜探查联合腹腔灌洗细胞学检查是诊断胃癌腹膜转移最为可靠的方法。

腹腔镜探查同时进行腹水或腹腔灌洗细胞学检测可有效提高诊断及分期的准确性。Leake 等在发表的一篇综述文章中总结前人研究，发现诊断性腹腔镜探查的准确率、敏感性及特异性分别为 85.0% ～ 98.9%、64.3% ～ 94.0% 及 80.0% ～ 100.0%。也有研究表明腹腔镜探查是比腹腔灌洗细胞学检查更敏感准确的一种诊疗方法。文献报道，有 10.0% ～ 20.0% 的患者是在行腹腔探查时发现。腹腔镜探查不仅可以证实是否存在腹膜转移，同时可以评估腹膜转移部位、范围，PCI 指数量化转移程度，同时评估可切除性。

近年也提出通过一些实验室检查来预测腹膜转移。研究发现 CA125 和 CA724 在预测腹膜转移方面有较高的敏感性和特异性，也有通过研究血小板与淋巴细胞的比值来预测腹膜转移，但这些实验室检查指标只能作为一种腹膜转移的参考指标，并不能作为腹膜转移的诊断标准，更加准确的检查指标仍需进一步探讨。腹腔探查及腹腔灌洗细胞学检查仍是腹膜转移诊断的金标准。

对于胃癌腹膜转移的分期，不同分期系统亦有不同的分期方式。在 AJCC 的 TNM 分期系统中，胃癌腹膜转移分期为 M1。腹膜转移（P）分期：Px：腹膜转移无法明确者；P0：无腹膜转移；P1：有腹膜转移。日本采用腹腔游离癌细胞学（CY）分期：CYx：未行腹腔灌洗细胞学检查；CY0：腹腔灌洗细胞学检查阴性；CY1：腹腔灌洗细胞学检查阳性；P1：局限性腹膜转移，仅局限于胃、大网膜、小网膜、横结肠系膜前叶、胰腺被膜、脾脏周围腹膜等邻近结构；P2：转移至上腹部；P3：转移至中下腹部。AJCC 分期及日本分期均较简单，腹膜转移固然预后较差，但是未能为临床治疗决策的制定提供有效指导。法国 Gilly 分期法将胃癌腹膜转移分为 4 类，Gilly1：肿瘤结节小于 5.0 mm，局限于腹腔一部分；Gilly2：肿瘤结节小于 5.0 mm，腹腔内弥漫分布；Gilly3：局限性肿瘤结节介于 5.0 mm ～ 2.0 cm；Gilly4：局限性肿瘤结节或弥漫性肿瘤结节大于 2.0 cm。PSOGI 腹膜癌指数是综合了腹膜表面肿瘤的大小和分布范围进行分期的一种方式，根据腹膜表面病灶的大小和分布进行评分，标准如下：LS-0 表示无肉眼可见肿瘤结节；LS-1 表示肿瘤结节＜ 0.5 cm；LS-2 表示肿瘤结节 0.5 ～ 5.0 cm；LS-3 表示肿瘤结节＞ 5.0 cm；肿瘤结节数量不用评分，若肿瘤融合成片，则评分为 LS-3。将腹盆腔分为 13 个区域，对每一个分区进行评分，PCI 评分为 13 个分区的综合，最大分值为 39 分。

第七节　胃癌腹膜转移的治疗

胃癌一旦出现腹膜转移，即归为晚期胃癌，当前主要的治疗方法为姑息性化疗或支持治疗。但是，由于存在腹膜—血浆屏障，化疗药物在腹腔局部难以达到有效药物浓度，从而使化疗的效果并不理想，预后差，患者生活质量受到严重影响。根治手术是治愈胃癌的有效治疗方案，但由于腹膜播散后肿瘤范围广、腹腔游离癌细胞存在及患者一般状态差等原因，难以做到根治切除。无论是日本胃癌诊疗规约或是美国 NCCN 指南，都推荐将手术作为伴有出血或梗阻等并发症的胃癌患者的姑息治疗手段。近年来，各种综合治疗手段的应用，如腹腔灌注化疗、CRS+HIPEC 等，已使一部分胃癌腹膜转移患者获益。

一、系统化疗

系统化疗是当前胃癌腹膜转移的一线治疗，效果优于最佳支持治疗，患者可从系统化疗中一定程度获益。目前，临床多采用两药联合，即 5-FU 联合二、三代铂类进行系统化疗，其疗效优于单用 5-FU 药物方案，不良反应小于三药联合方案。腹膜转移是胃癌全身性疾病的局部表现，可引起腹水、腹胀、肠梗阻等而出现食欲下降、胃肠吸收功能障碍等，甚至出现恶病质，耐受化疗能力显著下降，从而影响系统化疗的应用。

系统化疗是胃癌腹膜转移治疗不可或缺的一部分，多项Ⅲ期临床试验证实了系统化疗对胃癌腹膜转移的疗效。2008 年，Koizumiet 等在Ⅲ期随机对照研究（SPIRITS 试验）中，将入组的 305 例晚期胃癌患者随机分为两组，一组接受 S-1 联合顺铂两药方案：S-1 40 ～ 60 mg/m^2，bid，d1 ～ 14，PO；顺铂 60 mg/m^2，d8，Ivgtt，q3w。另一组接受单药 S-1 40 ～ 60 mg/m^2，bid，d1 ～ 14，PO，q3w。结果发现，接受 S-1 联合顺铂的两药联合方案患者生存期显著长于接受单药 S-1 组（13.0 个月 *vs.* 11.0 个月，*HR*=0.77；95% *CI*：0.61 ～ 0.98；*P*=0.04），中位生存期 6.0 个月 *vs.*

4.0 个月。亚组分析显示，双药联合方案对腹膜转移患者的疗效更佳（*HR*=0.52，95% *CI*：0.33 ～ 0.82，*P*=0.002）。双药联合效果明显优于单药，且患者耐受性良好。为进一步探讨双药联合方案的药物选择，2009 年 Boku 等在一项Ⅲ期随机对照研究 JCOG9912 中，将入组的 704 例晚期胃癌患者随机分为 3 组，第 1 组接受 5-FU 单药连续静脉输注：800 mg/（$m^2 \cdot d$），d1 ～ 5，q4w；第 2 组患者接受伊立替康联合顺铂治疗：伊立替康 70 mg/m^2，d1、d15，Ivgtt；顺铂 80 mg/m^2，d1，Ivgtt，q4w；第 3 组接受 S-1 治疗：S-1 40 mg/m^2，bid，d1 ～ 28，PO，q6w。结果发现，3 组中位生存期分别为 10.8 个月、12.3 个月、11.4 个月。亚组分析显示，对于腹膜转移的患者，3 组患者预后并无明显差别，且伊立替康联合顺铂方案不良反应发生率明显增加。2013 年，Shirao 等在多中心Ⅲ期随机对照研究 JCOG0106 中，将入组的 237 例胃癌腹膜转移患者随机分为两组，一组患者接受 5-FU 连续注射：800 mg/（$m^2 \cdot d$），d1 ～ 5，CI，q4w；另一组接受 5-FU 联合甲氨蝶呤治疗：甲氨蝶呤 100 mg/m^2，弹丸式输注，3h 后 5-FU 600 mg/m^2，弹丸式输注，q1w。结果发现，5-FU 联合甲氨蝶呤方案并未改善患者生存预后（9.4 个月 *vs.* 10.6 个月），反而增加了不良反应发生率，故认为联合方案并不适用于胃癌腹膜转移患者的治疗。2015 年，Yamada 等在一项Ⅲ期随机对照研究（G-SOX 试验）中，将入组的 685 例晚期胃癌患者随机分为两组，一组接受 SOX 方案治疗：S-1 80 ～ 120 mg/d，d1 ～ 14，PO；奥沙利铂 100 mg/m^2，d1，Ivgtt，q3w；另一组接受 CS 方案治疗：S-1 80 ～ 120 mg/d，d1 ～ 21，PO；顺铂 60 mg/m^2，d8，Ivgtt，q5w。结果发现 SOX 方案非劣效于 CS 方案，中位 OS 分别为 14.1 个月和 13.1 个月（*HR*=0.958，95% *CI*：0.803 ～ 1.142）；SOX 方案相比于 CS 方案不良反应发生率更低。亚组分析显示，SOX 方案对腹膜转移患者的疗效更好（*HR*=0.646，95% *CI*：0.433 ～ 0.946，*P*=0.032）。2016 年，在 Nishina 等的一项Ⅱ期随机对照研究 JCOG0407 中，针对胃癌腹膜转移采用 5-FU 或 5-FU 联合甲氨蝶呤治疗失败的患者，将入组的 110 例患者随机分为两组，一组接受二线 wPTX 治疗：紫杉醇 80 mg/m^2，d1、d8 、d15，Ivgtt，q4w；另一组接受另一种 5-FU 方案治疗：一线使用 5-FU 持续静脉滴注者二线使用 5-FU 联合甲氨蝶呤，反之一线使用 5-FU 联合甲氨蝶呤者二线使用 5-FU 单药。wPTX 组和单药 5-FU 的中位 OS 和中位 PFS 分别是 7.7 个月 *vs.* 7.7 个月和 3.7 个月 *vs.* 2.4 个月（*HR*=0.58，95% *CI*：0.38 ～ 0.88）。

系统化疗对于改善胃癌腹膜转移患者预后作用不明显，中位生存期仅为 1 年左右，更是难以获得长期生存。由于腹膜—血浆屏障，化疗药物难以渗透入腹腔内，对于较大肿瘤更是作用有限。顺铂用药时需要水化，而对于胃癌腹膜转移伴有腹水的患者，有可能会加重患者腹水。因此，更倾向于 SOX 方案进行系统化疗。一些专家共识推荐对于一般状态较差的患者，可考虑采用单药紫杉醇、S-1 或者 5-FU 持续输注治疗。而腹膜转移作为区域性疾病，腹腔区域治疗近年来备受关注，并由此发展出系统化疗联合腹腔化疗的综合治疗模式。

二、腹腔灌注化疗

腹腔灌注化疗作为系统化疗的一种有效补充手段，已经被广泛应用于腹膜原发及继发性肿瘤的治疗。近年来，在消化道肿瘤术前的转化治疗以及术中、术后辅助治疗中的应用，已经证明腹膜灌注化疗在控制腹膜恶性肿瘤中的疗效，对延缓病情进展起到了非常重要的作用。20 世纪 50 年代，Weiberger 首先提出用腹腔灌注化疗的治疗模式来缓解肿瘤引起的恶性腹水，后美国国立癌症研究所将其应用于卵巢癌腹膜转移所导致的恶性腹水，此后其在卵巢癌治疗中的应用日渐增多。直到 1971 年始有学者将其应用于胃癌腹膜转移患者。

腹腔灌注化疗将化疗药物直接注入腹腔局部，在腹腔局部形成较高的药物浓度。研究表明，肿瘤细胞与 AUC 有直接关系。静脉给药可以在血液中很快形成较高的药物浓度，但是持续时间较短，随血流在全身播散，药物浓度很快下降，无差别杀伤，在肿瘤病灶难以维持有效的药物浓度。腹腔给药具有完全不同的药物代谢途径，由于腹膜—血浆屏障，导致大分子药物吸收缓慢，能够在腹腔形成较持久的有效药物浓度。另外，化疗药物可以经毛细血管和淋巴管吸收经门静脉系统进入肝脏，作用于肝实质内的微小转移灶，通过肝脏再进入全身循环，降低了全身不良反应。Marchettini 等通过动物试验研究发现，相比于静脉注射多西紫杉醇，腹水中药物浓度是静脉给药时的 2500 倍，腹水中药物 AUC 是血浆 AUC 的 976 倍，腹腔给药后，腹膜、胃肠道组织中的药物浓度也明显高于静脉给药时的浓度。近年来，各国专家学者采用系统化疗联合腹腔区域治疗的综合模式，已经取得了一定成果。但是，如何使腹腔灌注化疗发挥最大作用，包括药物的选择、灌注时机的选择、灌注温度以及给药途径等问题，仍需进一步深入探索。

在进行腹腔灌注化疗的药物选择时，应该遵循以下几点要求：①药物能够有效杀灭肿瘤细胞；②药物对腹膜的刺激较小，患者能够耐受；③药物吸收缓慢，能够在腹腔维持较长时间的有效药物浓度；④药物能够有效穿透肿瘤组织。目前应用于腹腔灌注化疗药物主要有 5-FU、丝裂霉素 C、顺铂等，但是小分子药物吸收快，难以在腹腔内维持有效药物浓度。2003 年，Morgan 等开展的 I 期临床试验中，对 21 例患者进行紫杉醇在人体的最大耐受剂量及药代动力学研究，结果发现，紫杉醇进行腹膜灌注化疗时的安全剂量是 100 mg/m^2、q3w，腹腔中药物 AUC 较血浆中 AUC 具有明显优势。2012 年，Kitayama 等在既往研究的基础上，对 100 例胃癌伴有腹膜转移的患者采用腹腔灌注紫杉醇联合静脉紫杉醇和口服 S-1 治疗模式：S-1 80 mg/m^2，d1 ～ 14，PO；紫杉醇 50 mg/m^2，d1，Ivgtt；紫杉醇 20 mg/m^2，d1，IP，q3w。回顾分析发现，中位生存期为 23.6 个月，1 年生存率为 80.0%，伴有恶性腹水的患者预后差于不伴恶性腹水的患者（19.0 个月 vs. 39.3 个月）。2013 年，Yamaguchi 等在一项 II 期临床试验中，亦采用腹腔灌注紫杉醇联合静脉紫杉醇和口服 S-1 治疗模式（S-1 80 mg/m^2，d1 ～ 14，PO；紫杉醇 50 mg/m^2，d1，Ivgtt；紫杉醇 20 mg/m^2，d1，IP，q3w）治疗胃癌腹膜转移，结果发现，1 年生存率为 77.1%，中位生存时间为 17.6 个月。2016 年，Fujiwara 等在一项 III 期随机对照研究 PHOENIX-GC 中，将 183 例胃癌腹膜转移患者 2 ∶ 1 分为 IP 组和 SP 组，对比研究腹腔灌注化疗与系统化疗的疗效，IP 组：紫杉醇 20 mg/m^2，d1、d8，IP；紫杉醇 50 mg/m^2，d1、d8，Ivgtt；S-1 80mg/(m^2·d)，d1 ～ 14，PO，q3w。SP 组：顺铂 60 mg/m^2，d8，Ivgtt；S-1 80 mg/(m^2·d)，d1 ～ 21，PO，q5w。结果发现，腹腔化疗并未给患者带来生存获益，IP 组和 SP 组的中位总生存期分别为 17.7 个月和 15.2 个月（HR=0.72，95% CI：0.49 ～ 1.04，P=0.08）。亚组分析发现，腹水患者获益更明显（13.0 个月 vs. 6.8 个月，HR=0.38）。林榕波教授团队开展了一项多中心随机 II 期 PNF-004 研究，在晚期胃癌患者中，对比研究 IP PAC 方案（腹腔灌注 80 mg/m² 紫杉醇联合 FOLFOX 方案）与仅用 FOLFOX 方案的效果，2019 年 5 月，初步数据显示 IP PAC 方案与仅用 FOLFOX 方案相比延长了患者的生存时间（中位生存时间：10.9 个月 *vs.* 6.6 个月，*P*=0.094，*HR*=0.598，95% *CI*：0.332 ~ 1.077）。

　　腹腔灌注化疗时机的选择也很重要，术前可进行腹腔灌注化疗转化治疗，通过化疗使晚期胃癌能够获得手术根治的机会，胃癌腹膜转移也引入了新辅助腹腔联合系统化疗（NIPS）的概念。Kitayama 等开展的一项研究中，64 例胃癌腹膜转移或伴有腹水的患者，均行 NIPS 转化治疗：紫杉醇 20 mg/m²，d1，IP；紫杉醇：50 mg/m²，d1、d8，Ivgtt；S-1 80 mg/（m²·d），d1 ~ 14，PO，q3w；后 34 例患者接受手术治疗，其中 22 例完成 R0 切除（64.7%），中位生存期为 26.4 个月，而未完成手术切除的患者中位生存期仅为 12.1 个月。Ishigami 等开展的一项研究中，入组的 100 例 P1 或 CY1 的胃癌患者接受系统化疗联合腹腔灌注紫杉醇 + 口服 S-1 治疗，64 例患者获得成功手术切除，44 例（69.0%）患者完成 R0 切除，中位生存期为 30.5 个月（95% *CI*：23.6 ~ 37.7），而未能完成手术切除的 36 例患者中位生存期仅为 14.3 个月（95% *CI*：10.0 ~ 17.8）。Yonemura 等针对胃癌腹膜转移的研究中，53 例患者接受 2 个周期腹腔镜下热灌注化疗（neoadjuvant laparoscopic hyperthermic intraperitoneal chemoperfusion，NLHIPEC）（A 组），52 例患者在进行腹腔镜下热灌注化疗后行 3 个周期 NIPS 治疗（B 组）。A 组患者 PCI 指数明显下降（11.8±11.0）分 *vs.*（14.2±10.7）分，B 组患者 PCI 指数亦有明显下降（9.9±11.3）分 *vs.*（14.8±11.4）分，在进行 CRS+HIPEC 之前，NLHIPEC 和 NIPS 是非常有效的降低 PCI 指数的手段。NIPS 作为胃癌综合治疗的一种重要治疗手段，在初诊即伴有胃癌腹膜转移患者的转化治疗中证明有效，曾有个案报道术前腹腔镜探查 PCI 高达 39 分患者，经过上述治疗方案转化治疗后，PCI 降低至 0，并成功完成胃癌根治术。目前 NIPS 作为胃癌腹膜转移患者转化治疗的重要手段，正在获得越来越多的关注。但是，对于存在肠梗阻、腹腔粘连较重等问题的患者，NIPS 可能难以达到预期效果，甚至出现病情进展，延误手术时机。NIPS 仍然存在很多问题，如入选标准、不良反应的处理、转化治疗的时机选择等问题，都亟须解决。

术中及术后早期应用腹腔灌注化疗，肿瘤负荷最小，腹腔尚未形成粘连分隔，可以使化疗药物在腹腔内充分弥散，与腹膜形成有效接触，从而发挥最大生物学作用，当前的一系列研究已证明其疗效。20 世纪 90 年代，Toshio 等开展的一项随机对照试验，探讨腹腔灌注丝裂霉素 C 预防或治疗胃癌腹膜转移，实验组于手术完毕关腹前腹腔灌注丝裂霉素 C 50 mg，对照组仅进行手术治疗，结果发现实验组 2 年、3 年生存率分别为 42.0%、38.0%，对照组 2 年、3 年生存率分别为 28.0%、20.0%，实验组预后明显优于对照组（$P < 0.05$）。来自澳大利亚的一项随机对照研究表明，腹腔灌注丝裂霉素 C 对于胃癌患者无明显生存获益。而 Yonemura 等在一项随机对照试验中，对比研究了手术联合腹腔常温灌注化疗与单纯行手术的预后情况，5 年生存率分别为 43.0%、42.0%，腹腔常温化疗对患者预后并无明显获益。国内 Shi 等的一项回顾性分析中，将 360 例 T2 ～ 4bN0 ～ 3M0 可切除胃癌患者术后分为接受腹腔灌注化疗联合系统化疗组（IP+ 组）和系统化疗组（IP− 组），结果发现，IP+ 组预后明显优于 IP− 组，5 年生存率分别为 64.0% 和 46.2%，疾病进展时间亦明显优于 IP− 组（60.0 个月 vs. 46.2 个月），腹膜转移率亦明显下降（12.0% vs. 22.5%）。研究亦认为组织学为低分化或未分化癌、淋巴结转移以及 T3、T4a 者均能从腹腔联合系统化疗中获益。一篇对 3 项非随机对照试验共 194 例患者的荟萃分析中，发现腹腔灌注化疗能够改善 2 年和 5 年生存率（$RR=1.62$，$RR=3.10$），腹腔灌注化疗联合腹腔灌洗能够明显改善患者预后（$RR=2.33$，$RR=6.19$），腹腔灌注化疗或腹腔灌洗也能够降低腹膜转移率（OR 分别为 0.45 和 0.13）。腹腔灌注化疗作为术后辅助治疗手段，具有明显优势，可降低系统化疗的不良反应，对机体免疫功能的影响亦较小。但是，腹腔灌注化疗作为术后辅助治疗尚缺乏循证医学证据，后续仍需大规模的临床试验进行验证。

温度也是影响腹腔灌注化疗效果非常重要的因素，在此基础上发展起来的腹腔热灌注化疗成为胃癌腹膜转移治疗非常重要的手段。肿瘤细胞对热效应的耐受性差于正常细胞，在 39 ～ 42 ℃即能够引发肿瘤细胞凋亡，43 ～ 44 ℃能引发肿瘤细胞坏死，高温还能够抑制肿瘤细胞 P- 糖蛋白（permeability-glycoprotein，Pgp）的表达及合成，减少肿瘤细胞的耐药。热效应进一步增强了腹腔灌注化疗的效果，多项临床研究已经证明了其临床疗效。Brigand 等认为腹腔热灌注化疗联合手术治疗能够改善胃癌腹膜转移患者的预后。HIPEC 综合了热疗、化疗及腹腔灌洗三种治疗策略的优势，发挥协同效应，最大程度杀灭腹腔肿瘤细胞。近年来，HIPEC 的作用越来越得到重视。

腹腔灌注化疗作为系统化疗的有效补充，明显提高了患者的腹腔局部药物浓度，弥补了系统化疗药物由于腹膜—血浆屏障所致的局部药物浓度低的弊端，对进一步改善胃癌腹膜转移患者的预后起到了明显效果。但是，腹腔灌注化疗药物多基于以往系统化疗药物的选择，目前尚未开发专门针对腹膜作用途径的药物。对于较大的肿瘤，腹腔药物也难以渗透其中，作用也非常有限。通过手术将肉眼可见肿瘤切除，同时配合腹腔（热）灌注化疗，患者才能够有更明显的生存获益。

三、肿瘤细胞减灭术 + 腹腔热灌注化疗

胃癌腹膜转移为腹腔的区域性疾病，尽管近年来系统化疗联合腹腔区域化疗的方案使胃癌腹膜转移患者的预后有所改善，甚或是通过此种转化治疗后可实现胃癌的 D2 根治切除，但是仅仅依靠化疗难以完全杀灭肿瘤，明显改善患者生存预后。经过国内外各国学者的不断探索，以 CRS+HIPEC 为基础的综合治疗策略不断发展，胃癌腹膜转移患者看到了治愈的希望。

CC 评分是评估胃癌腹膜转移手术可切除性的重要方法，为行规范化的 CRS+HIPEC 提供了依据，防止激进的 CRS+HIPEC。CC 评分定义如下：CC-0：CRS 后无肿瘤残留；CC-1：CRS 后有 < 2.5 mm 肿瘤结节残留，腹腔化疗药物可渗透入肿瘤结节，亦被认为是完全肿瘤细胞减灭；CC-2：残余肿瘤结节直径 2.5 mm ～ 2.5 cm；CC-3：残余肿瘤结节直径大于 2.5 cm。术前 PCI 评分、关键解剖部位肿瘤情况、术前对 CRS 的预期等为施行更加精准的 CRS 提供了依据。HIPEC 是通过热疗、化疗及机械冲刷作用，将腹腔内的微小转移灶清除干净，通过多种模式增加化疗药物的浸润深度，提高病灶局部药物浓度。在手术切除肉眼可见肿瘤基础上，结合腹腔热灌注化疗的优势，可最大限度地改善患者预后。

腹腔灌洗细胞学阳性患者在日本胃癌诊疗规约及美国 AJCC 分期系统中均为Ⅳ

期病变。有研究表明，14.0% ～ 70.0% 的胃癌患者行腹腔灌洗细胞学检查时出现阳性。对于仅仅腹腔灌洗细胞学阳性的患者，已经出现腹腔的隐匿性转移，其自然病程与肉眼可见的腹腔内转移预后一样差，5 年生存率不足 5%。在 James 等的一项回顾性研究中，对 48 例单纯腹腔灌洗细胞学阳性的患者行化疗后再次行腹腔镜分期，腹腔灌洗细胞学转为阴性的患者预后明显优于仍为阳性的患者（疾病特异性生存期：30.0 个月 vs. 16.8 个月，P=0.0003）。但是手术治疗并不能改善预后。对于单纯细胞学阳性的患者，其治疗方案仍存在争议。在韩国早期的研究中，针对 CY1 的患者，手术联合术后辅助化疗可以使患者生存获益更加明显，中位生存期在 23.5 个月左右，5 年生存率达到 26.0%。基于韩国的研究，Kazuki 等针对 CY1 的患者开展了进一步的研究，对于单纯腹腔灌洗细胞学阳性的患者，手术联合口服 S-1 可以明显改善预后，中位生存期能够达到 22.3 个月（95% CI：18.7 ～ 31.0）。手术是胃癌患者获得治愈的唯一希望，手术切除肿瘤、降低肿瘤负荷对于改善患者预后也至关重要。而对于单纯腹腔灌注细胞学阳性的患者，目前尚无针对其按照 CRS+HIPEC 理念在行原发灶切除的同时行腹腔热灌注化疗的相关研究。

针对肉眼可见的腹腔转移病灶，除非并发急性梗阻、穿孔或出血等并发症，未推荐行手术治疗，还是以化疗为一线治疗方案。但是，近年来，随着药物、手术、麻醉技术的提高以及各国专家学者的不断探索，手术治疗已使部分患者明显获益，甚至达到了临床治愈。有研究表明，30% 的患者无须转化治疗即可完成肿瘤细胞减灭术。而对于初次难以完全肿瘤细胞减灭者，日本学者提出的转化治疗理念，使一部分患者接受全身和（或）局部化疗后再行手术治疗，手术可切除性有所提高。但是，如何筛选患者行术前化疗、手术时机等一系列问题仍需解决。

1980 年 Spratt 报道了第 1 例成功 HIPEC 治疗的病例，此后腹腔热灌注化疗开始被应用于腹膜表面肿瘤的治疗，各国专家学者不断进行探讨，以 CRS+HIPEC 为核心，采用围手术期腹腔联合系统化疗模式，患者预后有明显改善（表 2-9-1，表 2-9-2）。1991 年日本 Yonemura 等首次报道了 CRS+HIPEC 治疗胃癌腹膜转移患者，对 41 例胃癌腹膜转移患者均进行了 CRS+HIPEC（丝裂霉素 C、顺铂加入 10 L 生理盐水，42 ℃腹腔灌注 40 ～ 60 min），中位生存期为 14.6 ～ 64.2 个月，3 年生存率为 28.5%。基于以上的回顾性研究，Yonemura 等进行了深入探讨，对 HIPEC 的温度及药物浓度进行精准控制，43.0 ℃ 的控温能够增加化疗药物的杀灭肿瘤效应，1 年生存率和 5 年生存率分别为 43.0% 和 11.0%，并且 5 例患者生存期超过了 5 年，达到了临床治愈的标准，证明了 CRS+HIPEC 对于胃癌腹膜转移的明确疗效，为后续的进一步深入研究奠定了基础。1995 年 Sugarbaker 首次提出了 "peritonectomy procedures" 即腹膜切除手术来治疗腹膜表面肿瘤，系统阐述了 CRS 手术操作的具体流程。随后在 20 世纪 90 年代，腹膜表面肿瘤的治疗理念不断革新，认为腹膜癌为腹腔的区域性疾病，提出了将肉眼可见肿瘤进行切除，同时辅以腹腔热灌注化疗及系统化疗，从而改善患者生存预后。2004 年，法国学者 Glehen 等开展的一项研究中，49 例胃癌腹膜转移患者接受了 CRS+HIPEC 治疗，结果发现，中位生存期为 10.3 个月。亚组分析显示，达到 CC-0/1 患者中位生存期为 21.3 个月，CC-2 患者仅为 6.1 个月，其中 5 例患者生存期超过 5 年，证明了 CRS+HIPEC 在欧洲人群中治疗胃癌腹膜转移的效果。2005 年，Yonemura 等在一项回顾性研究中，入组的 107 例胃癌腹膜转移患者中 47 例（43.9%）获得了全腹膜切除，中位生存期为 11.5 个月，5 年生存率为 6.7%，而完全肿瘤细胞减灭者明显优于不完全肿瘤细胞减灭者，中位生存期分别为 15.5 个月和 7.9 个月，5 年生存率分别为 13.0% 和 2.0%，行完全 CRS+HIPEC 患者的 5 年生存率达到了 27.0%。Hall 等的一项研究中，试验组 34 例胃癌腹膜转移患者行 CRS+HIPEC（丝裂霉素 C）治疗，对照组 40 例同时性胃癌腹膜转移患者仅接受姑息手术治疗，结果发现两组患者预后无明显差异，但是回归分析发现肿瘤细胞减灭程度对改善预后作用最明显（P=0.0068），接受 HIPEC 治疗组，完成 R0/R1 切除的患者预后优于 R2 的患者（中位生存期 11.2 个月 $vs.$ 3.3 个月，P=0.015；1 年生存率 45.0% $vs.$ 16.0%；2 年生存率 45.0% $vs.$ 8.0%）。

随着对 CRS+HIPEC 的认识不断加深，以及既往研究的临床结论，2006 年第 5 届国际腹膜癌大会确立了腹膜癌诊疗的专家共识，明确 CRS+HIPEC 为腹膜癌的推荐治疗方法。随后 PSOGI 将这一综合治疗措施推荐为腹膜表面肿瘤的推荐治疗方式，并且是胃癌腹膜转移患者唯一可能获得治愈的方式。在法国学者 Glehen 等的一项回顾性研究中，49 例胃癌腹膜转移患者接受了 CRS+HIPEC 治疗，中位生存期为 10.3 个月，肿瘤细胞减灭程度为独立预后因素，实现 CRS+HIPEC 的患者中位生存期达到 21.3 个月。Scaringi 等回顾分析了接受腹腔热灌注化疗的进展期胃癌患者，对 11 例胃癌无明显肉眼可见腹膜转移病灶患者行预防性 HIPEC，26 例存在肉眼可见腹膜转移，在这 26 例 PM 患者中行完全 CRS+HIPEC 的患者预后明显好于姑息性切除联合 HIPEC 的患者，中位生存期分别为 15.0 个月和 3.9 个月，预防性 HIPEC 与治疗性 HIPEC 术后 2 年腹膜复发转移率分别为 36.0% 和 50.0%，肿瘤细胞减灭程度为独立预后因素。在 Glehen 等学者的进一步研究中，159 例患者接受CRS 及围手术期腹腔区域治疗，中位生存期为 9.2 个月，1 年、3 年、5 年生存率分别为 43.0%、18.0%、13.0%，其中 150 例患者实现完全 CRS+HIPEC，中位生存期为 15.0 个月，1 年、3 年、5 年生存率分别为 61.0%、30.0%、23.0%。2010 年，Yonemura 等在一篇综述文章中总结了 CRS+HIPEC 治疗胃癌腹膜转移的优势，明显改善了胃癌腹膜转移患者的生存预后。德国学者 Königsrainer 等首次探讨胃印戒细胞癌（gastric signet-ring cell carcinoma）腹膜转移患者行 CRS+HIPEC 的疗效，在 18 例患者中 13 例患者（72.0%）达到完全肿瘤细胞减灭，其中位生存期为 8.9 个月，但并发症发生率为 46.0%。基于这一结果，Königsrainer 等认为胃印戒细胞癌腹膜转移患者，尽管行 CRS+HIPEC，预后仍然较差，应严格筛选适合行 CRS+HIPEC 的患者。美国学者 Rudloff 等于 2009 年开启了一项前瞻性随机对照研究，将胃癌腹膜转移患者随机分为系统化疗组（SA 组）和综合治疗组（GYMS 组），SA 组接受 FOLFOXIRI 方案化疗，GYMS 组接受 CRS+HIPEC 及术后 FOLFOXIRI 方案系统化疗。最终因试验进度缓慢而终止，但从发布的 17 例入组患者分析中发现，中位生存期分别为 4.3 个月和 11.3 个月；在 GYMS 组中，有 2 例患者生存超过 2年，明显优于 SA 组。Levine 等总结了单中心 1000 例腹膜肿瘤的治疗经验，发现以CRS+HIPEC 为主的综合治疗策略对腹膜癌的预后改善作用明显，预后因素包括原发肿瘤部位、患者一般状态、肿瘤减灭程度等。2015 年，上海瑞金医院 Huang 等开展的一项 II 期随机对照研究中，针对无腹膜转移的进展期胃癌患者，将 42 例患者随机分为 2 组，试验组接受 CRS+ 纤维蛋白密封剂包裹的顺铂腹腔灌注化疗（FS组），对照组接受 CRS+ 顺铂腹腔热灌注化疗（CHIC 组），结果发现，3 级、4 级肝肾功能不全发生率分别为 28.6% 和 47.6%，药物清除时间 FS 组明显长于 CHIC 组（24.1 h vs. 14.2 h），FS 组 1 年、2 年、3 年生存率分别为 90.5%、71.4%、61.9%，CHIC 组 1 年、2 年、3 年生存率分别为 61.9%、47.6%、42.8%，两组中位生存时间分别为 35.9 个月和 29.1 个月，纤维蛋白密封剂包裹的顺铂腹腔灌注化疗具有明显药物代谢动力学优势，可以延长药物作用时间，并最终改善患者预后情况。Coccolini 等的一项荟萃分析中，共纳入 9 个试验共 748 例患者，其中 417 例达到 CC-0/1，324 例达到 CC-2/3，CC-0/1 的患者 1 年、2 年、3 年和 5 年生存期明显优于 CC-2/3 的患者（RR 分别为 2.41、8.18、8.66 和 7.96），而且 CC-0 相比于 CC-1，1 年和 3 年生存率得到了明显改善。2010 年，欧洲的一项多中心回顾性队列研究中，1290 例腹膜转移癌患者接受了 1344 次手术，其中完成了 1154 次 HIPEC，结果发现中位生存期为 34.0 个月，其中胃癌腹膜转移中位生存期为 9.0 个月。多因素分析表明，肿瘤细胞减灭程度、腹膜转移程度、淋巴结转移均为独立预后因素。2016 年，法国 Chia 等的一项研究中，81 例胃癌腹膜转移患者接受 CRS + HIPEC 治疗，5 年生存率为 18.0%，9 例患者（11%）无复发生存超过 5 年，达到了临床治愈标准，这 9 例患者的 PCI 评分均 < 7 分。2017 年，Topal 等开展的一项 II 期临床研究中，32 例胃癌腹膜转移患者接受 CRS+HIPEC，结果表明，PCI ≤ 12 分且无小肠表面腹膜转移患者中位生存时间达到 24.7 个月（95% CI：15.6 ～ 29.4），1 年、2 年、5 年生存率分别为 90.0%、55.0%、5.6%。2018 年，西班牙学者 Rihuete 等的一项研究中，35 例胃癌腹膜转移患者接受 CRS+HIPEC 治疗，结果发现，1 年、3 年、5 年生存率分别为 70.8%、21.3%、21.3%，PCI ≤ 6 分的患者中位生存期为 19.0 个月，PCI > 6 分的患者中位生存期为 12.0 个月。巴西学者 Fava 等首先于巴西开展 CRS+HIPEC 治疗胃癌腹膜转移，单中心的经验报道显示了 CRS+HIPEC 治疗模式对改善胃癌腹膜转移的安全性及疗效。2019 年，德国学者 Beate 等的回顾性研究中，88 例同时性胃癌腹膜转移患者被分为 3 组，第 1 组接受 CRS+HIPEC 联合术前、术后系统化疗，第 2 组接受腹腔镜 / 剖腹探查 +HIPEC 联合术前、术后系统化疗，第 3 组接受系统化疗；88 例患者的平均 PCI 评分为（14.3±11.3）分，第 1 组（8.3±5.7）分的 PCI 评分明显低于第 2 组 [（23.9±11.1）分，P < 0.001）] 和第 3 组 [（27.3±9.3）分，P

< 0.001)]，中位生存期 3 组分别为 (9.8±0.7) 个月、(6.3±3.0) 个月、(4.9±1.9) 个月 ($P < 0.001$)，预后因素包括术前化疗 > 4 个周期 (HR=4.49，$P < 0.001$)，淋巴结转移 (HR=3.53，P=0.005)，PCI ≥ 12 分 (HR=2.11，P=0.036)，不完全肿瘤细胞减灭 (HR=4.3，P=0.01)。来自德国 Rau 等的一项报道，235 例入组病例中，中位 PCI 评分为 8 分 (1 ～ 30 分)，121 例 (51.5%) 患者达到完全肿瘤细胞减灭，中位生存期为 13.0 个月，5 年生存率为 6.0%；PCI 评分为 0 ～ 6 分、7 ～ 15 分、16 ～ 39 分的中位生存期差别明显 (18.0 个月 *vs.* 12.0 个月 *vs.* 5.0 个月，P=0.002)。只有对患者进行准确分期以及严格筛选，才能最大程度获益。德国学者 Thomas 等的一项研究中，26 例患者接受 3 个周期新辅助系统化疗 (FLOT 方案)，然后行 CRS+HIPEC，术后再行 3 个周期辅助化疗 (FLOT 方案)，结果发现，中位生存期为 17.0 个月，相比于传统治疗方式有明显优势，回归分析发现，PCI ≥ 12 分为不良预后因素。对于 PCI ≥ 12 分的患者，应谨慎选择此种治疗模式。基于亚洲国家的临床研究，荷兰学者 Koemans 等于 2017 年开启了一项 III 期多中心随机对照研究 (PERISCOPE II 试验)，拟入组 106 例胃癌腹膜转移患者，随机分为试验组和对照组 (1 : 1)，对照组仅接受姑息性化疗，试验组接受 3 ～ 4 个周期的系统化疗后行 CRS+HIPEC，希望通过这一研究，探讨针对 PCI < 7 分的患者，CRS+HIPEC 治疗模式是否优于单纯化疗，目前研究尚未结束。法国学者 Bonnot 等的一项倾向性评分匹配分析，采用 Cox 比例风险回归模型和基于倾向性评分的治疗加权逆概率 (inverse probability of treatment weighting, IPTW) 来评估 HIPEC 的疗效，并考虑了混杂因素，结果发现，CRS+HIPEC 组和单纯 CRS 组的中位生存期分别为 18.8 个月和 12.1 个月，3 年、5 年生存率分别为 26.2%、10.8% 和 19.9%、6.4% (HR=0.60，95% CI：0.42 ～ 0.86，P=0.005)，3 年、5 年无复发生存率分别为 20.4%、5.9% 和 17.1%、3.8% (HR=0.56，95% CI：0.40 ～ 0.79，P=0.001)，90 天死亡率及严重不良事件发生率 (7.4% *vs.* 10.1%，P=0.82；53.7% *vs.* 55.3%，P=0.496)，CRS+HIPEC 较单纯 CRS 具有明显优势。来自欧洲的一项多中心回顾性研究中，在欧洲 6 家 HIPEC 治疗中心，117 例患者接受了 HIPEC 治疗，其中包括 70 例胃癌腹膜肉眼可见转移患者、37 例胃癌根治术后辅助治疗、10 例难治性腹水的姑息治疗，结果发现，3 组患者中位生存期

分别为 12.6 个月、34.0 个月和 3.5 个月，PCI 为 0 ~ 6 分获益更明显。对于存在腹膜转移高危因素的患者，HIPEC 可能是一种有效的辅助治疗方法，姑息性 HIPEC 对预后作用非常有限。西班牙学者 Manzanedo 等的一项多中心回顾性研究（GECOP）中，88 例胃癌腹膜转移患者接受了 CRS+HIPEC 治疗，中位 PCI 评分为 6 分，80 例（90.9%）达到了完全肿瘤细胞减灭，85 例患者完成了 HIPEC，结果表明，中位生存期为 21.2 个月，1 年、3 年生存率分别为 79.9%、30.9%，中位无进展生存期为 11.6 个月，1 年、3 年无进展生存率为 46.1%、21.7%，多因素分析显示 PCI ≥ 7 分为不良预后因素（HR=2.37，95% CI：1.26 ~ 4.46，P=0.007）。2020 年，浙江省肿瘤医院 Yu 等开展的一项 II 期临床研究中，入组 40 例胃癌腹膜转移患者，18 例（45%）患者新辅助系统化疗 +CRS+HIPEC（转化治疗组），20 例（50.0%）患者接受系统化疗 +HIPEC（姑息化疗组），转化治疗组的预后明显优于姑息化疗组，中位生存期分别为 21.1 个月 $vs.$ 10.8 个月（P=0.002）。在进行新辅助系统化疗 +HIPEC 后，再次进行腹腔探查，发现初始 PCI < 6 分的患者预后明显优于 PCI ≥ 6 分的患者（中位生存期为 20.1 个月 $vs.$ 11.3 个月，P=0.006）。经过转化治疗后，患者预后明显改善。近期，PSOGI 回顾分析了接受 CRS+HIPEC 后获得长期生存的患者，采用问卷调查的方式回访，最终入组 28 例，平均 PCI 评分为 3 分，中位生存期达到 11.0 年（5.0 ~ 27.9 年），其中 22 例患者 PCI < 6 分，手术达到了 CC-0，12 例患者中位复发时间达到 9.6 年。胃癌腹膜转移能够获得临床治愈，肿瘤细胞减灭程度及 PCI < 6 分是关键因素。荷兰学者 Kaaij 等发布的一项研究中，针对胃癌腹膜转移，探讨荷兰人群的 HIPEC 安全性和可行性，25 例患者行奥沙利铂 460 mg/m² 腹腔热灌注化疗 30 min，后将患者分为 3 组，接受不同剂量多西他赛（第 1 组：0；第 2 组：50 mg/m²；第 3 组：75 mg/m²）常温腹腔灌注化疗 90 min，结果发现，腹腔灌注多西他赛最大耐受剂量为 50 mg/m²，CRS+HIPEC（奥沙利铂 460 mg/m² 腹腔热灌注化疗 30 min）联合腹腔常温灌注多西他赛（50 mg/m²）安全可行。

笔者团队率先在中国开展了规范化 CRS+HIPEC 治疗胃癌腹膜转移，在 2010 年的一项回顾性分析中，30 例胃癌腹膜转移患者接受了 CRS+HIPEC，其中 11 例（36.7%）患者达到 CC-0，6 例（20%）达到 CC-1，8 例（26.7%）达到 CC-2，3

例（10%）达到 CC-3，6 个月、12 个月、18 个月、24 个月生存率分别为 75.0%、50.0%、43.0%、43.0%，中位生存期在 PCI ≤ 20 分和 > 20 分者分别为 27.7 个月（95% CI：15.2 ~ 40.3）和 6.4 个月（95% CI：3.8 ~ 8.9）。在延伸研究中，50 例患者进行了 52 次 CRS+HIPEC，中位生存期为 14.3 个月，1 年、2 年、3 年生存率分别为 58.0%、40.0%、32.0%。多因素分析显示 CC-0/1、肿瘤标志物无升高、化疗 ≥ 6 个周期患者预后较好。来自中国广州的一项单中心回顾性研究发现，231 例患者接受了 CRS+HIPEC 治疗，采用多周期 HIPEC 方案（1 ~ 4 个周期），中位生存期达到 37.0 个月，1 年、2 年、3 年生存率分别为 83.4%、68.5%、38.7%。德国于 2014 年 5 月开启了一项多中心 GASTRIPEC 研究，针对胃癌腹膜转移患者，对比研究术前新辅助化疗 +CRS+HIPEC+ 术后辅助化疗与术前新辅助化疗 +CRS+ 术后辅助化疗的疗效，目前研究还在入组患者，尚未结束。

胃癌一旦确诊腹膜转移，必须尽快在姑息治疗与积极的以 CRS+HIPEC 为核心的综合治疗策略之间做出抉择。根据患者的临床和病理特征，选择合理的治疗方式。CRS+HIPEC 当前仍然面临诸多问题，如患者的筛选、术前可切除性以及 CRS 的程度评估、关键解剖部位的可切除性、术中 HIPEC 的管理、药物的选择等。另外，CRS+HIPEC 的手术创伤大，围手术期并发症发生率及死亡率较高，故围手术期管理也面临着非常大的考验。将 CRS+HIPEC 作为胃癌腹膜转移的标准治疗方案，仍需进一步的临床研究，提供更高级别的证据。

表 2-9-1　CRS+HIPEC 治疗胃癌腹膜转移相关文献

相关文献	国家地区	年份	病例数量	研究类型	治疗方案	HIPEC 方案					
						开放式/闭合式灌注	药物剂量	温度（℃）	时长（min）	流量（mL/min）
Kaaij 等	荷兰	2020	25	前瞻性研究	CRS+HIPEC	开放式	L-OHP 460 mg/m^2	41～42	30	NR
Yu 等	中国	2020	40	前瞻性研究	新辅助系统化疗+CRS+HIPEC vs. 系统化疗+HIPEC	开放式/闭合式	PTX 75 mg/m^2	43.0±0.5	60	400～500
Bonnot 等	法国	2019	277	前瞻性/回顾性研究	CRS+HIPEC vs. CRS	NR	NR	NR	NR	NR
Rihuete 等	西班牙	2018	35	前瞻性研究	CRS+HIPEC	开放式	CDDP 100 mg/m^2 + DOX 15 mg/m^2	42～43	90	NR
Topal 等	德国	2017	32	前瞻性研究	CRS+HIPEC	开放式	CDDP 100 mg/m^2	41～42	60	NR
Rudloff 等	美国	2014	17	前瞻性研究	CRS+HIPEC+FOLFOXRI vs. FOLFOXRI	闭合式	L-OHP 46 mg/m^2	41	30	2000
Yang 等	中国	2011	68	前瞻性研究	CRS+HIPEC vs. CRS	开放式	CDDP 120 mg + MMC 30 mg	43	60～90	500
Yang 等	中国	2010	28	前瞻性研究	CRS+HIPEC	开放式	HCPT 20 mg 或 CDDP120 mg +MMC 30 mg	43	90～120	200
Glehen 等	法国	2004	49	前瞻性研究	CRS+HIPEC	闭合式	MMC 40～60 mg	40～43	90	500
Beaujard 等	法国	2000	42	前瞻性研究	CRS+HIPEC	闭合式	MMC 40～60 mg	41～49	90	400～500

续表

相关文献	国家地区	年份	病例数量	研究类型	治疗方案	HIPEC方案				
						开放式/闭合式灌注	药物剂量	温度（℃）	时长（min）	流量（mL/min）
Brandl 等	欧洲	2020	28	回顾性研究	CRS+HIPEC	NR	NR	42~43	30~90	NR
Manzanedo 等	西班牙	2019	88	回顾性研究	CRS+HIPEC	开放式/闭合式	CDDP+DOX/MMC+CDDP/MMC/L-OHP	NR	NR	NR
Yarema 等	欧洲	2019	117	回顾性研究	CRS+HIPEC	闭合式	MMC 12.5 mg/m² + CDDP 75 mg/m² + 或 L-OHP 460 mg/m² 或 MMC 10~15 mg/m² (10 mg/L) 或 CDDP 75 mg/m² + DOX 15 mg/m² + CDDP 75 mg/m²	42.7±0.78	30~90	NR
Thomas 等	德国	2019	26	回顾性研究	新辅助 FLOT + CRS+HIPEC + 辅助 FLOT	开放式	DOC 80 mg/m² + L-OHP 200 mg/m²	41.5	45	1500
Rau 等	德国	2019	235	回顾性研究	CRS+HIPEC	开放式/闭合式	CDDP/MMC/DOX/L-OHP	42	30~90	NR

续表

相关文献	国家地区	年份	病例数量	研究类型	治疗方案	HIPEC 方案 开放式/闭合式灌注	药物剂量	温度（℃）	时长（min）	流量（mL/min）
Beate 等	德国	2019	88	回顾性研究	CRS+HIPEC 联合术前、术后化疗 vs. HIPEC+术前、术后化疗 vs. 姑息化疗	开放式/闭合式	CDDP 75 mg/m² + MMC 15 mg/m²	41	60	NR
Fava 等	巴西	2018	4	回顾性研究	CRS+HIPEC	NR	CDDP 30 mg/m² + DOC 30 mg/m²	NR	60	NR
Wu 等	中国	2016	50	回顾性研究	CRS+HIPEC	开放式	LOB 50 mg/m² + DOC 60 mg/m²	43	60	400
Tu 等	中国	2016	231	回顾性研究	CRS+HIPEC	闭合式	5-FU 1.5g + CDDP 100 mg	43	60	600
Boerner 等	德国	2016	103	回顾性研究	CRS+HIPEC vs. CRS+SC vs. 姑息性 SC	闭合式	CDDP 75 mg/m² + DOX 15 mg/m²	42 ~ 43	60	NR
Passot 等	法国	2016	127	回顾性研究	CRS+HIPEC	闭合式	CDDP/MMC/L-OHP/CPT-11	NR	NR	500 ~ 700
Desantis 等	法国	2015	14	回顾性研究	CRS+HIPEC	开放式	CDDP 50 mg/m² + DOX 15 mg/m²	43	60	800
Yarema 等	乌克兰	2014	40	回顾性研究	CRS+HIPEC+SC vs. 姑息性 SC	NR	CDDP 75 mg/m² + MMC 12.5 mg/m²	42.3±1.3	90	NR

续表

相关文献	国家地区	年份	病例数量	研究类型	治疗方案	HIPEC方案				
						开放式/闭合式灌注	药物剂量	温度（℃）	时长（min）	流量（mL/min）
Magge 等	美国	2014	23	回顾性研究	CRS+HIPEC	闭合式	MMC 40 mg	42	100	800
Muller 等	希腊	2014	26	回顾性研究	NAC+CRS+HIPEC	开放式	L-OHP 200 mg/m² + DOC 80 mg/m²	NR	NR	NR
Konigsrainer 等	德国	2014	18	回顾性研究	NAC+CRS+HIPEC	开放式	CDDP 50 mg/m²	42	90	NR
Canbay 等	日本	2014	194	回顾性研究	BIPSC+CRS+HIPEC	开放式	DOC 30 mg/m²	NR	NR	NR
Schildberg 等	德国	2014	76	回顾性研究	NAC+CRS+HIPEC vs. NAC	NR	NR	NR	NR	NR
Kang 等	中国	2013	47	回顾性研究	CRS+HIPEC vs. CRS	开放式	CDDP 90～120 mg + MMC 30～40 mg + VP-16 60～80 mg	41～43	60	NR
Hultman 等	瑞典	2013	18	回顾性研究	NAC+CRS+HIPEC+EPIC	开放式	CDDP 50 mg/m² + DOX 15 mg/m² L-OHP 460 mg/m²	42～44	90/30	NR

续表

相关文献	国家地区	年份	病例数量	研究类型	治疗方案	HIPEC 方案				
						开放式 / 闭合式灌注	药物剂量	温度（℃）	时长（min）	流量（mL/min）
Glehen 等	法国	2010	159	回顾性研究	CRS+HIPEC 和（或）EPIC	开放式 / 闭合式	CDDP 50 ~ 100 mg/m² ± MMC 30 ~ 50 mg/m²/L-OHP 360 ~ 460 mg/m² ± CPT-11 100 ~ 200 mg/m²	40 ~ 43	60 ~ 120/30	NR
Shen 等	美国	2009	62	回顾性研究	CRS+HIPEC	闭合式	MMC 40 mg	40 ~ 42.5	120	1000
Scaring 等	法国	2008	26	回顾性研究	CRS+HIPEC	开放式	CDDP 200 mg/m² + MMC 120 mg	41 ~ 43	90 ~ 120	NR
Zhu 等	中国	2006	22	回顾性研究	CRS+HIPEC vs. CRS	NR	CDDP 250 ~ 300 mg + MMC 25 ~ 30 mg	43 ± 1	60	NR
Yonemura 等	日本	2005	107	回顾性研究	姑息手术 +HIPEC vs. CRS+HIPEC	NR	CDDP 300 mg + MMC 30 mg + VP-16 150 mg	42 ~ 43	NR	1000
Hall 等	美国	2004	74	回顾性研究	CRS+HIPEC vs. CRS	闭合式	MMC 40 mg	40 ~ 41	120	800 ~ 900

续表

相关文献	国家地区	年份	病例数量	研究类型	治疗方案	开放式/闭合式灌注	药物剂量	温度（℃）	时长（min）	流量（mL/min）
Fujimoto 等	日本	2000	15	回顾性研究	CRS+HIPEC	开放式	CDDP 150～250 mg + MMC 60～100 mg + VP-16 120～200 mg	42～43	60	NR
Hirose 等	日本	1999	37	回顾性研究	CRS+HIPEC vs. CRS	开放式	CDDP 100 mg + MMC 20 mg+VP-16 100 mg	41.0～44.5	NR	400～600
Fujimoto 等	日本	1997	66	回顾性研究	CRS+HIPEC vs. CRS	闭合式	MMC 30～40 mg	44.5～45	120	NR
Yonemura 等	日本	1996	83	回顾性研究	CRS+HIPEC	开放式	CDDP 300 mg + MMC 30 mg+VP-16 150 mg	42～43	60	3000
Yonemura 等	日本	1991	41	回顾性研究	CRS+HIPEC	开放式	CDDP 300 mg + MMC 50 mg	41～43	40～60	100～300

注：CRS：肿瘤细胞减灭术；HIPEC：腹腔热灌注化疗；FOLFOXRI：氟尿嘧啶+奥沙利铂+伊立替康+5-FU；L-OHP：奥沙利铂；PTX：紫杉醇；CDDP：顺铂；MMC：丝裂霉素C；FLOT：氟尿嘧啶+奥沙利铂+多西他赛；LOB：羟喜树碱；HCPT：羟基喜树碱；DOC：多西紫杉醇；5-FU：5-氟尿嘧啶；SC：系统化疗；DOX：阿霉素；CPT-11：伊立替康；VP-16：依托泊苷；EPIC：术后早期腹腔灌注化疗；NAC：新辅助化疗；BIPSC：双向腹腔内联合全身诱导化疗；NR：无报告。

表2-9-2 CRS+HIPEC 患者预后情况

相关文献	中位OS (月)	1年OS (%)	2年OS (%)	3年OS (%)	5年OS (%)	PCI相关生存期	中位生存期 CC-0	CC-1	CC-2	独立预后因素
Yu 等	21.1 vs. 10.8	63.2	47.4	NR	NR	(PCI<6分) 20.1 vs. 11.3 (PCI≥6分)	NR	NR	NR	NR
Bonnot 等	18.8 vs. 12.1	NR	NR	26.21 vs. 19.87	10.82 vs. 6.43	NR	NR	NR	NR	NR
Rihuete 等	16.0	70.8	NR	21.3	21.3	(PCI≤6分) 19.0 vs. 12.0 (PCI>6分)	NR	NR	NR	浆膜侵犯
Topal 等	16.0	71.9	NR	14.1	3.5	(PCI≤12分) 24.7 vs. 10.5 (PCI>12分)	NR	NR	NR	小肠转移和3个非小肠区域转移，腹膜转移区域数量，PCI评分
Rudloff 等	11.3 vs. 4.3	44.4	33.3	NR	NR	NR	NR	NR	NR	NR
Yang 等	11.0 vs. 6.5	41.2 vs. 29.4	14.7 vs. 5.9	5.9 vs. 0	NR	NR	12.0 vs. 11.0	NR	8.2 vs. 4.0	CRS+HIPEC，同时性PM，CC-0/1，SC>6个周期，无严重并发症
Yang 等	NR	50.0	42.8	NR	NR	NR	43.4	9.4	8.3	PCI<20分，CC评分
Glehen 等	10.3	48.1	19.9	NR	16.0	NR	21.3	NR	6.6	腹水，CC评分
Beaujard 等	NR	48.0	33.0	NR	NR	NR	NR	NR	NR	NR
Manzanedo 等	21.1	79.9	NR	30.9	NR	NR	NR	NR	NR	PCI≥7分

续表

相关文献	中位OS（月）	1年OS（%）	2年OS（%）	3年OS（%）	5年OS（%）	PCI相关生存期	中位生存期 CC-0	CC-1	CC-2	独立预后因素
Yarema 等	12.6 vs. 34.0 vs. 3.5	53.8 vs. 91.7 vs. 0	NR	NR	NR	NR	NR	NR	NR	NR
Thomas 等	17.0 vs. 6.0	NR	NR	NR	NR	NR	NR	NR	NR	PCI ≥ 12 分
Rau 等	13.0	NR	NR	NR	6.0	NR	NR	NR	NR	NR
Beate 等	9.8±0.7 vs. 6.3±3.0 vs. 4.9±1.9	NR	NR	NR	NR	NR	NR	NR	NR	术前 SC > 4 个周期、淋巴结转移、CC 评分
Wu 等	14.3	58.0	40.0	32.0	NR	NR	23.5	NR	8.0	NR
Tu 等	37.0	83.4	69.0	38.7	NR	NR	NR	NR	NR	CC-0/1、T 分期、SC ≥ 6 个周期
Boerner 等	17.2 vs. 11.0 vs. 7.7	71.1 vs. 33.3 vs. 29.0	35.8 vs. 16.9 vs. 3.2	24.1 vs. 0 vs. 0	NR	NR	NR	NR	NR	TNM 分期、腹水、CC 评分
Passot 等	13.0	NR	NR	NR	14.0	NR	NR	NR	NR	年龄 < 56 岁、HIPEC
Desantis 等	13.3	NR	NR	21.6	21.6	NR	NR	NR	NR	NR
Yarema 等	12.0 vs. 8.0	68.8 vs. 25.0	NR	NR	NR	NR	NR	NR	NR	病理类型、体力状态、手术时长、术前化疗、CC 评分
Magge 等	9.5	49.6	NR	17.9	NR	NR	NR	NR	NR	PCI 评分、CC 评分

续表

相关文献	中位 OS（月）	1 年 OS（%）	2 年 OS（%）	3 年 OS（%）	5 年 OS（%）	PCI 相关生存期	中位生存期 CC-0	中位生存期 CC-1	中位生存期 CC-2	独立预后因素
Muller 等	19.0	NR	38.0	NR	NR	NR	NR	NR	NR	NR
Konigsrainer 等	8.9	NR	NR	NR	NR	NR	NR	NR	NR	NR
Canbay 等	15.8	66.0	32.0	NR	10.7	NR	NR	NR	NR	NR
Schildberg 等	24.5 vs. 10.1	NR	NR	NR	NR	NR	NR	NR	NR	PCI 评分、CC 评分
Kang 等	14.6 vs. 8.0	NR	NR	NR	NR	NR	NR	NR	NR	男性、吻合口数量、淋巴结转移数量、CC 评分
Hultman 等	10.3	NR	NR	NR	11.9	NR	NR	NR	NR	NR
Glehen 等	9.2	43.0	NR	18.0	13.0	NR	15.0	6.0	4.0	HIPEC、T 分期
Shen 等	6.1	NR	NR	NR	NR	NR	NR	NR	NR	女性、CC 评分
Scaring 等	6.6	NR	NR	NR	NR	NR	15.0	NR	3.9	体力状态、CC 评分、并发症、病理类型
Zhu 等	10.0 vs. 5.0	NR	NR	NR	NR	NR	NR	NR	NR	NR
Yonemura 等	11.5	NR	NR	NR	6.7	NR	19.2	NR	7.8	无
Hall 等	8.0 vs. 7.8	27.0 vs. 41.0	23.0 vs. 28.0	NR	6.0 vs. 17.0	NR	36.3	11.2	3.3	CC 评分
Fujimura 等	15.4	57.0	21	NR	NR	NR	NR	NR	NR	NR

续表

相关文献	中位 OS（月）	1 年 OS（%）	2 年 OS（%）	3 年 OS（%）	5 年 OS（%）	PCI 相关生存期	中位生存期			独立预后因素
							CC-0	CC-1	CC-2	
Hirose 等	11.0 vs. 6.0	44.4 vs. 15.8	NR	NR	NR	NR	NR	NR	NR	NR
Fujimoto 等	14.1 vs. 8.2	54.0 vs. 11.0	NR	NR	NR	NR	NR	NR	NR	NR
Yonemura 等	NR	43.0	NR	NR	11.0	NR	NR	NR	NR	NR
Yonemura 等	14.5	NR	NR	28.5	NR	NR	NR	NR	NR	NR

注：CRS：肿瘤细胞减灭术；HIPEC：腹腔热灌注化疗；CC：肿瘤细胞减灭程度；SC：系统化疗；PCI：腹膜癌指数；NR：未报道。

四、胃癌腹膜转移的靶向治疗

胃癌的靶向治疗是胃癌综合治疗的重要组成部分，随着近年来人们对胃癌发病机制的不断深入研究，靶向药物也是层出不穷。一系列临床研究已经证明了靶向治疗胃癌的临床疗效。目前针对胃癌的靶向治疗药物主要有抗 HER-2 靶向药物、抗血管生成靶向药物、抗 EGFR 靶向药物、HGF/c-MET 信号通路的靶向药物。

2010 年，Bang 等发布的一项Ⅲ期随机对照研究 ToGA 试验，对比研究了曲妥珠单抗联合化疗与标准化疗的疗效，发现晚期胃癌患者可从曲妥珠单抗联合化疗方案中获益，总生存期分别为 13.8 个月和 11.2 个月（*P*=0.0046）。2011 年，NCCN 指南推荐胃癌患者在确诊时即进行 *HER-2* 基因检测，并推荐对 *HER-2* 阳性的患者行曲妥珠单抗联合以铂类为基础的化疗方案。ToGA 研究奠定了胃癌靶向治疗的基础，后续开展的一系列研究也都证明了曲妥珠单抗联合化疗的效果。拉帕替尼为 EGFR 及 HER-2 双受体酪氨酸激酶抑制剂，在 TyTAN 试验和 TRIO-013/LOGiC 试验中，晚期胃癌患者均未能从中获益。针对 VEGFR 抗血管生成药物，Ohtsu 等的一项Ⅲ期临床研究中，采用贝伐珠单抗联合 XP 方案（卡培他滨＋顺铂）一线用于进展期胃癌，入组 774 例患者，联合靶向治疗与单纯化疗中位生存期分别为 12.1 个月和 10.1 个月（*HR*=0.87，95% *CI*：0.73 ～ 1.03，*P*=0.1002），但中位无进展生存和客观缓解率有明显改善，但未达到主要终点 mOS。雷莫芦单抗是一种抗 VEGFR-2 的单克隆抗体，在 REGARD 和 RAINBOW 两项Ⅲ期临床研究中，针对一线化疗出现进展的胃癌患者，二线应用均能够一定程度改善预后情况。EGFR 在胃癌中的过表达与肿瘤侵袭性呈正相关，西妥昔单抗为 EGFR 的单克隆抗体，在 EXPEND Ⅲ期临床研究中，西妥昔单抗联合 XP 方案化疗并未改善晚期胃癌患者生存预后。

近年来，人们对胃癌及胃癌腹膜转移发病机制不断深入研究，针对胃癌的靶向药物不断推陈出新，但最终疗效却难以令人满意。胃癌不同部位的转移亦存在不同的分子生物学特征，既往研究并未针对晚期胃癌行有针对性的靶向治疗，导致结果未能达到预设情况。未来仍需在胃癌腹膜转移机制、胃癌的分子诊断等方面行进一步的探索与研究，才能为晚期胃癌患者提供最佳的分子靶向治疗策略。

第八节　胃癌腹膜转移的预防

胃癌腹膜转移应该预防大于治疗，既有利于降低治疗难度，又能够改善生存预后。胃癌腹膜转移的预防主要侧重于以下几个方面。① 术中的无瘤原则，尽量减少肿瘤细胞的脱落种植；② 术后的辅助化疗，杀灭循环肿瘤细胞；③ 预防性腹腔热灌注化疗，杀灭肉眼不可见的肿瘤细胞。

手术过程中的无瘤原则至关重要，应做到如下几点。① 切口保护：使用切口保护套，特别注意切口上下端的保护，避免肿瘤与切口的直接接触；② 手术时避免直接接触、挤压肿瘤，防止手套沾染肿瘤细胞或是肿瘤细胞进一步沿血道或淋巴道进一步扩散；若肿瘤浸出浆膜层，应该用医用胶、纱布或手术薄膜覆盖；③ 术中及时更换污染的手套及器械：探查、分离肿瘤时，医生的手若触及破溃的肿瘤应及时更换手套，术中分离肿瘤的器械不可反复使用；④ 纱布要及时更换，不可反复使用；⑤ 术毕用温热蒸馏水或生理盐水彻底冲洗术野及腹腔，冲洗液量应至少 > 3000 mL；⑥ 关腹前充分冲洗切口。

手术联合术后辅助化疗为进展期胃癌标准治疗方案，术后辅助化疗可杀灭循环肿瘤细胞，减少腹腔种植风险。在 Sasako 等开展的一项Ⅲ期随机对照试验（ACTS-GC 研究）中，将 1059 例Ⅱ～Ⅲ期胃癌患者随机分为单纯手术组和术后 S-1 口服 1 年治疗组，结果发现术后 S-1 辅助化疗优于单纯手术组，5 年生存率分别为 61.1% 和 71.7%（$HR=0.699$，95% CI：$0.540 \sim 0.828$）；S-1 口服治疗组较单纯手术组腹膜转移复发风险降低 31%。日本学者 Tsuburaya 等在一项Ⅲ期随机对照试验（SAMIT 研究）中，将 1495 例 T4a 和 T4b 胃癌患者随机分为 4 组，分别为单药复方替加氟（UFT）组、单药 S-1 组、PTX 续贯 UFT 组、PTX 续贯 S-1 组，发现 PTX 续贯 UFT 或 S-1 并未明显改善预后，但可降低腹膜转移风险（17.0% $vs.$ 22.0%）。

随着人们对胃癌腹膜转移机制的研究不断深入，CRS+HIPEC 已不仅仅被应用于胃癌腹膜转移的治疗，而逐渐发展成以 CRS+HIPEC 为新的理念，预防胃癌腹膜转移，或者是治疗胃癌的隐匿性腹膜转移。有效的预防策略对改善患者预后至关重要。预防性 HIPEC 可直接作用于腹腔肿瘤细胞，改善腹膜微环境，而且对机体免疫功能影响较小。

日本学者 20 世纪 80 年代就已经开始探索 HIPEC 预防胃癌腹膜转移的治疗模式。1989 年 Kaibare 等开展了一项随机对照研究，将 82 例肉眼可见侵透浆膜层而无腹膜转移的患者随机分为两组，一组接受胃癌根治手术联合丝裂霉素 C 腹腔热灌注化疗（CHPP-M 组）预防腹膜转移，对照组仅接受胃癌根治手术，CHPP-M 组患者预后明显优于对照组，5 年生存率分别为 71.5% 和 59.7%。在 1994 年 Fujimura 等开展的一项随机对照研究中，采用顺铂联合丝裂霉素 C 进行腹腔热灌注化疗，22 例患者接受手术联合腹腔热灌注化疗（10 L 生理盐水加热至 41 ～ 42℃ 腹腔热灌注化疗，CHPP 组），18 例患者接受手术联合腹腔灌注化疗（10 L 生理盐水加热至 37 ～ 38℃ 腹腔灌注化疗（CNPP 组），18 例患者仅接受手术治疗（对照组），CHPP 组的 1 年、2 年、3 年生存率分别为 95.0%、89.0%、68.0%，CNPP 组的 1 年、2 年、3 年生存率分别为 81.0%、75.0%、51.0%，对照组的 1 年、2 年、3 年生存率分别为 43.0%、23.0%、23.0%，CHPP 及 CNPP 均能有效预防腹膜转移。2006 年，朱正纲等的一项研究入组 96 例进展期胃癌患者，42 例行 HIPEC，54 例行单纯手术治疗，结果发现，预防性 HIPEC 组患者术后 1 年、2 年、4 年生存率为 85.7%、81.0% 和 63.9%，优于单纯手术治疗组（77.3%、61.0% 和 50.8%），术后腹膜复发率两组分别为 10.3% 和 34.7%，预防性 HIPEC 可改善进展期胃癌患者生存预后。Hirose 等发布的一项研究中，在入组的 32 例胃癌患者中，15 例接受手术联合预防性 HIPEC（prophylactic CHPP 组），17 例患者接受手术联合治疗性 HIPEC（therapeutic CHPP 组），并与同期接受单纯手术(对照组)的患者进行比较，预防性 HIPEC 组患者腹膜复发率(26.0% vs. 42.0%) 和 5 年生存率（39.0% vs. 17.0%）均优于单纯手术组。Yonemura 等在一项随机对照试验中，将 139 例 T2 ～ T4 期接受胃癌根治的患者分为 3 组，CHPP 组接受手术联合腹腔热灌注化疗，CNPP 组接受手术联合腹腔常温灌注化疗，第 3 组单纯行手术治疗，3 组的 5 年生存率分别为 61.0%、43.0%、42.0%。亚组分析显示，侵犯浆膜层或伴有淋巴结转移的胃癌患者可从 HIPEC 中明显获益，单纯手术组死亡率是 CHPP 组的 3 倍。在法国学者 Scaringi 等的一项回顾性研究中，37 例进展期胃癌患者行手术联合 HIPEC 治疗，其中 11 例无明确腹膜转移进展期胃癌患者行预防性 HIPEC，26 例伴有可见腹膜转移患者行治疗性 HIPEC，但预防性 HIPEC 组 2 例患者出院后 6 个月内死亡，两组患者的中位生存期分别为 23.4 个月和 6.6 个月，2 年复发率分别为 36.0% 和 50.0%，中位复发时间分别为 18.5 个月和 9.7 个月。基于以往研究，Glehen 等于 2013 年开启了一项多中心随机对照研究（GASTRICHIP 研究），探讨进展期胃癌腹膜转移的高危因素，将进展期胃癌随机分为接受根治性胃癌切除 +HIPEC 组和单纯行根治性胃切除两组，比较两组患者 5 年无复发生存率及腹腔局部无复发生存率。2016 年 Glehen 在 PSOGI 上报告了 GASTRICHIP 研究的部分结果，2015 年的第 1 次安全性评估发现两组患者的并发症发生率及死亡率无明显差异，在 2016 年 10 月进行了第 2 次安全性评估，发现手术联合 HIPEC 组 1 例患者术后 60 天死亡，严重并发症发生率分别为 28.4% 和 26.2%。

胃癌腹膜转移作为一种腹腔区域性疾病已成为共识，预防局部及腹腔区域复发是胃癌诊治过程中非常重要的一部分。HIPEC 作为腹腔区域治疗的一种非常有效的方式，在预防胃癌腹膜转移方面已经得到证实。术中预防性 HIPEC 会延长手术时间，增加麻醉风险，适合人群的筛选、是否与治疗性 HIPEC 一致等问题仍需进一步探讨研究，需要更高级别证据的支持。

第九节　总结

胃癌一旦出现腹膜转移，致死率高，CRS+HIPEC 作为非常重要的治疗手段在胃癌腹膜转移中的作用越来越重要。目前仅有 1 个Ⅲ期随机临床试验是由笔者团队于 2011 年完成的，比较了 CRS+HIPEC 和单纯 CRS 的疗效。虽然欧洲国家针对胃癌腹膜转移亦开展了Ⅲ期临床研究，但目前尚无相关研究成果发表。既往研究多建议选择性地针对胃癌腹膜转移患者行 CRS+HIPEC 治疗。手术联合围手术期综合治疗策略，严格筛选接受 CRS+HIPEC 治疗的患者，最大可能地实现完全肿瘤细胞减灭为今后临床诊治及研究的重点。

第十节 典型病例

一、病历摘要

患者女性，59 岁，因"胃癌根治术后 8 年，发现双卵巢肿物 10 余天"入院。2010 年 3 月中旬因"胃癌"于外院行胃癌根治术（远端胃大部切除术 + 大网膜切除术），术后病理提示溃疡型低分化腺癌，胃周淋巴结可见癌转移（11/12），并于外院完成首期化疗（具体不详）。2010 年 5 月 7 日至 9 月 16 日患者于北京某医院行 6 个周期化疗（奥沙利铂 + 替加氟 + 亚叶酸钙）。2018 年 3 月患者出现间断性腰部夜间痛，未予重视，1 周后自觉好转；10 天后患者出现阵发性左下腹隐痛，可排便排气，就诊于当地医院泌尿外科，查腹部 CT 考虑下腹部占位性病变，遂转诊于妇科。妇科超声检查示左附件区探及大小约 6.6 cm×9.8 cm×5.1 cm 的偏实性包块，边界清晰，形态不规则，内可见数个囊性回声区，较大者范围 3.3 cm×3.0 cm×2.4 cm，内见丰富血流信号；右附件区可探及大小约 2.6 cm× 2.4 cm×2.4 cm 的实性包块，边界清晰。后患者为进一步诊治就诊于我院。既往 2015 年于北京某医院行腹腔镜下胆囊取石术。家族史无特殊。

二、体格检查

体温 36.5 ℃，脉搏 80 次 / 分，呼吸 20 次 / 分，血压 120/80 mmHg。发育正常，神志清楚，自主体位，查体合作，全身皮肤黏膜色泽正常。双侧锁骨上未触及肿大淋巴结，心肺查体未及明显异常。腹部平坦，上腹部正中可见一纵向陈旧性手术瘢痕，未见胃、肠型及蠕动波，腹软，无压痛，未及包块，Murphy 征（-），肝脾肋下未及，肝浊音界存在，移动性浊音阴性，双侧肾区无叩痛，肠鸣音正常，3 次 / 分，无气过水声。直肠指诊盆腔未触及肿物。

妇科检查：子宫前位，正常大小，质中，子宫下段可触及散在分布质硬结节，活动受限，无压痛；左附件区及子宫上方可触及一直径约 10.0 cm 的囊实性包块，活动受限，无压痛；右附件区增厚；三合诊可触及左侧附件区一直径约 10.0 cm 的囊实性包块，活动受限，无明显压痛。

三、辅助检查

实验室检查：AFP 11.84 ng/mL，CEA 67.03 ng/mL，CA19-9 40.52 U/mL，CA125 73.5 U/mL。血常规、肝肾功能、电解质、凝血功能、心肌酶未见明显异常。

影像学检查：①妇科三维超声：双卵巢区未探及正常卵巢组织，左附件区可见一囊实性包块，大小 10.9 cm×7.9 cm×6.0 cm；右附件区可见一实性等回声，大小约 2.7 cm×2.6 cm；盆腔可见液性暗区，最大液深 3.2 cm。②盆腔 MR：盆腔内恶性病变，附件上皮来源可能性，子宫浆膜面受侵不除外，盆腔积液。③腹部增强 CT：腹腔积液（图 2-9-1A），胆囊结节状强化影（图 2-9-1C），胃术后改变，盆腔占位（图 2-9-1B，图 2-9-1D）致双侧肾盂输尿管扩张积水（图 2-9-1D），右侧输尿管管壁增厚，左侧肾上腺增粗，双肾多发小囊肿。

四、诊断

盆腔肿物—卵巢原发恶性肿瘤？Krukenberg 瘤？腹腔积液，胃癌根治术后化疗后，腹腔镜下胆囊取石术后，胆囊结石。

五、诊治经过

完善相关检查后，经腹膜癌综合诊疗专家团队讨论，患者盆腔肿物考虑来源于双侧卵巢，结合患者既往胃癌病史，主要考虑为胃癌转移至双侧卵巢导致的 Krukenberg 瘤，也可能伴有腹腔其他部位的种植转移，各项检查未见明确腹腔外远处脏器转移征象，无手术绝对禁忌证。宜行 CRS+HIPEC，切除肉眼可见肿瘤，降低肿瘤负荷，延缓肿瘤进展，争取达到细胞学水平根治，改善生存。

1. 术中探查

2018 年 4 月 10 日在全麻下行 CRS+HIPEC 术，开腹后可见腹腔内淡黄色腹水约 200 mL，留取腹水灌洗液，盆底腹膜、直肠前壁表面、道格拉斯腔内可见散在粟粒样病灶；盆腔内可见一大小约 10.0 cm 囊性肿物，局部可见淡黄色胶冻样液体，探查此包块来源于左卵巢，术中 PCI 评分 7 分。

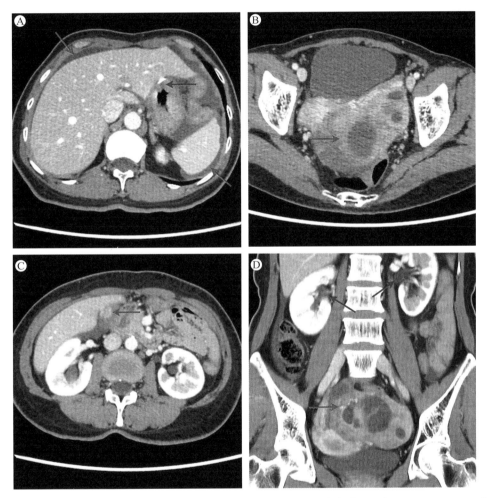

A：肝周、脾周可见积液征象（红色箭头示），胃术后改变（蓝色箭头示）；B：盆腔可见巨大占位性病变，卵巢来源可能性大；C：胆囊结节；D：盆腔巨大占位性病变，内可见囊状结构，囊内水样密度，可见囊壁钙化（红色箭头示），双侧肾盂扩张积水（蓝色箭头示）（冠状位）。

图 2-9-1　术前增强 CT

2. 手术经过

切除全子宫、双附件、部分直肠、全部盆底腹膜，缝合阴道残端，切除肝区表面病灶及腹腔所见所有种植转移结节，术后 CC 评分 0 分。同时给予术中 HIPEC，多西他赛 120 mg + 顺铂 120 mg 分别加入 3000 mL 生理盐水，连接热灌注化疗仪，加热至 43.0 ℃，热灌注化疗 60 min。灌注完毕后行乙状结肠直肠端侧吻合，关闭腹腔。手术过程顺利，耗时 480 min，术中出血 600 mL，输红细胞 2 U，血浆 400 mL。

3. 术后病理结果

（1）大体病理（图 2-9-2A）：（左侧附件）灰粉结节样组织一枚，大小 12.5 cm×9.0 cm×5.5 cm，表面似有包膜，原切面灰黄色、质中，未见明确输卵管，书页式切开，部分囊性变，内含略淡黄液体，囊内侧壁光滑，囊为多囊，直径 2.5～5.0 cm，肿物表面附少许系膜样组织。（全子宫＋右附件＋部分直肠）子宫大小 6.5 cm×4.5 cm×2.5 cm，宫深 3.0 cm，后壁肌层内似见散在出血点，颈管长 2.0 cm，宫颈外口直径 3.0 cm，部分宫颈黏膜局灶暗红，似见部分阴道残端，长 1.0 cm，切开可见灰白色质硬区，大小 1.3 cm×0.8 cm×0.7 cm；右卵巢大小 3.3 cm×2.2 cm×1.6 cm，切面可见一黄结节，大小 2.2 cm×1.5 cm×1.3 cm，灰黄、暗黄、实性、质软；肠管一段长 5.0 cm，周径 4.0 cm；直肠子宫陷凹内腹膜表面可见多个灰白结节样物，直径 0.2～0.4 cm；肠周脂肪组织可及淋巴结样物数枚，直径 0.2～0.5 cm。（胆囊底结节）灰粉不整形组织一块，大小 1.5 cm×0.6 cm×0.5 cm。

（2）组织病理学：（左侧附件）中—低分化腺癌，见印戒细胞，符合消化道转移性腺癌（Krukenberg 瘤）。（全子宫＋右附件＋部分直肠）右卵巢内可见广泛低分化腺癌，部分印戒细胞癌表现，符合消化道转移性腺癌（Krukenberg 瘤）；右侧输卵管未见癌侵犯，子宫壁肌层可见低分化腺癌浸润，老年性子宫内膜，慢性宫颈及宫颈内膜炎，宫颈壁、阴道壁黏膜下层及肌层可见低分化腺癌浸润，双侧宫旁未见癌；直肠外膜、肌层及黏膜下层可见低分化腺癌浸润，肠周淋巴结可见癌转移 (3/5)。（胆囊底结节）纤维、脂肪组织中散在可见异型细胞，部分呈印戒样，符合低分化腺癌转移（图 2-9-2B～图 2-9-2D）。

（3）免疫组织化学染色结果：CK7 (+)，CK20 (散在 +)，Villin (+)，Vimentin (−)，CDX-2 (+)，CDH17 (+)，SMA (−)，P53 (−)，Ki-67 (index 10%～30% +)，Pax8 (−)，ER (−)，PR (−)，Inhibin-α (−)，CD68 (−)，AFP (弱 +)，CD34 (血管 +)。CK (灶 +)，PD-1 (淋巴细胞 −)，PD-L1 (IC, TC, 均 −)，MSH2 (+)，MSH6 (+)，MLH1 (+)，PMS2 (+)，WT-1 (−)，EMA (+)（图 2-9-2E，图 2-9-2F）。

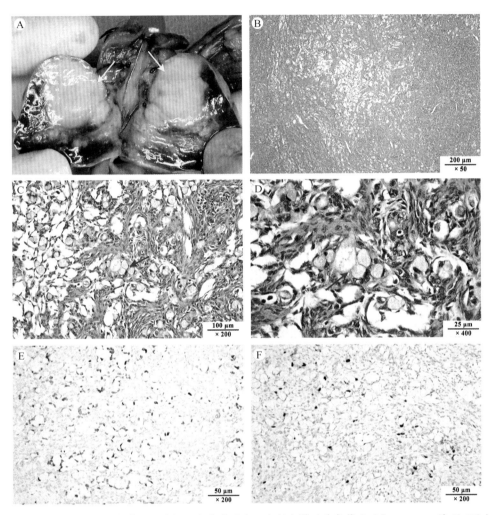

A：大体病理标本：卵巢可见肿物，部分囊性变，内侧光滑（黄色箭头示）；B、C：镜下可见大量肿瘤细胞，含印戒细胞成分，偶可见肿瘤细胞呈巢状排列（蓝色箭头示，HE 染色，×50、×200）；D：印戒细胞呈巢状排列（蓝色箭头示，HE 染色，×400）；E：免疫组织化学染色结果：CDX-2（+），提示肿瘤细胞为消化道来源；F：免疫组织化学染色结果：Ki-67（+），提示肿瘤细胞增生活跃。

图 2-9-2 术后病理及免疫组织化学染色结果

4. 术后治疗

2018 年 5 月 17 日至 9 月 20 日行 6 个周期 SOX 方案化疗：奥沙利铂 100 mg d1 静脉滴注，替吉奥 40 mg bid d1 ～ 14 口服。2018 年 6 月 13 日至 26 日行第 2 个周期化疗时因胸闷、气短及皮疹考虑奥沙利铂"过敏"而未全剂量用药，后续用药再未出现类似表现。后定期随访复查。至 2021 年 1 月 13 日，患者带瘤生存。

5.治疗过程总结

自确诊胃癌至今，患者已生存 10 年 10 月余，自确诊胃癌腹膜转移，行
CRS+HIPEC 后，患者已生存 33 个月（图 2-9-3）。

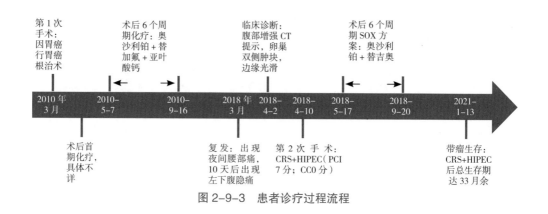

图 2-9-3　患者诊疗过程流程

女性进展期胃癌患者常发生卵巢转移形成 Krukenberg 瘤，含有印戒细胞成分为
独立危险因素。此例患者行胃癌根治术 8 年后发生卵巢转移形成 Krukenberg 瘤，术
后病理证实可见印戒细胞。传统上对 Krukenberg 瘤无标准治疗方案，单纯手术治疗
或化疗等保守治疗疗效不佳，患者中位生存期仅 6 ～ 17 个月。

笔者中心为腹膜癌综合诊疗中心，有丰富的腹膜癌诊疗经验。初始即考虑此
患者卵巢肿物来源于胃癌转移可能性大，且可能已发生其他腹膜转移。完善相关检
查后，未见腹腔外远处脏器转移，无手术绝对禁忌，故按腹膜表面肿瘤原则行规范
CRS+HIPEC 治疗，联合术后辅助化疗，使患者获得明显生存获益。自确诊胃癌腹
膜转移行 CRS+HIPEC 后，患者已生存 33 月余。该治疗策略值得进一步研究及推
广，以使更多患者生存获益。

（闫国军　李子禹　赵东兵　姬忠贺　刁　鑫）

参考文献

1. BRAY F, FERLAY J, SOERJOMATARAM I, et al. Global cancer statistics 2018：GLOBOCAN estimates of incidence and mortality worldwide for 36 cancers in 185 countries. CA Cancer J Clin, 2018, 68（6）：394-424.

2. YANG L, ZHENG R, WANG N, et al. Incidence and mortality of stomach cancer in China, 2014. Chin J Cancer Res, 2018, 30 (3): 291-298.

3. CHEN W, SUN K, ZHENG R, et al. Cancer incidence and mortality in China, 2014. Chin J Cancer Res, 2018, 30 (1): 1-12.

4. JI Z H, PENG K W, YU Y, et al. Current status and future prospects of clinical trials on CRS+HIPEC for gastric cancer peritoneal metastases. Int J Hyperthermia, 2017, 33 (5): 562-570.

5. LIU X, CAI H, SHENG W, et al. Clinicopathological characteristics and survival outcomes of primary signet ring cell carcinoma in the stomach: retrospective analysis of single center database. PLoS One, 2015, 10 (12): e0144420.

6. YONEMURA Y, BANDOU E, KAWAMURA T, et al. Quantitative prognostic indicators of peritoneal dissemination of gastric cancer. Eur J Surg Oncol, 2006, 32 (6): 602-606.

7. MAEHARA Y, HASUDA S, KOGA T, et al. Postoperative outcome and sites of recurrence in patients following curative resection of gastric cancer. Br J Surg, 2000, 87 (3): 353-357.

8. THOMASSEN I, VAN GESTEL Y R, VAN RAMSHORST B, et al. Peritoneal carcinomatosis of gastric origin: a population-based study on incidence, survival and risk factors. Int J Cancer, 2014, 134 (3): 622-628.

9. FIDLER I J. The pathogenesis of cancer metastasis: the 'seed and soil' hypothesis revisited. Nat Rev Cancer, 2003, 3 (6): 453-458.

10. KODERA Y, YAMAMURA Y, SHIMIZU Y, et al. Peritoneal washing cytology: prognostic value of positive findings in patients with gastric carcinoma undergoing a potentially curative resection. J Surg Oncol, 1999, 72 (2): 60-64.

11. HAGIWARA A, TAKAHASHI T, SAWAI K, et al. Milky spots as the implantation site for malignant cells in peritoneal dissemination in mice. Cancer Res, 1993, 53 (3): 687-692.

12. KANDA M, KODERA Y. Molecular mechanisms of peritoneal dissemination in gastric cancer. World J Gastroenterol, 2016, 22 (30): 6829-6840.

13. NCCN Clinical Practice Guidelines in Oncology gastric cancer version 5 2017. [2021-08-28]. http://www.nccn.org/disclosures/panel_ list.asp?ID=30.

14. KIM S J, KIM H H, KIM Y H, et al. Peritoneal metastasis: detection with 16- or 64-detector row CT in patients undergoing surgery for gastric cancer. Radiology, 2009, 253 (2): 407-415.

15. WANG Z, CHEN J Q. Imaging in assessing hepatic and peritoneal metastases of gastric cancer: a systematic review. BMC Gastroenterol, 2011, 11: 19.

16. ZHONG L, LI L, SUN J H, et al. Preoperative diagnosis of gastric cancer using 2-D magnetic resonance imaging with 3-D reconstruction techniques. Chin J Dig Dis, 2005, 6 (4): 159-164.

17. GONZÁLEZ-MORENO S, GONZÁLEZ-BAYÓN L, ORTEGA-PÉREZ G. Hyperthermic intraperitoneal chemotherapy: methodology and safety considerations. Surg Oncol Clin N Am, 2012, 21 (4): 543-557.

18. MARMOR R A, KELLY K J, LOWY A M, et al. Laparoscopy is safe and accurate to evaluate peritoneal surface metastasis prior to cytoreductive surgery. Ann Surg Oncol, 2016, 23 (5): 1461-1467.

19. EMOTO S, ISHIGAMI H, YAMASHITA H, et al. Clinical significance of CA125 and CA72-4 in gastric cancer with peritoneal dissemination. Gastric Cancer, 2012, 15 (2): 154-161.

20. NCCN clinical practice guidelines in oncology: gastric cancer version 3 2020. [2021−08−28]. http: // www.nccn.org/disclosures/panel_list.asp?ID=30.

21. Japanese Research Society for Gastric Cancer. The general rules for The gastric cancer study in surgery. Jpn J Surg, 1973, 3 (1): 61-71.

22. GLEHEN O, SCHREIBER V, COTTE E, et al. Cytoreductive surgery and intraperitoneal chemohyperthermia for peritoneal carcinomatosis arising from gastric cancer. Arch Surg, 2004, 139 (1): 20-26.

23. SCARINGI S, KIANMANESH R, SABATE J M, et al. Advanced gastric cancer with or without peritoneal carcinomatosis treated with hyperthermic intraperitoneal chemotherapy: a single western center experience. Eur J Surg Oncol, 2008, 34 (11): 1246-1252.

24. JACQUET P, SUGARBAKER P H. Clinical research methodologies in diagnosis and staging of patients with peritoneal carcinomatosis. Cancer Treat Res, 1996, 82: 359-374.

25. KOIZUMI W, NARAHARA H, HARA T, et al. S-1 plus cisplatin versus S-1 alone for first-line treatment of advanced gastric cancer (SPIRITS trial): a phase III trial. Lancet Oncol, 2008, 9 (3): 215-221.

26. BOKU N, YAMAMOTO S, FUKUDA H, et al. Fluorouracil versus combination of irinotecan plus cisplatin versus S-1 in metastatic gastric cancer: a randomised phase 3 study. Lancet Oncol, 2009, 10 (11): 1063-1069.

27. SHIRAO K, BOKU N, YAMADA Y, et al. Randomized Phase III study of 5-fluorouracil continuous infusion *vs.* sequential methotrexate and 5-fluorouracil therapy in far advanced gastric cancer with peritoneal metastasis (JCOG0106). Jpn J Clin Oncol, 2013, 43 (10): 972-980.

28. YAMADA Y, HIGUCHI K, NISHIKAWA K, et al. Phase III study comparing oxaliplatin plus S-1 with cisplatin plus S-1 in chemotherapy-naïve patients with advanced gastric cancer. Ann Oncol, 2015, 26 (1): 141-148.

29. NISHINA T, BOKU N, GOTOH M, et al. Randomized phase II study of second-line chemotherapy with the best available 5-fluorouracil regimen versus weekly administration of paclitaxel in far advanced gastric cancer with severe peritoneal metastases refractory to 5-fluorouracil-containing regimens (JCOG0407). Gastric Cancer, 2016, 19 (3): 902-910.

30. MARCHETTINI P, STUART O A, MOHAMED F, et al. Docetaxel: pharmacokinetics and tissue levels after intraperitoneal and intravenous administration in a rat model. Cancer Chemother Pharmacol, 2002, 49 (6): 499-503.

31. MORGAN R J J R, DOROSHOW J H, SYNOLD T, et al. Phase I trial of intraperitoneal docetaxel in

the treatment of advanced malignancies primarily confined to the peritoneal cavity: dose-limiting toxicity and pharmacokinetics. Clin Cancer Res, 2003, 9（16 Pt 1）: 5896-5901.

32. KITAYAMA J, ISHIGAMI H, YAMAGUCHI H, et al. S-1 plus intravenous and intraperitoneal Paclitaxel for gastric cancer with peritoneal metastasis. Gastrointest Cancer Res, 2012, 5（3 Suppl 1）: S10-13.

33. YAMAGUCHI H, KITAYAMA J, ISHIGAMI H, et al. A phase 2 trial of intravenous and intraperitoneal paclitaxel combined with S-1 for treatment of gastric cancer with macroscopic peritoneal metastasis. Cancer, 2013, 119（18）: 3354-3358.

34. ISHIGAMI H, FUJIWARA Y, FUKUSHIMA R, et al. Phase Ⅲ trial comparing intraperitoneal and intravenous paclitaxel plus S-1 versus cisplatin plus S-1 in patients with gastric cancer with peritoneal metastasis: PHOENIX-GC trial. J Clin Oncol, 2018, 36（19）: 1922-1929.

35. LIN R, CHEN Y, ZHU J, et al. POF（paclitaxel plus FOLFOX）versus IP PAC（intraperitoneal paclitaxel plus FOLFOX）versus FOLFOX as a first-line treatment in advanced gastric cancer（AGC）: update from a multicenter, randomized phase Ⅱ trial, FNF-004 trial. J Clin Oncol, 2019, 37（4）: 6.

36. KITAYAMA J, ISHIGAMI H, YAMAGUCHI H, et al. Salvage gastrectomy after intravenous and intraperitoneal paclitaxel（PTX）administration with oral S-1 for peritoneal dissemination of advanced gastric cancer with malignant ascites. Ann Surg Oncol, 2014, 21（2）: 539-546.

37. ISHIGAMI H, YAMAGUCHI H, YAMASHITA H, et al. Surgery after intraperitoneal and systemic chemotherapy for gastric cancer with peritoneal metastasis or positive peritoneal cytology findings. Gastric Cancer, 2017, 20（Suppl 1）: 128-134.

38. YONEMURA Y, ISHIBASHI H, HIRANO M, et al. Effects of neoadjuvant laparoscopic hyperthermic intraperitoneal chemotherapy and neoadjuvant intraperitoneal/systemic chemotherapy on peritoneal metastases from gastric cancer. Ann Surg Oncol, 2017, 24（2）: 478-485.

39. ROSEN H R, JATZKO G, REPSE S, et al. Adjuvant intraperitoneal chemotherapy with carbon-adsorbed mitomycin in patients with gastric cancer: results of a randomized multicenter trial of the Austrian Working Group for Surgical Oncology. J Clin Oncol, 1998, 16（8）: 2733-2738.

40. YONEMURA Y, DE ARETXABALA X, FUJIMURA T, et al. Intraoperative chemohyperthermic peritoneal perfusion as an adjuvant to gastric cancer: final results of a randomized controlled study. Hepatogastroenterology, 2001, 48（42）: 1776-1782.

41. SHI C, YANG B, CHEN Q, et al. Retrospective analysis of adjuvant intraperitoneal chemotherapy effect prognosis of resectable gastric cancer. Oncology, 2011, 80（5/6）: 289-295.

42. COCCOLINI F, CATENA F, GLEHEN O, et al. Effect of intraperitoneal chemotherapy and peritoneal lavage in positive peritoneal cytology in gastric cancer. Systematic review and meta-analysis. Eur J Surg Oncol, 2016, 42（9）: 1261-1267.

43. DE BREE E, ROSING H, BEIJNEN J H, et al. Pharmacokinetic study of docetaxel in intraoperative hyperthermic i.p. chemotherapy for ovarian cancer. Anticancer Drugs, 2003, 14（2）: 103-110.

44. BRIGAND C, ARVIEUX C, GILLY F N, et al. Treatment of peritoneal carcinomatosis in gastric cancers. Dig Dis, 2004, 22 (4): 366-373.

45. KAMEI T, KITAYAMA J, YAMAGUCHI H, et al. Spatial distribution of intraperitoneally administrated paclitaxel nanoparticles solubilized with poly (2-methacryloxyethyl phosphorylcholine-co n-butyl methacrylate) in peritoneal metastatic nodules. Cancer Sci, 2011, 102 (1): 200-205.

46. LI J K, ZHENG M, MIAO C W, et al. Peritoneal lavage cytology and carcinoembryonic antigen determination in predicting peritoneal metastasis and prognosis of gastric cancer. World J Gastroenterol, 2005, 11 (46): 7374-7377.

47. CETIN B, ATALAY C, ASLAN S, et al. Peritoneal carcinoembryonic antigen level for predicting locoregional and distant spread of gastric cancer. Surg Today, 2005, 35 (11): 919-924.

48. MEZHIR J J, SHAH M A, JACKS L M, et al. Positive peritoneal cytology in patients with gastric cancer: natural history and outcome of 291 patients. Ann Surg Oncol, 2010, 17 (12): 3173-3180.

49. KODERA Y, ITO S, MOCHIZUKI Y, et al. Long-term follow up of patients who were positive for peritoneal lavage cytology: final report from the CCOG0301 study. Gastric Cancer, 2012, 15 (3): 335-337.

50. KANO K, AOYAMA T, MAEZAWA Y, et al. The survival and prognosticators of peritoneal cytology-positive gastric cancer patients who received upfront gastrectomy and subsequent S-1 chemotherapy. Int J Clin Oncol, 2017, 22 (5): 887-896.

51. YOSHIDA K, YAMAGUCHI K, OKUMURA N, et al. Is conversion therapy possible in stage IV gastric cancer: the proposal of new biological categories of classification. Gastric Cancer, 2016, 19 (2): 329-338.

52. SPRATT J S, ADCOCK R A, MUSKOVIN M, et al. Clinical delivery system for intraperitoneal hyperthermic chemotherapy. Cancer Res, 1980, 40 (2): 256-260.

53. YONEMURA Y, FUJIMURA T, FUSHIDA S, et al. Hyperthermo-chemotherapy combined with cytoreductive surgery for the treatment of gastric cancer with peritoneal dissemination. World J Surg, 1991, 15 (4): 530-535.

54. YONEMURA Y, FUJIMURA T, NISHIMURA G, et al. Effects of intraoperative chemohyperthermia in patients with gastric cancer with peritoneal dissemination. Surgery, 1996, 119 (4): 437-444.

55. SUGARBAKER P H. Peritonectomy procedures. Surg Oncol Clin N Am, 2003, 12 (3): 703-727, xiii.

56. YONEMURA Y, KAWAMURA T, BANDOU E, et al. Treatment of peritoneal dissemination from gastric cancer by peritonectomy and chemohyperthermic peritoneal perfusion. Br J Surg, 2005, 92 (3): 370-375.

57. HALL J J, LOGGIE B W, SHEN P, et al. Cytoreductive surgery with intraperitoneal hyperthermic chemotherapy for advanced gastric cancer. J Gastrointest Surg, 2004, 8 (4): 454-463.

58. COCCOLINI F, CATENA F, GLEHEN O, et al. Complete versus incomplete cytoreduction in

peritoneal carcinosis from gastric cancer, with consideration to PCI cut-off. Systematic review and meta-analysis. Eur J Surg Oncol, 2015, 41 (7): 911-919.

59. YONEMURA Y, CANBAY E, LI Y, et al. A comprehensive treatment for peritoneal metastases from gastric cancer with curative intent. Eur J Surg Oncol, 2016, 42 (8): 1123-1131.

60. GLEHEN O, GILLY F N, ARVIEUX C, et al. Peritoneal carcinomatosis from gastric cancer: a multi-institutional study of 159 patients treated by cytoreductive surgery combined with perioperative intraperitoneal chemotherapy. Ann Surg Oncol, 2010, 17 (9): 2370-2377.

61. YONEMURA Y, ENDOU Y, SASAKI T, et al. Surgical treatment for peritoneal carcinomatosis from gastric cancer. Eur J Surg Oncol, 2010, 36 (12): 1131-1138.

62. RUDLOFF U, LANGAN R C, MULLINAX J E, et al. Impact of maximal cytoreductive surgery plus regional heated intraperitoneal chemotherapy (HIPEC) on outcome of patients with peritoneal carcinomatosis of gastric origin: results of the GYMSSA trial. J Surg Oncol, 2014, 110 (3): 275-284.

63. LEVINE E A, STEWART J H 4TH, SHEN P, et al. Intraperitoneal chemotherapy for peritoneal surface malignancy: experience with 1, 000 patients. J Am Coll Surg, 2014, 218 (4): 573-585.

64. HUANG O, LU X, XU X, et al. Fibrin-sealant-delivered cisplatin chemotherapy versus cisplatin hyperthermic intraperitoneal perfusion chemotherapy for locally advanced gastric cancer without peritoneal metastases: a randomized phase-II clinical trial with a 40-month follow-up. Cell Biochem Biophys, 2015, 71 (2): 1171-1180.

65. GLEHEN O, GILLY F N, BOUTITIE F, et al. Toward curative treatment of peritoneal carcinomatosis from nonovarian origin by cytoreductive surgery combined with perioperative intraperitoneal chemotherapy: a multi-institutional study of 1, 290 patients. Cancer, 2010, 116 (24): 5608-5618.

66. CHIA C S, YOU B, DECULLIER E, et al. Patients with peritoneal carcinomatosis from gastric cancer treated with cytoreductive surgery and hyperthermic intraperitoneal chemotherapy: is cure a possibility? Ann Surg Oncol, 2016, 23 (6): 1971-1979.

67. TOPAL B, DEMEY K, TOPAL H, et al. Cytoreductive surgery and hyperthermic intra-operative peritoneal chemotherapy with Cisplatin for gastric peritoneal carcinomatosis monocentric phase-2 nonrandomized prospective clinical trial. BMC Cancer, 2017, 17 (1): 771.

68. RIHUETE CARO C, MANZANEDO I, PEREIRA F, et al. Cytoreductive surgery combined with hyperthermic intraperitoneal chemotherapy (HIPEC) in patients with gastric cancer and peritoneal carcinomatosis. Eur J Surg Oncol, 2018, 44 (11): 1805-1810.

69. FAVA B E C, DA COSTA W L J R, MEDEIROS M L L, et al. Neoadjuvant intraperitoneal chemotherapy followed by radical surgery and HIPEC in patients with very advanced gastric cancer and peritoneal metastases: report of an initial experience in a western single center. World J Surg Oncol, 2018, 16 (1): 62.

70. RAU B, BRANDL A, THUSS-PATIENCE P, et al. The efficacy of treatment options for patients with gastric cancer and peritoneal metastasis. Gastric Cancer, 2019, 22 (6): 1226-1237.

71. RAU B, BRANDL A, PISO P, et al. Peritoneal metastasis in gastric cancer: results from the German database. Gastric Cancer, 2020, 23 (1): 11-22.

72. HOTOPP T. HIPEC and CRS in peritoneal metastatic gastric cancer - who really benefits? Surg Oncol, 2019, 28: 159-166.

73. KOEMANS W J, VAN DER KAAIJ R T, BOOT H, et al. Cytoreductive surgery and hyperthermic intraperitoneal chemotherapy versus palliative systemic chemotherapy in stomach cancer patients with peritoneal dissemination, the study protocol of a multicentre randomised controlled trial (PERISCOPE II). BMC Cancer, 2019, 19 (1): 420.

74. BONNOT P E, PIESSEN G, KEPENEKIAN V, et al. Cytoreductive surgery with or without hyperthermic intraperitoneal chemotherapy for gastric cancer with peritoneal metastases (cyto-chip study): a propensity score analysis. J Clin Oncol, 2019, 37 (23): 2018-2040.

75. YAREMA R, MIELKO J, FETSYCH T, et al. Hyperthermic intraperitoneal chemotherapy (HIPEC) in combined treatment of locally advanced and intraperitonealy disseminated gastric cancer: A retrospective cooperative Central-Eastern European study. Cancer Med, 2019, 8 (6): 2877-2885.

76. MANZANEDO I, PEREIRA F, RIHUETE CARO C, et al. Cytoreductive surgery and hyperthermic intraperitoneal chemotherapy (HIPEC) for gastric cancer with peritoneal carcinomatosis: multicenter study of spanish group of peritoneal oncologic surgery (GECOP). Ann Surg Oncol, 2019, 26 (8): 2615-2621.

77. YU P, YE Z, DAI G, et al. Neoadjuvant systemic and hyperthermic intraperitoneal chemotherapy combined with cytoreductive surgery for gastric cancer patients with limited peritoneal metastasis: a prospective cohort study. BMC Cancer, 2020, 20 (1): 1108.

78. BRANDL A, YONEMURA Y, GLEHEN O, et al. Long term survival in patients with peritoneal metastasised gastric cancer treated with cytoreductive surgery and HIPEC: a multi-institutional cohort from PSOGI. Eur J Surg Oncol, 2021, 47 (1): 172-180.

79. VAN DER KAAIJ R T, WASSENAAR E C E, KOEMANS W J, et al. Treatment of PERItoneal disease in Stomach Cancer with cytOreductive surgery and hyperthermic intraPEritoneal chemotherapy: PERISCOPE I initial results. Br J Surg, 2020, 107 (11): 1520-1528.

80 YANG X J, LI Y, YONEMURA Y. Cytoreductive surgery plus hyperthermic intraperitoneal chemotherapy to treat gastric cancer with ascites and/or peritoneal carcinomatosis: results from a Chinese center. J Surg Oncol, 2010, 101 (6): 457-464.

81. YANG X J, HUANG C Q, SUO T, et al. Cytoreductive surgery and hyperthermic intraperitoneal chemotherapy improves survival of patients with peritoneal carcinomatosis from gastric cancer: final results of a phase III randomized clinical trial. Ann Surg Oncol, 2011, 18 (6): 1575-1581.

82. WU H T, PENG K W, JI Z H, et al. Cytoreductive surgery plus hyperthermic intraperitoneal chemotherapy with lobaplatin and docetaxel to treat synchronous peritoneal carcinomatosis from gastric cancer: results from a Chinese center. Eur J Surg Oncol, 2016, 42 (7): 1024-1034.

83. TU Y, TIAN Y, FANG Z, et al. Cytoreductive surgery combined with hyperthermic intraperitoneal chemoperfusion for the treatment of gastric cancer: a single-centre retrospective study. Int J Hyperthermia, 2016, 32 (6): 587-594.

84. RAU B. Prospektive multizentrische Phase-III-Studie [Prospective multicentric phase III study]. Z Gastroenterol, 2014, 52 (3): 262. German.

85. BEAUJARD A C, GLEHEN O, CAILLOT J L, et al. Intraperitoneal chemohyperthermia with mitomycin C for digestive tract cancer patients with peritoneal carcinomatosis. Cancer, 2000, 88 (11): 2512-2519.

86. BOERNER T, GRAICHEN A, JEITER T, et al. CRS-HIPEC prolongs survival but is not curative for patients with peritoneal carcinomatosis of gastric cancer. Ann Surg Oncol, 2016, 23 (12): 3972-3977.

87. PASSOT G, VAUDOYER D, VILLENEUVE L, et al. What made hyperthermic intraperitoneal chemotherapy an effective curative treatment for peritoneal surface malignancy: A 25-year experience with 1, 125 procedures. J Surg Oncol, 2016, 113 (7): 796-803.

88. DESANTIS M, BERNARD J L, CASANOVA V, et al. Morbidity, mortality, and oncological outcomes of 401 consecutive cytoreductive procedures with hyperthermic intraperitoneal chemotherapy (HIPEC). Langenbecks Arch Surg, 2015, 400 (1): 37-48.

89. YAREMA R R, OHORCHAK M A, ZUBAREV G P, et al. Hyperthermic intraperitoneal chemoperfusion in combined treatment of locally advanced and disseminated gastric cancer: results of a single-centre retrospective study. Int J Hyperthermia, 2014, 30 (3): 159-165.

90. MAGGE D, ZENATI M, MAVANUR A, et al. Aggressive locoregional surgical therapy for gastric peritoneal carcinomatosis. Ann Surg Oncol, 2014, 21 (5): 1448-1455.

91. MÜLLER H, HOTOPP T, TOFEILI A, et al. Systemic chemotherapy using FLOT - regimen combined with cytoreductive surgery plus HIPEC for treatment of peritoneal metastasized gastric cancer. Hepatogastroenterology, 2014, 61 (131): 703-706.

92. CANBAY E, MIZUMOTO A, ICHINOSE M, et al. Outcome data of patients with peritoneal carcinomatosis from gastric origin treated by a strategy of bidirectional chemotherapy prior to cytoreductive surgery and hyperthermic intraperitoneal chemotherapy in a single specialized center in Japan. Ann Surg Oncol, 2014, 21 (4): 1147-1152.

93. SCHILDBERG C W, WEIDINGER T, HOHENBERGER W, et al. Metastatic adenocarcinomas of the stomach or esophagogastric junction (UICC stage IV) are not always a palliative situation: a retrospective analysis. World J Surg, 2014, 38 (2): 419-425.

94. KANG L Y, MOK K T, LIU S I, et al. Intraoperative hyperthermic intraperitoneal chemotherapy as adjuvant chemotherapy for advanced gastric cancer patients with serosal invasion. J Chin Med Assoc, 2013, 76 (8): 425-431.

95. HULTMAN B, LIND P, GLIMELIUS B, et al. Phase II study of patients with peritoneal carcinomatosis from gastric cancer treated with preoperative systemic chemotherapy followed by peritonectomy and

intraperitoneal chemotherapy. Acta Oncol, 2013, 52 (4) ：824-830.

96. SHEN P, STEWART J H 4TH, LEVINE E A. Cytoreductive surgery and intraperitoneal hyperthermic chemotherapy for peritoneal surface malignancy：non-colorectal indications. Curr Probl Cancer, 2009, 33 (3) ：168-193.

97. ZHU Z G, TANG R, YAN M, et al. Efficacy and safety of intraoperative peritoneal hyperthermic chemotherapy for advanced gastric cancer patients with serosal invasion. A long-term follow-up study. Dig Surg, 2006, 23 (1/2) ：93-102.

98. FUJIMURA T, YONEMURA Y, NAKAGAWARA H, et al. Subtotal peritonectomy with chemohyperthermic peritoneal perfusion for peritonitis carcinomatosa in gastrointestinal cancer. Oncol Rep, 2000, 7 (4) ：809-814.

99. FUJIMOTO S, TAKAHASHI M, MUTOU T, et al. Improved mortality rate of gastric carcinoma patients with peritoneal carcinomatosis treated with intraperitoneal hyperthermic chemoperfusion combined with surgery. Cancer, 1997, 79 (5) ：884-891.

100. BANG Y J, VAN CUTSEM E, FEYEREISLOVA A, et al. Trastuzumab in combination with chemotherapy versus chemotherapy alone for treatment of HER2-positive advanced gastric or gastro-oesophageal junction cancer (ToGA)：a phase 3, open-label, randomised controlled trial. Lancet, 2010, 376 (9742) ：687-697.

101. GONG J, LIU T, FAN Q, et al. Optimal regimen of trastuzumab in combination with oxaliplatin/ capecitabine in first-line treatment of HER2-positive advanced gastric cancer (CGOG1001)：a multicenter, phase II trial. BMC Cancer, 2016, 16：68.

102. ROVIELLO G, PETRIOLI R, NARDONE V, et al. Docetaxel, oxaliplatin, 5FU, and trastuzumab as first-line therapy in patients with human epidermal receptor 2-positive advanced gastric or gastroesophageal junction cancer：preliminary results of a phase II study. Medicine (Baltimore), 2018, 97 (20) ：e10745.

103. KAGAWA S, MURAOKA A, KAMBARA T, et al. A multi-institution phase II study of docetaxel and S-1 in combination with trastuzumab for HER2-positive advanced gastric cancer (DASH study). Cancer Chemother Pharmacol, 2018, 81 (2) ：387-392.

104. SATOH T, XU R H, CHUNG H C, et al. Lapatinib plus paclitaxel versus paclitaxel alone in the second-line treatment of HER2-amplified advanced gastric cancer in Asian populations：TyTAN--a randomized, phase III study. J Clin Oncol, 2014, 32 (19) ：2039-2049.

105. HECHT J R, BANG Y J, QIN S K, et al. Lapatinib in combination with capecitabine plus oxaliplatin in human epidermal growth factor receptor 2-positive advanced or metastatic gastric, esophageal, or gastroesophageal adenocarcinoma：TRIO-013/LOGiC--a randomized phase III trial. J Clin Oncol, 2016, 34 (5) ：443-451.

106. OHTSU A, SHAH M A, VAN CUTSEM E, et al. Bevacizumab in combination with chemotherapy as first-line therapy in advanced gastric cancer：a randomized, double-blind, placebo-controlled phase III

study. J Clin Oncol, 2011, 29（30）: 3968-3976.

107. FUCHS C S, TOMASEK J, YONG C J, et al. Ramucirumab monotherapy for previously treated advanced gastric or gastro-oesophageal junction adenocarcinoma（REGARD）: an international, randomised, multicentre, placebo-controlled, phase 3 trial. Lancet, 2014, 383（9911）: 31-39.

108. WADHWA R, TAKETA T, SUDO K, et al. Ramucirumab: a novel antiangiogenic agent. Future Oncol, 2013, 9（6）: 789-795.

109. LORDICK F, KANG Y K, CHUNG H C, et al. Capecitabine and cisplatin with or without cetuximab for patients with previously untreated advanced gastric cancer（EXPAND）: a randomised, open-label phase 3 trial. Lancet Oncol, 2013, 14（6）: 490-499.

110. 季加孚. 胃肠道恶性肿瘤外科的无瘤技术和原则. 中国实用外科杂志, 2005, 25（4）: 254-256.

111. SASAKO M, SAKURAMOTO S, KATAI H, et al. Five-year outcomes of a randomized phase III trial comparing adjuvant chemotherapy with S-1 versus surgery alone in stage II or III gastric cancer. J Clin Oncol, 2011, 29（33）: 4387-4393.

112. TSUBURAYA A, YOSHIDA K, KOBAYASHI M, et al. Sequential paclitaxel followed by tegafur and uracil（UFT）or S-1 versus UFT or S-1 monotherapy as adjuvant chemotherapy for T4a/b gastric cancer（SAMIT）: a phase 3 factorial randomised controlled trial. Lancet Oncol, 2014, 15（8）: 886-893.

113. POLOM K, MARANO L, ROVIELLO G, et al. Evolution and emerging future of cytoreducxtive surgery and hyperthermic intraperitoneal chemoperfusion in gastric cancer: from treating the incurable to preventing recurrence. Int J Hyperthermia, 2016, 32（2）: 173-179.

114. KAIBARA N, HAMAZOE R, IITSUKA Y, et al. Hyperthermic peritoneal perfusion combined with anticancer chemotherapy as prophylactic treatment of peritoneal recurrence of gastric cancer. Hepatogastroenterology, 1989, 36（2）: 75-78.

115. FUJIMURA T, YONEMURA Y, MURAOKA K, et al. Continuous hyperthermic peritoneal perfusion for the prevention of peritoneal recurrence of gastric cancer: randomized controlled study. World J Surg, 1994, 18（1）: 150-155.

116. 朱正纲, 汤睿, 燕敏, 等. 术中腹腔内温热化疗对进展期胃癌的临床疗效研究. 中华胃肠外科杂志, 2006, 9（1）: 26-30.

117. HIROSE K, KATAYAMA K, IIDA A, et al. Efficacy of continuous hyperthermic peritoneal perfusion for the prophylaxis and treatment of peritoneal metastasis of advanced gastric cancer: evaluation by multivariate regression analysis. Oncology, 1999, 57（2）: 106-114.

118. GLEHEN O, PASSOT G, VILLENEUVE L, et al. GASTRICHIP: D2 resection and hyperthermic intraperitoneal chemotherapy in locally advanced gastric carcinoma: a randomized and multicenter phase III study. BMC Cancer, 2014, 14: 183.

第十章

结直肠癌腹膜转移癌

第一节　前言

腹膜是结直肠癌（colorectal cancer，CRC）常见的转移部位，其预后较肝、肺等转移差。既往认为腹膜转移癌与远处转移相同，是癌广泛转移的表现，不可治愈。近 40 年来，肿瘤学界对肿瘤腹膜转移深入研究，形成全新认识，认为腹膜转移癌是一种局部区域性疾病，建立了以 CRS+HIPEC 为核心的整合治疗技术体系。

临床研究发现，与系统化疗或姑息手术相比，CRS+HIPEC 可显著提高结直肠癌腹膜转移患者的无病生存率，降低复发风险，延长总生存期，且不会增加与治疗相关的死亡率。国内外临床实践指南建议，结直肠癌腹膜转移患者的治疗应该在有经验的中心进行，需对经选择的患者进行 CRS+HIPEC。但在此领域，尚存在诸多争议和待解决的问题，CRS+HIPEC 整合治疗技术体系仍处于不断发展和完善的过程中。

本章旨在介绍结直肠癌腹膜转移的现状和 CRS+HIPEC 在结直肠癌腹膜转移防治中的应用。

第二节　流行病学

结直肠癌是常见恶性肿瘤，发病率位居全世界第 3，死亡率位居全世界第 2。中国每年结直肠癌新发病例 37.6 万，死亡 19.1 万。5% ～ 10%的 CRC 患者初诊时已发生腹膜转移形成腹膜癌，即同时性 PM。结直肠癌根治术后，5 年累积异时性 PM 发生率为 6%。在结直肠癌自然病程中，约 40% 患者发生腹膜转移。腹膜转移是结直肠癌治疗失败的重要原因，中位生存期仅 6 ～ 9 个月，预后差于单纯肝转移或肺转移。在国际抗癌联盟（Union for International Cancer Control，UICC）和 AJCC 第 8 版结直肠癌 TNM 分期中，腹膜转移被归类为 M1c。

第三节　临床表现

结直肠癌腹膜转移癌亚临床期症状不典型，主要表现为腹痛、腹胀、腹围增大、食欲减退、反酸、饱胀感等非特异症状；临床期因疾病进展出现难治性腹水、顽固性腹痛、快速进展性肠梗阻这三个核心症状。

第四节　诊断

结直肠癌腹膜转移的诊断主要基于详细的病史、临床表现、实验室检查、影像学检查和组织病理学检查。典型的临床表现包括腹胀、腹痛、腹腔积液、腹部包块等。实验室检查主要包括血清肿瘤标志物。影像学检查包括计算机断层扫描、磁共振成像、正电子发射断层扫描、胃肠道碘对比剂造影等，可明确疾病阶段。腹腔镜探查不仅可直观评估腹膜转移程度，而且可取活检。组织病理学检查是诊断 CRC PM 的金标准。

一、血清肿瘤标志物

诊断 CRC PM 有价值的血清肿瘤标志物包括 CEA、CA19-9、CA125 等。CEA ＋ CA19-9 ＋ CA125 诊断 CRC PM 有效率达 32.7%。CEA 升高者 PM 侵袭程度较强，CA19-9 越高者癌细胞增生活性越强，CA125 反映恶性腹水程度，此 3 项指标升高程度指导综合治疗方案的选择，如 2 个或以上指标升高 5 倍以上者建议行新辅助化疗。CEA、CA19-9 和 CA125 不仅在 PM 诊断方面具有参考价值，而且可判断预后。

CEA/CA19-9 下降率有助于胃肠癌 PM 预后判断。

二、计算机断层扫描

计算机断层扫描具有操作简便、扫描快速、空间分辨率高、运动伪影少等特点，多层螺旋增强 CT 扫描加三维重建已成为 PM 最常用的术前影像学检查措施。PM 主要 CT 征象有腹腔积液、腹膜增厚并强化、网膜侵犯征象及肠管侵犯征象等。CT 诊断 PM 的总体敏感度为 78.1%，特异度为 92.3%；当病灶 $\geq$ 0.5 cm 时，敏感度为 90.0%；而当病灶 < 0.5 cm 时，敏感度为 42.6%。影响 PM 诊断的因素主要有 CT 设备的性能和技术、肿瘤直径、肿瘤部位及影像医生的诊断水平。采用 CT 评估 PM 的播散程度，有助于选择适宜手术的患者。Esquivel 等把 52 例 CRC PM 患者的 PCI 评分分为低度（PCI < 10 分）、中度（PCI 10 ～ 20 分）、高度（PCI > 21 分）3 级，对 CT-PCI 和术中探查 PCI 的结果进行比较和分析，结果显示 34 例（65%）患者的 CT-PCI 与术中探查 PCI 分级一致，1 例（2%）患者的分级被高估，17 例（33%）患者的分级被低估；在 PCI < 20 分（即适合手术治疗的患者）组中，CT-PCI 与手术 PCI 的分级相同程度达到 88%，最后研究认为 CT-PCI 有助于选择合适的 PM 患者行完全的 CRS。

三、磁共振成像

MRI 是 CRC PM 患者诊断和术前检查的影像学方法之一，但并非常规检查。有研究表明，与 CT 扫描相比，MRI 弥散加权成像可更准确地评估肿瘤进展程度、提供疾病分期和判断手术可能性。

四、正电子发射断层扫描

根据 ^{18}F-FDG 标准摄取值（standardized uptake value，SUV）的显著差异，PET 可用于鉴别良性病变及 CRC PM。此外，PET 也可用于术前分期，与 CT 扫描相比，可更为准确地判断淋巴结状态，还能更敏感地检测出微小病灶。荟萃分析显示 ^{18}F-FDG PET-CT 诊断 CRC 的灵敏度为 87%（95% *CI*：77% ～ 93%），特异度为

92%（95% *CI*：89% ～ 94%）。

五、胃肠道碘对比剂造影

CRS+HIPEC 治疗 PM 成功的前提在于选择合适的病例，其主要依据包括腹膜转移癌程度和胃肠道的运动能力，尤其是是否出现肠系膜广泛挛缩所导致的顽固性小肠动力不足、肠梗阻。因此，术前评估小肠系膜的挛缩程度和小肠的运动能力，对于指导筛选手术病例至关重要。

胃肠道碘对比剂造影检查是一种无创性动态实时检查，无明显禁忌证，对患者没有严格要求，仅检查前 4 h 禁食、禁水，患者口服或经鼻胃管注入对比剂后，连续动态观察对比剂在消化道内的运动状态，重点了解食管、胃以及肠道蠕动的动态情况，有助于判断肠管受侵、黏膜破坏、肠系膜挛缩等病理征象，指导临床筛选合适的手术病例。

六、诊断性腹腔镜检查

诊断性腹腔镜检查创口小、可以清楚地观察腹腔情况，可作为结直肠癌腹膜转移患者诊断方法之一。有研究表明，腹腔镜可更准确地评估 CRC PM 的可切除性，使无效开腹手术率降低约 14%，且腹腔镜检查的并发症发生率和死亡率也较低。另一项研究发现，诊断性腹腔镜检查开展后，CRS+HIPEC 完成率由 56% 升高至 70%。Marmor 等研究表明，腹腔镜术前评估的阳性预测值为 82.8%。但是，对腹部条件较差的患者（既往接受过手术或肿瘤负荷较高），腹腔镜检查难以实现全面术前评估。此外，腹腔镜检查腹壁戳孔也具有一定复发风险。

第五节　结直肠癌腹膜转移癌的分子病理学特征

腹膜转移癌的发生，被认为是癌基因和结合蛋白特异性表达后，游离癌细胞在腹膜定植、增生的过程。深入了解遗传学和癌症分子机制，有助于评估腹膜癌发生风险、减少首次根治性手术后局部复发和腹膜转移以及评估预后等。

与结直肠癌发生有关的基因改变主要集中于两个主要途径：传统的腺瘤癌变途径和锯齿状腺瘤癌变途径（基本过程是增生性息肉—锯齿状腺瘤—腺癌）。值得注意的是，80% 的散发性 CRC 病例涉及染色体不稳定性，其中包括大多数新型化疗药物的分子靶点，如 K-RAS、BRAF 或 P53 等；另一类分子遗传学改变是由于错配修复基因失活、突变和（或）表观遗传改变引起的微卫星不稳定性（microsatellite instability，MSI）。MSI 是遗传性非息肉病性 CRC 的主要病因之一，但 10%～20% 的散发性 CRC 也发生 MSI。根据微卫星标记突变的比例和类型，这些肿瘤可分为两组：高 MSI（MSI-H）和低 MSI（MSI-L）或微卫星稳定型（microsatellite stability，MSS）。

据报道，MSI-H CRC 预后较好，远处转移风险低于 MSI-L CRC。然而，一项大样本单中心研究表明，MSI-H CRC 复发多为腹膜转移，其生存率比 MSI-L CRC 复发更差。也有研究发现，CRC 腹膜转移发生过程中，可能通过多种机制逃避免疫保护，从而增加其恶性潜能。MSI-H CRC 疾病进展可能与 BRAF 突变有关。

约 10% 的 CRC 患者有 BRAFV600E 突变，此类患者预后极差。最近的一项荟萃分析表明，发生 BRAFV600E 突变的患者化疗应答率低，死亡风险高出 2 倍以上。结直肠癌腹膜转移患者 BRAFV600E 突变率明显高于无腹膜转移患者（27.7% vs. 7.3%，$P < 0.01$）。另有研究也发现，BRAFV600E 突变与 CRC PM 密切相关（$RR=1.8$，$P < 0.001$）。

高达 40% 的 CRC 散发病例中存在 KRAS 突变，研究表明 KRAS 突变患者预后不良。也有研究发现，此生物标志物为 CRC PM 患者预后不良的危险因素，其检测在 CRS+HIPEC 患者选择中具有重要作用。

第六节　结直肠癌发生腹膜转移的高危因素

以人群为基础的研究认为，结直肠癌发生腹膜转移的危险因素包括：① 年龄：70～75 岁的患者；② 肿瘤定位：位于结肠，尤其是右侧结肠癌；③ 肿瘤浸润深度：肿瘤浸润浆膜层或侵透浆膜，pT4 阶段的发病率为 17%～50%，pT3 阶段的发病率为 5% ~ 10%；④ 淋巴结转移情况：淋巴结转移，尤其 N2 者；⑤ 病理类型：溃疡浸润性癌、黏液腺癌、印戒细胞癌；⑥ 手术情况：诊断时因梗阻性或穿孔性癌症而进行的急诊手术、非根治性肿瘤切除。有学者指出，不恰当的腹腔镜手术，因建立气腹形成的"烟囱效应"，可能增加结直肠癌腹膜转移风险。对于合并腹膜转移高危险因素的结直肠癌，有研究者开展了系列早期发现（二次探查）和预防性治疗（预防性 HIPEC）的研究，将在下文进行概述。

第七节 结直肠癌腹膜转移癌的自然病程

过去，结直肠癌腹膜癌被认为是疾病的终末期，患者通常接受支持性治疗或姑息性化疗，生存时间仅 6 ~ 9 个月。结直肠癌腹膜癌患者疾病进展过程中，腹膜肿瘤负荷增加，常出现腹胀、肠梗阻和恶病质，症状极其严重。部分患者不得不接受姑息性手术，包括肠造口、旁路手术等。姑息性手术尤其是急诊手术，围手术期严重不良事件发生率和死亡率较高（分别超过 12% 和 22%）。目前，系统化疗和支持性治疗 CRC PM 的最佳生存期仅为 15.2 ~ 23.4 个月。支持性治疗或姑息性化疗疗效欠佳，促使肿瘤学界探索更有效的方法来治疗这一阶段的疾病。

第八节 CRS+HIPEC 在结直肠癌腹膜转移癌中的应用

一、CRS+HIPEC 概述

既往认为 PM 与远处转移相同，是癌广泛转移的表现，不可治愈。基于"腹膜是一个器官"的认识，此理念发生转变，认为 PM 是一种区域性癌转移，对于部分经选择的病例，通过积极的综合治疗不但能够有效控制病情进展，而且还有可能达到临床治愈。在此理念的指导下，探索发展起来了一套综合治疗新策略，核心是 CRS+HIPEC。该技术体系的基本原理是通过 CRS 切除肉眼可见的病灶，处理宏观病变，达组织学水平根治；通过 HIPEC 清除腹盆腔内微转移癌和游离癌细胞，处理微观病变，达细胞学水平根治。CRS+HIPEC 的理论基础和具体操作详见第一章和第五章。

二、结直肠癌腹膜癌肿瘤负荷评估

结直肠癌 PM 肿瘤负荷的评估主要包括腹膜癌指数、腹膜表面疾病严重程度评分和结直肠癌腹膜转移生物学评分，有助于选择合适的患者进行 CRS+HIPEC 治疗。目前应用最广泛的仍然是腹膜癌指数。对 CRS 减灭程度评价目前采用 CC 评分。

1. 腹膜癌指数和 CC 评分

腹膜癌指数：根据 Sugarbaker 标准，将腹部分成 13 个区，按腹部九分法分为 9 个区和回肠上段、回肠下段、空肠上段和空肠下段 4 个区，对每个区域的肿瘤负荷进行评分：0 分为无可见癌组织，1 分为癌组织直径 ≤ 0.5 cm，2 分为癌组织直径 0.5 ～ 5.0 cm，3 分为癌组织直径 > 5 cm 或融合，总分 39 分（图 1-2-11）。PCI > 20 分不建议进行 CRS+HIPEC 治疗。

CC 评分：根据 Sugarbaker 标准，CC-0 分：CRS 后未见肿瘤组织；CC-1 分：残余瘤直径 < 2.5 mm；CC-2 分：残余瘤直径 2.5 mm ～ 2.5 cm；CC-3 分：残余肿瘤直径 > 2.5 cm，或残留无法切除或姑息切除病灶。CC-0/1 分为肿瘤细胞减灭完全，CC-2/3 分为肿瘤细胞减灭不完全（图 1-5-11）。

2. 腹膜表面疾病严重程度评分

腹膜表面疾病严重程度评分（peritoneal surface disease severity score，PSDSS）是基于患者临床症状、腹腔播散程度即 PCI 以及原发肿瘤组织学特征的评分方法。根据所得三项分数的总和将 PSDSS 分为 Ⅰ ～Ⅳ 期：PSDSS Ⅰ 期：2 ～ 3 分；PSDSS Ⅱ 期：4 ～ 7 分；PSDSS Ⅲ 期：8 ～ 10 分；PSDSS Ⅳ 期：> 10 分（表 2-10-1）。研究表明，PSDSS 是独立的预后因素，能预测接受 CRS+HIPEC 的患者的长期生存的可能性。Arjona-Sanchez 等的研究显示，*RAS* 野生型 CRC PM 患者接受 CRS+HIPEC 治疗后 PSDSS Ⅰ ～Ⅳ 期的 5 年生存率分别为 61.8%、39.9%、24.4% 和 0；RAS 突变型患者的 5 年生存率分别为 28.4%、26.4%、27.1% 和 0。最后提出

将 *RAS* 突变状态纳入 PSDSS 系统，形成新的 RAS-PSDSS 体系。RAS-PSDSS 分为 Ⅰ～Ⅳ期，评判标准为：Ⅰ期：PSDSS 2～3 分 +*RAS* 野生型；Ⅱ期：PSDSS 4～7 分 +*RAS* 野生型；Ⅲ期：PSDSS 8～10 分 +*RAS* 野生型或 PSDSS 2～10 分 +*RAS* 突变型；Ⅳ期：PSDSS > 10 分 + 任何 *RAS* 突变状态。

表 2-10-1 PSDSS 评分标准

评价指标	PSDSS / 分
临床症状 [a]	
无	0
轻微	1
严重	6
PCI 评分 [b] / 分	
< 10	1
10～20	3
> 20	7
组织病理学特征 [c]	
G1，G2，N−，L−，V−	1
G2，N+ 和（或）L+ 和（或）V+	3
G3，印戒细胞癌	9

注：a：临床症状。轻微：体重减轻 < 10%，轻度腹痛，少量腹水；严重：体重减轻 ≥ 10%，持续腹痛，肠梗阻，症状性腹水。

b：PCI 评分：通过影像学检查或术中评估。

c：N−/+：淋巴结阴性 / 阳性；L−/+：淋巴管侵犯阴性 / 阳性；V−/+：血管侵犯阴性 / 阳性。

3. 结直肠癌腹膜转移生物学评分

Schneider 等发现，PCI、N1、N2、G3 和 KRAS/BRAF 突变能显著影响结直肠癌腹膜转移患者 CRS+HIPEC 治疗后的生存率，从而构建了基于 PCI、N 分期、G 分级和 RAS/RAF 状态的结直肠癌腹膜转移生物学评分（biological score of colorectal

peritoneal metastases，BIOSCOPE）（表 2-10-2），并根据 4 个项目的总分数分为 4
个风险组：A 风险组：0 分；B 风险组：1～3 分；C 风险组：4～7 分；D 风险组：
≥ 8 分。BIOSCOPE 评分越高，患者预后越差。因此，BIOSCOPE 有助于选择进行
CRS+HIPEC 治疗患者。

表 2-10-2　BIOSCOPE 评分标准

评价指标	BIOSCOPE / 分
PCI 评分 / 分	
1～10	0
11～20	2
21～39	4
G 分级	
G1	0
G2	0
G3	2
N 分期	
N0	0
N1	2
N2	3
RAS/RAF 突变状态	
wt	0
NRAS-mut	0
KRAS-mut	1
BRAF-mut	3

注：wt：野生型；mut：突变型。

三、CRS+HIPEC 治疗结直肠癌腹膜癌的循证医学证据

1. 一级证据

2003 年，荷兰 Verwaal 等发表了 CRS+HIPEC 治疗结直肠癌 PM 的前瞻性随机对照试验的结果，通过对比 CRS+HIPEC 和以氟尿嘧啶为主的系统化疗，评估 CRS+HIPEC 的生存获益，结果提示接受 CRS+HIPEC 的患者 mOS 明显延长（22.3 个月 vs. 12.6 个月，P=0.032），生存获益增加近 2 倍。2008 年，该试验的后续研究结果公布，受试者中位随访时间为 95（72 ～ 115）个月，再次进行生存分析，得出同样结论，即研究组的 mOS 明显优于对照组（22.2 个月 vs. 12.6 个月，P=0.028）。此研究在 CRS+HIPEC 治疗结肠癌腹膜转移领域具有里程碑意义，目前仍是支持 CRS+HIPEC 治疗结直肠癌 PM 强有力的一级证据。

2016 年，瑞典 Cashin 等报道另一项前瞻性随机对照研究，一组接受 CRS+EPIC，另一组仅接受 FOLFOX（奥沙利铂、亚叶酸钙、氟尿嘧啶）系统化疗，结果发现 CRS+EPIC 组 2 年生存率优于 FOLFOX 系统化疗组（54% vs. 38%，P=0.04）。该研究的不同之处主要有两点：① 对照组应用 FOLFOX 方案系统化疗，而 Verwaal 随机对照研究没有应用该方案，这也是后者遭受肿瘤学界批评的原因之一；② 未采用术中 HIPEC，而是 EPIC（5-FU 连续 6 日，常温，每月 1 次），预后仍较好。此研究为 CRS+EPIC 治疗结直肠癌 PM 提供了证据支持。

2004 年，PSOGI 开展了一项多中心注册研究，共纳入 28 个研究中心 506 例接受 CRS+HIPEC 治疗的 CRC PM 患者，mOS 达 19.2 个月，1 年、3 年、5 年生存率分别为 72%、39%、19%，完全 CRS 患者的 mOS 明显长于不完全 CRS 的患者（32.4 个月 vs. 8.4 个月，P < 0.001）。

2006 年，Yan 等对 CRS+HIPEC 治疗结直肠癌 PM 进行荟萃分析，包括 2 项随机试验、1 项单中心对照研究、1 项多中心对照研究、10 项非对照研究，mOS 为 13 ～ 29 个月，5 年生存率为 11% ～ 19%；完全 CRS 的患者 mOS 为 28 ～ 60 个月，5 年生存率为 22% ～ 49%。

2017 年，黄超群等的荟萃分析纳入 14 项对照研究、54 项非对照研究，证实

CRS+HIPEC 可延长结直肠癌 PM 患者 mOS 至约 28 个月，1、3、5 年生存率分别为
79%、42%、27%。

2. 其他证据

表 2-10-3 列出了近年来 CRS+HIPEC 治疗结直肠癌 PM 的主要研究，接受完
全 CRS+HIPEC 治疗的患者中位 OS 为 33 个月（19～63 个月），1 年、2 年、3 年、
5 年生存率分别为 77%（70%～87%）、70%（45%～81%）、48%（44%～56%）、
42%（20%～51%）。其中，Elias 等报道，经严格选择的局限性结直肠癌腹膜癌患
者，中位生存期高达 63 个月，5 年生存率达 51%。

表 2-10-3 接受 CRS+HIPEC 治疗结直肠癌腹膜转移患者生存率和术后并发症率、死亡率

作者	年份	国家	n	总生存期（月）	1 年生存率（%）	3 年生存率（%）	5 年生存率（%）	并发症率（%）	死亡率（%）
Verwaal	2003	荷兰，多中心	49	22.3	70	NA	NA	NA	8
Glehen	2004	全球，多中心	506	19.2	72	39	19	22.9	4.0
Elias	2010	法国，多中心	523	30.1	81	41	27	31	3
Cavaliere	2011	意大利，多中心	146	21	NA	NA	NA	27.4	2.7
Cashin	2012	瑞典	151	34	NA	NA	NA	40	NA
Kuijpers	2013	荷兰，多中心	660	33	NA	46	31	34	3
Frøysnes	2016	挪威	119	47	NA	65	36	15	0
Ihemelandu	2017	美国	318	21.5	NA	35	25	NA	NA
Burnett	2019	加拿大	91	63	NA	75	55	11.0	1.1
Hentzen	2019	荷兰 多中心	433	33	NA	NA	NA	28.2	1.6
Wong	2020	新加坡	102	40.6	NA	NA	NA	14.7	0
Quenet	2021	法国，多中心	133	41.7	86.9	NA	39.4	42	0
总计	—	—	3231	—	—	—	—	—	—
中位值	—	—	—	33	77	43	33	27	2.1
范围	—	—	—	19～63	70～87	35～75	19～55	11～42	0～8

注：n：患者例数；NA：未报道。

仅接受姑息性手术和（或）系统化疗的患者几乎不能达到 5 年生存；而接受完全 CRS+HIPEC 治疗的患者 5 年生存率可达 55%。这些数据支持 CRS+HIPEC 可作为部分经选择的结直肠癌腹膜癌患者的首选治疗方式。

上述研究为 CRS+HIPEC 治疗结直肠癌腹膜转移提供了循证医学支持。NCCN 结肠癌指南中指出，在有经验的中心对经选择的可达到 R0 切除的腹膜转移患者，可进行 CRS 联合或不联合腹腔化疗。PSOGI 推荐将 CRS+HIPEC 作为经选择的轻、中度结直肠癌腹膜转移的标准治疗。中国专家的意见为在有经验的中心建议开展 CRS+HIPEC 治疗结直肠癌腹膜转移。

由于腹膜肿瘤负荷过大或其他因素，不可能每个患者都能实现完全 CRS，因此，患者选择十分重要。

四、CRS+HIPEC 治疗结直肠癌腹膜癌的患者选择

接受 CRS+HIPEC 的患者的基础健康状态要较好，世界卫生组织（WHO）指数 > 2 分和严重的并发症（严重心肺衰竭或肾衰竭）是主要的禁忌证。65 岁的老年患者，无严重并发症且主要脏器功能正常者不是绝对禁忌，可考虑行 CRS+HIPEC。

相对禁忌证包括：肠梗阻、营养不良、病态肥胖（BMI > $40 \, kg/m^2$）、化疗过程中腹膜病变进展、较大的腹膜后淋巴结转移和 > 3 处肝转移。肠梗阻通常是腹膜疾病进展的标志，是肿瘤细胞减灭不完全的预测因素，预后较差。通过营养支持和治疗，肠梗阻、营养不良等症状可能缓解。

CRS 的目的是切除肉眼可见肿瘤，完全 CRS 是患者生存获益的关键。CRS 完成度与腹膜转移癌的严重程度密切相关。腹膜转移癌的严重程度可能是最重要和最明显的预后因素。尽管存在几种腹膜转移癌严重程度的评分系统，但 PCI 评分仍然是最常用和最有效的，许多大型队列研究已将 PCI 评分确定为主要预后因素。对于 PCI 评分 > 20 分的患者，不建议进行 CRS+HIPEC。Goéré 等指出，CRS+HIPEC 对 PCI 评分 ≥ 17 分的患者无生存获益。2020 年，结直肠癌 CRS+HIPEC 患者选择的国际专家决策共识，建议选择 PCI 评分 < 16 分的患者。此外，与 CRS 完成度密切相关的另一个因素是小肠受累的程度，如果小肠大部分受累，切除受累小肠会导致

短肠综合征，则不应进行 CRS+HIPEC。

《细胞减灭术加腹腔热灌注化疗治疗腹膜表面肿瘤的专家共识》（2015 年版）关于腹膜癌患者接受 CRS+HIPEC 的筛选标准如下，适应证：① 年龄为 20 ~ 75 岁；② KPS 评分 > 70 分；③ 术中腹腔内游离癌细胞检测阳性；④ 腹膜转移（PCI 评分 < 20 分）；⑤ 高危腹膜播散患者，如肿瘤穿孔、完全肠梗阻、肿瘤穿透浆膜层或侵及邻近器官者。禁忌证：① 年龄 > 75 岁或 < 20 岁；② 术前常规检查发现远处器官（肝脏、肺、脑或全身骨）多处转移或腹膜后淋巴结转移；③ 小肠系膜中重度挛缩；④ 常规手术有明显禁忌证。

五、CRS+HIPEC 治疗结直肠癌腹膜癌的预后因素

20 世纪 90 年代，Sugarbaker 建立了 CRS+ 围手术期腹腔化疗治疗结直肠癌腹膜转移的综合技术。Sugarbaker 等报道了应用该技术治疗 181 例结直肠癌和阑尾癌腹膜转移，结果显示影响预后的因素包括：完全 vs. 不完全肿瘤细胞减灭术（$P=0.0001$），术前腹膜转移癌体积（$P=0.0006$），淋巴结阴性 vs. 阳性（$P=0.0001$），组织学分级 G1 vs. G2/G3（$P=0.0003$）。

2004 年，Glehen 等研究，通过多因素分析发现，肿瘤细胞减灭程度评分、腹膜肿瘤负荷、年龄、淋巴结转移数目、肿瘤分化程度、合并同时性肝转移、新辅助化疗以及术后辅助化疗等是影响结直肠癌腹膜转移患者预后的独立因素。

2009 年，Elias 等研究，通过多因素分析发现，肿瘤细胞减灭程度评分、腹膜肿瘤负荷（PCI 指数）、淋巴结转移数以及术后辅助化疗等是影响结直肠癌腹膜转移患者预后的独立因素。

2014 年，笔者团队报道了 CRS+HIPEC 治疗结直肠癌腹膜转移的 II 期临床研究，单因素分析发现，CC 评分、PCI 评分和术后辅助化疗完成程度影响预后；多因素分析显示 CC 评分和术后辅助化疗完成程度是影响预后的因素。

2019 年，Kotha 等研究原发肿瘤位置对 CRS+HIPEC 治疗结直肠癌腹膜转移预后的影响，结果发现原发肿瘤位于右半结肠者无复发生存（disease free survival，DFS）（$HR=1.75$，95% CI：$1.19 ~ 2.56$；$P=0.004$）和 OS（$HR=1.72$，95% CI：$1.09 ~$

2.73；P=0.020）均差于位于左半结肠者，原发肿瘤部位是影响预后的独立因素。

2019 年，Hallam 荟萃分析纳入 24 项研究合计 3128 例患者，原发性肿瘤梗阻或穿孔（$HR=2.91$，95% CI：$1.50 \sim 5.65$；$P < 0.05$）、PCI 指数（PCI 每增加 1 分：$HR=1.07$，95% CI：$1.02 \sim 1.12$；$P < 0.05$）和 CC 评分高于 0（$HR=1.75$，95% CI：$1.18 \sim 2.59$；$P < 0.05$）与 CRS+HIPEC 后总生存率降低相关。

综上可见，影响预后的因素主要有：① 治疗情况：肿瘤细胞减灭程度、术前或术后化疗；② 肿瘤特征：腹膜肿瘤负荷、肿瘤分化程度、淋巴结转移数目、合并肝转移、原发肿瘤部位、原发肿瘤梗阻或穿孔、KRAS 突变、BRAFV600E 突变等；③ 患者因素：年龄、KPS 评分等。

六、CRS+HIPEC 治疗结直肠癌腹膜癌的安全性分析

CRS+HIPEC 具有手术时间长、器官切除数量多、腹膜剥除区域广、手术创面大等特点，同时因为化疗药物和热效应对机体的影响，导致术后感染、消化道漏、出血等严重不良事件发生风险较高，因此，提高围手术期安全性，降低术后 SAE 发生风险，对于 CRS+HIPEC 的临床应用和推广十分重要。

2019 年，Piso 等报道了 CRS+HIPEC 后并发症发生率和死亡率的相关研究，数据来自德国国家登记中心（the DGAV StuDoQ Registry）的 2149 例连续腹膜癌病例，几乎 2/3 的患者为结直肠癌，其中 54% 的患者行结肠切除术，30% 行直肠切除术，仅 36.2% 的患者无肠吻合。肠漏和吻合口漏发生率为 10.5%，再手术率为 14.6%（95% CI：$11.51\% \sim 18.1\%$），主要 3 级和 4 级并发症（Clavien-Dindo 分类）发生率为 19.3%，其中一半是手术相关并发症，术后 30 天总死亡率为 2.3%（95% CI：$1.02\% \sim 3.85\%$）。多因素分析显示，胰腺切除术（$OR=2.4$）、直肠切除术（$OR=1.5$）、至少一个吻合（$OR=1.35$）、再次手术（$OR=8.7$）和年龄 > 70 岁（$OR=3.35$）等可增加术后并发症发生风险。

2020 年，Macrì 报道了一项意大利的多中心研究，172 例结直肠腹膜转移患者接受 CRS+HIPEC 治疗，根据美国国家癌症研究所 CTCAE v4.03 评估术后不良事件发生率，术后死亡率评估为患者手术后 60 天内死亡。术后发生不良事件 83 例

（48.3%），其中 1～2 级 29 例（16.9%），3～4 级 54 例（31.4%），死亡 4 例（2.3%）。在多因素分析中，吻合口数目（OR=1.45；95% CI：1.05～2.00；P=0.024）、输血量（OR=1.31；95% CI：1.11～1.54；P=0.001）和化疗药物（奥沙利铂）（OR=2.87，95% CI：1.22～6.75；P=0.015）与并发症发生率显著相关。唯一被证明与 3～4 级并发症发生率有统计学相关的变量是输血量（OR=1.25，95% CI：1.07～1.46；P=0.005）。

2021 年，Zhou 等报道了 86 例结直肠癌腹膜转移患者接受 CRS+HIPEC，41 例（47.7%）出现术后并发症，22 例（25.6%）出现严重并发症，无术后死亡病例。所有患者的中位生存期为 25 个月，3 年总生存率为 35.0%。在多因素 Cox 回归分析中，高腹膜癌病指数（HR=1.07，95% CI：1.01～1.14；P=0.015）和 3～4 级术后并发症（HR=1.86，95% CI：1.22～3.51；P=0.044）与较差的总生存率相关。高失血量（OR=1.01，95% CI：1.01～1.02；P < 0.001）是发生严重并发症的独立危险因素。

2017 年，黄超群等的荟萃分析显示 CRS+HIPEC 治疗结直肠癌腹膜癌的术后死亡率为 4.4%，并发症发生率为 34.6%。与传统胃肠道手术的结果相近，安全性可接受。

随着 CRS 手术技术的进步、HIPEC 方案的优化、围手术期管理经验的丰富，CRS+HIPEC 不良事件发生率明显降低，与传统胃肠道手术相近，安全性良好。

七、CRS+HIPEC 的二次探查手术

结直肠癌二次探查手术通常指肿瘤复查期间无症状的患者行剖腹探查术，实现早期发现肿瘤局部复发，并能再次切除达治愈，其目的是治疗性的。然而，二次探查术成为非治疗性的概率较高，非治疗性的二次探查手术使患者经历不必要的手术不良事件风险。相比二次探查手术，CT 和肿瘤标志物 CEA 的应用，可有效监测复发。因此，二次探查手术的临床应用较局限。

近年，在腹膜癌诊疗领域，肿瘤学界重新审视了二次探查手术的作用。目前，对于形成腹膜转移癌高风险的大部分患者仅进行观察性随访，当患者发生腹膜转移

时，不能被早期发现。当此部分患者到专业腹膜癌中心诊疗时，已发生暴发性、快速进展的腹膜癌。二次探查+HIPEC 的目的在于早期发现无临床症状或影像学检查阴性的腹膜转移，可使更多的低 PCI 患者接受 CRS+HIPEC 治疗，防止此部分患者发展成不能切除的广泛腹膜转移癌，从而提高 DFS，延长 OS；如果二次探查未发现复发证据，可考虑行预防性 HIPEC 以减少复发风险。

在一项前瞻性研究中 41 例合并 PM 高危因素（初次手术时 25 例发生同时性局限性腹膜转移、8 例同时性卵巢转移、8 例原发肿瘤穿孔）且随访期间影像学检查无复发表现的结直肠癌患者接受二次探查术，其目的是在腹膜局限转移的早期阶段得到诊断，此阶段治疗相对容易。其中，23 例（56%）发现腹膜转移，接受完全 CRS+HIPEC；其余 18 例（44%）未发现腹膜转移，接受 HIPEC。安全性分析：1 例于术后 69 天死亡，Ⅲ～Ⅳ级不良事件发生率为 9.3%，5 年 OS 为 90%，5 年 DFS 为 44%。

基于这些可观的结果，研究者设计多中心前瞻性随机试验 PROPHYLOCHIP（比较二次探查+HIPEC 方法和标准随访）。PROPHYLOCHIP 研究纳入具有初次手术时发现可切除的负荷较小的腹膜转移、卵巢转移、原发肿瘤穿孔或破裂等腹膜转移高风险因素，根治术后并完成 6 个月 FOLFOX4（奥沙利铂、亚叶酸钙、氟尿嘧啶）系统化疗，影像学检查未发现复发的结直肠癌患者 150 例，随机分成密切观察组和二次探查+HIPEC 组，主要研究终点为 3 年 DFS，次要终点为 3 年 OS、5 年 OS 和 3 年无腹膜复发生存（peritoneal disease free survival，pDFS）（图 2-10-1）。研究结果显示：71 例影像学检查正常的患者，接受二次探查，外科医生发现 37 例（52%）出现腹膜转移，且其中 4 例已无法手术切除；密切观察组和二次探查+HIPEC 组的 DFS、OS 无明显差异。PROPHYLOCHIP 研究结论证实，如初次手术理想、细胞减灭完全，二次探查+HIPEC 则无必要。

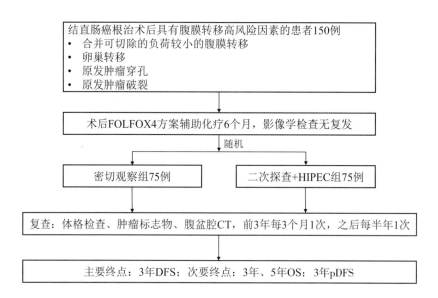

FOLFOX4：奥沙利铂、亚叶酸钙、氟尿嘧啶；HIPEC：腹腔热灌注化疗；DFS：无复发生存；OS：总生存；pDFS：无腹膜复发生存。

图 2-10-1　PROPHYLOCHIP 研究流程图

PROPHYLOCHIP 研究提示，由经验丰富的手术整合治疗团队根据结直肠癌腹膜转移理论知识和实践经验进行最佳的 CRS，是获得最佳结果的关键。CRS+HIPEC 的二次探查是腹膜转移这一复杂领域的重要问题之一，仍需进一步研究。

八、HIPEC 在 CRS+HIPEC 治疗体系中的作用

肿瘤学界对 HIPEC 在 CRS+HIPEC 治疗体系中的作用尚缺乏共识，原因如下：① HIPEC 方案、药物、载体溶液、温度和 HIPEC 给药方法（开放、半开放、封闭技术）的显著异质性；② 患者选择标准存在明显差异；③ 缺乏高水平随机对照试验。有学者质疑荷兰 Verwaal 试验的设计，认为 CRS 提供生存获益，而 HIPEC 仅增加不良反应，不能提供生存获益。

因此，有必要进行随机对照试验来具体评估 HIPEC 的作用，法国的 PRODIGE 7 研究应运而生，拟回答此关键问题。

2018 年 ASCO 年会报道了 PRODIGE 7 研究的摘要，2021 年 1 月 18 日研究结果正式发表。此研究共纳入 265 例 CRC PM 患者，均无其他部位转移，全部患者均接受完全 CRS（肉眼残留肿瘤＜1 mm），CRS 完成后，随机分配接受或不接受 HIPEC（奥沙利铂，43℃），主要研究终点是 OS，次要研究终点是 RFS 和不良事件（图 2-10-2）。中位随访 64 个月时，未达成主要研究终点，HIPEC 组和非 HIPEC 组的 mOS（41.7 个月 *vs.* 41.2 个月，*P*=0.99）和 RFS（13.1 个月 *vs.* 11.1 个月，*P*=0.43）均无明显差异。

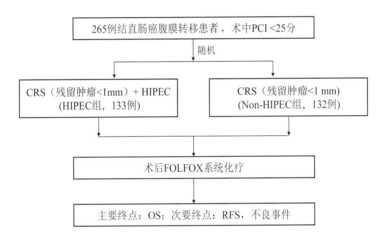

PCI：腹膜癌指数；CRS：肿瘤细胞减灭术；HIPEC 组：腹腔热灌注化疗组；Non-HIPEC 组：非腹腔热灌注化疗组；FOLFOX：奥沙利铂、亚叶酸钙、氟尿嘧啶；OS：总生存；RFS：无复发生存。

图 2-10-2 PRODIGE 7 研究流程图

此研究发表后，引发肿瘤学界重新思考 CRS 和 HIPEC 在 CRC PM 中的价值。研究发现两组的 mOS 均超过 41 个月，明显优于既往其他治疗方式，充分证明完全 CRS 是改善 CRC PM 患者预后的最重要因素。然而，由于该研究设计和实施过程中的系列问题，其结论引起了巨大争议，未得到广泛认可。笔者团队认为尚不能根据此项研究否认 HIPEC 的价值，原因如下：第一，该研究时间跨度达 15 年，纳入 19 个中心，其中 7 个中心入组少于 10 例，可能对研究结果造成系统性偏倚；第二，Non-HIPEC 组中有 16 例（12.1%，16/132）后来接受了 HIPEC，扩大了 Non-HIPEC

组疗效，此统计学偏倚导致认识偏倚；第三，亚组分析发现 PCI 评分为 11 ～ 15 分的患者可从 HIPEC 治疗中获益，此部分患者证明了 HIPEC 的价值；第四，研究中 HIPEC 方案为奥沙利铂单药，而非联合用药。

与 PRODIGE 7 研究结果相反，2018 年发表的荷兰 OVHIPEC 研究发现术中 HIPEC 可明显改善Ⅲ期卵巢癌的无复发生存期和总生存期，HIPEC 的治疗价值得到肯定。

由于 PRODIGE 7 设计和实施过程中的系列问题，其结论未得到广泛认可，尚需开展更多设计合理、实施严谨的高水平临床试验，进一步研究 HIPEC 在 CRS+HIPEC 整合治疗体系中的作用。

九、预防性 HIPEC

肿瘤学界开展了系列研究，评价预防性（辅助）HIPEC 的价值。

Noura 等报道了 52 例术中腹腔灌洗细胞学阳性的结直肠患者，31 例患者（59.6%）应用丝裂霉素 C 腹腔化疗预防腹膜转移，随访 83 个月，腹腔化疗组患者腹膜转移发生率明显低于未接受腹腔化疗组（12.5% *vs.* 50.0%，*P*=0.036），腹腔化疗显著改善无腹膜复发生存期和癌症相关生存期（*P* < 0.001）。

Sammartino 等报道了发生腹膜转移高风险的结肠癌患者（T3/T4，黏液腺癌或印戒细胞癌）预防性应用 HIPEC 对照研究的初步结果，研究组 25 例患者接受扩大根治术（行左或右半结肠切除术、网膜切除术、双侧附件切除术、肝圆韧带切除术、阑尾切除术）＋ HIPEC，对照组 50 例患者接受标准根治术，研究组腹膜转移率低于对照组（4.0% *vs.* 22.0%，*P* < 0.05），生存期高于对照组（36.8 个月 *vs.* 21.9 个月，*P* < 0.05）。

Shimizu 等报道了另一项有关预防性应用 HIPEC 的初步研究结果，5 名结直肠癌患者在肿瘤切除术后接受 HIPEC（丝裂霉素 C+5- 氟尿嘧啶），结果发现，中位随访时间 38 个月，未发现腹膜转移。

另外一项由 Baratti 等发起的研究发现，对于伴有腹膜转移高危因素的结直肠癌患者，与术后系统化疗相比，接受根治术后行同时性 HIPEC 治疗，可以显著降低患者术后 5 年腹膜转移率（9.3% *vs.* 42.5%，*P*=0.004）。

上述初步研究结果显示，预防性应用 HIPEC 及腹腔化疗可有效降低腹膜转移风险，值得开展大规模临床试验进一步验证预其安全性和有效性。目前已开展的项目包括欧洲学者主持的 HIPECT4（NCT02614534，Clinicaltrials.gov）和 COLOPEC（NCT02231086，Clinicaltrials.gov）等随机对照试验。

HIPECT4 是西班牙开展的一项多中心、前瞻性、随机对照试验，研究对象为 T4 期结肠癌患者，15 个中心参与研究，拟纳入 200 例患者，随机分为研究组和标准治疗组，研究组为标准治疗 + 术中 HIPEC（丝裂霉素 C，42 ～ 43℃，60 min），主要研究终点是术后 12 个月和 36 个月的局部控制率。此试验的研究结果尚未报道。

COLOPEC 研究是荷兰学者开展的、HIPEC 用于局部进展期结肠癌患者根治术后预防腹膜转移的多中心、前瞻性、随机对照试验，2019 年 *Lancet Gastroenterol Hepatol* 杂志报道了该研究结果。共纳入 9 个中心，204 例患者，被随机分为 HIPEC 组和系统化疗组，遗憾的是，该研究为阴性结果：对于 T4 期或伴有穿孔的结肠癌患者，接受根治手术后，与常规系统化疗相比，HIPEC 治疗 + 常规系统化疗并没有改善患者术后 18 个月无腹膜转移生存率（HIPEC 组 *vs.* 系统化疗组：80.9% *vs.* 76.2%，$P=0.28$）。

该研究发表后，国内学者对此研究进行了广泛讨论。笔者团队对这项研究进行反复学习、深入讨论后做出以下观点解读：① 79 例（79/87，91%）患者在原发性肿瘤术后 5 ～ 8 周才接受辅助 HIPEC 治疗；HIPEC 组中已有 41 例患者在术前明确诊断为 cT4，只有 8 例患者在接受手术后行同时性 HIPEC 治疗。从癌细胞增生动力学角度来看，术后 24 h 残留癌细胞增生动力学会发生变化，残留 G0 期癌细胞进入细胞周期，1 周后恢复到术前水平。因此，HIPEC 在原发肿瘤切除术后应尽早开始，可在术中同时进行或尽量在术后 1 周内完成，并且术后 5 ～ 8 周已经有 66% 的患者发生了不同程度的腹腔粘连，在一定程度上降低了 HIPEC 的实际疗效。② HIPEC 组术后开始辅助系统化疗的中位时间为术后 10 周，而对照组为 6 周（$P < 0.001$）。研究报道，术后行辅助系统化疗时间 < 8 周患者预后显著优于 > 8 周者，故推荐在术后 8 周内行辅助系统化疗。因此，两组间术后系统化疗开始时间上的不均衡也会对该研究结果造成一定的影响。而出现此情况的一个重要原因，也是 HIPEC 组患者在术后 5 ～ 8 周才接受 HIPEC 治疗而进一步影响到随后的系统化疗时间。③ 该研究采用大剂量奥沙利铂（460 mg/m²）、30 min 短程的 HIPEC 方案值得商榷，而不是普遍采取的 60 ～ 90 min HIPEC 治疗方案。

综上，该研究为全球范围内第 1 个完成的 HIPEC 用于预防腹膜转移的随机对照试验研究，但在研究设计特别是 HIPEC 方案上仍存在一定的争议，应设计更加严谨的临床试验进一步深入探讨 HIPEC 的预防性价值。

十、腹腔镜 CRS+HIPEC

对于大多数腹膜转移癌患者，腹腔镜 CRS 不具可行性，原因如下：① 部分患者既往腹部手术史导致肠管粘连于前腹壁，同时腹膜转移癌尤其是网膜饼形成，导致无法建立气腹；② 腹腔内部粘连，镜下分离困难；③ 腹膜转移癌分布广泛，镜下操作无法实现开腹手术同等肿瘤细胞减灭程度；④ 肠壁等器官表面的肿瘤结节，腹腔镜无法精细切除；⑤ 上腹部双侧膈下深部空间等区域腹腔镜难以进入。

部分局限性腹膜转移患者可能适合腹腔镜手术。Esquivel 等报道了 14 例肿瘤负荷较小的（PCI < 10 分）腹膜癌患者行腹腔镜 CRS+HIPEC，1 例腹腔镜探查发现广泛腹膜转移，未行手术切除；13 例行完全 CRS+HIPEC，其中 10 例（77%）全腹腔镜手术，3 例（23%）中转开腹。在 10 例全腹腔镜 CRS+HIPEC 中，2 例（20%）术后出现严重不良事件。Salti 等报道了手辅助腹腔镜 CRS+HIPEC 的回顾性研究，手辅助腹腔镜 CRS+HIPEC 共 11 例，1 ∶ 1 匹配同期开放 CRS+HIPEC，中位 PCI 为 4.1 分，两组患者均接受完全 CRS，且手术时间、脏器及腹膜切除数目、术后住院时间和术后 30 日并发症发生率均无明显差别，提示对于低 PCI 评分的腹膜癌患者，手辅助腹腔镜 CRS+HIPEC 安全可行。2019 年，美国腹膜表面恶性肿瘤学会(The American Society of Peritoneal Surface Malignancies，ASPSM) 报道了一项有关腹腔镜 CRS+HIPEC 的多中心回顾性研究，共纳入 7 个中心 90 例腹膜癌患者，64.9% 来源于阑尾，16.5% 来源于结肠，中位 PCI 为 4.1 （0 ～ 10）分，所有患者肿瘤细胞减灭完全，Ⅲ级和Ⅳ级不良事件发生率分别为 3.0% 和 6.5%，手术相关死亡率和再住

院率分别为 0 和 5%。2020 年，Rodríguez-Ortiz 报道了一项回顾性对照研究，腹腔镜 CRS+HIPEC 共 18 例，匹配同期开放 CRS+HIPEC 共 42 例，两组患者手术时间、术中输血量、术后并发症发生率及死亡率均无明显差异。

上述研究显示，对于经选择的低负荷的结直肠癌腹膜转移患者，接受腹腔镜 CRS+HIPEC 安全可行，但此种微创治疗是否影响长期生存，相关报道较少。

第九节 结直肠癌腹膜转移癌系统治疗

因"腹膜—血浆屏障"，腹膜转移癌对系统化疗应答率较低。新辅助化疗和辅助系统化疗对结直肠癌腹膜转移患者的疗效在不同的文献报道中存在一定差异。

一、新辅助治疗

一些理论观点支持在可切除的结直肠癌腹膜转移患者中使用新辅助化疗。第一，此类患者可能合并临床上无法发现的远处器官转移；第二，新辅助治疗可以探索该病的生物学行为，包括化疗敏感性，并可避免对疾病迅速发展、出现全身转移的患者进行手术；第三，对于肿瘤负荷过大的患者，新辅助治疗可能使肿瘤缩小，减少手术创伤，但其实际临床应用价值尚存争议。

2017 年，Waite 等荟萃分析发现，没有强有力的证据支持新辅助化疗对总生存率的有效性。2020 年，Beal 等发表了一项多中心回顾性研究，共纳入 298 例结直肠癌腹膜转移患者，196 例（65.8%）接受新辅助化疗，102 例（34.2%）直接行 CRS+HIPEC，新辅助化疗组总生存期延长（32.7 个月 *vs.* 22.0 个月，$P=0.044$），但无复发生存期未延长（13.8 个月 *vs.* 13.0 个月，$P=0.456$）；多因素分析显示新辅助化疗不是影响总生存期和无复发生存期的独立预后因素，并且新辅助化疗组患者的 PCI 评分较低（12.1 分 *vs.* 14.3 分，$P=0.031$）。在一些文献中，新辅助治疗仅在单因素分析中显示提高生存率，虽然部分文献单因素分析结果提示，新辅助化疗可提高生存率，但有两项研究的多因素分析结果表明，接受新辅助化疗的结直肠癌腹膜转移患者生存率更低。Hompes 等报告了一项新辅助化疗（奥沙利铂或伊立替康）联合贝伐珠单抗的前瞻性研究结果，78% 疾病进展，22% 疾病稳定，客观缓解率为 0。

很多研究团队使用的化疗方案不标准，并且缺少随机对照试验，影响了对新辅助化疗评估的准确性。同样，没有可靠的数据评估靶向药物（如贝伐珠单抗，一种血管内皮生长因子抑制剂，由于其在组织再生中的作用，被认为是吻合口漏的危险因素）联合新辅助化疗后手术的安全性。Eveno 等回顾性分析显示，当贝伐珠单抗被纳入新辅助治疗时，术后主要不良事件发生率显著增加。但也有学者发现了不同的研究结果，Ceelen 等发表了使用贝伐珠单抗新辅助治疗的研究，未增加术后不良事件发生率，而且改善了总生存率（HR=0.31，P=0.019）。

综上所述，新辅助化疗对可切除的结直肠癌腹膜转移患者是否带来生存获益尚存争议；贝伐珠单抗纳入新辅助治疗，有研究发现可改善总生存，但是否增加术后不良事件发生率，尚未达成统一认识。

二、辅助治疗

Waite 等荟萃分析表明，尽管研究存在异质性，但辅助化疗对总体生存率有积极影响。Chua 等研究发现，辅助化疗可有效改善结直肠癌腹膜转移患者的生存。Wu 等荟萃分析发现，系统化疗明显改善 3 年（HR=2.19，95% CI：1.83 ～ 2.62；$P <$ 0.05）和 5 年总生存（HR=2.22，95% CI：1.83 ～ 2.69；$P <$ 0.05）。

阻断肿瘤血管生成和生长因子受体是治疗转移性结直肠癌的有前途的方法，近年来得到了广泛的应用。2018 年，一项荟萃分析显示，贝伐珠单抗联合化疗治疗结直肠癌腹膜转移的无进展生存率（HR=0.64，95% CI：0.55 ～ 0.73；$P <$ 0.001）、总生存率（HR=0.82，95% CI：0.73 ～ 0.92；P=0.001）和客观缓解率（RR=1.40，95% CI：1.10 ～ 1.78；P=0.005）均有显著改善。Shida 等报道了同时性结直肠癌腹膜转移术后靶向治疗的相关研究，结果显示靶向药物（贝伐珠单抗、西妥昔单抗、帕尼单抗）联合化疗比单纯化疗明显延长总生存（HR=0.65；95% CI：0.44 ～ 0.94；P=0.02）。上述研究表明，化疗联合靶向治疗可在一定程度上改善 CRC PM 患者的生存。

第十节　结直肠癌腹膜转移癌腹腔加压气溶胶化疗

腹腔加压气溶胶化疗是近年来比较新的给药方式，通过腹腔镜的 Trocar 孔进入，使用 PIPAC 治疗仪器，化疗药物通过加压气体形成气溶胶喷洒在腹膜表面，增加肿瘤组织间液压力，从而提高药物穿透深度及分布浓度，具有药物分布均匀、组织吸收良好以及耐受性好等特点。结直肠癌 PM 的 PIPAC 药物主要是奥沙利铂，也有研究指出，PIPAC 联合系统化疗及贝伐珠单抗是可行的，安全性及耐受性较好，但潜在的生存获益有待证实。

第十一节　总结

越来越多的证据表明，CRS+HIPEC 能降低结直肠癌腹膜转移患者复发率，改善生存。CRS+HIPEC 联合系统化疗是治疗结直肠癌腹膜转移癌的可行方法，这一点逐渐被肿瘤学界广泛接受。由于缺乏随机临床试验、部分临床疗效数据相互矛盾，这种治疗体系仍然存在争议。优化腹膜肿瘤的术前影像学评估和分子生物学分类，有助于制订个体化治疗方案。在有经验的腹膜癌诊疗中心，CRS+HIPEC 的手术相关并发症发生率和死亡率并不比胃肠道手术高。

反复 CRS 治疗局部复发已被证明可显著提高总生存率，且不增加严重并发症的发生率。至关重要的是，有经验的中心可以提供多学科、量身定制的评估和高质量的手术。完全 CRS 已被证明可提高患者生存率，尚需开展设计严谨的高水平临床试验评价 HIPEC 在腹膜转移癌中的预防和治疗作用。

第十二节　典型病例

一、病历摘要

患者，女，54 岁，主因"腔镜活检确诊结肠癌腹膜转移 4 个月，腹腔及系统化疗 1 个周期后"为行进一步诊治入院。

患者于 2017 年 6 月 29 日因"反复中下腹痛伴呕吐 2 周"在福建某医院行肠镜检查，发现乙状结肠占位性病变，内镜通过困难，给予放置肠道支架，并行腹腔镜探查，术中见肿瘤位于乙状结肠，侵犯浆膜，盆底腹膜、直肠系膜、腹壁表面可见粟粒样结节，考虑转移。活检病理示：腺癌，符合肠源性肿瘤。TNM 分期：$T_4N_xM_1$ Ⅳ期，予以腹腔内灌注化疗，具体用药为：亚叶酸钙 300 mg d1 ~ 5，替加氟 1.0 g d1 ~ 5，奥沙利铂 50 mg d1、d4，过程顺利，未诉不适。于 2017 年 7 月 25 日给予 FOLFOX4 方案化疗，具体用药为：奥沙利铂 134 mg d1，亚叶酸钙 315 mg d1 ~ 2，氟尿嘧啶 0.63 g d1，氟尿嘧啶 1.9 g、46 h，14 天 / 周期，过程顺利，未出现明显消化道反应及严重骨髓抑制。2017 年 8 月 12 日因出现发热，未行腹腔及系统化疗。现为行下一步诊治，门诊以"结肠癌腹膜转移"收入院。

既往手术史同上，无其他病史。否认家族史、遗传性疾病史。

1. 入院查体

查体：体温 36.4℃，脉搏 76 次 / 分，呼吸 18 次 / 分，血压 120/74 mmHg。发育正常，营养良好，神志清楚，自主体位，表情自然，步入病房，步态正常，查体合作。全身皮肤黏膜色泽正常。心肺听诊未见异常。腹部平坦，未见胃、肠型及蠕动波，未见腹壁静脉曲张，腹软，无压痛，Murphy 征（-），肝脾肋下未及，未触及肿物，肝浊音界存在，移动性浊音阴性，双侧肾区无叩痛，肠鸣音正常，3 ~ 4 次 / 分，无气过水声。

2. 辅助检查

实验室检查：血常规及肝肾功未见异常；凝血、尿常规未见异常；粪便隐血试验阳性；肿瘤标志物 CEA 14.16 ng/mL，CA19-9 618.15 U/mL。

影像学检查：腹盆腔CT增强+三维重建检查(图2-10-3)示结肠脾曲肠壁增厚，肠腔内可见高密度支架影。左下腹可见不规则结节影，大小约 1.9 cm×1.7 cm，呈轻度强化，考虑转移灶。肝周可见少许囊状低密度影，考虑转移灶。

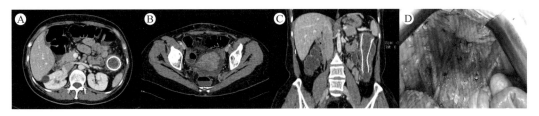

A：结肠病变；B：盆腔病变及积液；C：结肠支架；D：术中盆腔病损切除术后。

图 2-10-3　患者手术及影像学图片

3. 诊断

结肠恶性肿瘤；腹膜继发恶性肿瘤；肾囊肿（双）；结肠支架置入术后。

4. 诊治经过

完善相关检查后，腹膜癌综合治疗团队讨论，患者确诊结肠癌腹膜转移癌，有手术适应证，无手术绝对禁忌证。患者肿瘤腹腔内播散，已经出现腹膜转移，因此按照腹膜癌专家共识行 CRS+HIPEC 术，有助于延长生存期，降低腹腔种植风险，改善患者生活质量。2017 年 10 月 25 日在全麻下行 CRS+HIPEC 术。

（1）术中探查

腹腔内可见少量清亮腹水，量约 50 mL；大网膜脾曲可见数个肿瘤结节，最大直径 0.6 cm，双侧膈肌腹膜可见大量肿瘤结节，最大直径 1.0 cm，部分融合成片；右侧结肠旁沟及肝肾隐窝可见散在分布少量肿瘤结节，最大直径 0.5 cm；盆底腹膜可见大量肿瘤结节，最大直径 0.6 cm，于道格拉斯窝处融合成片，部分侵犯直肠壁。原发肿瘤位于降结肠上段，直径约 8 cm，侵透浆膜，与脾曲大网膜、左侧壁腹膜广泛粘连；降结肠内可触及圆柱状金属支架，质硬；肠系膜下动脉根部可触及肿大淋巴结，质硬，最大直径 0.6 cm；小肠系膜表面可见少量肿瘤结节散在分布，最大直径 0.6 cm。肝脏、脾、胃未见明显异常，PCI 评分 20 分。

（2）手术经过

依次切除肝圆韧带、大网膜、盆底腹膜及部分直肠、左半结肠及右侧壁腹膜、左侧壁腹膜、肠系膜表面肿瘤，切除后 CC 评分 1 分。同时给予术中 HIPEC，顺铂120 mg、多西他赛 120 mg 分别加入 3000 mL 生理盐水，连接热灌注化疗仪，加热至 43 ℃，分别灌注 30 min。灌注完毕后行横结肠与直肠端端吻合，回肠预防性造口术，左上腹腹壁放置腹腔化疗泵，左侧膈下、右肝下及盆腔各放置一根引流管。手术过程顺利，手术时间 630 min，术中出血 800 mL，输红细胞 0，血浆 400 mL。患者术后行对症支持及康复治疗。术后第 9 天痊愈出院。

（3）术后病理结果

大体病理：①切除肠管长约 32 cm，结肠长 28 cm，直肠长 4 cm，距结肠断端 4.5 cm，距直肠断端 22 cm，可见一环周溃疡型肿物，大小 9 cm×6 cm×2.5 cm，切面灰白、实性、质硬、胶冻样，侵犯肠壁全层，紧邻肿物黏膜表面可见十余枚无蒂息肉样隆起。②子宫肌壁间及浆膜可见数枚肌瘤样结节，切面灰白、实性、质韧；输卵管、卵巢、盆底腹膜及直肠外膜均可见灰白肿物，直径 0.2 cm，大小 4.5 cm×4.1 cm×1.1 cm。③网膜组织，大小约 24 cm×17 cm×2.5 cm，表面可见一不规则肿物，大小 2.5 cm×1.8 cm×1.2 cm，切面灰白、实性、质硬、胶冻样。

组织学病理：①结肠黏液腺癌，大小 9 cm×6 cm×2.5cm，侵透肠壁达浆膜下脂肪组织。癌周纤维组织增生，淋巴细胞、浆细胞浸润（+），神经侵犯（+），脉管瘤栓（+）。两侧断端未见癌组织浸润。周围结肠黏膜可见增生性息肉及管状腺瘤。直肠黏膜组织呈慢性炎，黏膜下及肌层未见著变，直肠外膜可见黏液腺癌浸润。结肠周围淋巴结可见转移癌（7/15），并见癌结节 4 枚。②肿瘤侵犯宫颈、宫颈管、子宫下段、子宫体肌壁全层、右卵巢、盆底腹膜及大网膜，脉管瘤栓（+），左右宫旁未见癌。子宫平滑肌瘤，核分裂 0 个 /10HPF。左侧附件、右侧输卵管未见著变。

免疫组织化学染色结果：CK7（−），CK20（+），CEA（+），Villin（+），CDX-2（+），P53（+），Ki-67（Index 50%+），CD34（血管 +），NSE（−），CgA（−），CD56（−），Syn（−），MUC-1（肠型）（灶 +），MUC-6（胃型）（−），S100（−），MLH1（+），MSH2（+），MSH6（+），PMS2（+），PD-1（−），PD-L1（肿瘤细胞 −）。

（4）术后治疗

术后化疗：2017 年 11 月 29 日行第 1 个周期系统化疗，方案为：贝伐珠单抗 400 mg Ivgtt d1，伊立替康 260 mg Ivgtt d1，亚叶酸钙 600 mg Ivgtt d1，氟尿嘧啶 0.6 g Ivgtt + 3.6g 持续 48 小时 Ivgtt。2017 年 12 月 27 日和 2018 年 1 月 27 日完成第 2、

第 3 个周期系统化疗。2018 年 2 月 24 日行腹腔＋系统化疗，系统化疗方案：贝伐珠单抗 400 mg Ivgtt d1，伊立替康 260 mg Ivgtt d1，亚叶酸钙 600 mg Ivgtt d1，氟尿嘧啶 0.6 g Ivgtt ＋ 3.6 g 持续 48 小时泵入；腹腔化疗方案为：多西他赛 20 mg，顺铂 20 mg，腹腔，d1。2018 年 3 月 30 日和 2018 年 4 月 26 日完成第 5、第 6 个周期化疗。6 个周期化疗耐受性良好，未出现严重不良事件。

回肠造口还纳术：患者经全面评估后判定无复发及远处转移，于 2018 年 6 月 22 日行回肠造口还纳术＋腹腔化疗泵取出术，手术顺利，术后恢复良好，于术后第 10 天痊愈出院。

（5）2020 年 7 月 17 日复发与治疗

病史：患者于 2020 年 4 月 28 日至 5 月 7 日因肠梗阻就诊于福建某医院，经保守治疗后缓解。2020 年 6 月 20 日再次出现腹痛、腹胀，恶心呕吐，呕吐胃内容物，肛门停止排气排便，后于当地医院诊治，给予胃肠减压、禁食水、静脉营养支持，症状无明显缓解。2020 年 7 月 16 日再次就诊于我院门诊，行腹盆 CT：肝周被膜下可见多个梭形或结节样低密度肿块影，考虑转移瘤；小肠肠梗阻可能性大；前腹壁转移灶；肠系膜间隙及双侧髂窝、腹股沟可见多发淋巴结转移。现为行进一步治疗，门诊以"肠梗阻，结肠癌腹膜转移"收入院。近 1 个月以来，未经口进食，睡眠差，尿量可，体力差，体重下降约 7.5 kg。

查体：体温 36.8℃，脉搏 120 次 / 分，呼吸 20 次 / 分，血压 111/79 mmHg。发育正常，营养不良，神志清楚，自主体位，表情痛苦，轮椅推入病房，查体合作。全身皮肤黏膜色泽正常，皮肤干燥，皮肤弹性减退。心肺听诊未见异常。腹部平坦，可见胃、肠型及蠕动波，腹正中见陈旧手术瘢痕长约 30 cm，右下腹陈旧手术瘢痕约 5 cm，未见腹壁静脉曲张；腹软，无压痛，脐水平右侧约 5 cm 处可触及直径约 4 cm 肿物，质硬、固定、无触痛，脐水平左侧约 5 cm 处可触及直径约 2.5 cm 肿物，质硬、固定、无触痛，Murphy 征（－），肝脾肋下未及，肝浊音界存在，移动性浊音阴性，双侧肾区无叩痛，肠鸣音减弱，1 ～ 2 次 / 分，无气过水声。

辅助检查：①实验室化验：CEA 15.29 ng/mL，CA19-9 929.07 U/mL，CA125 92.8 U/mL。②影像学检查：腹盆腔 CT 平扫＋三维重建检查（图 2-10-4A ～

图 2-10-4C）：腹腔内肠管积气扩张，呈"弹簧弓样"改变，并见气液平面，胆囊、胰腺及胃呈受压改变，考虑小肠梗阻可能。肝周被膜下可见多个梭形或结节样低密度肿块影，考虑肝转移瘤；前腹壁内可见团块状软组织密度影，考虑转移瘤。

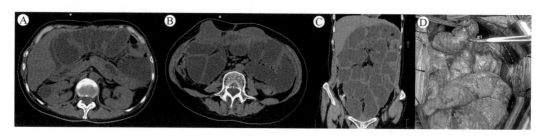

A ～ C：腹腔内小肠梗阻征象；D：术中照片。
图 2-10-4　患者再次手术及影像图片

　　初步诊断：腹膜继发恶性肿瘤、完全性肠梗阻、腹腔感染、细菌性肺炎、多部位淋巴结继发恶性肿瘤、腹壁继发恶性肿瘤、肺占位性病变（双）、低血容量、窦性心动过速、乙型病毒性肝炎表面抗原携带者、轻度贫血、血小板增多。

　　手术治疗：完善相关检查后，腹膜癌综合治疗团队讨论，确诊患者为完全性肠梗阻、结肠癌腹膜转移癌，有急诊手术指征，无手术绝对禁忌证。于 2020 年 7 月 17日在全麻下行剖腹探查术，术中见小肠广泛扩张积气积液，肠壁增厚，表面可见多发肿瘤结节，并与腹壁肿瘤形成粘连，充分松解粘连后，可见距屈氏韧带约 120 cm处肿瘤与右侧腹壁粘连，其远端约 50 cm 处小肠多处肿瘤侵犯，侵透肠壁全层并相互粘连；距屈氏韧带约 220 cm 处小肠与膀胱粘连，局部肿瘤侵透肠壁全层并阻塞肠管，近端小肠明显扩张积液，远端肠管相对空虚，无明显积液；横结肠纵行向下与直肠吻合，盆腔内可见多发肿瘤及瘤化增厚，呈冰冻骨盆，遂决定行肠粘连松解术 + 空肠部分切除术 + 结肠暂时性造口术，术中出血约 400 mL，输红细胞 6 U，血浆 600 mL，血小板治疗量 0，输液共计 7500 mL，尿量 300 mL（图 2-10-4D）。术后出现左侧胸腔积液，行胸腔穿刺引流后好转，出现右上肢肌力下降，Ⅲ级，请神经内科会诊原因待查，急性脑血管病待除外，同时给予加强营养神经治疗后有所好转。术后第 17 天恢复良好出院。

术后病理：①大体病理：（部分空肠）切除肠管一段，小肠长47 cm，距缝钉断端45 cm，距缝线断端0.3 cm，小肠粘连，打开肠管，小肠粘连处可见肿物2处，距缝线断端0.3 cm，距另一断端45 cm，可见蕈伞样肿物大小2.6 cm×2 cm×0.6 cm，切面灰白，实性，质中；距缝线断端4 cm，距缝钉断端40 cm，可见粗糙肿物，大小6 cm×3 cm×0.9 cm，切面灰白，实性，质中。部分肠壁扩张，周径10 cm，距一断端7 cm，距另一断端39 cm可见肠壁粘连，粘连区大小5 cm×4 cm×4 cm，切面灰白，实性，质中，小肠肠壁附有少许脂肪，未查到明确淋巴结。（小肠表面肿瘤）灰粉组织一块，大小2.5 cm×1.5 cm×0.6 cm。（右腹壁肿瘤）灰白结节一枚，大小4.5 cm×4 cm×3 cm，切面灰白，实性，质脆，蜂窝样。②组织学病理：（部分空肠）黏液腺癌浸润小肠全层，肿瘤大小2.6 cm×2 cm×0.6 cm，大小6 cm×3 cm×0.9 cm，大小5 cm×4 cm×4 cm，结合病史考虑为转移性黏液腺癌，脉管癌栓（＋），神经侵犯（－），小肠两断端未见癌。（小肠表面肿瘤）纤维脂肪组织未见癌。（右腹壁肿瘤）纤维脂肪组织内可见黏液腺癌浸润，结合病史考虑为转移性黏液腺癌。脉管癌栓（－），神经侵犯（－）。③免疫组织化学染色结果：CAM5.2（＋），CK7（－），CK20（＋），CEA（＋），CDX-2（＋），SATB2（＋），CA125（－），CA19-9（－），Pax8（－），WT-1（－），MUC-1（－），MUC-2（－），MUC5AC（灶＋），MUC-6（灶＋），Ki-67（78%＋），P53（30%＋），PD-1（UMAB199）（1%＋），PD-L1（SP142）（TC－，IC－）。

5. 治疗过程小结

患者自2017年6月确诊结肠癌腹膜转移，到2017年10月在我科接受CRS+HIPEC术，术后接受规范化疗，疗效评价为稳定。2018年6月回肠造口还纳术，2020年4月发现梗阻，肿瘤复发，2020年7月来我科行结肠造口术缓解梗阻。2021年1月随访结果显示患者带瘤生存，从诊断至今生存时间超过42个月，接受CRS+HIPEC术至今超过38个月，获益明显（图2-10-5）。

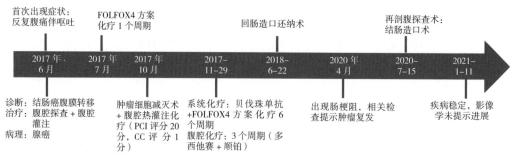

图 2-10-5　患者诊治全过程时间轴

二、病例分析与讨论

1. 病例特点

54 岁女性，腔镜活检确诊结肠癌腹膜转移 4 个月，腹腔及系统化疗 1 个周期后为行进一步治疗入院。无家族性遗传病史。

查体：体温 36.4℃，脉搏 76 次 / 分，呼吸 18 次 / 分，血压 120/74 mmHg。发育正常，营养良好，神志清楚，自主体位，表情自然，步入病房，步态正常，查体合作。全身皮肤黏膜色泽正常。心肺听诊未见异常。腹部平坦，未见胃、肠型及蠕动波，未见腹壁静脉曲张，腹软，无压痛，Murphy 征（−），肝脾肋下未及，腹部无包块，肝浊音界存在，移动性浊音阴性，双侧肾区无叩痛，肠鸣音正常，3 ～ 4 次 / 分，无气过水声。

辅助检查：①实验室检查：血常规及肝肾功未见异常；凝血、尿常规未见异常；粪便隐血试验阳性；肿瘤标志物 CEA 14.16 ng/mL，CA19-9 618.15 U/mL。②影像学检查：腹盆腔 CT 增强 + 三维重建检查示结肠脾曲肠壁增厚，肠腔内可见高密度支架影。左下腹可见不规则结节影，大小约 1.9 cm×1.7 cm，呈轻度强化，考虑转移灶。肝周可见少许囊状低密度影，考虑转移灶。

2. 诊疗思路

54 岁女性，主因"腔镜活检确诊结肠癌腹膜转移 4 个月，腹腔及系统化疗 1 个周期后"入院。患者在当地医院发现乙状结肠占位性病变，内镜通过困难，给予放置肠道支架，并行腹腔镜探查，术中见肿瘤位于乙状结肠，侵犯浆膜，盆底腹膜、直肠系膜及腹壁表面可见粟粒样结节，考虑转移。活检病理示：腺癌，符合肠源性肿瘤，TNM 分期：$T_4N_xM_1$ Ⅳ期，予以腹腔内灌注化疗，具体用药为亚叶酸钙 300 mg d1～5，替加氟 1.0 g d1～5，奥沙利铂 50 mg d1、d4，过程顺利。于 2017 年 7 月 25 日给予 FOLFOX4 方案化疗，未出现明显消化道反应及严重骨髓抑制。化疗间歇出现发热，放弃后续化疗，就诊于我科，完善相关检查，经腹膜癌综合治疗团队讨论，于 2017 年 10 月 25 日在全麻下行 CRS+HIPEC，术中 PCI 评分 20 分，术后 CC 评分 1 分。术中、术后注意液体管理，恢复顺利。术后规律行 6 个周期辅助化疗，并定期随访。于 2018 年 6 月 22 日行回肠造口还纳术＋腹腔化疗泵取出术，手术顺利，术后恢复良好。于 2020 年 7 月 17 日确诊完全性肠梗阻，结直肠癌腹膜转移术后再次出现腹腔内转移，有急诊手术指征，行肠粘连松解术＋空肠部分切除术＋结肠暂时性造口术，术后出现左侧胸腔积液，右上肢肌力下降，Ⅲ级，急性脑血管病待除外，同时给予加强营养神经治疗后有所好转。患者目前带瘤生存，疗效评价稳定，患者生活质量明显改善，临床获益明显。

三、总结

CRC 发生腹膜转移的高危因素包括：右侧结肠癌、T4 或 N2、穿孔、切缘阳性和黏液腺癌或印戒细胞癌等。在局部手术治疗方法出现之前，CRC PM 主要采用系统化疗，但生存获益不明显。由于应用化疗后腹膜转移患者预后仍然较差，考虑到腹膜的厌氧环境及化疗药物渗透作用差，学者们发明了 HIPEC 和 CRS。研究报道，CRC PM 应用 HIPEC 显著改善了给药效果，联合 CRS 后，长期生存有所改善。该例患者自接受 CRS+HIPEC 术后至今存活，总生存期超过 38 个月，获益明显。因此，CRS ＋ HIPEC 是目前结直肠 PM 患者多学科治疗方式之一，PCI 和 CC 评分是结直肠 PM 患者的重要预后指标，明确术前诊断和合适的患者选择是主要的挑战。虽然 CRS ＋ HIPEC 越来越多地被接受作为选择的 CRC 腹膜转移患者的推荐治疗，且已被纳入中国和国际的指南规范和共识，但仍需要随机对照试验阐明该模式的具体实施方案和患者选择的标准。

（安松林 王 辉 蔡国响 王腾祺 宝音升博尔）

参考文献

1. BRAY F, FERLAY J, SOERJOMATARAM I, et al. Global cancer statistics 2018：GLOBOCAN estimates of incidence and mortality worldwide for 36 cancers in 185 countries. CA Cancer J Clin, 2018, 68（6）：394-424.

2. CHEN W, ZHENG R, BAADE P D, et al. Cancer statistics in China, 2015. CA Cancer J Clin, 2016, 66（2）：115-132.

3. SEGELMAN J, GRANATH F, HOLM T, et al. Incidence, prevalence and risk factors for peritoneal carcinomatosis from colorectal cancer. Br J Surg, 2012, 99（5）：699-705.

4. LEMMENS V E, KLAVER Y L, VERWAAL V J, et al. Predictors and survival of synchronous peritoneal carcinomatosis of colorectal origin：a population-based study. Int J Cancer, 2011, 128（11）：2717-2725.

5. KOPPE M J, BOERMAN O C, OYEN W J, et al. Peritoneal carcinomatosis of colorectal origin：incidence and current treatment strategies. Ann Surg, 2006, 243（2）：212-222.

6. HUANG C Q, MIN Y, WANG S Y, et al. Cytoreductive surgery plus hyperthermic intraperitoneal chemotherapy improves survival for peritoneal carcinomatosis from colorectal cancer：a systematic review and meta-analysis of current evidence. Oncotarget, 2017, 8（33）：55657-55683.

7. FRANKO J, SHI Q, MEYERS J P, et al. Prognosis of patients with peritoneal metastatic colorectal cancer given systemic therapy：an analysis of individual patient data from prospective randomised trials from the Analysis and Research in Cancers of the Digestive System（ARCAD）database. Lancet Oncol, 2016, 17（12）：1709-1719.

8. 李雁. 腹膜癌研究之我见. 中国肿瘤临床, 2012, 39（22）：1685-1686.

9. YANG X Q, YAN L, CHEN C, et al. Application of C12 multi-tumor marker protein chip in the diagnosis of gastrointestinal cancer：results of 329 surgical patients and suggestions for improvement. Hepatogastroenterology, 2009, 56（94/95）：1388-1394.

10. YANG X Q, LI Y, CHEN C, et al. Preoperative serum carbohydrate antigen 125 level is an independent negative prognostic marker for overall survival in colorectal cancer. Med Oncol, 2011, 28（3）：789-795.

11. HUO Y R, HUANG Y, LIAUW W, et al. Prognostic value of carcinoembryonic antigen（CEA）, AFP, CA19-9 and CA125 for patients with colorectal cancer with peritoneal carcinomatosis treated by cytoreductive surgery and intraperitoneal chemotherapy. Anticancer Res, 2016, 36（3）：1041-1049.

12. 梅列军, 王林伟, 周云峰, 等. MDCT 增强扫描加多平面重建技术诊断腹膜癌的影像学研究. 中国肿瘤临床, 2012, 39（22）：1745-1749.

13. 王林伟. 多层螺旋 CT 增强扫描诊断腹膜转移癌的研究进展. 武汉大学学报（医学版）, 2013, 34（1）：152-156.

14. DE BREE E, KOOPS W, KRÖGER R, et al. Preoperative computed tomography and selection

of patients with colorectal peritoneal carcinomatosis for cytoreductive surgery and hyperthermic intraperitoneal chemotherapy. Eur J Surg Oncol, 2006, 32（1）：65-71.

15. ESQUIVEL J, CHUA T C, STOJADINOVIC A, et al. Accuracy and clinical relevance of computed tomography scan interpretation of peritoneal cancer index in colorectal cancer peritoneal carcinomatosis: a multi-institutional study. J Surg Oncol, 2010, 102（6）：565-570.

16. DRESEN R C, DE VUYSERE S, DE KEYZER F, et al. Whole-body diffusion-weighted MRI for operability assessment in patients with colorectal cancer and peritoneal metastases. Cancer Imaging, 2019, 19（1）：1.

17. LOW R N. Preoperative and surveillance MR imaging of patients undergoing cytoreductive surgery and heated intraperitoneal chemotherapy. J Gastrointest Oncol, 2016, 7（1）：58-71.

18. KIM S J, LEE S W. Diagnostic accuracy of ^{18}F-FDG PET/CT for detection of peritoneal carcinomatosis: a systematic review and meta-analysis. Br J Radiol, 2018, 91（1081）：20170519.

19. 梅列军, 刘俊方, 李雁, 等. 应用胃肠道碘水造影对腹膜转移癌的术前评估. 武汉大学学报（医学版）, 2013, 34（6）：875-878.

20. HENTZEN J E K R, CONSTANSIA R D N, BEEN L B, et al. Diagnostic laparoscopy as a selection tool for patients with colorectal peritoneal metastases to prevent a non-therapeutic laparotomy during cytoreductive surgery. Ann Surg Oncol, 2020, 27（4）：1084-1093.

21. SESHADRI R A, HEMANTH RAJ E. Diagnostic laparoscopy in the pre-operative assessment of patients undergoing cytoreductive surgery and HIPEC for peritoneal surface malignancies. Indian J Surg Oncol, 2016, 7（2）：230-235.

22. MARMOR R A, KELLY K J, LOWY A M, et al. Laparoscopy is safe and accurate to evaluate peritoneal surface metastasis prior to cytoreductive surgery. Ann Surg Oncol, 2016, 23（5）：1461-1467.

23. NUNEZ M F, SARDI A, JIMENEZ W, et al. Port-site metastases is an independent prognostic factor in patients with peritoneal carcinomatosis. Ann Surg Oncol, 2015, 22（4）：1267-1273.

24. Massalou D, Benizri E, Chevallier A, et al. Peritoneal carcinomatosis of colorectal cancer: novel clinical and molecular outcomes. Am J Surg, 2017, 213（2）：377-387.

25. PAWLIK T M, RAUT C P, RODRIGUEZ-BIGAS M A. Colorectal carcinogenesis: MSI-H versus MSI-L. Dis Markers, 2004, 20（4/5）：199-206.

26. KLINGBIEL D, SARIDAKI Z, ROTH A D, et al. Prognosis of stage II and III colon cancer treated with adjuvant 5-fluorouracil or FOLFIRI in relation to microsatellite status: results of the PETACC-3 trial. Ann Oncol, 2015, 26（1）：126-132.

27. KIM C G, AHN J B, JUNG M, et al. Effects of microsatellite instability on recurrence patterns and outcomes in colorectal cancers. Br J Cancer, 2016, 115（1）：25-33.

28. FUJIYOSHI K, YAMAMOTO G, TAKENOYA T, et al. Metastatic pattern of stage IV colorectal cancer with high-frequency microsatellite instability as a prognostic factor. Anticancer Res, 2017, 37（1）：

239-247.

29. SAFAEE ARDEKANI G, JAFARNEJAD S M, TAN L, et al. The prognostic value of BRAF mutation in colorectal cancer and melanoma: A systematic review and meta-analysis. PLoS One, 2012, 7 (10): e47054.

30. SASAKI Y, HAMAGUCHI T, YAMADA Y, et al. Value of KRAS, BRAF, and PIK3CA mutations and survival benefit from systemic chemotherapy in colorectal peritoneal carcinomatosis. Asian Pac J Cancer Prev, 2016, 17 (2): 539-543.

31. PRASANNA T, KARAPETIS C S, RODER D, et al. The survival outcome of patients with metastatic colorectal cancer based on the site of metastases and the impact of molecular markers and site of primary cancer on metastatic pattern. Acta Oncol, 2018, 57 (11): 1438-1444.

32. IMAMURA Y, MORIKAWA T, LIAO X, et al. Specific mutations in KRAS codons 12 and 13, and patient prognosis in 1075 BRAF wild-type colorectal cancers. Clin Cancer Res, 2012, 18 (17): 4753-4763.

33. SCHNEIDER M A, EDEN J, PACHE B, et al. Mutations of RAS/RAF proto-oncogenes impair survival after cytoreductive surgery and HIPEC for peritoneal metastasis of colorectal origin. Ann Surg, 2018, 268 (5): 845-853.

34. VAN SANTVOORT H C, BRAAM H J, SPEKREIJSE K R, et al. Peritoneal carcinomatosis in t4 colorectal cancer: occurrence and risk factors. Ann Surg Oncol, 2014, 21 (5): 1686-1691.

35. VAN GESTEL Y R, THOMASSEN I, LEMMENS V E, et al. Metachronous peritoneal carcinomatosis after curative treatment of colorectal cancer. Eur J Surg Oncol, 2014, 40 (8): 963-969.

36. QUERE P, FACY O, MANFREDI S, et al. Epidemiology, management, and survival of peritoneal carcinomatosis from colorectal cancer: a population-based study. Dis Colon Rectum, 2015, 58 (8): 743-752.

37. HONORÉ C, GOÉRÉ D, SOUADKA A, et al. Definition of patients presenting a high risk of developing peritoneal carcinomatosis after curative surgery for colorectal cancer: a systematic review. Ann Surg Oncol, 2013, 20 (1): 183-192.

38. KROUSE R S, NELSON R A, FARRELL B R, et al. Surgical palliation at a cancer center: incidence and outcomes. Arch Surg, 2001, 136 (7): 773-778.

39. KLAVER Y L, SIMKENS L H, LEMMENS V E, et al. Outcomes of colorectal cancer patients with peritoneal carcinomatosis treated with chemotherapy with and without targeted therapy. Eur J Surg Oncol, 2012, 38 (7): 617-623.

40. ARJONA-SÁNCHEZ A, MEDINA-FERNÁNDEZ F J, MUÑOZ-CASARES F C, et al. Peritoneal metastases of colorectal origin treated by cytoreduction and HIPEC: an overview. World J Gastrointest Oncol, 2014, 6 (10): 407-412.

41. LI Y, YU Y, LIU Y. Report on the 9 (th) International Congress on Peritoneal Surface Malignancies. Cancer Biol Med, 2014, 11 (4): 281-284.

42. JACQUET P, SUGARBAKER P H. Clinical research methodologies in diagnosis and staging of patients with peritoneal carcinomatosis. Cancer Treat Res, 1996, 82: 359-374.

43. ESQUIVEL J, LOWY A M, MARKMAN M, et al. The american society of peritoneal surface malignancies(ASPSM)multiinstitution evaluation of the peritoneal surface disease severity score(PSDSS) in 1013 patients with colorectal cancer with peritoneal carcinomatosis. Ann Surg Oncol, 2014, 21 (13): 4195-4201.

44. ARJONA-SANCHEZ A, RODRIGUEZ-ORTIZ L, BARATTI D, et al. RAS mutation decreases overall survival after optimal cytoreductive surgery and hyperthermic intraperitoneal chemotherapy of colorectal peritoneal metastasis: a modification proposal of the peritoneal surface disease severity score. Ann Surg Oncol, 2019, 26 (8): 2595-2604.

45. VERWAAL V J, VAN RUTH S, DE BREE E, et al. Randomized trial of cytoreduction and hyperthermic intraperitoneal chemotherapy versus systemic chemotherapy and palliative surgery in patients with peritoneal carcinomatosis of colorectal cancer. J Clin Oncol, 2003, 21 (20): 3737-3743.

46. VERWAAL V J, BRUIN S, BOOT H, et al. 8-year follow-up of randomized trial: cytoreduction and hyperthermic intraperitoneal chemotherapy versus systemic chemotherapy in patients with peritoneal carcinomatosis of colorectal cancer. Ann Surg Oncol, 2008, 15 (9): 2426-2432.

47. CASHIN P H, MAHTEME H, SPÅNG N, et al. Cytoreductive surgery and intraperitoneal chemotherapy versus systemic chemotherapy for colorectal peritoneal metastases: a randomised trial. Eur J Cancer, 2016, 53: 155-162.

48. GLEHEN O, KWIATKOWSKI F, SUGARBAKER P H, et al. Cytoreductive surgery combined with perioperative intraperitoneal chemotherapy for the management of peritoneal carcinomatosis from colorectal cancer: a multi-institutional study. J Clin Oncol, 2004, 22 (16): 3284-3292.

49. YAN T D, BLACK D, SAVADY R, et al. Systematic review on the efficacy of cytoreductive surgery combined with perioperative intraperitoneal chemotherapy for peritoneal carcinomatosis from colorectal carcinoma. J Clin Oncol, 2006, 24 (24): 4011-4019.

50. ELIAS D, LEFEVRE J H, CHEVALIER J, et al. Complete cytoreductive surgery plus intraperitoneal chemohyperthermia with oxaliplatin for peritoneal carcinomatosis of colorectal origin. J Clin Oncol, 2009, 27 (5): 681-685.

51. ELIAS D, GILLY F, BOUTITIE F, et al. Peritoneal colorectal carcinomatosis treated with surgery and perioperative intraperitoneal chemotherapy: retrospective analysis of 523 patients from a multicentric French study. J Clin Oncol, 2010, 28 (1): 63-68.

52. CAVALIERE F, DE SIMONE M, VIRZÌ S, et al. Prognostic factors and oncologic outcome in 146 patients with colorectal peritoneal carcinomatosis treated with cytoreductive surgery combined with hyperthermic intraperitoneal chemotherapy: Italian multicenter study S.I.T.I.L.O. Eur J Surg Oncol, 2011, 37 (2): 148-154.

53. CASHIN P H, GRAF W, NYGREN P, et al. Cytoreductive surgery and intraperitoneal chemotherapy

for colorectal peritoneal carcinomatosis：prognosis and treatment of recurrences in a cohort study. Eur J Surg Oncol, 2012, 38 (6)：509-515.

54. KUIJPERS A M, MIRCK B, AALBERS A G, et al. Cytoreduction and HIPEC in the Netherlands：nationwide long-term outcome following the Dutch protocol. Ann Surg Oncol, 2013, 20 (13)：4224-4230.

55. FRØYSNES I S, LARSEN S G, SPASOJEVIC M, et al. Complete cytoreductive surgery and hyperthermic intraperitoneal chemotherapy for colorectal peritoneal metastasis in Norway：prognostic factors and oncologic outcome in a national patient cohort. J Surg Oncol, 2016, 114 (2)：222-227.

56. IHEMELANDU C, SUGARBAKER P H. Management for peritoneal metastasis of colonic origin：role of cytoreductive surgery and perioperative intraperitoneal chemotherapy：a single institution's experience during two decades. Ann Surg Oncol, 2017, 24 (4)：898-905.

57. BURNETT A, LECOMPTE M A, TRABULSI N, et al. Peritoneal carcinomatosis index predicts survival in colorectal patients undergoing HIPEC using oxaliplatin：a retrospective single-arm cohort study. World J Surg Oncol, 2019, 17 (1)：83.

58. HENTZEN J E K R, ROVERS K P, KUIPERS H, et al. Impact of synchronous versus metachronous onset of colorectal peritoneal metastases on survival outcomes after cytoreductive surgery (CRS) with hyperthermic intraperitoneal chemotherapy (HIPEC)：a multicenter, retrospective, observational study. Ann Surg Oncol, 2019 , 26 (7)：2210-2221.

59. WONG J S M, TAN G H C, CHIA C S, et al. The importance of synchronicity in the management of colorectal peritoneal metastases with cytoreductive surgery and hyperthermic intraperitoneal chemotherapy. World J Surg Oncol, 2020, 18 (1)：10.

60. MORAN B J, GUERRA G R. Randomized controlled trials in surgical resection of colorectal peritoneal metastases：disentangling negativity in PRODIGE 7 and PROPHYLOCHIP. Colorectal Dis, 2021.

61. BUSHATI M, ROVERS K P, SOMMARIVA A, et al. The current practice of cytoreductive surgery and HIPEC for colorectal peritoneal metastases：results of a worldwide web-based survey of the Peritoneal Surface Oncology Group International (PSOGI). Eur J Surg Oncol, 2018, 44 (12)：1942-1948.

62. 中国医师协会结直肠肿瘤专委会腹膜肿瘤专业委员会. 结直肠癌腹膜转移诊治中国专家意见 (2017). 中华结直肠疾病电子杂志, 2017, 6 (5)：360-366.

63. COTTE E, PASSOT G, GILLY F N, et al. Selection of patients and staging of peritoneal surface malignancies. World J Gastrointest Oncol, 2010, 2 (1)：31-35.

64. GLEHEN O, MOHAMED F, GILLY F N. Peritoneal carcinomatosis from digestive tract cancer：new management by cytoreductive surgery and intraperitoneal chemohyperthermia. Lancet Oncol, 2004, 5 (4)：219-228.

65. SIMKENS G A, ROVERS K P, NIENHUIJS S W, et al. Patient selection for cytoreductive surgery and HIPEC for the treatment of peritoneal metastases from colorectal cancer. Cancer Manag Res, 2017, 9：259-266.

66. DOWNS-CANNER S, SHUAI Y, RAMALINGAM L, et al. Safety and efficacy of combined resection of colorectal peritoneal and liver metastases. J Surg Res, 2017, 219: 194-201.

67. JEON Y, PARK E J, LIM J H, et al. Clinical outcomes of complete cytoreduction with concurrent liver resection followed by hyperthermic intraperitoneal chemotherapy for synchronous peritoneal and liver metastatic colorectal cancer. World J Surg Oncol, 2019, 17 (1): 214.

68. AVERBACH A M, SUGARBAKER P H. Recurrent intraabdominal cancer causing intestinal obstruction: Washington Hospital Center experience with 42 patients managed by surgery and intraperitoneal chemotherapy. Cancer Treat Res, 1996, 81: 133-147.

69. GOÉRÉ D, GLEHEN O, QUENET F, et al. Second-look surgery plus hyperthermic intraperitoneal chemotherapy versus surveillance in patients at high risk of developing colorectal peritoneal metastases (PROPHYLOCHIP-PRODIGE 15): a randomised, phase 3 study. Lancet Oncol, 2020, 21 (9): 1147-1154.

70. QUÉNET F, ELIAS D, ROCA L, et al. Cytoreductive surgery plus hyperthermic intraperitoneal chemotherapy versus cytoreductive surgery alone for colorectal peritoneal metastases (PRODIGE 7): a multicentre, randomised, open-label, phase 3 trial. Lancet Oncol, 2021, 22 (2): 256-266.

71. SIMKENS G A, VAN OUDHEUSDEN T R, NIEBOER D, et al. Development of a prognostic nomogram for patients with peritoneally metastasized colorectal cancer treated with cytoreductive surgery and HIPEC. Ann Surg Oncol, 2016, 23 (13): 4214-4221.

72. GOÉRÉ D, SOUADKA A, FARON M, et al. Extent of colorectal peritoneal carcinomatosis: attempt to define a threshold above which HIPEC does not offer survival benefit: a comparative study. Ann Surg Oncol, 2015, 22 (9): 2958-2964.

73. STEFFEN T, EDEN J, BIJELIC L, et al. Patient selection for hyperthermic intraperitoneal chemotherapy in patients with colorectal cancer: consensus on decision making among international experts. Clin Colorectal Cancer, 2020, 19 (4): 277-284.

74. ELIAS D, MARIANI A, CLOUTIER A S, et al. Modified selection criteria for complete cytoreductive surgery plus HIPEC based on peritoneal cancer index and small bowel involvement for peritoneal carcinomatosis of colorectal origin. Eur J Surg Oncol, 2014, 40 (11): 1467-1473.

75. 中国抗癌协会腹膜肿瘤专业委员会, 广东省抗癌协会肿瘤热疗专业委员会. 中国腹腔热灌注化疗技术临床应用专家共识 (2019 版). 中华医学杂志, 2020, 100 (2): 89-96.

76. SUGARBAKER P H, JABLONSKI K A. Prognostic features of 51 colorectal and 130 appendiceal cancer patients with peritoneal carcinomatosis treated by cytoreductive surgery and intraperitoneal chemotherapy. Ann Surg, 1995, 221 (2): 124-132.

77. HUANG C Q, YANG X J, YU Y, et al. Cytoreductive surgery plus hyperthermic intraperitoneal chemotherapy improves survival for patients with peritoneal carcinomatosis from colorectal cancer: a phase II study from a Chinese center. PLoS One, 2014, 9 (9): e108509.

78. KOTHA N V, BAUMGARTNER J M, VEERAPONG J, et al. Primary tumor sidedness is predictive

of survival in colon cancer patients treated with cytoreductive surgery with or without hyperthermic intraperitoneal chemotherapy：a US HIPEC collaborative study. Ann Surg Oncol, 2019, 26 (7)：2234-2240.

79. HALLAM S, TYLER R, PRICE M, et al. Meta-analysis of prognostic factors for patients with colorectal peritoneal metastasis undergoing cytoreductive surgery and heated intraperitoneal chemotherapy. BJS Open, 2019, 3 (5)：585-594.

80. PISO P, NEDELCUT S D, RAU B, et al. Morbidity and mortality following cytoreductive surgery and hyperthermic intraperitoneal chemotherapy：data from the DGAV StuDoQ registry with 2149 consecutive patients. Ann Surg Oncol, 2019, 26 (1)：148-154.

81. MACRÌ A, ARCORACI V, BELGRANO V, et al. Short-term outcome of cytoreductive surgery and hyperthermic intraperitoneal chemotherapy used as treatment of colo-rectal carcinomatosis：a multicentric study. Updates Surg, 2020, 72 (1)：163-170.

82. ZHOU S, FENG Q, ZHANG J, et al. High-grade postoperative complications affect survival outcomes of patients with colorectal cancer peritoneal metastases treated with cytoreductive surgery and hyperthermic Intraperitoneal chemotherapy. BMC Cancer, 2021, 21 (1)：41.

83. ELIAS D, HONORÉ C, DUMONT F, et al. Results of systematic second-look surgery plus HIPEC in asymptomatic patients presenting a high risk of developing colorectal peritoneal carcinomatosis. Ann Surg, 2011, 254 (2)：289-293.

84. VAN DRIEL W J, KOOLE S N, SONKE G S. Hyperthermic intraperitoneal chemotherapy in ovarian cancer. N Engl J Med, 2018, 378 (14)：1363-1364.

85. NOURA S, OHUE M, SHINGAI T, et al. Effects of intraperitoneal chemotherapy with mitomycin C on the prevention of peritoneal recurrence in colorectal cancer patients with positive peritoneal lavage cytology findings. Ann Surg Oncol, 2011, 18 (2)：396-404.

86. SAMMARTINO P, SIBIO S, BIACCHI D, et al. Prevention of peritoneal metastases from colon cancer in high-risk patients：preliminary results of surgery plus prophylactic HIPEC. Gastroenterol Res Pract, 2012, 2012：141585.

87. SHIMIZU T, MURATA S, SONODA H, et al. Hyperthermic intraperitoneal chemotherapy with mitomycin C and 5-fluorouracil in patients at high risk of peritoneal metastasis from colorectal cancer：a preliminary clinical study. Mol Clin Oncol, 2014, 2 (3)：399-404.

88. BARATTI D, KUSAMURA S, IUSCO D, et al. Hyperthermic intraperitoneal chemotherapy (HIPEC) at the time of primary curative surgery in patients with colorectal cancer at high risk for metachronous peritoneal metastases. Ann Surg Oncol, 2017, 24 (1)：167-175.

89. ARJONA-SÁNCHEZ A, BARRIOS P, BOLDO-RODA E, et al. HIPECT4：multicentre, randomized clinical trial to evaluate safety and efficacy of Hyperthermic intra-peritoneal chemotherapy (HIPEC) with Mitomycin C used during surgery for treatment of locally advanced colorectal carcinoma. BMC Cancer, 2018, 18 (1)：183.

90. KLAVER C E, MUSTERS G D, BEMELMAN W A, et al. Adjuvant hyperthermic intraperitoneal chemotherapy (HIPEC) in patients with colon cancer at high risk of peritoneal carcinomatosis：the COLOPEC randomized multicentre trial. BMC Cancer, 2015, 15：428.

91. KLAVER C E L, WISSELINK D D, PUNT C J A, et al. Adjuvant hyperthermic intraperitoneal chemotherapy in patients with locally advanced colon cancer (COLOPEC)：a multicentre, open-label, randomised trial. Lancet Gastroenterol Hepatol, 2019, 4 (10)：761-770.

92. FISHER B, GUNDUZ N, SAFFER E A. Influence of the interval between primary tumor removal and chemotherapy on kinetics and growth of metastases. Cancer Res, 1983, 43 (4)：1488-1492.

93. GUNDUZ N, FISHER B, SAFFER E A. Effect of surgical removal on the growth and kinetics of residual tumor. Cancer Res, 1979, 39 (10)：3861-3865.

94. BECERRA A Z, AQUINA C T, MOHILE S G, et al. Variation in delayed time to adjuvant chemotherapy and disease-specific survival in stage Ⅲ colon cancer patients. Ann Surg Oncol, 2017, 24 (6)：1610-1617.

95. ESQUIVEL J, AVERBACH A, CHUA T C. Laparoscopic cytoreductive surgery and hyperthermic intraperitoneal chemotherapy in patients with limited peritoneal surface malignancies：feasibility, morbidity and outcome in an early experience. Ann Surg, 2011, 253 (4)：764-768.

96. SALTI G I, NAFFOUJE S A. Feasibility of hand-assisted laparoscopic cytoreductive surgery and hyperthermic intraperitoneal chemotherapy for peritoneal surface malignancy. Surg Endosc, 2019, 33 (1)：52-57.

97. ARJONA-SANCHEZ A, ESQUIVEL J, GLEHEN O, et al. A minimally invasive approach for peritonectomy procedures and hyperthermic intraperitoneal chemotherapy (HIPEC) in limited peritoneal carcinomatosis：The American Society of Peritoneal Surface Malignancies (ASPSM) multi-institution analysis. Surg Endosc, 2019, 33 (3)：854-860.

98. RODRÍGUEZ-ORTIZ L, ARJONA-SÁNCHEZ A, IBAÑEZ-RUBIO M, et al. Laparoscopic cytoreductive surgery and HIPEC：a comparative matched analysis. Surg Endosc, 2021, 35 (4)：1778-1785.

99. CEELEN W, VAN NIEUWENHOVE Y, PUTTE D V, et al. Neoadjuvant chemotherapy with bevacizumab may improve outcome after cytoreduction and hyperthermic intraperitoneal chemoperfusion (HIPEC) for colorectal carcinomatosis. Ann Surg Oncol, 2014, 21 (9)：3023-3028.

100. WAITE K, YOUSSEF H. The role of neoadjuvant and adjuvant systemic chemotherapy with cytoreductive surgery and heated intraperitoneal chemotherapy for colorectal peritoneal metastases：a systematic review. Ann Surg Oncol, 2017, 24 (3)：705-720.

101. BEAL E W, SUAREZ-KELLY L P, KIMBROUGH C W, et al. Impact of neoadjuvant chemotherapy on the outcomes of cytoreductive surgery and hyperthermic intraperitoneal chemotherapy for colorectal peritoneal metastases：a multi-institutional retrospective review. J Clin Med, 2020, 9 (3)：748.

102. GILLY F N, International Registry of Colorectal Carcinomatosis. Phase II studies: international registry of colorectal carcinomatosis. Eur J Surg Oncol, 2006, 32 (6): 648-654.

103. HOMPES D, AALBERS A, BOOT H, et al. A prospective pilot study to assess neoadjuvant chemotherapy for unresectable peritoneal carcinomatosis from colorectal cancer. Colorectal Dis, 2014, 16 (8): O264-272.

104. EVENO C, PASSOT G, GOÉRÉ D, et al. Bevacizumab doubles the early postoperative complication rate after cytoreductive surgery with hyperthermic intraperitoneal chemotherapy (HIPEC) for peritoneal carcinomatosis of colorectal origin. Ann Surg Oncol, 2014, 21 (6): 1792-1800.

105. CHUA T C, MORRIS D L, SAXENA A, et al. Influence of modern systemic therapies as adjunct to cytoreduction and perioperative intraperitoneal chemotherapy for patients with colorectal peritoneal carcinomatosis: a multicenter study. Ann Surg Oncol, 2011, 18 (6): 1560-1567.

106. WU W, YAN S, LIAO X, et al. Curative versus palliative treatments for colorectal cancer with peritoneal carcinomatosis: a systematic review and meta-analysis. Oncotarget, 2017, 8 (68): 113202-113212.

107. XU R, XU C, LIU C, et al. Efficacy and safety of bevacizumab-based combination therapy for treatment of patients with metastatic colorectal cancer. Onco Targets Ther, 2018, 11: 8605-8621.

108. SHIDA D, YOSHIDA T, TANABE T, et al. Prognostic impact of R0 resection and targeted therapy for colorectal cancer with synchronous peritoneal metastasis. Ann Surg Oncol, 2018, 25 (6): 1646-1653.

109. ALYAMI M, HÜBNER M, GRASS F, et al. Pressurised intraperitoneal aerosol chemotherapy: rationale, evidence, and potential indications. Lancet Oncol, 2019, 20 (7): e368-e377.

110. SIEBERT M, ALYAMI M, MERCIER F, et al. Pressurized intraperitoneal aerosol chemotherapy (PIPAC) in association with systemic chemotherapy and bevacizumab, evaluation of safety and feasibility. A single center comparative study. Eur J Surg Oncol, 2021, 47 (1): 139-142.

第十一章

恶性腹膜间皮瘤

第一节　前言

弥漫性恶性腹膜间皮瘤（diffuse malignant peritoneal mesothelioma，DMPM）占所有间皮瘤的 7%～30%。因地理位置、遗传易感性、环境及职业致癌物暴露程度不同等，DMPM 在世界范围内的流行病学数据差异较大。英国、澳大利亚和新西兰发病率最高，日本、斯洛文尼亚和中欧其他国家发病率最低。美国男女发病率分别为 $1.94/10^5$ 和 $0.41/10^5$，每年有约 15 000 例 DMPM 新发确诊病例，诊断时中位年龄为 63.3 岁，从石棉暴露到疾病发展的潜伏期为 40～50 年。我国关于 DMPM 的流行病学研究较少，Zhao 等对我国 2000—2013 年恶性间皮瘤进行流行病学研究发现，整体发病率从 $2.14/10^6$ 增至 $3.14/10^6$，死亡率从 $1.24/10^6$ 增至 $2.44/10^6$，暴露于石棉的人群中，恶性间皮瘤诊断时的平均年龄 55.2 岁，非暴露人群中，诊断时的平均年龄 47.3 岁。

第二节　病因及发病机制

尚未完全阐明 DMPM 的病因及发病机制。目前已知的致癌因素包括化学致癌因素如石棉及其他矿物纤维等，物理致癌因素如慢性腹膜炎和治疗性辐射等，以及某些生物性致癌因素。DMPM 主要致癌物是石棉，但仅 33%～50% 患者有石棉接触史。从石棉暴露到间皮瘤发病潜伏期较长，提示间皮瘤发病率将继续增加。接触石棉的时间和暴露持续时间与疾病发展无直接关系，某些长期暴露于石棉的患者未发生间皮瘤，而一些患者短期接触却发生高肿瘤负荷的间皮瘤。目前尚无相关试验对有石棉暴露史人群进行早期筛查。有学者推荐对有石棉接触史的人群，每年进行1 次腹部超声检查，以提高 DMPM 早期检出率。其他化学致癌物包括其他类型矿物纤维，如毛沸石、滑石粉、云母、二甲苯等。慢性腹膜炎和治疗性辐射等物理因素也与 DMPM 发生相关。此外，遗传易感性（如种系 BAP1 突变携带者）、猿猴空泡病毒 40（SV40）等也参与了 DMPM 的发生发展过程。

尚不明确 DMPM 的分子病理学机制。DMPM 的发病是一个多因子、多步骤参与的复杂事件，是环境致癌因素与遗传易感性相互作用的结果。石棉等环境致癌因素与遗传物质直接作用可造成遗传物质机械性损伤，也可以通过诱导活性氧、诱发炎症因子释放、激活细胞外信号通路（如 PI3K/Akt/mTOR 信号通路）等间接损伤遗传物质。此外，分子遗传学分析也发现了一些导致间皮瘤发生发展的关键遗传变异，如磷酸酶和张力蛋白同源基因（phosphatase and tensin homologue，PTEN）、2型神经纤维瘤病（neurofibromatosis type 2，NF2）和 BRCA1 相关蛋白 1（BRCA1-associated protein-1，BAP-1）基因等（图 2-11-1）。关于 DMPM 的分子病理学机制尚需进一步研究。

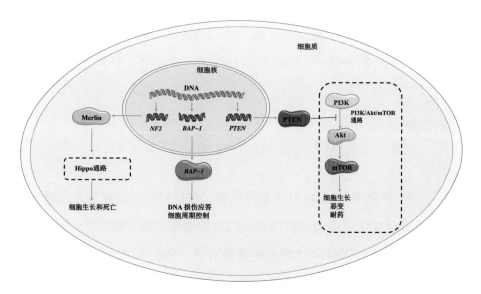

　　NF2、BAP-1、PTEN 等基因突变，导致相应下游信号通路激活，从而引起细胞恶性表型转化。绿色箭头代表信号通路中激活过程，红色箭头代表去活化过程。

图 2-11-1　DMPM 分子机制简图

第三节 临床表现

大多数 DMPM 患者无症状或症状无特异性，发病隐匿，大多数病例确诊时已属晚期，从出现症状到确诊的中位时间约为 4 个月。临床表现多样化主要取决于腹腔内肿瘤扩散的程度。最常见的症状是腹胀（41%～86%）和腹痛（31%～87%），其他临床表现包括体重减轻（32%）、腹部肿块（30%）、发热（22%）、腹泻（17%）、呕吐（15%）和新发疝（12%）。此外，约 8% 病例在偶然情况下确诊，如不孕症患者在行探查性腹腔镜检查或妇科病变行开腹手术时。DMPM 典型生长特征是沿着腹膜表面广泛性生长，很少累及腹腔内及腹腔外器官。局部淋巴结受累肿大可导致上腔静脉阻塞或压迫重要器官而表现出相应的症状体征。部分患者也会以急腹症为主要临床表现，如恶性肠梗阻或急性肠穿孔。

MPM 在疾病发展过程还会出现多种副肿瘤综合征，包括发热、血小板增多、恶性肿瘤相关性血栓形成、低血糖、Coombs 阳性溶血性贫血、肾病综合征等。其中，基线血小板增多是 MPM 患者生存期缩短的独立危险因素。

第四节 诊断

DMPM 诊断主要基于详细的病史、实验室检查、影像学检查和组织病理学检查。石棉接触史是一种重要的提示因素，典型的临床特点包括腹胀、腹痛、腹腔积液、腹部包块等。实验室检查主要包括血清肿瘤标志物。影像学检查包括计算机断层扫描、磁共振成像、正电子发射断层扫描等，可明确疾病阶段，而组织病理学检查是诊断 DMPM 的金标准。

一、血清肿瘤标志物

诊断 DMPM 有价值的血清标志物包括高水平血清 CA125、CA153、间皮素相关蛋白、血清高迁移率族蛋白 B1、透明质酸和骨桥蛋白。53.3% 和 48.5% 的患者中分别出现 CA125 和 CA153 基线水平升高。CA125 升高与恶性程度较高的组织学类型、PCI > 25 分及未行术前系统化疗相关。CA125 评估 CRS+HIPEC 术后疾病进展的敏感性为 100%。而基线血清 CA125 的预后价值仍存在争议。有研究表明，基线血清 CA125 与总生存期无关。另一项研究得出相反结果，并将 CA125 纳入术前列线图中。间皮素常存在于间皮细胞，是一种分子量为 40 kDa 的细胞表面糖蛋白。Bruno 等研究表明，DMPM 与其他腹膜表面恶性肿瘤鉴别时，间皮素的敏感性、特异性、阳性预测值和阴性预测值分别为 70.0%、100%、100% 和 60.9%。间皮素可作为 DMPM 的一种治疗靶点。一项前瞻性无对照研究表明，嵌合抗间皮素抗体 Amatuximab 与顺铂 / 培美曲塞联合对不可切除的胸膜间皮瘤疗效较好。目前，正在开展 Amatuximab 与顺铂 / 培美曲塞联合治疗恶性胸膜间皮瘤的 II 期随机研究（NCT02357147）。而间皮素相关蛋白对 DMPM 的预后意义尚未确定。此外，血清高迁移率族蛋白 B1、透明质酸和骨桥蛋白是监测复发的重要标志物。

二、计算机断层扫描

计算机断层扫描具有方便操作、成本低、结果获取周期短、阅片难度小等特点，被认为是术前评估的首选影像学方法。CT 扫描的主要影像学表现为肠系膜增厚（图 2-11-2A）、腹腔积液（图 2-11-2B）、大网膜增厚（图 2-11-2B）、腹膜增厚及腹部肿块（37%）（图 2-11-2C）。腹腔外转移不常见，相关影像学表现也较罕见。但是，也有文献报道了一些肝脏、结肠、肺、骨骼和淋巴结受累（图 2-11-2D）的罕见病例。此外，有研究表明，CT 扫描可用于评估 DMPM 的可切除性。

三、磁共振成像

磁共振成像可作为 DMPM 患者诊断和术前检查的影像学方法之一，但并非常规检查。有研究表明，与 CT 扫描相比，MRI 可更准确地评估肿瘤进展程度、量化 PCI 评分、诊断腹腔积液及更为精准地提供疾病分期。但尚无数据表明 MRI 能够准确检测小病灶及判断 DMPM 可切除性。

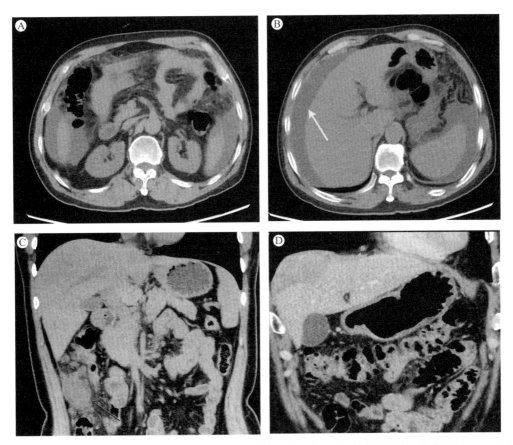

　　A：肠系膜增厚（红色箭头）；B：腹腔积液（黄色箭头）及大网膜增厚（红色箭头）；C：右腹腔肿物（蓝色箭头）；D：心膈角淋巴结转移（绿色箭头）。

图 2-11-2　弥漫性恶性腹膜间皮瘤患者计算机断层扫描影像

四、正电子发射断层扫描

　　根据 ^{18}F-FDG 标准摄取值的显著差异，正电子发射断层扫描可用于区分良性病变及恶性间皮瘤。此外，PET 可用于术前分期，与 CT 扫描相比，可更为准确地判断淋巴结状态，还能更敏感地检测出潜在复发病灶。有研究表明，PET 的灵敏度、特异性和准确度分别为 86%、89% 和 87%。但尚需进一步研究证实 PET 在 DMPM术前检查中的作用和潜能。

五、术前腹腔镜检查

腹腔镜检查创口小、可以清楚地观察腹腔情况，可作为 DMPM 患者诊断方法之一。有研究表明，腹腔镜检查可更准确地评估 DMPM 的可切除性，避免无效开腹手术，且腹腔镜检查的并发症发生率和死亡率也较低。当评估比较局限的腹膜转移病变时，腹腔镜优于 CT 扫描。Laterza 等研究表明，腹腔镜术前评估的敏感性、特异性、阳性预测值、阴性预测值和准确性分别为 100%、75%、96.6%、100% 和 96.9%。但是，对腹部条件较差的患者（既往接受过手术或肿瘤负荷较高），腹腔镜检查难以实现全面术前评估。此外，腹腔镜检查创口也具有一定复发风险。

六、组织病理学诊断

DMPM 确诊需要组织病理学诊断，主要包括常规 HE 染色及免疫组织化学染色（immunohistochemistry，IHC）。

DMPM 在组织学类型上分为上皮样型、肉瘤样型和双相型。上皮样型最常见，预后最好，肉瘤样型最罕见。上皮样型间皮瘤分为 12 种亚型，包括：①管状乳头型（图 2-11-3A）；②微乳头型（图 2-11-3B）；③小腺泡腺样型（图 2-11-3C）；④腺瘤样瘤型；⑤腺样囊性型（图 2-11-3D）；⑥实体型；⑦透明细胞型；⑧蜕膜样型；⑨印戒细胞样型；⑩横纹肌样型；⑪多形性；⑫黏液样型。肉瘤样型间皮瘤由排列紧密的梭形细胞组成（图 2-11-3E），少数肉瘤样型间皮瘤可见散在分布的恶性骨质、软骨样或肌肉样结构。双相型由上皮样型和肉瘤样型两种亚型组成，每种亚型至少占 10%（图 2-11-3F）。

IHC 染色是鉴别诊断 DMPM 最有价值和最可行的方法。然而，目前尚无绝对特异性和高灵敏度的标志物。比较公认的阳性标志物为紧密连接相关蛋白 Calretinin（图 2-11-4A）、中等大小的碱性角蛋白 Cytokeratin 5/6（图 2-11-4B）、HBME-1、参与调节血管内凝血的表面糖蛋白 Thrombomodulin、跨膜黏蛋白 Podoplanin、间皮素 Mesothelin（图 2-11-4C）、肿瘤抑制基因 *WT-1*（图 2-11-4D）和 D2-40。阴性标志物为 TTF1、CEA、Ber-Ep4、B72.3、MOC31 和 CD15。建议至少应用 2 个阳性标志物和 2 个阴性标志物进行鉴别诊断。

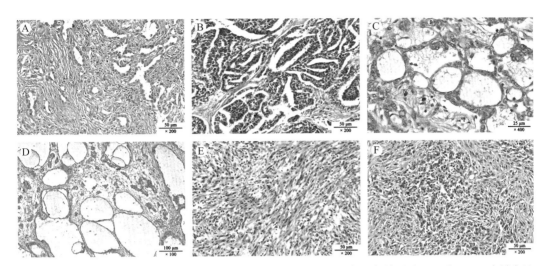

A：管状乳头型（×200）；B：微乳头型（×200）；C：小腺泡腺样型（×400）；D：腺样囊性型（×100）；E：肉瘤样型（×200）；F：双相型（×200）；DMPM：弥漫性恶性腹膜间皮瘤；HE：苏木精—伊红染色。

图 2-11-3　DMPM 患者 HE 染色

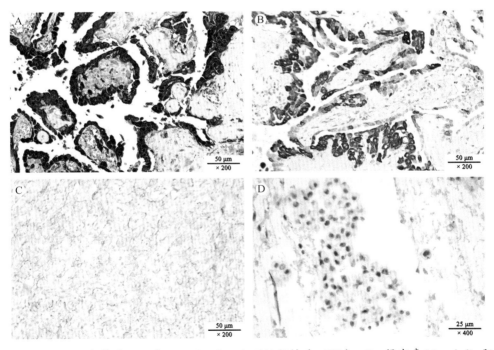

A：Calretinin 阳性（×200）；B：Cytokeratin 5/6 阳性（×200）；C：间皮素 Mesothelin 阳性（×200）；D：肿瘤抑制基因 *WT-1* 阳性（×400）。

图 2-11-4　DMPM 免疫组织化学染色

第五节 疾病分期

目前尚无国际通用的 DMPM 临床分期系统，PSOGI 按照 TNM 原则将 DMPM 分 I、II、III 期（表 2-11-1），其中 T 指 PCI，分 4 个亚组：① T1（PCI 1～10 分）；② T2（PCI 11～20 分）；③ T3（PCI 21～30 分），④ T4（PCI 30～39 分），与患者生存显著相关；N 为淋巴结状态，N_0 为无淋巴结转移，N_1 为有淋巴结转移；M 指腹外转移，M_0 为无腹外转移，M_1 有腹外转移。I 期为 $T_1N_0M_0$，II 期包括 $T_2N_0M_0$ 和 $T_3N_0M_0$，III 期包括 $T_4N_0M_0$、$T_4N_1M_0$、$T_4N_0M_1$、$T_4N_1M_1$、$T_{1\sim4}N_1M_0$、$T_{1\sim4}N_1M_1$、$T_{1\sim4}N_0M_1$、$T_{1\sim4}N_1M_1$。I、II 和 III 期患者 5 年生存率分别为 87%、53% 和 29%。

表 2-11-1 弥漫性恶性腹膜间皮瘤 TNM 分期系统

分期	肿瘤（T）	淋巴结（N）	腹外转移（M）
I	T_1	N_0	M_0
II	$T_2\sim_3$	N_0	M_0
III	T_4	$N_0\sim_1$	$M_0\sim_1$
	$T_1\sim_4$	N_1	$M_0\sim_1$
	$T_1\sim_4$	$N_0\sim_1$	M_1

第六节 鉴别诊断

由于 DMPM 缺乏特征性临床表现及影像学表现，应与以下疾病相鉴别：①腹膜转移癌：如胃肠道原发瘤引起腹膜转移癌时，通常伴有肝转移和淋巴结肿大，而 DMPM 则主要以腹腔病变为主。②浆液性腹膜癌：主要起源于腹膜内原发瘤，而非间皮细胞，一般认为此病起源于卵巢上皮残余，即卵巢降至盆腔的残留部分，实际上，任何盆腔附件均可作为这些细胞的来源。这些肿瘤的组织学和免疫表型都不同于间皮瘤，但类似于卵巢癌。③卵巢癌：主要以盆腔病变为主，且往往伴有自下而上的淋巴结肿大，这类患者 CA125 水平常大幅度升高。④淋巴瘤病：如果发现弥漫性淋巴结肿大但不累及网膜，应怀疑淋巴瘤病；⑤结核性腹膜炎：其特征主要包括腹膜光滑增厚、肠系膜淋巴结肿大伴中心坏死、腹水高密度影及脾肿大；⑥其他恶性腹膜间皮瘤：如高分化乳头状间皮瘤和多囊性间皮瘤，主要依据病理诊断相鉴别，这两者多为慢性病程，治疗以手术为主。

第七节　治疗

DMPM 曾被认为是终末期疾病，确诊后患者中位生存期仅为 6 ～ 12 个月。近年来在治疗方面取得了重大进展，从单一化疗发展为多种形式的综合治疗，包括 CRS+HIPEC、系统化疗、腹腔化疗、免疫治疗和分子靶向治疗等。

一、CRS+HIPEC

DMPM 主要局限于腹腔内，近年来建立了有效的治疗策略，核心是 CRS+HIPEC，旨在切除肿瘤、控制腹腔疾病进展，其手术技术操作见前述章节。CRS+HIPEC 目的是完全切除所有肉眼可见肿瘤，辅以大剂量热灌注化疗，在高温作用下增强治疗效果。HIPEC 最有效的方案为以铂类为基础的联合用药，高剂量化疗药物可循环至腹盆腔所有区域，以温度及时间依赖性方式增强化疗药物的细胞毒性。CRS+HIPEC 是部分 DMPM 患者的首选治疗方案，中位 OS 为 38.4 ～ 63.2 个月，5 年生存率为 39.0% ～ 91.3%，围手术期死亡率为 0 ～ 6.0%，严重并发症发生率为 15% ～ 56%。

CRS+HIPEC 适应证包括 2 点：①患者可耐受大手术；②病变可切除且在专门腹膜表面恶性肿瘤中心治疗的患者。绝对禁忌证包括 4 点：①肉瘤样组织学亚型；②广泛小肠浆膜受累；③伴随胸膜疾病；④腹膜后和（或）心膈角淋巴结受累。相对禁忌证包括 5 点：①双相型组织学亚型；② CRS 无法达到 CC-0/1 的病变；③术前 Ki-67 > 9%；④术前 PCI > 17 分；⑤小肠肠系膜广泛受累和（或）膈肌广泛受累。

CRS 是基础，在综合治疗中发挥关键作用，通过腹膜切除术或内脏器官切除术可去除腹腔和盆腔内体积较大的肿瘤，对于肠系膜或器官表面较小的肿瘤结节，可以选择电刀、超声刀、氩气刀等。关于是否需行全壁腹膜切除，目前仍存在争议。一项回顾性对照研究表明，选择性壁腹膜切除的 5 年生存率为 40.0%，而完全壁腹膜切除术 5 年生存率为 63.9%（P=0.027），在不增加术后严重不良事件发生率和死亡率的情况下，可行全壁腹膜切除术，以最大限度控制局部病变。出现淋巴结转移者预后较差，然而尚未明确淋巴结清扫术解剖部位，建议用于组织病理学评估的淋巴结包括以下 5 个部位：①上腹深部淋巴结；②腹股沟内环口的髂外淋巴结；③髂总淋巴结；④胃网膜血管起源处淋巴结；⑤膈肌表面上方纵隔中存在的可触及淋巴结。此外，David 等研究表明，CRS 时，重要器官切除与术后高并发症发生率及患者总生存期缩短无关，对 DMPM 患者，应尽可能实现完全 CRS。

DMPM 术后复发较常见，有研究表明，再次 CRS+HIPEC 对复发性 DMPM 仍具治疗价值，二次 CRS 后，患者中位生存期为 57 个月，3 年生存率为 80.0%，5 年生存率为 27.0%，术后 30 天内死亡率为 3.2%，严重并发症发生率为 48.4%，与初次术后严重并发症发生率相似。推荐对一般状况良好、疾病可切除、预后良好的复发性患者，可考虑再次行 CRS+HIPEC。

二、系统化疗

姑息性系统化疗：评估 DMPM 系统化疗的临床试验较少。胸膜间皮瘤和 DMPM 是两个不同的瘤种，尤其是在肿瘤生物学行为方面，但化疗药物对两者的作用相似，单药或联合化疗对 DMPM 疗效均较差，化疗缓解率为 15%～20%。Vogelzang 等的 Ⅲ 期临床试验推荐培美曲塞联合顺铂为恶性胸膜间皮瘤的一线标准化疗方案。有两项研究报告了培美曲塞单药或与顺铂联合治疗 DMPM 的疗效，培美曲塞单药的中位 OS 为 8.7 个月，而培美曲塞联合顺铂中位 OS 为 13.1 个月。培美曲塞耐受性较好，Ⅲ/Ⅳ级不良事件发生率较低，最常见的是血液学毒性反应（2%）或非血液学毒性反应，如脱水（7%）、恶心（5%）和呕吐（5%）。一项 Ⅱ 期临床试验表明，培美曲塞联合吉西他滨可延长 DMPM 患者中位 OS 至 26.8 个月，然而，两者联合的严重不良事件发生率较高。培美曲塞联合顺铂仍是无法手术和（或）无法切除 DMPM 患者一线化疗方案，可供选择的二线方案包括顺铂联合伊立替康或吉西他滨、单药长春瑞滨及靶向细胞毒性 T 淋巴细胞相关抗原 4（cytotoxic T lymphocyte associated antigen-4，CTLA-4）的单克隆抗体 tremelimumab。然而，目前二线方案对复发或难治性病例未显示生存获益，尚需进一步开展相关临床试验研究二线方案。

围手术期化疗：以接受 CRS+HIPEC 的 DMPM 患者为研究对象，对围手术期化疗进行研究，结果表明，新辅助化疗是导致患者预后较差的独立危险因素，新辅助化疗、未化疗、辅助化疗和围手术期化疗者 5 年 OS 分别为 40%、56%、67% 和 62%。因此，推荐对接受 CRS+HIPEC 且至少有一种不良预后因素（CC 评分 > 1 分、肉瘤样型或双相型、淋巴结受累、Ki-67 > 9%、PCI > 17 分）的 DMPM 患者，建议联合药物方案辅助化疗；对接受 CRS+HIPEC 且预后良好（完全 CRS、上皮样型、无淋巴结受累、Ki-67 ≤ 9% 和 PCI ≤ 17 分）的患者需定期随访，尚不明确辅助化疗对患者是否受益。铂类联合培美曲塞是最常用的化疗方案。

三、腹腔化疗

腹腔化疗可用于治疗腹膜表面恶性肿瘤，目的是在腹腔内进行高剂量化疗，并减少化疗药物的不良反应。DMPM 腹腔化疗相关研究较少，为巩固 CRS+HIPEC 疗效，Sugarbaker 等建议术后行腹腔化疗。腹腔化疗有两种主要方式：术后早期腹腔化疗和常温腹腔化疗。有研究表明，长期局部区域化疗可改善 DMPM 患者生存，尚未明确腹腔化疗方案。一项体外研究发现，与单药顺铂相比，顺铂联合吉西他滨或顺铂联合培美曲塞胸腔化疗疗效更好，可以此研究为基础，进一步研究 DMPM 腹腔化疗方案。

四、免疫治疗

恶性间皮瘤对免疫治疗较敏感，但目前研究大多来自临床前研究及小样本临床试验，证据质量有限。有研究表明，肿瘤坏死因子 -α（TNF-α）、白细胞介素 -6（IL-6）、干扰素（IFN）和粒细胞—巨噬细胞集落刺激因子（GM-CSF）对间皮瘤有效。Tani 等也发现活化细胞毒性 T 淋巴细胞（cytotoxic T lymphocyte，CTL）联合化疗对 DMPM 有效，2 例患者部分缓解。一项 II 期临床试验表明，抗 CTLA-4 抗体 tremelimumab 可作为间皮瘤二线治疗，疾病控制率达 31.0%，PFS 为 6 个月。此外，一项动物实验表明，脉冲处理的树突状细胞可抑制间皮瘤生长、控制局部复发。但仍需开展相关试验进一步研究免疫治疗对 DMPM 的疗效。

五、分子靶向治疗

很多研究评估了分子靶向药物对 DMPM 的疗效。磷脂酰肌醇 3 激酶 （phosphoinositide 3-kinase，PI3K）和哺乳动物雷帕霉素靶蛋白（mammalian target of rapamycin，mTOR）信号通路过表达是导致 DMPM 恶性表型的重要分子改变，30% ~ 60% 患者有 PTEN 功能缺失，因此，PI3K/PTEN/Akt/mTOR 信号通路抑制剂对间皮瘤可能有效，正在开展相关临床试验。

间皮素是一种膜结合糖蛋白，在上皮样型间皮瘤细胞表面过表达。目前已开发了多种靶向间皮素的药物，包括针对间皮素的重组免疫毒素 SS1P、单克隆抗体 Amatuximab 及嵌合抗原受体 T 细胞等。SS1P 的 I 期临床试验表明，12 例接受最大耐受剂量的恶性胸膜间皮瘤患者中，10 例（83.3%）部分缓解。

临床前研究表明，表观遗传修饰因子（组蛋白脱乙酰基酶和组蛋白甲基转移酶 EZH2）抑制剂是间皮瘤的治疗靶点，也发现了其他潜在治疗靶点，如在 3% 的 DMPM 患者中发现了 ALK 重排，这类患者以年轻女性为主，缺乏 DMPM 常见基因改变，如 *BAP-1* 和 *NF2* 等，因此，ALK 融合可能是一部分 DMPM 患者的独特发病机制，可接受靶向 ALK 的药物治疗。此外，临床前研究表明，血管内皮生长因子受体 -2（vascular endothelial growth factor receptor-2，VEGFR-2）抑制剂甲磺酸阿帕替尼可在 DMPM 中发挥抗肿瘤活性。Du 等报道了 1 例阿帕替尼治疗晚期恶性胸膜间皮瘤的个案，该患者对培美曲塞＋顺铂及吉西他滨＋顺铂耐药，使用阿帕替尼治疗后患者无进展生存期达 5 个月。笔者课题组开展了阿帕替尼治疗 DMPM 的队列研究，结果表明，阿帕替尼对 DMPM 患者的客观缓解率为 21.4%，疾病控制率为 85.7%。尚需进一步开展相关研究探索治疗 DMPM 的分子靶向药物。

第八节 随访

随访目的是持续评估疗效及并发症，及时发现复发，应包括 3 个方面：①体格检查；②胸部 / 腹部 / 盆腔 CT 扫描；③血清肿瘤标志物。随访频率为术后前 2 年内每 3 个月检查 1 次，术后 3 ～ 5 年每 6 个月检查 1 次，此后每年检查 1 次，随访时间可延长至术后 15 年。

DMPM 患者行 CRS+HIPEC 后，中位无病生存期为 13.9 ～ 25.1 个月。近 70% 复发病例出现在治疗后前 2 年内，因此随访常分两个时期，包括初始治疗开始的前 2 年和 2 年后，第 1 个时期随访频率更高。

尽管大部分 DMPM 病变局限在腹腔内，但随访期间也发现了腹腔外复发病变。有研究分析了 70 例患者的复发模式发现，近 18.4% 的病例出现了腹腔外复发，包括胸膜、腹膜后淋巴结等，因此，随访时影像学评估不仅应考虑腹腔检查，还应考虑胸部检查等。

DMPM 患者术后随访时间可延长至 15 年。Baratti 等报道了接受 CRS+HIPEC 的 108 例患者的随访数据。中位随访时间 48.8 个月，中位 OS 为 63.2 个月，中位 PFS 为 25.1 个月，5 年 OS 为 52.4%，10 年 OS 为 44.6%，5 年 PFS 为 38.4%，10 年 PFS 为 35.9%。7 年后，患者生存曲线达平台期。此平台期代表了有 19 例长期存活的患者，中位生存期达 104.2 个月，随访时间超过 7 年。

第九节 预后因素

DMPM 是一种罕见的异质性肿瘤，恶性程度高，预后差。近年来，随着治疗技术的进展，患者生存期已显著延长，目前已明确的预后因素包括 7 点：① CRS+HIPEC 可显著延长部分 DMPM 患者生存期，是预后良好的指标之一；②组织学类型是预后的重要因素之一，上皮样型预后最好，肉瘤样型和双相型预后差，且后两者均难以从 CRS+HIPEC 中获益；③肿瘤分期及 CRS 程度也是独立预后因素；④细胞增生指数 Ki-67 也与预后相关，高 Ki-67 指数（Ki-67 > 9%）与高 PCI

评分相关，患者中位 OS 仅为 10 个月；⑤年龄：65 岁以上患者预后较差，这可能与高龄本身增加术后严重并发症发生率和死亡率相关；⑥性别：女性患者预后好，这与女性暴露石棉机会少，组织学类型常为预后好的上皮样型及表达雌激素受体相关；⑦淋巴结状态：有淋巴结转移者预后更差，一项纳入 100 例患者的研究发现，出现淋巴结转移的 7 例患者，中位 OS 为 6 个月，1 年生存率为 43.0%，2 年生存率 0，而无淋巴结转移的 93 例患者，中位 OS 为 59 个月，5 年生存率为 50.0%，7 年生存率为 43.0%。因此，建议行 CRS 时，仔细评估淋巴结，对所有可疑淋巴结取样，明确病理诊断。

第十节　总结

DMPM 是一种源自腹膜间皮细胞的高度恶性的罕见原发性恶性肿瘤，占所有间皮瘤 7% ~ 30%。病因及发病机制尚不明确，可能是石棉等环境致癌因素与机体遗传易感性相互作用的结果。大多数患者无症状或症状无特异性，误诊率高，预后不良。部分患者可从 CRS+HIPEC 中显著获益，完全 CRS 是预后良好的指标之一。培美曲塞联合顺铂是无法手术和（或）无法切除患者的一线化疗方案。尚无标准二线化疗方案。CRS+HIPEC 术后且至少有一种不良预后因素者，建议行培美曲塞联合顺铂辅助化疗，CRS+HIPEC 后且预后良好者需定期随访，包括体格检查、胸部 / 腹部 / 盆腔 CT 扫描及血清肿瘤标志物。随访频率为术后前 2 年每 3 个月检查 1 次，术后 3 ~ 5 年每 6 个月检查 1 次，5 年后每年检查 1 次，随访时间可延长至术后 15 年。DMPM 患者诊断、术前检查、治疗及随访等推荐总结见表 2–11–2。PI3K/Akt/mTOR 信号通路过表达是 DMPM 恶性表型的驱动因素，也是新型干预治疗的重要靶点。随着对分子生物学和免疫学的进一步研究和理解，将会有更有效的治疗策略，使患者获得长期生存和高质量生活。

表 2-11-2 DMPM 推荐总结

推荐	推荐等级
诊断和病理:	
1. 目前或既往有石棉暴露的人群，建议每年做腹部超声检查筛选，以提高 DMPM 早期检出率	Ⅱ-D
2. 对于病理诊断为 DMPM 的患者，必须对通过芯针穿刺活检或腹腔镜探查获得足够的组织进行分析，而不是仅对通过细针穿刺获得的积液或组织行细胞学检查	Ⅰ-A
3. 必须由一位腹膜恶性肿瘤病理学专家对 DMPM 的诊断进行组织学审核	Ⅰ-A
4. 病理报告必须包含:	
①组织学亚型;	Ⅰ-A
② Ki-67 指数;	Ⅰ-A
③淋巴结状况（如果适用）	Ⅰ-A
5. 病理报告可包括以下指标:	
①上皮样型亚分类（管状乳头状和实体状）;	Ⅱ-B
②侵袭性;	Ⅱ-B
③细胞核大小;	Ⅱ-C
④细胞核分级;	Ⅱ-B
⑤核分裂象	Ⅱ-B
术前检查:	
1. 断层 CT 扫描是首选的影像学诊断方法	Ⅰ-A
2. MRI 可作为影像学诊断方法之一	Ⅱ-B
3. PET-CT 可作为影像学诊断方法之一	Ⅱ-C
4. 基线血清 CA125 应纳入术前检查	Ⅱ-B
5. 基线血清间皮素应纳入术前检查	Ⅱ-C
6. DMPM 患者行术前腹腔镜探查可更好地评估 PCI 评分及病灶可切除性	Ⅱ-B
7. 如果条件允许，术前腹腔镜探查应做到:	Ⅰ-A
①由一位腹膜恶性肿瘤专家完成腹腔镜探查;	Ⅰ-A
②在腹正中线放置戳卡: 保证术中可切除以防止戳孔处复发;	Ⅰ-A
③对腹腔 PCI、浆膜及肠系膜全面评估	Ⅲ-C

推荐	推荐等级
8. 避免膈肌腹膜活组织检查，因会导致局部炎症反应及粘连而影响后续膈肌腹膜切除	Ⅱ-C
9. 录像记录整个过程	
治疗：	
1. 必须由腹膜恶性肿瘤专业的多学科团队选择最佳治疗策略	Ⅰ-A
2. 对不能手术和（或）不能切除 DMPM 患者（姑息性患者），推荐以铂类为基础的系统化疗，建议方案是顺铂联合培美曲塞，其次是顺铂联合吉西他滨	Ⅰ-B
3. 对经 CRS+HIPEC 治疗且至少有一项不良预后因素（CC 评分＞1 分，肉瘤样型或双相型，淋巴结转移，Ki-67＞9%，PCI＞17 分）的 DMPM 患者，建议联合药物辅助化疗，而后定期随访	Ⅰ-B
4. 对经 CRS+HIPEC 治疗且预后因素良好（完全细胞减灭，上皮样型，无淋巴结转移，Ki-67＜9%，PCI＜17 分）的 DMPM 患者可直接随访，尚不明确辅助化疗对此类患者是否获益	Ⅱ-B/C
5. 对经 CRS+HIPEC 治疗的 DMPM 患者，只要术后临床条件允许，均推荐局部区域化疗［（EPIC 和（或）NIPEC］联合系统化疗	Ⅱ-C
6. 对一般状况良好，无其他腹膜转移，腹腔镜探查后，有不可切除病灶或交界性可切除病灶的患者（大部分病灶可能被切除，但因多处内脏切除术后，会增加术后并发症发生率和生活质量受损的风险），建议双向化疗，可选择转化性诱导系统化疗。推荐方案为培美曲塞腹腔化疗＋顺铂系统化疗	Ⅱ-C
7. 对有足够的临床条件行大手术，病灶可切除，且在腹膜恶性肿瘤专业诊疗中心治疗的 DMPM 患者，推荐 CRS+HIPEC，而非姑息性系统化疗	Ⅰ-B
8. DMPM 患者行 CRS+HIPEC 的 4 个绝对禁忌证：	
①肉瘤样型；	Ⅰ-B
②广泛小肠浆膜受累；	Ⅰ-B
③同时性胸膜间皮瘤；	Ⅰ-B
④腹膜后、心膈角淋巴结受侵	Ⅰ-B
9. DMPM 患者行 CRS+HIPEC 的 7 个相对禁忌证：	
①双相型；	Ⅱ-B
②不能达到 CC-0/1；	Ⅱ-B
③术前病理报告 Ki-67＞9%；	Ⅱ-C

续表

推荐	推荐等级
④术前评估 PCI > 17 分；	Ⅱ-B
⑤术前检查显示同时有 Ki-67 > 9% 和 PCI > 17 分的高风险亚组；	Ⅱ-B
⑥广泛小肠系膜受累；	Ⅱ-B
⑦膈肌受侵	Ⅱ-B
10. 对于 DMPM 患者，为最大程度控制局部区域性病变且最终实现长期肿瘤学效果，无论 PCI 评分高低，均应行完全壁腹膜切除术，替代选择性腹膜切除术	Ⅱ-C
11. 为提高患者预后特征，CRS 应切除可疑腹膜后淋巴结，并行非可疑淋巴结取样	Ⅱ-C
12. 完全 CRS 后，对残留病灶 < 2.5 mm 的 DMPM 患者推荐铂类为基础的 HIPEC	Ⅰ-B
13. 不完全 CRS 后，对残留病灶 > 2.5 mm 的 DMPM 患者推荐 HIPEC	Ⅱ-B
14. HIPEC 最佳方案为顺铂联合多柔比星	Ⅰ-C
随访：	
1. 对经 CRS+HIPEC 治疗的 DMPM 患者，随访可延长至 15 年	Ⅱ-B
2. CRS+HIPEC 术后前 2 年建议每 3 个月随访 1 次，包括：	
①体格检查；	Ⅰ-C
②胸部／腹部／盆腔 CT 检查；	Ⅰ-C
③肿瘤标志物 CA125 水平测定	Ⅰ-C
3. 对一般状况良好、病灶可切除及预后因素良好（年轻，上皮样型）的 DMPM 复发患者，可考虑再次 CRS+HIPEC	Ⅱ-B

注：DMPM：弥漫性恶性腹膜间皮瘤；PCI：腹膜癌指数；CRS+HIPEC：肿瘤细胞减灭术＋腹腔热灌注化疗；EPIC：术后早期腹腔化疗；NIPEC：常温腹腔灌注化疗。

第十一节 典型病例

一、病历摘要

患者，女，63 岁，主因"发现腹腔积液 15 天"于 2017 年 8 月就诊于当地医院，腹部超声提示大量腹腔积液，腹腔穿刺置管引流出 2000 mL 淡黄色腹腔积液，外院病理会诊提示：间皮瘤。2017 年 9 月 4 日转诊我院。患者既往体健，否认石棉接触史，否认其他病史。家族史无特殊。

二、体格检查

生命体征正常，全身皮肤黏膜未见异常，双侧锁骨上未触及肿大淋巴结。KPS评分 90 分，腹部微膨隆，未见胃、肠型及蠕动波，肝脾未触及，腹部无压痛，无反跳痛及肌紧张，未触及包块，移动性浊音（+）。余无异常。

三、辅助检查

CT 检查：① 腹腔引流术后；② 腹腔未见明确积液，腹腔内脂肪间隙模糊；③ 左腹部小肠肠管堆积。病理会诊结果：考虑间皮瘤。

四、诊断

恶性腹膜间皮瘤，腹腔积液。

五、诊治经过

完善相关检查后，经腹膜癌综合治疗团队讨论，确诊患者为恶性腹膜间皮瘤，有手术适应证，无手术绝对禁忌证。可按照恶性腹膜间皮瘤治疗规范行CRS+HIPEC。手术情况如下。

（1）术中探查：2017 年 9 月 20 日，患者在全麻下行 CRS+HIPEC，腹腔探查示腹盆腔内见黄色清亮腹水，量约 100 mL，缓慢吸净腹腔积液；肝圆韧带表面可见肿瘤结节，最大直径约 2 cm；大网膜瘤化呈饼，与横结肠致密粘连，由结肠肝曲自左向右延伸至结肠脾曲、脾门，与胃底大弯侧、脾门结构紧密粘连，范围约 10 cm×10 cm×3 cm；右肝表面散在分布斑片状肿瘤结节，最大 0.4 cm；胃窦表面可见结节，大小约 0.7 cm×0.5 cm；右膈下腹膜散在分布斑片状肿瘤结节，最大者 9 cm×3 cm×1.5 cm；小肠系膜可见弥漫性肿瘤结节，最大径 1 cm；末端回肠及系膜表面有散在分布肿瘤结节，最大直径约 1.5 cm，系膜轻度挛缩；两侧结肠旁沟、结肠壁有肿瘤结节，最大直径左侧 3 cm，右侧 2 cm；左下腹壁腹膜与部分乙状结肠粘连，可见散在小肿瘤结节，最大直径约 2 cm；子宫及双侧附件表面可见瘤化结节弥漫生长；盆底腹膜增厚，系膜表面可见多个肿瘤结节融合，侵犯直肠及系膜。术中 PCI 评分为 33 分。

（2）手术经过：按规范化 CRS+HIPEC 技术操作，依次处理肝圆韧带、大小网膜、盆腔病变、结肠、小肠及小肠系膜病损、两侧结肠旁沟、膈肌腹膜病损。术后 CC 评分为 1 分。同时进行术中 HIPEC，多西他赛 120 mg、顺铂 120 mg 分别加入 3000 mL 生理盐水加热至 43 ℃，持续腹腔热灌注化疗 60 min。患者术中所见及术后大体标本见图 2-11-5。

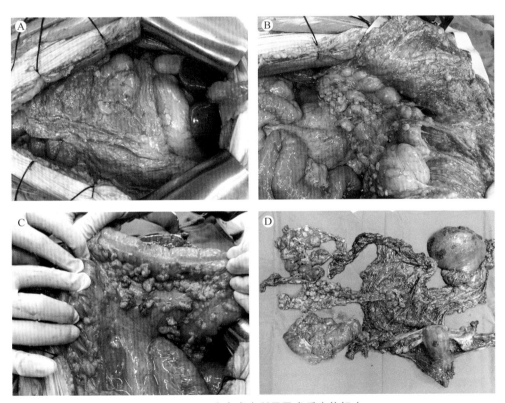

图 2-11-5　患者术中所见及术后大体标本

六、术后病理

2017 年 9 月术后病理：（肝圆韧带）脂肪及纤维结缔组织中可见肿瘤组织浸润；

（降结肠肠脂垂）脂肪及纤维结缔组织中可见肿瘤组织浸润；（小网膜）脂肪及纤维结缔组织中可见肿瘤组织浸润；（右膈肌腹膜及肝表面肿瘤）脂肪及纤维结缔组织中可见肿瘤组织浸润；（胃窦肿瘤）纤维结缔组织中可见肿瘤组织浸润；（乙状结肠肠脂垂）脂肪组织中可见肿瘤组织浸润；（回盲部）肠黏膜慢性炎症，回肠及结肠浆膜面可见肿瘤组织，局部侵及结肠肌层，阑尾浆膜层及肌层可见肿瘤组织，回肠切缘浆膜层可见肿瘤组织并紧邻肌层，结肠切缘浆膜层可见少许肿瘤组织，环周切缘可见少许肿瘤组织。（盆底腹膜＋子宫＋双附件＋直肠）肿瘤组织呈腺样、微乳头状及条索状排列，瘤细胞较小，核轻度异型，部分可见核仁，未见坏死，结合临床及免疫组织化学染色结果，符合上皮样型恶性间皮瘤。左侧卵巢表面可见肿瘤，右侧卵巢可见肿瘤，左侧宫旁可见肿瘤，右侧宫旁未见肿瘤，腹膜可见多量肿瘤组织，大肠浆膜层可见肿瘤，上切缘浆膜层可见肿瘤，下切缘未见肿瘤，环周切缘未见肿瘤；（大网膜）脂肪及纤维结缔组织中可见肿瘤组织浸润。免疫组织化学染色：N1：CK（+），VIM（+），CK5/6（+），CK7（个别+），Calretinin（+），MC（+），WT-1（−），D2-40（−），CEA（−），DESMIN（−），CD15（−），PD-L1（−），PD-1（−），CD4（−），CD8（−），P53（40%+），Ki-67（index 20%+），MLH1（+），MSH2（+），MSH6（+），PMS2（+），CD34（−）。

七、术后治疗

2017 年 10 月 21 日于我院行培美曲塞联合顺铂化疗 1 个周期，出现Ⅲ度骨髓抑制，升白对症治疗后好转，后于当地医院继续行培美曲塞联合顺铂化疗 5 个周期，疗效评价为 SD。

八、术后随访

截至 2021 年 3 月 14 日，患者术后 42 个月，一般状态良好，无肿瘤复发征象，无病生存 42 个月。患者治疗流程图见图 2-11-6。

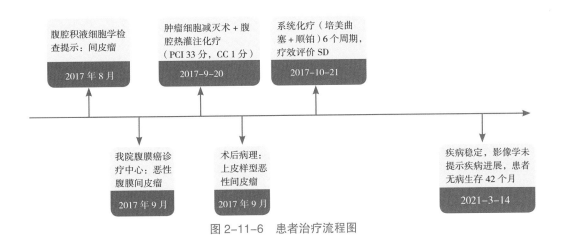

图 2-11-6　患者治疗流程图

（杨智冉　梁　斌　杜雪梅　苏延冬）

参考文献

1. MOOLGAVKAR S H, MEZA R, TURIM J. Pleural and peritoneal mesotheliomas in SEER: age effects and temporal trends, 1973-2005. Cancer Causes Control, 2009, 20 (6): 935-944.

2. BIANCHI C, BIANCHI T. Global mesothelioma epidemic: trend and features. Indian J Occup Environ Med, 2014, 18 (2): 82-88.

3. BRIDDA A, PADOAN I, MENCARELLI R, et al. Peritoneal mesothelioma: a review. MedGenMed, 2007, 9 (2): 32.

4. HENLEY S J, LARSON T C, WU M, et al. Mesothelioma incidence in 50 states and the District of Columbia, United States, 2003-2008. Int J Occup Environ Health, 2013, 19 (1): 1-10.

5. ZHAO J, ZUO T, ZHENG R, et al. Epidemiology and trend analysis on malignant mesothelioma in China. Chin J Cancer Res, 2017, 29 (4): 361-368.

6. DELGERMAA V, TAKAHASHI K, PARK E K, et al. Global mesothelioma deaths reported to the World Health Organization between 1994 and 2008. Bull World Health Organ, 2011, 89 (10): 716-724, 724A-724C.

7. GUO Z, CARBONE M, ZHANG X, et al. Improving the accuracy of mesothelioma diagnosis in China. J Thorac Oncol, 2017, 12 (4): 714-723.

8. KUSAMURA S, KEPENEKIAN V, VILLENEUVE L, et al. Peritoneal mesothelioma: PSOGI/EURACAN clinical practice guidelines for diagnosis, treatment and follow-up. Eur J Surg Oncol, 2021, 47 (1): 36-59.

9. CAO S, JIN S, CAO J, et al. Advances in malignant peritoneal mesothelioma. Int J Colorectal Dis, 2015, 30 (1): 1-10.

10. BOFFETTA P. Epidemiology of peritoneal mesothelioma：a review. Ann Oncol，2007，18（6）：985-990.

11. GAZDAR A F，CARBONE M. Molecular pathogenesis of malignant mesothelioma and its relationship to simian virus 40. Clin Lung Cancer，2003，5（3）：177-181.

12. SEKIDO Y. Molecular pathogenesis of malignant mesothelioma. Carcinogenesis，2013，34（7）：1413-1419.

13. ACHERMAN Y I，WELCH L S，BROMLEY C M，et al. Clinical presentation of peritoneal mesothelioma. Tumori，2003，89（3）：269-273.

14. MANZINI V P，RECCHIA L，CAFFERATA M，et al. Malignant peritoneal mesothelioma：a multicenter study on 81 cases. Ann Oncol，2010，21（2）：348-353.

15. BARATTI D，KUSAMURA S，MARTINETTI A，et al. Circulating CA125 in patients with peritoneal mesothelioma treated with cytoreductive surgery and intraperitoneal hyperthermic perfusion. Ann Surg Oncol，2007，14（2）：500-508.

16. BARATTI D，KUSAMURA S，DERACO M. Circulating CA125 and diffuse malignant peritoneal mesothelioma. Eur J Surg Oncol，2009，35（11）：1198-1199.

17. WEI F，ZHENG G Q，SONG H，et al.Prognostic value of new TNM staging and serum CA125 in malignant peritoneal mesothelioma. Zhonghua Lao Dong Wei Sheng Zhi Ye Bing Za Zhi，2020，38（5）：321-326.

18. SCHAUB N P，ALIMCHANDANI M，QUEZADO M，et al. A novel nomogram for peritoneal mesothelioma predicts survival. Ann Surg Oncol，2013，20（2）：555-561.

19. BRUNO F，BARATTI D，MARTINETTI A，et al. Mesothelin and osteopontin as circulating markers of diffuse malignant peritoneal mesothelioma：a preliminary study. Eur J Surg Oncol，2018，44（6）：792-798.

20. HASSAN R，KINDLER H L，JAHAN T，et al. Phase II clinical trial of amatuximab，a chimeric antimesothelin antibody with pemetrexed and cisplatin in advanced unresectable pleural mesothelioma. Clin Cancer Res，2014，20（23）：5927-5936.

21. CAO S B，JIN S，CAO J Y，et al. Colonic invasion induced by malignant peritoneal mesothelioma. Int J Colorectal Dis，2014，29（7）：891-892.

22. NAGATA S，TOMOEDA M，KUBO C，et al. Malignant mesothelioma of the peritoneum invading the liver and mimicking metastatic carcinoma：a case report. Pathol Res Pract，2011，207（6）：395-398.

23. DASKALOGIANNAKI M，PRASSOPOULOS P，RAISSAKI M，et al. Malignant peritoneal mesothelioma presenting with respiratory symptoms. Eur Radiol，2000，10（5）：814-816.

24. HEATLEY M K. Sister Mary Joseph's nodule in malignant mesothelioma. Histopathology，2004，45（3）：299-300.

25. YAN T D，HAVERIC N，CARMIGNANI C P，et al. Abdominal computed tomography scans in the selection of patients with malignant peritoneal mesothelioma for comprehensive treatment with

cytoreductive surgery and perioperative intraperitoneal chemotherapy. Cancer, 2005, 103 (4):
839-849.

26. LAGHI A, BELLINI D, RENGO M, et al. Diagnostic performance of computed tomography and magnetic resonance imaging for detecting peritoneal metastases: systematic review and meta-analysis. Radiol Med, 2017, 122 (1): 1-15.

27. LOW R N, BARONE R M, ROUSSET P. Peritoneal MRI in patients undergoing cytoreductive surgery and HIPEC: history, clinical applications, and implementation. Eur J Surg Oncol, 2021, 47 (1): 65-74.

28. DUBREUIL J, GIAMMARILE F, ROUSSET P, et al. The role of 18F-FDG-PET/ceCT in peritoneal mesothelioma. Nucl Med Commun, 2017, 38 (4): 312-318.

29. DENZER U, HOFFMANN S, HELMREICH-BECKER I, et al. Minilaparoscopy in the diagnosis of peritoneal tumor spread: prospective controlled comparison with computed tomography. Surg Endosc, 2004, 18 (7): 1067-1070.

30. LATERZA B, KUSAMURA S, BARATTI D, et al. Role of explorative laparoscopy to evaluate optimal candidates for cytoreductive surgery and hyperthermic intraperitoneal chemotherapy (HIPEC) in patients with peritoneal mesothelioma. In Vivo, 2009, 23 (1): 187-190.

31. NUNEZ M F, SARDI A, JIMENEZ W, et al. Port-site metastases is an independent prognostic factor in patients with peritoneal carcinomatosis. Ann Surg Oncol, 2015, 22 (4): 1267-1273.

32. MARCHEVSKY A M. Application of immunohistochemistry to the diagnosis of malignant mesothelioma. Arch Pathol Lab Med, 2008, 132 (3): 397-401.

33. SUSTER S, MORAN C A. Applications and limitations of immunohistochemistry in the diagnosis of malignant mesothelioma. Adv Anat Pathol, 2006, 13 (6): 316-329.

34. TAŞKIN S, GÜMÜŞ Y, KIREMITÇI S, et al. Malignant peritoneal mesothelioma presented as peritoneal adenocarcinoma or primary ovarian cancer: case series and review of the clinical and immunohistochemical features. Int J Clin Exp Pathol, 2012, 5: 472-478.

35. MAGGE D, ZENATI M S, AUSTIN F, et al. Malignant peritoneal mesothelioma: prognostic factors and oncologic outcome analysis. Ann Surg Oncol, 2014, 21 (4): 1159-1165.

36. BARATTI D, KUSAMURA S, CABRAS A D, et al. Diffuse malignant peritoneal mesothelioma: long-term survival with complete cytoreductive surgery followed by hyperthermic intraperitoneal chemotherapy (HIPEC). Eur J Cancer, 2013, 49 (15): 3140-3148.

37. ALEXANDER H R JR, BARTLETT D L, PINGPANK J F, et al. Treatment factors associated with long-term survival after cytoreductive surgery and regional chemotherapy for patients with malignant peritoneal mesothelioma. Surgery, 2013, 153 (6): 779-786.

38. HASLINGER M, FRANCESCUTTI V, ATTWOOD K, et al. A contemporary analysis of morbidity and outcomes in cytoreduction/hyperthermic intraperitoneal chemoperfusion. Cancer Med, 2013, 2 (3): 334-342.

39. BARATTI D, KUSAMURA S, CABRAS A D, et al. Cytoreductive surgery with selective versus complete parietal peritonectomy followed by hyperthermic intraperitoneal chemotherapy in patients with diffuse malignant peritoneal mesothelioma: a controlled study. Ann Surg Oncol, 2012, 19 (5): 1416-1424.

40. BOUSSIOS S, MOSCHETTA M, KARATHANASI A, et al. Malignant peritoneal mesothelioma: clinical aspects, and therapeutic perspectives. Ann Gastroenterol, 2018, 31 (6): 659-669.

41. YAN T D, YOO D, SUGARBAKER P H. Significance of lymph node metastasis in patients with diffuse malignant peritoneal mesothelioma. Eur J Surg Oncol, 2006, 32 (9): 948-953.

42. ROIFE D, POWERS B D, ZAIDI M Y, et al. CRS/HIPEC with major organ resection in peritoneal mesothelioma does not impact major complications or overall survival: a retrospective cohort study of the US HIPEC collaborative. Ann Surg Oncol, 2020, 27 (13): 4996-5004.

43. VOTANOPOULOS K I, IHEMELANDU C, SHEN P, et al. Outcomes of repeat cytoreductive surgery with hyperthermic intraperitoneal chemotherapy for the treatment of peritoneal surface malignancy. J Am Coll Surg, 2012, 215 (3): 412-417.

44. CHUA T C, QUINN L E, ZHAO J, et al. Iterative cytoreductive surgery and hyperthermic intraperitoneal chemotherapy for recurrent peritoneal metastases. J Surg Oncol, 2013, 108 (2): 81-88.

45. VOGELZANG N J, RUSTHOVEN J J, SYMANOWSKI J, et al. Phase III study of pemetrexed in combination with cisplatin versus cisplatin alone in patients with malignant pleural mesothelioma. J Clin Oncol, 2003, 21 (14): 2636-2644.

46. J ∈ ANNE P A, WOZNIAK A J, BELANI C P, et al. Open-label study of pemetrexed alone or in combination with cisplatin for the treatment of patients with peritoneal mesothelioma: outcomes of an expanded access program. Clin Lung Canc, 2005, 7 (1): 40-46.

47. CARTENI G, MANEGOLD C, GARCIA G M, et al. Malignant peritoneal mesothelioma-results from the International Expanded Access Program using pemetrexed alone or in combination with a platinum agent. Lung Cancer, 2009, 64 (2): 211-218.

48. SIMON G R, VERSCHRAEGEN C F, JÄNNE P A, et al. Pemetrexed plus gemcitabine as first-line chemotherapy for patients with peritoneal mesothelioma: final report of a phase II trial. J Clin Oncol, 2008, 26 (21): 3567-3572.

49. KEPENEKIAN V, ELIAS D, PASSOT G, et al. Diffuse malignant peritoneal mesothelioma: Evaluation of systemic chemotherapy with comprehensive treatment through the RENAPE database: multi-institutional retrospective study. Eur J Cancer, 2016, 65: 69-79.

50. DERACO M, BARATTI D, HUTANU I, et al. The role of perioperative systemic chemotherapy in diffuse malignant peritoneal mesothelioma patients treated with cytoreductive surgery and hyperthermic intraperitoneal chemotherapy. Ann Surg Oncol, 2013, 20 (4): 1093-1100.

51. SUGARBAKER P H, WELCH L S, MOHAMED F, et al. A review of peritoneal mesothelioma at the Washington Cancer Institute. Surg Oncol Clin N Am, 2003, 12 (3): 605-621, xi.

52. SUGARBAKER P H, CHANG D. Long-term regional chemotherapy for patients with epithelial malignant peritoneal mesothelioma results in improved survival. Eur J Surg Oncol, 2017, 43 (7): 1228-1235.

53. CAMERON R B, HOU D. Intraoperative hyperthermic chemotherapy perfusion for malignant pleural mesothelioma: an in vitro evaluation. J Thorac Cardiovasc Surg, 2013, 145 (2): 496-504.

54. SOULIÉ P, RUFFIÉ P, TRANDAFIR L, et al. Combined systemic chemoimmunotherapy in advanced diffuse malignant mesothelioma. Report of a phase I-II study of weekly cisplatin/interferon alfa-2a. J Clin Oncol, 1996, 14 (3): 878-885.

55. TANI M, TANIMURA H, YAMAUE H, et al. Successful immunochemotherapy for patients with malignant mesothelioma: report of two cases. Surg Today, 1998, 28 (6): 647-651.

56. CALABRÒ L, MORRA A, FONSATTI E, et al. Tremelimumab for patients with chemotherapy-resistant advanced malignant mesothelioma: an open-label, single-arm, phase 2 trial. Lancet Oncol, 2013, 14 (11): 1104-1111.

57. HEGMANS J P, HEMMES A, AERTS J G, et al. Immunotherapy of murine malignant mesothelioma using tumor lysate-pulsed dendritic cells. Am J Respir Crit Care Med, 2005, 171 (10): 1168-1177.

58. VARGHESE S, CHEN Z, BARTLETT D L, et al. Activation of the phosphoinositide-3-kinase and mammalian target of rapamycin signaling pathways are associated with shortened survival in patients with malignant peritoneal mesothelioma. Cancer, 2011, 117 (2): 361-371.

59. AGARWAL V, CAMPBELL A, BEAUMONT K L, et al. PTEN protein expression in malignant pleural mesothelioma. Tumour Biol, 2013, 34 (2): 847-851.

60. DOLLY S O, MIGALI C, TUNARIU N, et al. Indolent peritoneal mesothelioma: PI3K-mTOR inhibitors as a novel therapeutic strategy. ESMO Open, 2017, 2 (1): e000101.

61. HASSAN R, SHARON E, THOMAS A, et al. Phase I study of the antimesothelin immunotoxin SS1P in combination with pemetrexed and cisplatin for front-line therapy of pleural mesothelioma and correlation of tumor response with serum mesothelin, megakaryocyte potentiating factor, and cancer antigen 125. Cancer, 2014, 120 (21): 3311-3319.

62. LAFAVE L M, BÉGUELIN W, KOCHE R, et al. Loss of BAP1 function leads to EZH2-dependent transformation. Nat Med, 2015, 21 (11): 1344-1349.

63. HUNG Y P, DONG F, WATKINS J C, et al. Identification of ALK rearrangements in malignant peritoneal mesothelioma. JAMA Oncol, 2018, 4 (2): 235-238.

64. YANG Z R, CHEN Z G, DU X M, et al. Apatinib mesylate inhibits the proliferation and metastasis of epithelioid malignant peritoneal mesothelioma in vitro and in vivo. Front Oncol, 2020, 10: 585079.

65. DU Z, YU Y, WU D, et al. Apatinib for salvage treatment of advanced malignant pleural mesothelioma: a case report. Medicine (Baltimore), 2018, 97 (45): e13105.

66. BARATTI D, KUSAMURA S, CABRAS A D, et al. Diffuse malignant peritoneal mesothelioma: failure analysis following cytoreduction and hyperthermic intraperitoneal chemotherapy (HIPEC). Ann

Surg Oncol, 2009, 16（2）：463-472.

67. YAN T D, DERACO M, ELIAS D, et al. A novel tumor-node-metastasis（TNM）staging system of diffuse malignant peritoneal mesothelioma using outcome analysis of a multi-institutional database*. Cancer, 2011, 117（9）：1855-1863.

68. CAO C, YAN T D, DERACO M, et al. Importance of gender in diffuse malignant peritoneal mesothelioma. Ann Oncol, 2012, 23（6）：1494-1498.

69. PILLAI K, POURGHOLAMI M H, CHUA T C, et al. Oestrogen receptors are prognostic factors in malignant peritoneal mesothelioma. J Cancer Res Clin Oncol, 2013, 139（6）：987-994.

70. BARATTI D, KUSAMURA S, CABRAS A D, et al. Lymph node metastases in diffuse malignant peritoneal mesothelioma. Ann Surg Oncol, 2010, 17（1）：45-53.

第十二章
腹膜假黏液瘤

第一节　前言

阑尾黏液性肿瘤的生物学侵袭行为差别很大，既可表现出极低的侵袭性，也可表现出高侵袭性并转移到其他部位。若阑尾黏液性肿瘤导致阑尾破裂或穿孔，黏液性肿瘤细胞、黏液在腹腔内广泛种植转移，可形成腹膜假黏液瘤。

以 CRS+HIPEC 为核心的腹膜癌整合诊疗技术是治疗 PMP 的主要策略。近 40 年来的研究结果表明，对于经严格筛选的 PMP 患者，行规范化 CRS+HIPEC 可明显延长生存期，临床疗效显著，围术期不良事件未明显增加，安全性可接受，已经成为 PSOGI 推荐的 PMP 标准治疗方案。2019 年，国内肿瘤学家形成了 CRS+HIPEC 治疗 PMP 的专家共识。2020 年，PSOGI 正式制订 CRS+HIPEC 治疗 PMP 的国际指南。

一、疾病定义、术语及流行病学

PMP 是一种以黏液性肿瘤细胞产生的黏液在腹腔内积聚、再分布为特征的恶性肿瘤临床综合征。PMP 的概念最早由 Werth 在 1884 年提出，旨在描述 1 例因卵巢黏液性囊腺瘤破裂导致腹腔内聚集凝胶状肿块的妇科患者。1901 年 Frankel 应用"假性黏液瘤"的术语描述了 1 例来源于阑尾黏液性囊肿破裂的男性患者，从此 PMP 在医学文献中的术语地位得以确立。PMP 对应的中文经常出现一些不规范名称，如"腹膜黏液瘤""腹腔黏液瘤""腹膜假性黏液瘤"等，应当统一为"腹膜假黏液瘤"。

目前国内尚缺乏 PMP 的临床流行病学研究。国外相关研究表明，PMP 年发病率为（1～3）/100 万；男、女比例为 1 ：（1.2～3.4），中位发病年龄为 43～63 岁。

近年研究发现 PMP 发病率有增高趋势，为（3 ～ 4）/100 万，但仍属于罕见病范畴。我国人口基数巨大，患者数量较多，亟待开展详细的流行病学研究以进一步明确国内 PMP 流行病学特征。

PMP 作为惰性、慢性进展性疾病，中位生存时间为 5.9 ～ 6.3 年，长期生存最高可达 20 年。但随着疾病的进展，治疗后多次复发，需重复减瘤术缓解肠梗阻症状，无进展生存期较短，中位无进展生存期为 2.5 年，5 年、10 年生存率分别仅为 53% ～ 75%、10% ～ 32%。

二、病因及病理发生机制

PMP 是一种恶性肿瘤临床综合征，可由多种脏器原发性黏液性肿瘤腹腔播散导致。从肿瘤发生学上讲，大部分源于阑尾黏液性肿瘤，少部分源于卵巢、结肠、脐尿管等脏器的原发性黏液性肿瘤。大量文献报道表明，约 90% 以上 PMP 来源于阑尾黏液性肿瘤，故本章以阑尾来源 PMP 的发展过程为例，阐述 PMP 的核心病理发生机制——"肿瘤再分布现象"，包括以下几个阶段（图 2-12-1）。

（1）PMP 形成期：①阑尾黏液性肿瘤细胞不断过度分泌黏液，肿瘤组织及黏液阻塞阑尾腔，腔内黏液持续积聚，压力不断增高；②阑尾壁不堪腔内压力，发生穿孔或破裂；③由于黏液光滑的性质和腹腔生理性腹水的流体动力学原理，肿瘤细胞不仅附着于阑尾穿孔部位周围，而且还沿右侧结肠旁沟按顺时针方向流遍腹盆腔。

（2）再分布期：PMP 肿瘤及黏液按照流体动力学规律遍布整个腹盆腔，腹腔内黏液经右侧结肠旁沟到达重吸收的主要部位——右侧膈肌和网膜腹膜，经腹膜淋巴孔、腹膜下小淋巴管、胸导管进入血液循环。此过程中液体被重吸收，而黏液肿瘤细胞积聚于重吸收部位，被腹膜淋巴孔捕获，最终形成大量肿瘤组织。再分布程度与消化道的活动性有关：胃窦部、回盲部、乙状结肠、直肠等位置相对固定器官的腹膜表面可见大量黏液、肿瘤组织附着，而相对活动性较大的小肠腹膜表面仅有少量或息肉状黏液、肿瘤组织附着。重力作用也促进了黏液性肿瘤细胞及黏液在盆腔内堆积。

（3）终末期：大量 PMP 肿瘤组织充满整个腹盆腔，并不断硬化引起脏器粘连，导致进行性肠梗阻，最终患者无法进食或排泄，死于恶病质。

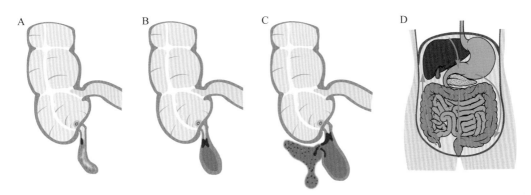

A：阑尾肿瘤，肿瘤局限于阑尾腔内；B：阑尾腔阻塞，黏液积聚；C：阑尾壁穿孔或破裂；D：再分布现象，黏液沿两侧结肠旁沟再分布，播散至整个腹盆腔。

图 2-12-1　阑尾黏液性肿瘤形成 PMP 过程示意图

三、临床表现

PMP 往往是偶然被发现，如在影像学检查或因其他手术指征行手术探查时，最常见的是急性阑尾炎、盆腔肿块、腹股沟疝手术。黏液在腹腔内积聚，几乎没有任何症状，直到出现明显的腹胀导致腹部不适或呼吸困难才被发现。患者通常营养状态良好，直到病程晚期出现胃肠道梗阻、食欲下降。

"黏液再分布现象"导致的腹盆腔肿瘤持续增生并分泌大量黏液造成一系列典型临床特征：① 黏液性腹水，腹围剧增，腹盆腔 CT 扫描常表现为"胶冻状腹"；② 壁、脏腹膜多发种植灶，常见卵巢受累及大网膜受累出现"网膜饼"征；③ 腹腔脏器粘连、受压，进行性肠梗阻。因此，目前肿瘤学界认为腹盆腔大量黏液聚积是 PMP 最显著的临床特征之一。PMP 虽是一种恶性肿瘤，但是侵袭能力较弱，临床病程较长，可达十年以上。因此，"缓慢发展而日积月累的大腹便便""两端越来越小、中间越来越大"，可作为 PMP 的两个典型特征。

第二节　临床病理

一、病理学研究历程

PMP病理分类与预后相关，对选择治疗策略至关重要。PMP的临床病理研究也经历了长期曲折的发展历程。

1995年，Ronneet报道了一种PMP病理分类系统：低级别（low grade）弥漫性腹膜黏液腺瘤病（disseminated peritoneal adenomucinosis，DPAM）、高级别（high grade）腹膜黏液癌（peritoneal mucinous carcinomatosis，PMCA）、中间型腹膜黏液癌（PMCA with intermediate or discordant features，PMCA-I/D）。2005年，Loungnarath将PMP分为DPAM（1级）、混合型（2级）、黏液腺癌（3级）。2006年，Bradley等根据不同病理类型与预后相关性，将PMP分为低级别和高级别。2010年，WHO消化系统肿瘤病理分类，依据组织学标准将PMP分为低级别和高级别。这些分类均存在不足。

2016年，PSOGI就PMP病理类型、报告达成共识（表2-12-1，图2-12-2），将其分为4类：① 无细胞性黏液；② 腹膜低级别黏液癌或腹膜弥漫性黏液腺瘤病；③ 腹膜高级别黏液癌或腹膜黏液腺癌病（PMCA）；④ 腹膜高级别黏液癌伴印戒细胞（peritoneal mucinous carcinomatosis with signet ring cells，PMCA-S）。

2017年，美国癌症联合委员会癌症分期手册第8版推荐的PMP诊断术语：① 无细胞性黏液；② 低级别黏液性肿瘤（G1，高分化）；③ 高级别黏液腺癌（G2，中分化）；④高级别黏液腺癌伴印戒细胞（G3，低分化）。G1、G2、G3与PSOGI定义的DPAM、PMCA、PMCA-S相同。

二、组织病理学特征

无细胞性黏液（图2-12-2A，图2-12-2B）：纤维结缔组织中可见大量黏液，未见上皮成分。

表 2-12-1　PMP 病理分级共识

PSOGI 分级	特征	其他分类系统
无细胞性黏液	1. 黏液不伴肿瘤性上皮； 2. 可局限于或远离器官表面	第 8 版 AJCC 癌症分期手册（TNM）：M1a
腹膜低级别黏液癌	1. 低级别细胞学特征； 2. 核分裂少见； 3. 肿瘤性黏液上皮少（< 20%）	1. 第 8 版 AJCC 癌症分期手册（TNM）：M1b；G1，高分化； 2. Ronneet：弥漫性腹膜黏液腺瘤病（DPAM）
腹膜高级别黏液癌	1. 以下一项或多项的特征（至少局灶性）： ① 高级别细胞学特征；② 浸润到邻近组织；③ 血管淋巴管或神经侵犯；④ 筛状生长方式；⑤ 肿瘤性黏液上皮丰富（占肿瘤体积 > 20%）； 2. 根据分化程度进行亚分类： ① 高分化：主要由单一管状腺体组成；肿瘤细胞极性良好；肿瘤细胞异型性明显；浸润性成分； ② 中分化：实性片状肿瘤细胞与腺样结构混杂；极性差或无极性； ③ 低分化：高度不规则至无腺样结构分化；细胞极性消失	1. 第 8 版 AJCC 癌症分期手册（TNM）：M1b；G2 或 G3，中分化或低分化； 2. Ronneet：腹膜弥漫性黏液腺癌病，高分化（PMCA-I），中或低分化（均纳入 PMCA）
腹膜高级别黏液癌伴印戒细胞	肿瘤伴印戒细胞成分（推荐至少含 10% 印戒细胞）	第 8 版 AJCC 癌症分期手册（TNM）：M1b；G3，低分化； 腹膜黏液腺癌病伴印戒细胞（PMCA-S）

注：PSOGI：腹膜表面肿瘤国际联盟；AJCC：美国癌症联合委员会。

DPAM（图 2-12-2C，图 2-12-2D）：大面积黏液池，黏液池中漂浮数量不等的黏液腺体。瘤组织呈单层或呈条索状、小岛状排列；瘤细胞分化良好，扁平或柱状、轻度异型或异型性不明显，核小而规则，极性存在，染色质不浓集，核仁及核分裂象不明显，呈推挤状浸润邻近脏器。

PMCA（图 2-12-2E，图 2-12-2F）：肿瘤组织中黏液池少，黏液池及间质中可见破坏性浸润的黏液腺体，肿瘤组织呈复杂腺样、筛状、条索状或乳头状排列；瘤细胞密度较高（10% ～ 20%），胞质丰富，核浆比高，核中—重度异型（至少局灶重度异型，超过 1 个 HPF），部分复层并极性消失，核大、核仁明显，泡状染色质，核分裂象多见，可伴有病理性核分裂象，肿瘤常破坏性浸润（毁损性浸润）腹盆腔腹膜及脏器，促间质纤维反应显著，部分伴坏死。

PMCA-S（图 2-12-2G，图 2-12-2H）：黏液池中可见漂浮的印戒细胞，轮廓呈圆形，胞质中大量黏液聚集，核位于一侧呈印戒样，可见淋巴结转移、脉管瘤栓或神经侵犯。

三、免疫组织化学特征

标志 PMP 病理特征的主要免疫组织化学指标包括 CK、CK20、CDX-2、MUC-2、MUC5AC、SATB2、Ki-67、P53、错配修复（mismatch repair，MMR）基因相关蛋白等。*MUC* 基因与黏蛋白形成肿瘤硬化相关；Ki-67 和 P53 蛋白表达与肿瘤的发生发展、分化程度、转移、预后等生物学行为密切相关；MMR 与肿瘤的基因突变负荷相关。

四、高频基因突变

尽管目前缺乏 PMP 基因突变谱的大样本数据，但多项研究表明，PMP 患者中 *KRAS* 和 *GNAS* 为最常见的 2 种高频突变基因；*GNAS* 突变激活 cAMP-PKA-CREB 细胞信号传导通路，上调 *MUC-2* 基因表达，最终导致黏液分泌持续亢进，提示其是 PMP 发生、发展的核心分子病理机制。

五、阑尾 / 卵巢起源鉴别

成熟的卵巢囊性畸胎瘤和卵巢黏液性肿瘤破裂是卵巢来源 PMP 的病因，但其导致的 PMP 很少见。如果 PMP 合并卵巢黏液性病变，则需要病理学家对卵巢标本的病理学特征进行全面分析，以区分原发性、继发性卵巢黏液性肿瘤。

PMP 继发性卵巢黏液性肿瘤患者，卵巢肿物常常是双侧的，如果是单侧发生，肿瘤常发生在右侧。病理标本检查，若镜下见阑尾从黏膜上皮至低级别黏液性肿瘤 / 高级别黏液性肿瘤或黏液腺癌的过渡并有肿瘤破裂，则是 PMP 原发于阑尾的直接组织学证据。

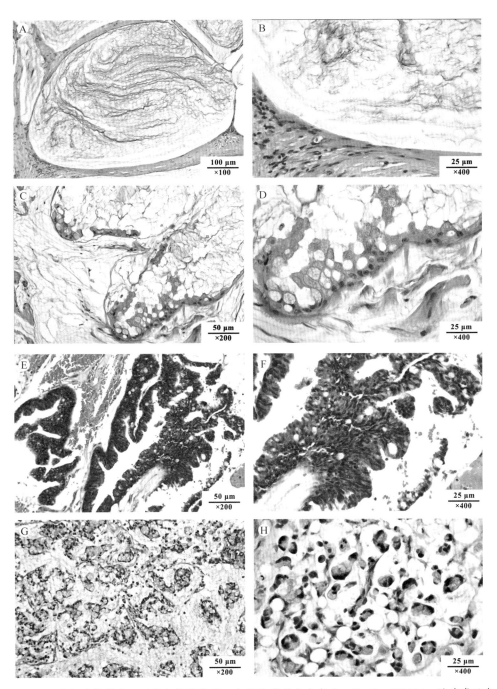

　　A、B：无细胞性黏液，可见大量黏液湖，未见肿瘤性上皮成分；C、D：DPAM，肿瘤常呈条带状，也可呈小岛、波浪或簇状；细胞单层或假复层，核轻度异型，核分裂罕见；E、F：PMCA，结构复杂，条带、小岛状、腺样或筛状，细胞丰富，至少局部重度异型；G、H：PMCA-S，黏液湖中漂浮大量印戒细胞。

图 2-12-2　PSOGI 2016 版共识中 PMP 病理分类

原发性卵巢黏液性肿瘤 PMP 患者，鉴别难度较大，主要依靠病理组织学检查和免疫组织化学检查。① 组织学检查：镜下见急性／慢性阑尾炎，浆膜层见少量无细胞性黏液或黏液性肿瘤细胞，或黏液性肿瘤细胞由浆膜层向黏膜层浸润；② 免疫组织化学检查：CK7 是卵巢原发上皮性肿瘤的相对特异性标志物。SATB2 是下消化道黏膜高度特异性核表达蛋白质。在结直肠黏膜的正常上皮和超过 81% 的原发性结直肠癌及转移性结直肠癌中 SATB2 阳性，在卵巢黏液性肿瘤（畸胎瘤除外）中 SATB2 阴性；两者与 CK20、CDX-2 等下消化道肿瘤标志物相结合，可综合判断肿瘤来源。

综上，女性 PMP 患者应常规切除阑尾、双侧卵巢，阑尾全部取材制片，行组织病理学检查及 CK7、CK20、CDX-2、SATB2 等免疫组织化学检查，并结合病史、术中探查情况等综合分析，判断 PMP 来源。

第三节　诊断及术前评估

一、血液学检查

除血常规检查外，需检测血清肿瘤标志物，首选联合检测 CEA+CA125+CA19-9。CEA 可辅助判断肿瘤侵袭程度，CA125 可辅助判断腹水形成和腹膜癌肿瘤负荷程度，CA19-9 可辅助判断癌细胞增生活性。

二、静态影像学检查

CT 检查是评估 PMP 进展程度的最佳检查手段，首选腹盆腔多层螺旋 CT 增强扫描＋三维重建。PMP 典型 CT 特征表现：① 右下腹囊性或囊实性肿物，可伴有钙化灶（图 2-12-3A）；② 大量腹盆腔黏液性腹水，形成典型"胶冻状腹"（图 2-12-3B），可见多发腔隔形成，可呈囊状、分隔状、包裹性、囊实性（图 2-12-3D）；③ 广泛种植侵犯，常见于肝、脾包膜下实质，表现为不同程度压迹，肝脏受压呈特征性"扇贝征"（图 2-12-3G）；脾脏不同程度受压变形（图 2-12-3H）或实质受侵（图 2-12-3I）；④ 大小网膜、肠系膜常可见浸润性、弥漫性增厚、强化，呈现"网膜饼征"（图 2-12-3C）；⑤ 肠管不对称增厚、中央聚拢，肠腔受压变扁（图 2-12-3E），可导致肠梗阻（图 2-12-3F）；⑥ 其他表现，包括钙化、腹壁侵犯、淋巴结转移、腹膜后或胸腔侵犯等。

此外，可考虑行血管 MR 平扫＋增强扫描以明确有无血管受侵，还可考虑行 PET-CT 检查以明确有无腹腔外器官转移。

三、动态影像学检查

全消化道造影应采用碘造影剂，如碘海醇等。因钡剂如硫酸钡等有可能造成或加重肠梗阻，故禁用钡剂。主要用于观察肠管蠕动、分布状况及造影剂通过各段肠管的时间，典型征象包括小肠、结肠受压（图 2-12-3J，图 2-12-3L），管腔狭窄、变形，小肠聚拢、蠕动欠佳（图 2-12-3K），造影剂显影浅淡、通过延迟。

四、腹腔镜探查及脱落细胞学检查

① 腹腔镜探查：当 CT、MRI 无法明确原发肿瘤部位、腹盆腔肿瘤分布情况及血管受累情况时，为了评估达到完全细胞减灭的可行性，可考虑腹腔镜探查。腹水明显者，可行超声引导下腹腔穿刺。腹水肿瘤标志物（CEA、CA19-9、CA125）检查的敏感性显著高于血清肿瘤标志物。② 脱落细胞学病理检查：镜下可见大量黏液形成，伴有或不伴有上皮成分。免疫组织化学染色常表现为 CK20（+）、Villin（+）、CDX-2（+）、MUC-2（+）、IL-9（+）、CK7（-）、MC（-）、CR（-）。

需注意，既往接受腹部手术的患者，在穿刺、Trocar 放置过程中，致密的纤维或癌性粘连可能增加内脏损伤的风险，具有一定的技术挑战性，因此操作前应谨慎选择患者，仔细评估 CT 扫描结果及进行细致的腹部查体。另外，由于 PMP 腹水质地黏稠，呈胶冻状，腹腔镜探查、腹腔穿刺引流的成功率较低。

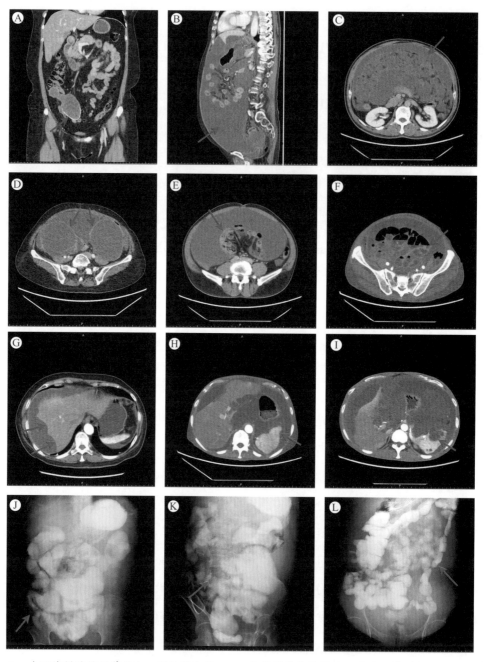

A：右下腹阑尾腔显著扩大，阑尾壁钙化；B：患者腹腔大量黏液，腹围显著增加，呈"胶冻状腹"；C：大网膜增厚，呈"网膜饼征"；D：黏液内分隔，双侧卵巢转移；E：小肠受压，中央聚拢，呈"中心性位移"；F：部分患者因小肠受压出现肠梗阻；G：肝脏受大量黏液挤压，呈扇贝形状压迹；H：脾脏受黏液压迫，轮廓变形；I：黏液性肿瘤侵犯脾脏实质；J：小肠受压，肠腔狭窄；K：小肠肠系膜挛缩，小肠聚拢；L：降结肠受压，肠腔狭窄。

图 2-12-3　PMP 典型 CT 表现（A～I）和全消化道造影表现（J～L）

第四节 规范化治疗

一、治疗模式演变

PMP 治疗规范的形成，经历了长期临床研究历史演变，是一个不断减少争议、逐渐增加共识的历史过程（图 2-12-4）。临床治疗上，手术是 PMP 最主要的治疗手段。以往主要采取活检术、减瘤术、反复减瘤术，并联合系统化疗和（或）腹腔化疗，虽然术式简单、创伤小，但患者术后易复发，临床疗效差。1980 年，Spratt 等首次报道了 CRS+HIPEC 治疗策略，为 PMP 治疗提供了新的思路。2001年，Sugarbaker 系统研究了 CRS+HIPEC+ EPIC 治疗 PMP，证明该疗法是针对PMP 的最佳策略。2008 年，PSOGI 就 CRS+HIPEC 治疗 PMP 达成首个专家共识。2012 年 Chua 等详细分析了全球多中心 2298 例 PMP 治疗数据，结果显示规范化CRS+HIPEC 能使 PMP 患者的 OS 达到 196 个月（16.3 年），PFS 达到 98 个月（8.2 年），10 年生存率为 63%，15 年生存率为 59%。由于这些突出疗效，2014 年，PSOGI 在荷兰召开第 9 届国际腹膜癌大会上，正式推荐将 CRS+HIPEC 作为 PMP 的标准治疗。2020 年，PSOGI 正式制订 CRS+HIPEC 治疗 PMP 的国际指南。

二、规范化治疗：CRS+HIPEC

1. 理论基础

PMP 规范化治疗的核心是 CRS+HIPEC。积极的 CRS 有助于实现组织学水平根治，是 PMP 规范化综合诊疗策略的基础与前提。而 HIPEC 得益于"腹膜—血浆屏障"和独特的作用原理，可进一步实现 CRS 术后的细胞学水平根治，是 CRS 的补充和完善，主要用于完成 CC-0/1 患者的治疗。两者相得益彰、互为促进。

HIPEC 在治疗 PMP 中有举足轻重的地位，其主要作用原理包括 4 个方面。

（1）药代动力学优势：腹膜由 3 层结构组成，包括间皮细胞层、基底膜及间皮下层，总厚度约 90 μm。这些结构加血管内皮等成分形成"腹膜—血浆屏障"，限制了腹膜对大分子药物的吸收。腹腔灌注化疗药物浓度可比血浆药物浓度高

20～1000 倍。HIPEC 既增强了药物对腹膜癌细胞的直接杀伤效应，又减轻了全身不良反应。

（2）热效应：正常组织对热的耐受性高于癌组织，热效应对癌细胞有多重作用，在组织水平上使癌组织内微血管栓塞，引起肿瘤组织缺血性坏死；在细胞水平上破坏细胞的自稳机制，激活溶酶体、破坏胞质和胞核、干扰能量代谢；在分子水平上使癌细胞膜蛋白变性，干扰蛋白质、DNA 和 RNA 合成。

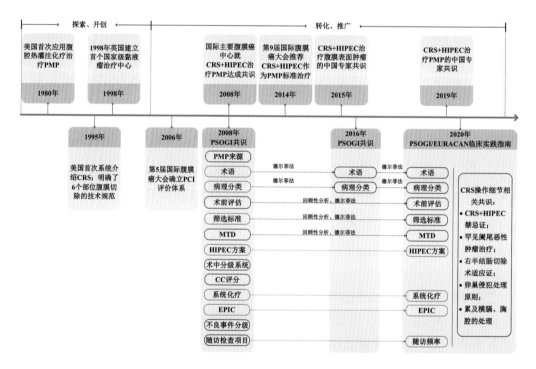

黑色框：共识内容；红色框：争议内容；PSOGI：腹膜表面肿瘤国际联盟；PMP：腹膜假黏液瘤；MTD：最大程度减瘤术；HIPEC：腹腔热灌注化疗；CC：细胞减灭程度；EPIC：术后早期腹腔化疗；CRS：肿瘤细胞减灭术。

图 2-12-4　PMP 临床研究历史演变过程及 PSOGI 历次 PMP 诊治指南中的共识与争议历史变迁

（3）大容量灌洗：持续大容量液体循环灌注腹腔，在均匀地将热量和化疗药物传递到腹腔的同时，可以冲刷腹腔各个角落，并可利用特殊的过滤网去除组织碎屑、血块、游离癌细胞等。此外，HIPEC 还可以冲洗并杀灭腹腔内的粒细胞和单核巨噬细胞，既可预防术后粘连，也可以降低创伤愈合过程对肿瘤细胞生长的促进作用。

（4）协同效应：热疗与化疗药物的协同抗肿瘤作用在 43 ℃时明显增强，可提高癌细胞对化疗药物的反应率，使化疗药物容易进入肿瘤组织。

2. 患者纳入与排除标准

完成术前必要检查后，筛选适宜接受 CRS+HIPEC 的患者，入选和排除标准如下。

（1）入选标准：① 年龄 20 ～ 70 岁（年龄范围外慎重选择）；② KPS 评分＞60 分；③ 外周血白细胞计数 ≥ 3.5×10⁹/L，血小板计数 ≥ 80×10⁹/L；④ 适宜肝功能：总胆红素、AST、ALT 均 ≤ 2× 正常值上限（upper limit of normal，ULN）；⑤ 适宜肾功能：血肌酐值 ＜ 1.2×ULN；⑥ 心、肝、肺、肾及其他主要脏器功能可耐受长时间大手术。

（2）排除标准：① 术前常规检查发现远处器官转移；② 总胆红素、AST、ALT 均 ≥ 2×ULN；③ 血肌酐值 ≥ 1.2×ULN；④ 影像学检查示小肠系膜中—重度挛缩；⑤ 机体状态、重要脏器功能难以耐受大手术。

3. 标准手术流程

详见第五章。

4. 围手术期管理要点

（1）一般治疗：患者术后取斜卧位，床头侧抬高 5°～ 10°；行多功能心电监护，保持呼吸道及引流管通畅，持续吸氧；禁食水，胃肠减压，全肠外营养；记录24 h 出入量，结合心电监护及中心静脉压监测确定补液治疗；根据血液学监测，决定血制品输注及补充蛋白；术后常规应用静脉自控镇痛泵，患者可根据自身疼痛情况，自我控制镇痛。

（2）降低应激反应：CRS+HIPEC 是长时程大手术，会导致强烈而持久的应激反应，引起机体非特异性损伤，如机体代谢失衡、动脉压增高、心肌缺血、消化性溃疡、胰酶增高、免疫功能抑制、肾功能损伤等。为降低应激反应，术后持续静脉泵入生长抑素，于术后第 3 天开始逐渐减量。除降低应激反应外，生长抑素还可抑制胃肠液产生，降低发生消化道漏的风险。

（3）预防感染：CRS+HIPEC 手术创伤较大，应激反应剧烈，免疫功能低下，故常三联应用抗生素，包括头孢菌素类、喹诺酮类、抗厌氧菌类。对于存在感染迹象的患者，应根据细菌培养及药敏实验结果调整抗生素。另外，根据生化检查结果，适量补充免疫球蛋白。

（4）切口护理：CRS+HIPEC 手术切口巨大，愈合不良、感染的风险较大，故切口护理是整合治疗的重要任务之一。术后 7 天内，每日红外线灯照射切口 20 min，频率 50 Hz，输出功率 250 W，距离随温度上升而随时调整，以患者局部无烧灼感为宜；注意观察切口异常征象并及时处理。

（5）恢复饮食：若患者胃肠道蠕动恢复缓慢，可使用小茴香袋热敷腹部或中医针灸辅助治疗。待患者排气或排便后，逐步恢复饮食，水→米汤→粥→面条→米饭，依次过渡；初始时，5 汤匙 /（次·小时），逐渐增至 10 汤匙 /（次·小时）、50 mL、100 mL、200 mL、不限量。此期间可暂时保留胃管，并（间断）夹闭，待饮食后可正常排气排便时，拔除胃管。

三、术后辅助治疗

1.EPIC

EPIC 在理论上存在一些优势：① 残余肿瘤负荷最小；② 腹腔内手术创面、脏器之间的粘连尚未完全形成，可使化疗药物均匀分布最大化，减少或清除术后纤维沉积中包裹的残余肿瘤细胞，以此来补充或者强化 HIPEC 的作用。

2021 年，Soucisse 等进行了一项倾向性评分分析，研究 PMP 接受 CRS+HIPEC 后行 EPIC 的临床疗效，结果提示，对于 DPAM，EPIC 并没有延长 OS 和 RFS；对于 PMCA，EPIC 也并没有延长 RFS，反而缩短了 OS，延长了住院时间。该研究中，EPIC 组术前化疗率、肿瘤标志物、PCI 评分、CC 评分均高于无 EPIC 组，未充分考虑影响生存的关键因素，这也许是该研究中 EPIC 对 OS、RFS 无显著影响的因素之一。

2017 年，Huang 等开展一项回顾性研究，分析 CRS+HIPEC+EPIC 治疗 PMCA 的临床疗效，结果提示，CRS+HIPEC+EPIC 可显著延长 OS，且为 OS 的独立预后因素之一，对围手术期不良事件发生率无显著影响。该研究中，EPIC 组 PCI 评分显著高于无 EPIC 组，但 CC 评分无显著差异，且均实现完全肿瘤细胞减灭（CC-0/1）。

此外，2016 年，同一研究组 Huang 等发表了一项前瞻性研究结果，与单纯 HIPEC 相比，HIPEC+EPIC 显著提高了低级别阑尾黏液性肿瘤（low-grade appendiceal mucinous neoplasms，LAMN）伴 PMP 患者的 5 年生存率，且多因素分析显示 EPIC 是其独立预后因素之一。对于伴有 PMP 的 LAMN 患者，在 CRS+HIPEC 之后应考虑使用 EPIC。

结合这三项研究，对于 DPAM，既往研究提示不同的结果，暂无法明确 EPIC 是否可取得生存获益；对于 PMCA，CRS+HIPEC 可实现完全肿瘤细胞减灭（CC-0/1），行 EPIC 可能产生更显著的临床疗效，但仍需更大样本量临床研究、随机对照研究进一步验证。EPIC 药物选择、时间选择仍需进一步临床研究。

2. 系统化疗

系统化疗在 PMP 中的作用证据有限，现有的证据显示其疗效有限，一般参考结直肠癌的辅助化疗方案。

DPAM：通常被认为是惰性的，对全身辅助化疗的反应最小甚至无反应。我们推荐：① 达到完全 CRS 者（CC-0/1），可定期观察；② 未达到完全 CRS 者（CC-2/3）：需行全身辅助化疗联合腹腔化疗，推荐以 5-FU 为基础的化疗方案，如 FOLFOX、FOLFIRI，治疗 6 个周期。

PMCA：对于 PMCA，全身辅助化疗被认为是综合治疗策略的一部分，类似于结直肠癌的治疗。我们推荐，无论是否达到完全 CRS 者（CC-0/1），需常规全身辅助化疗联合腹腔化疗，推荐以 5-FU 为基础的化疗方案，如 FOLFOX、FOLFIRI，并联合分子靶向治疗，如贝伐珠单抗，治疗 6 个周期。

不可切除性或复发性 PMP：目前对于复发、不可切除性 PMP 的治疗策略相关证据较为匮乏，仅有一些小样本、单中心、回顾性的研究。

2021 年，Berger 等分析 7 例高级别组织学类型、高 PCI 评分、不可切除性阑尾非杯状细胞腺癌 PMP，接受系统化疗（FOLFIRINOX/FOLFIRI+ 贝伐珠单抗）联合 3 个周期 HIPEC（丝裂霉素 C 40 mg，42 ℃，90 min，q6w）的临床结果，与单纯系统化疗相比，中位 OS 显著延长（24.6 个月 *vs.* 7.9 个月，P=0.005），无相关不良事件发生。该研究为不可切除性 PMP 提供了一种安全可耐受的、有潜在生存获益的"系统化疗 +HIPEC"治疗选择。

2020 年，Hiraide 等报道了一项 mFOLFOX6 治疗不可切除性 PMP 的临床疗效，8 例患者中，1 例（12.5%）DPAM、7 例（87.5%）PMCA，疾病控制率（不完全反应、无进展生存）达到 87.5%，中位 PFS 为 13.0 个月，中位 OS 为 27.9 个月，5 例（62.5%）肿瘤标志物（CEA、CA19-9）显著降低，1 例（12.5%）出现Ⅳ度骨髓抑制、2 例（25.0%）出现Ⅲ度骨髓抑制。该研究为不可切除性 PMP 提供了一种有效的、可耐受的"单纯系统化疗"治疗选择。

2019 年，Raimondi 等报道了一项单中心前瞻性研究，对于 23 例不可切除性或复发性 PMP，行连续性卡培他滨（625 mg/m²，每天 2 次）联合环磷酰胺（50 mg/d）的治疗方案，直到出现病情进展、不可接受的毒性或自愿停药。结果提示，中位随访 22.4 个月，中位 PFS 为 9.5 个月，1 年 OS 为 73.7%，疾病控制率为 87.0%，安全性可接受，是不可切除性或复发性 PMP 一种耐受性良好的方案。

2016 年，Pietrantonio 等研究 15 例复发性 PMP 患者，接受卡培他滨和贝伐珠单抗治疗，直至出现病情进展或不可接受的毒性。中位 PFS 为 8.2 个月，1 年 OS 为 91%，化疗的临床获益率为 87%，耐受性较好。

2015 年，Choe 等回顾性研究在不可切除性 PMP 的标准系统化疗方案中添加抗 VEGF。65 名患者接受生物制剂（59/65 贝伐珠单抗），65 名患者没有接受贝伐珠单抗治疗；系统化疗方案包括 5-FU（28/130）、FOLFOX/CAPOX（69/130）、FOLFIRI/CAPIRI（18/130）；37 例肿瘤分化良好，43 例中等分化，50 例分化不良，33 例为印戒细胞癌。标准化疗方案联合贝伐珠单抗，PFS 和 OS 均增加，分别为 9 个月 *vs.* 4 个月（HR=0.69，95% CI：0.47～0.995，P=0.047）和 76 个月 *vs.* 42 个月（HR=0.49，95% CI：0.25～0.94，P=0.030）。

2014 年，Pietrantonio 等研究报告了 20 例难以切除或复发性 PMP 患者使用

FOLFOX4 治疗方案，8 例为高级别组织学形态，12 例为低级别组织学形态；中位 PFS 为 8 个月，中位 OS 为 26.2 个月，疾病控制率为 65%，70% 未报告任何级别不良事件。

结合国际相关研究、前期临床经验，我们正在开展两项临床研究，希罗达＋标准桃金娘油的系统化疗方案、环磷酰胺＋奥沙利铂＋贝伐珠单抗的系统化疗方案应用于复发性或不可切除性 PMP，临床数据正在收集整理中，研究结果待发表。

第五节　CRS+HIPEC 治疗腹膜假黏液瘤疗效与安全性评价

一、临床疗效

国际主要临床研究中，行规范化 CRS ＋ HIPEC 的 PMP 患者的中位 OS 为 100 ～ 196 个月，中位 PFS 可达 40 ～ 110 个月，5 年生存率可达 73% ～ 94%，10 年 OS 可达 36% ～ 85%，3 年、5 年、10 年 FPS 分别为 51% ～ 87%、38% ～ 80%、61% ～ 70%。其中，Chua 等进行的国际多中心大样本研究，中位 OS 为 196 个月，中位 PFS 为 98 个月，5 年、10 年 OS 分别为 74% 和 63%，是目前国际上最理想、最有代表性的临床疗效。

笔者中心更新前期研究结果，360 例次接受规范化 CRS+HIPEC 治疗 PMP 患者，从诊断到死亡计算的中位随访时间 36.5（95% CI：32.9 ～ 40.1）个月，中位 OS 为 93.4（95%CI：46.7 ～ 140.1）个月（图 2-12-5），3、5、10 年 OS 分别为 79.1%、65.4%、48.5%。

二、围手术期安全性

为达到完全 CRS，常需行多部位、多脏器、多区域腹膜联合切除，多处淋巴结清扫，术后腹盆腔脏器复杂重建，手术时间较长，平均约 10 h；HIPEC 可在一定程度上抑制胃肠道吻合口的愈合。上述因素增加了 CRS+HIPEC 不良事件发生率及死亡率。综合国际主要临床研究，严重不良事件发生率为 7% ～ 53%，再手术率 4% ～ 18%，围术期死亡率 0 ～ 4%。

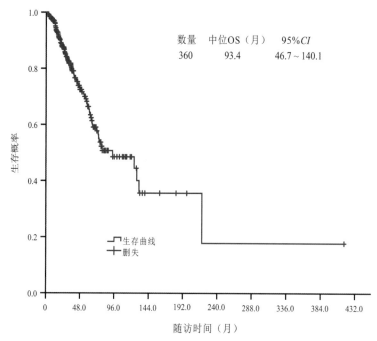

数量　　中位OS（月）　　95%*CI*
360　　　93.4　　　　　46.7～140.1

图 2-12-5　360 例次 CRS+HIPEC 治疗腹膜假黏液瘤的生存曲线

笔者中心更新前期研究结果，360 例次 CRS+HIPEC 治疗 PMP 患者，SAE 发生率 36.9%，共涉及 6 个系统，按频率大小依次为感染（10.6%）、呼吸系统（8.9%）、消化系统（8.1%）、心血管系统（5.0%）、血液系统（2.5%）、泌尿系统（1.4%）、神经系统（0.3%）。其中以Ⅲ级（29.4%）为主，其次为Ⅳ级（6.4%）、Ⅴ级（1.1%）（表 2-12-2）。

Ⅲ级不良事件共 106 例次（29.4%），包括：① 感染（10.3%）：腹腔感染 11 例次（3.1%），切口感染、裂开 11 例次（3.1%），静脉置管相关感染 15 例次（4.2%）；② 呼吸系统（7.8%）：肺部感染 1 例次（0.3%）、胸腔积液 25 例次（6.9%）、气胸 2 例次（0.6%）；③ 消化系统（5.8%）：胃瘫 2 例次（0.6%）、胃漏 2 例次（0.6%）、小肠漏 5 例次（1.4%）、胆系感染 2 例次（0.6%）、胰瘘 2 例次（0.6%）、肠梗阻 4 例次（1.1%）、吻合口漏 1 例次（0.3%）、吻合口出血 3 例次（0.8%）；④ 心血管系统（1.7%）：心律失常 1 例次（0.3%）、低血压 5 例次（1.4%）；⑤ 血液系统（2.2%）：腹腔出血 / 贫血 8 例次（2.2%）；⑥ 泌尿系统（1.4%）：尿漏 1 例次（0.3%）、泌尿系感染 1 例次（0.3%）、尿崩症 1 例次（0.3%）、急性肾功能损伤 2 例次（0.6%）；

⑦ 神经系统（0.3%）：定向力障碍 1 例次（0.3%）。

　　Ⅳ级不良事件 23 例次（6.4%），包括：① 感染（0.3%）：腹腔感染 1 例次（0.3%）；② 呼吸系统（0.8%）：肺部感染 3 例次（0.8%）；③ 消化系统（1.9%）：小肠漏 1 例次（0.3%）、胰瘘 1 例次（0.3%）、大肠漏 1 例次（0.3%）、吻合口漏 4 例次（1.1%）；④ 心血管系统（3.1%）：心律失常 2 例次（0.6%）、低血压 8 例次（2.2%）、缺血性心脏病 1 例次（0.3%）。

　　Ⅴ级不良事件 4 例次（1.1%），即围手术期死亡率 1.1%，包括：① 呼吸系统（0.3%）：肺部感染 1 例次（0.3%）；② 消化系统（0.3%）：小肠漏 1 例次（0.3%）；③ 心血管系统（0.3%）：缺血性心脏病 1 例次（0.3%）；④ 未明原因死亡 1 例次（0.3%）。

表 2-12-2　360 例 CRS+HIPEC 中 133 个 SAE 的系统分布

系统分布	合计 n（%）	Ⅲ级 n（%）	Ⅳ级 n（%）	Ⅴ级 n（%）
感染	38（10.6）	37（10.3）	1（0.3）	0（0.0）
腹腔感染	12（3.3）	11（3.1）	1（0.3）	0（0.0）
切口感染、裂开	11（3.1）	11（3.1）	0（0.0）	0（0.0）
静脉置管相关感染	15（4.2）	15（4.2）	0（0.0）	0（0.0）
呼吸系统	32（8.9）	28（7.8）	3（0.8）	1（0.3）
肺部感染	5（1.4）	1（0.3）	3（0.8）	1（0.3）
胸腔积液	25（6.9）	25（6.9）	0（0.0）	0（0.0）
气胸	2（0.6）	2（0.6）	0（0.0）	0（0.0）
消化系统	29（8.1）	21（5.8）	7（1.9）	1（0.3）
胃瘫	2（0.6）	2（0.6）	0（0.0）	0（0.0）
胃漏	2（0.6）	2（0.6）	0（0.0）	0（0.0）
小肠漏	7（1.9）	5（1.4）	1（0.3）	1（0.3）
胆系感染	2（0.6）	2（0.6）	0（0.0）	0（0.0）
胰瘘	3（0.8）	2（0.6）	1（0.3）	0（0.0）
大肠漏	1（0.3）	0（0.0）	1（0.3）	0（0.0）
肠梗阻	4（1.1）	4（1.1）	0（0.0）	0（0.0）
吻合口漏	5（1.4）	1（0.3）	4（1.1）	0（0.0）

系统分布	合计 n (%)	Ⅲ级 n (%)	Ⅳ级 n (%)	Ⅴ级 n (%)
吻合口出血	3 (0.8)	3 (0.8)	0 (0.0)	0 (0.0)
心血管系统	18 (5.0)	6 (1.7)	11 (3.1)	1 (0.3)
心律失常	3 (0.8)	1 (0.3)	2 (0.6)	0 (0.0)
低血压	13 (3.6)	5 (1.4)	8 (2.2)	0 (0.0)
缺血性心脏病	2 (0.6)	0 (0.0)	1 (0.3)	1 (0.3)
血液系统	9 (2.5)	8 (2.2)	1 (0.3)	0 (0.0)
腹腔出血 / 贫血	9 (2.5)	8 (2.2)	1 (0.3)	0 (0.0)
泌尿系统	5 (1.4)	5 (1.4)	0 (0.0)	0 (0.0)
尿漏	1 (0.3)	1 (0.3)	0 (0.0)	0 (0.0)
泌尿系感染	1 (0.3)	1 (0.3)	0 (0.0)	0 (0.0)
尿崩症	1 (0.3)	1 (0.3)	0 (0.0)	0 (0.0)
急性肾功能损伤	2 (0.6)	2 (0.6)	0 (0.0)	0 (0.0)
神经系统	1 (0.3)	1 (0.3)	0 (0.0)	0 (0.0)
定向力障碍	1 (0.3)	1 (0.3)	0 (0.0)	0 (0.0)
其他 [a]	1 (0.3)	0 (0.0)	0 (0.0)	1 (0.3)
合计	133 (36.9)	106 (29.4)	23 (6.4)	4 (1.1)

注：a：不明原因死亡。

第六节　CRS+HIPEC 治疗腹膜假黏液瘤量化预后指标

通过生存单因素、多因素分析，筛选影响生存的独立预后因子，使用这些量化预后指标评估 PMP，了解疾病严重程度，判断接受 CRS+HIPEC 可行性、完全 CRS 可能性，从而筛选出接受 CRS+HIPEC 治疗的最佳患者，使生存获益最大化，排除那些无法从中生存获益、不良事件高风险、经济压力高风险的患者。此外，这些量化指标有利于建立 CRS+HIPEC 标准化治疗方案和患者筛选方案，且有助于 CRS+HIPEC 综合诊疗策略的推广。

一、组织病理学类型

PMP 生物学侵袭行为差异很大，组织病理学类型可预测其侵袭能力。DPAM 是一种非浸润性的腹膜转移恶性肿瘤，腹膜表面广泛播散，对周围组织器官几乎无浸润。相反地，PMCA 同样产生大量黏液而表现出腹膜广泛种植播散，并可浸润周围脏器、组织。

既往研究结果显示，组织病理学类型（HR=59.78，$P < 0.01$）、淋巴结转移（HR 3.74，P=0.028）、神经侵犯（HR=7.81，P=0.007）、MMR 蛋白缺失（HR=9.82，$P < 0.01$）是 PMP 病理独立预后因素，其中组织病理学类型是最重要的病理预后指标。

笔者中心研究结果显示，无细胞性黏液者均存活，DPAM、PMCA、PMCA-S 的中位 OS 分别为 218.4（95% CI：22.9～413.9）、73.6（95% CI：59.2～87.9）、21.6（95% CI：14.0～29.2）个月，差异具有显著统计学意义（$P < 0.001$）（图 2-12-6）。

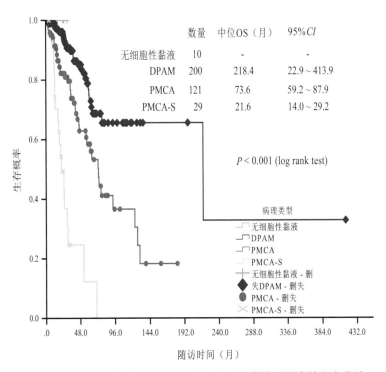

图 2-12-6　360 例次 PMP 患者按组织病理学类型分类的生存曲线

二、腹膜癌指数

PCI 评分方法的详细图解见图 1-2-11。

既往临床研究已说明 PCI 评分对评估 CRS+HIPEC 治疗 PMP 预后具有重要价值。笔者中心研究结果显示，采用 ROC 曲线分析连续变量 PCI 的最佳临界值为 27，PCI < 27 分、PCI ≥ 27 分者的中位 OS 分别为 130.4 (95% *CI*：77.8 ～ 183.0) 个月、70.5 (95% *CI*：58.8 ～ 82.3) 个月，差异具有显著统计学意义 (*P* < 0.001) (图 2-12-7A)。按照不同组织病理学类型进行亚组分析显示，对于 DPAM 和 PMCA，PCI 评分分类导致的生存差异仍然有显著统计学意义 (图 2-12-7B ～图 2-12-7D)。据此，应该尽可能筛选 PCI 较小、PMP 疾病早期阶段行 CRS+HIPEC 治疗，将大大提高患者的临床疗效，但是对于 PMCA-S，浸润能力强，恶性程度高，无论肿瘤负荷情况如何，CRS+HIPEC 临床疗效均较差，此类患者的筛选应十分谨慎。

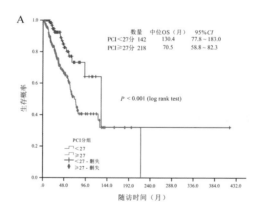

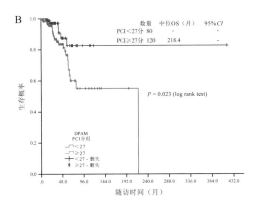

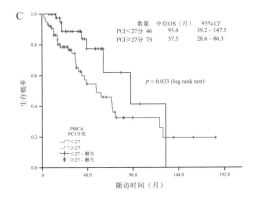

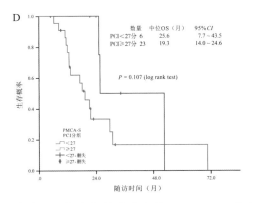

A：360 例次 PMP 患者 PCI 评分相关生存曲线；B：DPAM 患者 PCI 评分相关生存曲线；C：PMCA 患者 PCI 评分相关生存曲线；D：PMCA-S 患者 PCI 评分相关生存曲线。

图 2-12-7 PMP 患者 PCI 评分相关生存曲线

三、肿瘤细胞减灭程度

CC 评分方法的详细图解见图 1-5-1。

既往临床研究已说明 CC 评分是 CRS+HIPEC 治疗 PMP 的重要预后指标。完全肿瘤细胞减灭指 CC-0/1。直径 < 2.5 mm 的残余肿瘤结节，化疗药物可达到良好的渗透效果。因此，只有行完全肿瘤细胞减灭（CC-0/1），方可能得到长期生存获益。

笔者中心研究结果显示，CC-0 者未达到中位 OS，CC-1、CC-2、CC-3 者的中位 OS 分别为 130.4（95% CI：59.2 ～ 201.5）、63.7（95% CI：47.7 ～ 79.7）、62.1（95% CI：52.7 ～ 71.5）个月，差异具有显著统计学意义（$P < 0.001$）（图 2-12-8A），但 CC-2、CC-3 两组之间差异无统计学意义（$P=0.582$）。按照不同组织病理学类型进行亚组分析显示，对于 DPAM 和 PMCA，CC 评分导致的生存差异仍然有显著统计学意义（图 2-12-8B ～图 2-12-8D）。据此，在术前通过影像学评估患者时，应尽可能筛选能够达到完全肿瘤细胞减灭（CC-0/1）的患者。此外，非腹膜癌专科医师在开展 CRS+HIPEC 之前，应先到腹膜癌综合诊疗技术培训基地接受规范化培训，不断提高手术能力，以能够实现不同 PCI 情况下的完全肿瘤细胞减灭（CC-0/1），使患者生存获益最大化。

四、既往手术评分

腹膜具有一个重要作用即预防腹盆腔内恶性肿瘤来源的癌细胞种植转移。根据肿瘤细胞包裹学说，手术切除脏器及腹膜后，没有了腹膜的保护，自然性和（或）医源性脱落的癌细胞极易种植在手术区域；在愈合过程中，生长因子促进癌细胞增殖，导致复发进展，而且癌细胞被纤维蛋白包裹，形成无血管区，导致后续系统化疗效果较差，严重影响患者预后。既往手术评分（prior surgery score，PSS）是对既往相关手术范围的量化评分。

采用"九分法"将腹盆腔分为 9 个区域，以评估既往手术的程度（图 2-12-9）；PSS-0 表示只接受过活检，包括腹腔镜活检、CT 引导的穿刺活检或腹腔穿刺细胞学检查；PSS-1 表示 1 个区域既往接受过减瘤术；PSS-2 表示 2 ～ 5 个区域既往接受过减瘤术；PSS-3 表示至少有 6 个区域既往接受过减瘤术，但未行 HIPEC

或术后早期腹腔内化疗。对所有既往 PMP 相关手术累及的腹盆腔区域相加，计算 PSS。

早在 1999 年，Sugarbaker 等分析 385 例阑尾恶性肿瘤腹膜转移的临床数据显示，PSS（P=0.001）是影响生存的独立预后因素之一。在目前国际多中心最大样本量 2298 例 PMP 临床研究中，单因素分析显示 PSS 是影响 OS（$P < 0.001$）、PFS（$P < 0.001$）的危险因素。这些数据支持腹膜是防止腹膜转移癌形成与发展第一道防线的观点。对于 PMP 患者，CRS 加围手术期腹腔化疗是推荐的初次治疗方案。然而，笔者中心研究结果显示 PSS 并不是影响 OS 的危险因素。通过亚组分析，与 PSS-1/2/3 组相比，PSS-0 组 PMCA、PMCA-S、PCI ≥ 27 分、CC-2/3 的比例较高，且差异具有显著统计学意义（$P < 0.05$）。据此可推测，影响 CRS+HIPEC 治疗 PMP 临床疗效的关键因素为组织病理学类型、恶性生物学行为，以及 CC 评分，PSS 的影响次之。

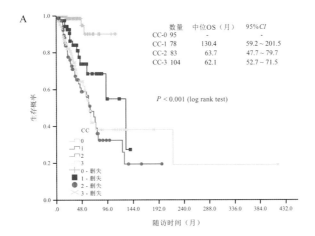

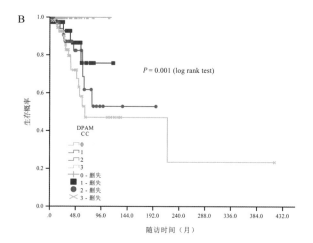

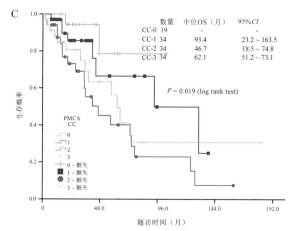

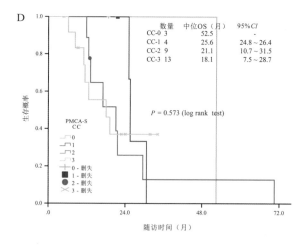

A：360 例次 PMP 患者 CC 评分相关生存曲线；B：DPAM 患者 CC 评分相关生存曲线；
C：PMCA 患者 CC 评分相关生存曲线；D：PMCA-S 患者 CC 评分相关生存曲线。

图 2-12-8　PMP 患者 CC 评分相关生存曲线

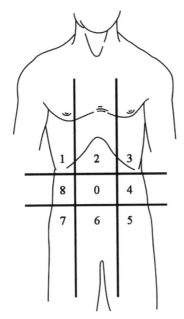

既往手术评分

0 中腹部
1 右季肋部
2 上腹部
3 左季肋部
4 左腰部
5 左髂部
6 下腹部
7 右髂部
8 右腰部

两个平行水平面和两个平行矢状面将腹部分隔为九个区域。上水平面位于两侧肋缘最低平面，下水平面位于两侧髂前上棘连线水平。两个矢状面将腹部划为三等份。由此法划分的九个区域按顺时针方向编号，0代表脐部所在区域，1代表右横膈下腹腔。

图 2-12-9　确定 PSS 所采用的腹盆腔区域划分法

第七节　随访及二次手术

一、随访

完成综合治疗后，即进入规范随访阶段。笔者中心推荐随访周期：① 术后 2 年内，每 3 个月复查 1 次；② 术后第 3 年开始，每 6 个月复查 1 次；③ 术后第 4 年开始，每年随访 1 次。随访主要内容：① 体格检查；② 血清肿瘤标志物检查，包括 CEA、CA19-9、CA125；③ 胸/腹/盆腔增强 CT+ 三维重建；④ 其他项目根据病情调整。制订上述随访计划是为了及时发现肿瘤复发，以便采取相应治疗措施。

二、二次手术

不论在国际还是国内，CRS+HIPEC 已被推荐为 PMP 的标准治疗，20 年 OS 为

30%～80%。但 PMP 接受 CRS+HIPEC 治疗，即使实现完全肿瘤细胞减灭（CC-0/1），仍有 26%～44% 患者复发。目前关于二次或多次 CRS+HIPEC 治疗复发性 PMP 的生存数据有限。

2013 年，Sardi 等分析了 26 例 PMP 患者接受 56 次 CRS+HIPEC 的生存数据，第 1、第 2、第 3 次手术的完全肿瘤细胞减灭（CC-0/1）率分别为 96%、65%、75%，平均手术时间为 10.1 h，无围手术期死亡；在第 1、第 2 和第 3 次手术后分别有 27%、42% 和 50% 的患者出现了Ⅲ级不良事件；第 1 次手术的 1 年、3 年、5 年、10 年 OS 分别为 100%、83%、54%、46%；第 2 次手术的 1 年、3 年、5 年 OS 分别为 91%、53%、34%；第 3 次手术的 1 年 OS 为 75%。生存数据提示，多次 CRS+HIPEC 可使 PMP 获得长期生存获益，不良事件发生率和死亡率与最初 CRS+HIPEC 相似。

2007 年，Yan 等分析了 PMP 二次手术生存数据，111 例 PMP 患者术后出现复发进展，其中 98 例再次接受 CRS+HIPEC，13 例未行 CRS+HIPEC；二次 CRS+HIPEC 对术后复发 PMP 的预后有显著影响（$P < 0.001$）；部分患者接受 CRS+HIPEC 治疗后可达到无疾病进展状态，提示谨慎的术后随访和必要的二次手术是这类患者的最佳治疗策略。

PMP 行二次 CRS+HIPEC，必须筛选合适的最佳患者。排除条件包括：第一，存在脑、肺、骨等远处转移；第二，具有不完全肿瘤细胞减灭征象，如小肠系膜挛缩、多节段小肠梗阻、胆道梗阻、短肠综合征等；第三，营养状态不佳；第四，机体重要脏器功能难以耐受大手术。同时，结合病史、辅助检查、首次 CRS+HIPEC 手术操作情况、辅助治疗疗效等进行综合分析，谨慎选择。

虽然大量研究数据已经阐明二次或多次 CRS+HIPEC 的安全性可接受，但再次手术必将面对腹腔内广泛致密的粘连、被改变的解剖结构。为保证围手术期安全，应注意几点：第一，术前行腹盆腔 CT 扫描 + 三维重建，从横断位、冠状位、矢状位仔细阅读 CT 片，预判术中可能遇到的情况；第二，如粘连严重，可从腹膜外间隙游离、进腹；第三，对于致密粘连，尤其是癌性粘连，不可强行分离，为预防即将出现的胃肠道梗阻，可整块切除；第四，必要时行预防性肠道造瘘；第五，关腹前再次仔细行全腹盆腔探查、胃肠道修补、手术创面彻底止血、血管断端结扎牢固等。

第八节 CRS+HIPEC 治疗腹膜假黏液瘤的共识与争议

一、共识

随着近 40 年来各国逐步建立腹膜癌诊疗中心，开展 CRS+HIPEC 治疗 PMP 的临床多中心研究，PMP 在诊断术语、病理分级、术前评估、标准治疗等方面取得了突破进展，并获得了广泛的专家共识，主要体现在以下两个方面。

一是就 PMP 的标准策略达成共识。2008 年国际上各主要腹膜癌诊疗中心就 CRS+HIPEC 治疗 PMP 达成专家共识（简称"2008 年 PSOGI 共识"）。2012 年 Chua 等详细分析国际上多中心 2298 例 PMP 患者数据，显示规范化 CRS+HIPEC 可使中位 OS 达 196 个月（16.3 年），中位 PFS 达 98 个月（8.2 年），10 年、15 年 OS 分别为 63%、59%。基于这些突出疗效，2014 年 11 月 PSOGI 在荷兰召开第 9 届国际腹膜癌大会上，正式推荐将 CRS+HIPEC 作为 PMP 的标准治疗。在国内，我国临床肿瘤专家在中国抗癌协会框架内制订了国内第一个《细胞减灭术加腹腔热灌注化疗治疗腹膜表面肿瘤的专家共识》，系统评价了 CRS+HIPEC 的治疗策略，还提出将 CRS+HIPEC 治疗策略作为阑尾黏液癌、结直肠癌腹膜转移癌、恶性间皮瘤的标准治疗方案。在此基础上，2019 年我国临床肿瘤学家又发表了《肿瘤细胞减灭术加腹腔热灌注化疗治疗腹膜假黏液瘤专家共识》，标志着我们对 PMP 从病理生理机制研究到临床诊断、治疗的探索，形成了一整套学科体系，我国的腹膜肿瘤学学科建设将进入更加规范发展的快车道。

二是 CRS+HIPEC 治疗 PMP 技术细节进一步取得共识。① 2008 年 PSOGI 就下列问题达成六项共识：明确了 PMP 主要来源于阑尾，CRS+HIPEC 术前评估、最大程度减瘤术、术中分级系统、CC 评分、不良事件分级、随访检查项目等，同时也包括下列六方面争议：PMP 术语、病理分类、患者筛选标准、HIPEC 方案、系统化疗、EPIC 等。② 2016 年，PSOGI 通过德尔菲法研究进一步规范化 PMP 诊断术语和病理分类（简称"2016 年 PSOGI 共识"）。③ 2020 年，PSOGI 与欧洲罕见癌症协作组（European

Rare Cancer，EURACAN）进一步分析阑尾肿瘤和 PMP 的相关文献，同样基于德尔菲法制订出 PMP 诊断和治疗的临床实践指南（简称"PSOGI/EURACAN 2020 临床实践指南"），这是目前为止 PMP 领域最具有全面性的综述。PSOGI/EURACAN 2020 临床实践指南在患者筛选标准、CRS 操作细节等方面达成新共识。

二、争议

1.HIPEC 方案

随着全球各腹膜癌中心进一步加深交流合作，CRS 的操作流程和技术要点不断完善、统一。例如，作为腹膜表面肿瘤的全球通用教材，《腹膜表面肿瘤细胞减灭术与围手术期化疗》一书详细讲解了腹膜癌的腹膜切除、脏器切除等步骤，有力促进了全球 CRS 术式标准化。与之相比，HIPEC 的药代动力学、药效学研究，仍存在多处争议，具体表现为以下两个方面。

（1）HIPEC 药物方案异质性

不同腹膜癌中心使用不同方案，不利于整合数据和对比疗效。国际上最常使用的 HIPEC 方案中，基础药物主要为奥沙利铂和丝裂霉素 C。临床应用的基于奥沙利铂方案主要包括"Elias 高剂量奥沙利铂方案""Glehen 中等剂量奥沙利铂方案"及"维克森林大学奥沙利铂方案"（表 2-12-3）。然而，由于奥沙利铂出血性并发症发生率较高，严重威胁患者生命，相应 HIPEC 方案一直朝着基于更低剂量奥沙利铂的方向发展。但是目前各中心使用剂量仍缺乏高级别循证医学证据，难以达成共识。丝裂霉素 C 的给药剂量、腹腔内浓度也饱受争议。目前认为，荷兰高剂量丝裂霉素 C 方案："三倍剂量方案"有助于维持更稳定的腹腔内药物浓度。其他丝裂霉素 C 方案包括"Sugarbaker 方案""美国腹膜表面恶性肿瘤协会基于丝裂霉素 C 浓度的低剂量方案"。

既往 HIPEC 方案相关研究多为单中心或多中心大样本量病例分析。直至 2018 年，Levine 等发表了首个阑尾源性 PMP 的多中心随机对照临床试验，评估了 PMP 患者接受 120 min 闭合式 HIPEC（奥沙利铂 200 mg/m² 或丝裂霉素 C 40 mg）后，血液毒性、生活质量、3 年 DFS 和 3 年 OS 的差异。结果显示，两组 DFS 率和 OS

率相似；毒性方面，丝裂霉素 C 组白细胞计数在术后 5～10 天显著降低，而奥沙利铂组血小板计数在术后 5～6 天显著降低。然而，根据常见不良事件评价标准只考虑Ⅲ/Ⅳ级毒性时，两组白细胞减少症和血小板减少症差异均无统计学意义（$P=0.67$），短期生活质量亦无显著性差异。但奥沙利铂组术后 1 年的身体健康状况评分（24.2 分 $vs.$ 22.4 分，$P=0.015$）和情绪健康状况评分（19.4 分 $vs.$ 18.0 分，$P=0.048$）高于丝裂霉素 C 组。尽管如此，Levine 等的临床试验未发现 DFS 和 OS 方面的差异。在 PSOGI/EURACAN 2020 临床实践指南中，针对是否推荐奥沙利铂替代丝裂霉素 C 用于 HIPEC 的投票，3.6% 专家选择"强烈推荐"，66.1% 专家选择"弱推荐"，30.4% 专家选择"不推荐"。由此可见，在 HIPEC 化疗方案的选择问题上，争议仍难以调解。

（2）HIPEC 灌注方案异质性

各中心 HIPEC 灌注方式（开放式 / 闭合式）、灌注时间、灌注温度等技术细节操作差异较大。评估不同 HIPEC 方案疗效差异，有赖于优化的随机对照临床试验。然而，无论是大样本回顾性分析，还是多中心、大样本随机对照临床试验，都需要统一、标准化 HIPEC 灌注方式，灌注时间，灌注温度，以最大程度保证研究的准确性和可信度。Levine 等的研究已经为今后开展以 HIPEC 方案为主题的临床试验提供了宝贵经验。随着世界各大腹膜癌中心进一步加强合作并标准化 CRS+HIPEC 操作技术，更大样本量的随机对照临床试验将有助于推进产生疗效更高、毒性更小的 HIPEC 方案。PSOGI/EURACAN 2020 临床实践指南也投票选出未来可能的临床试验方案，分别是 Glehen 中等剂量奥沙利铂方案（28.6%）和荷兰高剂量丝裂霉素 C 方案："三倍剂量方案"（42.9%）（表 2-12-3）。

2. EPIC

EPIC 一般在术后第 1 天至第 4 或第 5 天进行，不涉及加热，比 HIPEC 更容易。理论上，EPIC 可以减少或清除术后纤维蛋白沉积处包裹的残余肿瘤细胞，联合 CRS+HIPEC 可有效减少 PMP 术后复发。回顾性分析也表明，HIPEC 联合 EPIC 可显著延长 PMP 患者 5 年 OS，是 PMP 患者获得更佳 DFS 和 OS 的独立预后因素。然而，截至目前，仅有一项多中心、前瞻性、随机对照临床试验评估了

CRS+HIPEC 与 CRS+EPIC 治疗阑尾肿瘤的疗效差异。EPIC 的疗效始终未获得高级别循证医学证据，且安全性不明确。Lam 等和 Tan 等报道，CRS+HIPEC+EPIC 提高了术后不良事件发生率，而 Huang 等却得出相反结果。出于安全性原因及缺乏高级别循证医学证据，PSOGI/EURACAN 2020 临床实践指南中，37.5% 专家不推荐阑尾来源 PMP 患者术后立即行 EPIC 辅助治疗。

3. 系统化疗

PMP 系统化疗包括新辅助系统化疗、辅助系统化疗、姑息性系统化疗。其中，PSOGI/EURACAN 2020 临床实践指南推荐，不能接受手术或肿瘤不可切除的 PMP 患者可考虑行姑息性系统化疗，联合贝伐珠单抗可能延长 PFS。不同于姑息性系统化疗，新辅助系统化疗和辅助系统化疗的疗效则颇具争议。无论是 DPAM、PMCA，还是 PMCA-S，新辅助系统化疗均不能带来明确的生存获益，甚至新辅助化疗后 PFS 和 OS 更差。虽然缺乏高级别循证医学证据，但 PSOGI/EURACAN 2020 临床实践指南仍推荐，适合行完全 CRS+HIPEC 的 PMCA 患者或 PMCA-S 患者，可考虑新辅助化疗（76.4% 推荐），化疗方案可联合氟尿嘧啶和烷化剂药物（如奥沙利铂）（87.3% 推荐）。

与新辅助系统化疗相似，辅助系统化疗的疗效尚无定论。无论是 DPAM 或 PMCA，均没有研究可明确证实辅助系统化疗可延长 OS，不同腹膜癌中心研究结果差异较大。

总之，PMP 的围手术期化疗方案，包括新辅助系统化疗、HIPEC、EPIC、辅助系统化疗、姑息性系统化疗，主要借鉴结肠癌的治疗策略。这有一定合理性：①阑尾和结肠组织结构相似，阑尾黏膜由结肠上皮构成；②两者功能相似，均能分泌黏液；③两者基因突变谱相似，GNAS、KRAS、TP53、APC、PIK3CA 突变频率均较高。尽管有这些相似性，但两者生理状态下的差异及肿瘤基因突变的异质性是不可忽视的本质区别。这种本质性差异导致基于结肠癌的类推化疗方案疗效各异，无法得出明确的获益 / 风险比。大样本、多中心随机对照临床试验是解决化疗方案疗效争议的最佳途径。在 2016 年 PSOGI 共识发表之前，PMP 的随机对照临床试验受限于组织学分类的差异性而迟迟无法开展。随着国际各大腹膜癌中心广泛认可 PSOGI

表 2-12-3　国际腹膜瘤中心常用 HIPEC 方案

HIPEC 方案	剂量/(mg·m⁻²)	溶剂	灌注时间/min	灌注方式	备注	推荐纳入临床试验比例
基于奥沙利铂方案						
Elias 大剂量奥沙利铂方案	460	2 L/m²，5% 葡萄糖溶液	30	开放式	分别在两袋 250 mL 生理盐水中加入 5-FU 400 mg/m² 和亚叶酸钙 20 mg/m²，腹腔化疗前 1 h 开始快速静脉滴注	8.9%
Glehen 中等剂量奥沙利铂方案	360	2 L/m²，5% 葡萄糖溶液	30	封闭式	分别在两袋 250 mL 生理盐水中加入 5-FU 400 mg/m² 和亚叶酸钙 20 mg/m²，腹腔化疗前 1 h 开始快速静脉滴注	28.6%
维克森林大学奥沙利铂方案	200	3 L，5% 葡萄糖溶液	120	封闭式	—	1.8%
基于丝裂霉素 C 方案						
Sugarbaker 方案	丝裂霉素 C、阿霉素均为 15 mg/m²	分别溶于 2 L、1.5% 葡萄糖溶液		半开放式	分别在两袋 250 mL 生理盐水中加入 5-FU 400 mg/m² 和亚叶酸钙 20 mg/m²，与腹腔化疗同时快速静脉滴注	1.8%
荷兰高剂量丝裂霉素 C 方案："三倍剂量方案"	35	3 L、1.5% 葡萄糖溶液	90	半开放式	将丝裂霉素 C 加入 1.5% 葡萄糖溶液，剂量为 17.5 mg/m²，30 min 和 60 min 时分别添加 8.8 mg/m²	42.9%
美国腹膜表面恶性肿瘤协会丝裂霉素 C 方案	40 mg/3L	3 L、1.5% 葡萄糖溶液	90	封闭式	起始剂量为 30 mg/3L，至 60 min 时添加 10 mg	14.3%
PMI 贝辛斯托克基于体表面积腹腔化疗方案	10	1 L 生理盐水	60	开放式	若出现以下危险因素，剂量减少 33%：a. 肥胖（BMI > 40kg/m²）；b. 严重腹围增加；c. 既往重度化疗史（近 3 个月）	10.7%
其他方案	—	—	—	—	—	3.6%

注：HIPEC：腹腔热灌注化疗。

组织学分类，以及 PMP 临床诊疗实践的逐步标准化，将有利于开展针对化疗药物方案、疗效的临床试验。

4. 随访

PMP 是一种低度恶性的临床肿瘤综合征，部分患者病程可长达 10 年。接受 CRS+HIPEC 的患者中，约 25% 复发，且 PMCA 复发风险更高。因此，为了监测肿瘤复发，及早干预治疗，制定合理的随访计划尤为重要。目前，关于 PMP 患者 CRS+HIPEC 术后的随访报道较少。Govaerts 等研究了 PMP 患者术后随访，认为 DPAM 患者术后 6 年内，每年检查 1 次腹盆腔 CT 可较好监测复发；PMCA 患者，需另外检查胸部影像学特征，且术后 3 年内随访应更加频繁。在一项纳入 156 例阑尾低级别黏液性肿瘤来源的 PMP 研究中，Solomon 等发现，大多数复发病例发生在术后 3 年内，术后 5 年后未出现复发病例，故认为术后 3 年内应密切监测患者复发情况，每 3～6 个月随访 1 次，术后 3～5 年每年随访 1 次。PSOGI/EURACAN 2020 临床实践指南中，专家组对阑尾来源 PMP 患者接受 CRS+HIPEC 术后的随访方案分歧较大：术后 2 年内的体格检查，54.5% 强烈推荐每 6 个月 1 次，12.1% 推荐每 3 个月 1 次；术后 2 年内胸 / 腹 / 盆腔 CT 扫描，54.5% 强烈推荐每 6 个月 1 次，18.2% 推荐每年 1 次；2 年后体格检查，36.4% 强烈建议每 6 个月 1 次，36.4% 建议每年 1 次；2 年后胸部 / 腹部 / 盆腔 CT 扫描，66.7% 建议每年 1 次，21.2% 建议每 6 个月 1 次。监测肿瘤标志物方面，虽然 90.9% 专家表示赞同，但是监测频率仍不一致：54.5% 选择每 6 个月 1 次，15.2% 选择每 3 个月 1 次，12.1% 选择每 4 个月 1 次，12.1% 选择每 12 个月 1 次。鉴于高级别 PMP 复发风险更高，临床上应采取更强的随访强度和更短的随访间隔，以免延误二次治疗时机。目前，需要组织相关研究探索 PMP 患者的复发风险分层，以便制定个体化监控策略。

第九节　总结

腹膜假黏液瘤在 1980 年以前一直缺乏理想的治疗方案。经过近 40 年发展，PMP 临床诊治研究经历了探索、开创、转化、推广的艰辛历程，方才实现了从技术开荒到技术推广的重大突破。PMP 临床诊疗规范也在 PSOGI 专家共识的三次迭代中逐步实现解决争议、凝聚共识、推动进步的飞越。

基于 Spratt、Sugarbaker、Chua 等国际腹膜癌专家积累的循证医学证据，以 CRS+HIPEC 为核心的腹膜癌整合诊疗策略可延长 PMP 的总生存期、无进展生存期，临床疗效显著，安全性可接受。2014 年在荷兰召开的第 9 届国际腹膜癌大会，正式推荐将 CRS+HIPEC 作为 PMP 的标准治疗；2019 年，国内肿瘤学家形成了 CRS+HIPEC 治疗 PMP 的专家共识；2020 年，PSOGI 正式制订 CRS+HIPEC 治疗 PMP 的国际指南。

目前，必须认识到，国内 PMP 诊治现状的"中国特色"：① PMP 虽属于罕见病，年发病率较低，但国内人口基数大，PMP 患者众多，当前国内专业化腹膜癌诊疗中心尚不能满足需求。② 国内各诊疗机构对 PMP 认识不足，易出现漏诊、误诊、误治现状，或仅采取保守治疗，延误最佳治疗时机；PMP 患者被转诊到专业化腹膜癌诊治中心时，一般多处于疾病晚期阶段，临床疗效较差。③ 规范化 CRS+HIPEC 整合诊疗技术推广不足，不能实现应有的临床疗效。据此，各诊疗机构，尤其是专业化腹膜癌诊疗中心需要做以下努力，以逐步改善国内 PMP 诊疗现状，使更多的 PMP 患者真正生存获益：① 普及 PMP 专业知识，使 PMP 患者能在疾病早期阶段转诊至专业化腹膜癌诊治中心，少走弯路；② 开展技术培训，全国范围内大力推广该技术，使 CRS+HIPEC 整合诊疗技术规范化、标准化；③ 努力在各省市建立专业化腹膜癌诊治中心，以满足 PMP 患者诊治需求。

第十节 典型病例

一、病历资料

患者女，59 岁。

第 1 次手术：2011 年 5 月 23 日因"腹腔肿物"于武汉某医院行腹腔巨大黏液瘤＋子宫及左侧附件＋阑尾＋大网膜切除术。术后病理：① 左侧卵巢黏液性囊腺瘤，局部为交界性、肠型，伴大网膜、子宫表面及阑尾浆膜面种植；② 阑尾交界性黏液性囊腺瘤。

第 2 次手术：术后 2 年复查，发现肿瘤复发，CEA 110.18 ng/mL。腹盆腔 CT：肝脾周围假性黏液瘤，腹壁疝，肝囊肿，右肾囊肿。2013 年 5 月 24 日于笔者中心行肿瘤细胞减灭术 + 脾切除 + 右侧卵巢切除 + 腹壁疝修补术 + 腹腔热灌注化疗术（洛铂 50 mg + 多西他赛 120 mg，12 000 mL 生理盐水，45 ℃，90 min）。术中 PCI 评分 17 分，术后 CC 评分 1 分。术后病理：（膈面腹膜、肝圆韧带、脾、卵巢、右膈肌腹膜、盆底肿瘤）腹膜假黏液瘤。2013 年 6—12 月行 6 个周期系统化疗（FOLFOX6 方案：奥沙利铂 150 mg d1 + 亚叶酸钙 500 mg d1 + 5-FU 500 mg d1 + 5-FU 3000 mg 44h）。

第 3 次手术：2016 年 8 月无明显诱因出现下腹部肿物，进行性增大。2017 年 8 月 17 日就诊于笔者中心，复查肿瘤标志物：CEA 77.01 ng/mL，CA19-9 10.87 U/mL，CA125 81.7 U/mL。腹部 CT（图 2-12-10）：腹膜术后，上腹部腹腔多发病变，肝脏被膜受累，腹腔各脏器受压改变；肝门区、肝右后叶下段及胰腺前方病灶内高密度影。

2017 年 8 月 17 日行全麻下 CRS+HIPEC。腹腔探查：腹腔内大量棕黄色胶冻样浑浊腹水，量约 2500 mL，见腹壁切口疝，缺损约 5 cm×5 cm。上腹部粘连严重，网膜囊、肝肾隐窝、左右结肠旁沟、左髂窝、盆腔、壁腹膜均可见黏液性肿瘤。腹腔探查后行腹壁切口疝修补术 + 腹壁肿瘤切除 + 网膜囊肿瘤切除 + 腹膜后病损切除 + 肠系膜肿瘤切除 + 小肠肿瘤切除 + 肠修补 + 盆腔淋巴结清扫 + 腹腔热灌注化疗术（多西他赛 120 mg，顺铂 120 mg，分别加入 3000 mL 生理盐水，43 ℃，60 min）+ 腹壁成形术。术中 PCI 评分 35 分，术后 CC 评分 2 分（图 2-12-11）。

术后病理检查：①组织学病理：（腹壁疝囊、左腹壁肿瘤、网膜囊肿物、腹膜后肿物、十二指肠肿瘤、肠系膜肿瘤、降结肠肿瘤、肝肾隐窝肿瘤、结肠表面肿瘤、左髂窝肿瘤）纤维脂肪组织内见大量黏液池，黏液中可见肿瘤细胞呈条带状分布，部分呈乳头状，单行排列，局灶复层，细胞轻度异型，胞核小而规则，位于细胞基底，符合腹膜假黏液瘤（低级别）。未见脉管瘤栓和神经侵犯（图 2-12-12）。②免疫组织化学染色结果：CK (+)，CK7 (−)，CK20 (+)，CDX-2 (+)，MUC-1 (−)，MUC-6 (−)，Ki-67 (10%+)，P53 (+)，WT-1 (−)，Calretinin (−)，MSH2 (+)，

MSH6（+），MLH1（+），PD-1（淋巴细胞 −），PD-L1（肿瘤细胞 < 1%+）。

第 4 次手术：2019 年 8 月自行触及左侧腹壁肿物 2 个，进行性增大。2020 年 6 月 11 日就诊于笔者中心。KPS 评分 90 分，腹围 88 cm，全腹膨隆，腹部正中见陈旧性手术切口瘢痕，腹壁可触及多发肿瘤结节，质硬、无痛、边界不清、固定，上腹部正中切口下皮肤薄弱，范围约 10 cm×5 cm 大小，其余腹部查体未见阳性体征。肿瘤标志物：CEA 118.62 ng/mL，CA19-9 16.01 U/mL，CA125 96.3 U/mL。腹盆腔 CT（图 2-12-13）：腹膜假黏液瘤术后改变，多发脏器、血管受侵改变，左膈肌受侵累及左侧胸膜腔。全身骨显像：未见明确转移征象。数字全消化道造影：腹膜癌，腹盆腔多发占位，胃、肠管多处受侵，不完全梗阻，脊柱 S 型侧弯。初步诊断：腹膜继发恶性肿瘤，阑尾恶性肿瘤（术后），恶性腹腔积液。

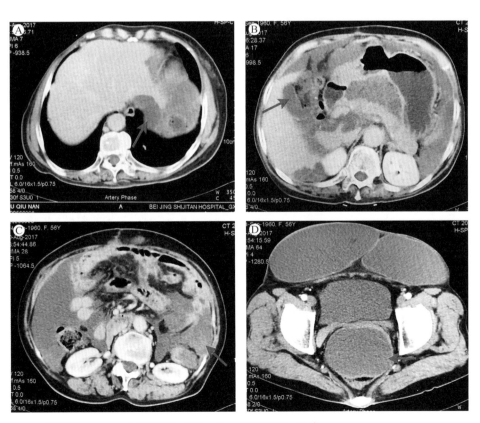

A、B：肝周黏液；C：左结肠旁沟黏液；D：盆腔黏液性肿瘤。

图 2-12-10 第 3 次手术前腹部 CT

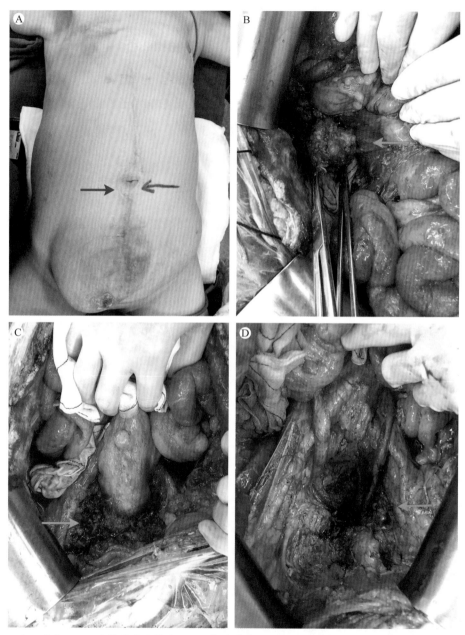

A：切口标识；B：右结肠旁沟肿瘤；C：盆腔肿瘤；D：CRS 后盆腔。

图 2-12-11　术中所见

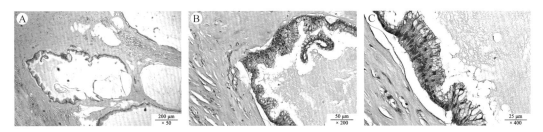

A：HE 染色，×50；B：HE 染色，×200；C：HE 染色，×400。

图 2-12-12　组织病理学特征（腹膜后肿物）

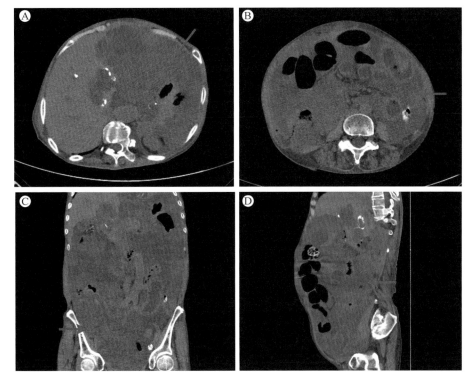

A、B：腹腔黏液肿瘤；C：冠状位盆腔黏液性肿瘤；D：矢状位腹盆腔黏液性肿瘤。

图 2-12-13　第 4 次术前腹部 CT

2020 年 6 月 19 日在全麻下行 CRS ＋ HIPEC。腹腔探查：腹壁切口内有多个黏液性肿瘤结节，直径 2 ～ 3 cm 不等。腹盆腔大量淡黄色腹水伴黄色胶冻状黏液，总量约 1500 mL。肝、胃、膈肌等脏器与肿瘤融合成团；小肠及系膜、结肠、后腹膜、盆腔脏器等广泛粘连融合；空肠起始段、小肠及系膜表面存在大量黏液性肿瘤结节，部分融合成片，直径 2 ～ 8 cm 不等；部分小肠系膜挛缩，距屈氏韧带

180 cm 处小肠与骶前粘连固定，近端扩张伴积气积液，远端肠管空虚；升结肠瘤化挛缩，与侧腹壁紧密粘连，横结肠扩张积气，降结肠、乙状结肠表面存在大量肿瘤结节，部分挛缩，肠管多节段梗阻；盆腔内有大量肿瘤，呈冰冻骨盆。腹腔探查后行肠粘连松解＋腹膜病损切除＋腹壁病损切除＋小肠病损切除＋肠系膜病损切除＋腹腔热灌注化疗术（多西他赛 120 mg，顺铂 120 mg，分别加入 3000 mL 生理盐水中，43 ℃，60 min）。术中 PCI 评分 39 分，术后 CC 评分 3 分（图 2-12-14）。

术后病理检查：①组织学病理：（腹腔）黏液，少数纤维结缔组织伴淋巴细胞浸润，符合腹膜假黏液瘤，无上皮成分；（小肠表面肿瘤、小肠系膜肿瘤、右下腹壁肿瘤、右上腹壁肿瘤）黏液，可见纤维分隔，黏液中见少许漂浮的柱状上皮组织，分化良好，符合腹膜假黏液瘤，低级别组织学形态；（左侧壁腹膜及降结肠系膜肿瘤、左上腹壁肿瘤）腹膜假黏液瘤，部分低级别，部分高级别。②免疫组织化学染色结果：CK20（＋），CEA（＋），CDX-2（＋），SATB2（－），CA125（－），CA19-9（－），WT-1（－），MUC-1（＋），MUC-2（＋），MUC5AC（＋），MUC-6（－），Ki-67（5%～20%＋），P53（5%＋），PD-1（UMAB199）（间质淋巴细胞－），PD-L1（SP142）（肿瘤细胞－，间质免疫细胞－），VEGF（＋）（图 2-12-15）。

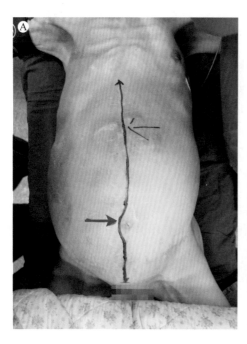
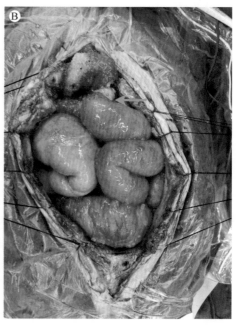

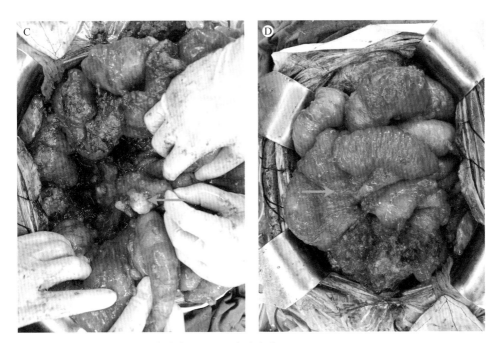

A：切口标识；B～C：肠壁肿瘤；D：肠系膜肿瘤。

图 2-12-14 术中所见

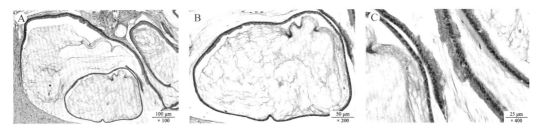

A：HE 染色，×100；B：HE 染色，×200；C：HE 染色，×400。

图 2-12-15 组织病理学特征：左侧壁腹膜及降结肠

二、结果

截至 2021 年 2 月 13 日，患者一般状态较好，总生存期近 10 年（图 2-12-16）。

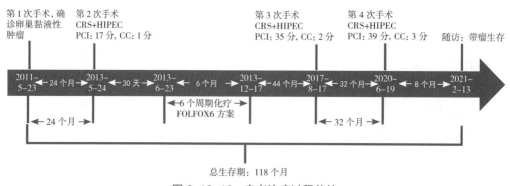

图 2-12-16　患者治疗过程总结

三、病例分析与讨论

1. 病例特点

59 岁女性，主因"腹腔肿物"于武汉某医院行手术治疗，术中切除腹腔肿物、子宫及左侧附件、阑尾、大网膜，病理明确为阑尾及卵巢黏液性囊腺瘤。术后两年复查发现肿瘤复发，于笔者中心行 CRS+HIPEC，术后行 6 个周期系统化疗（FOLFOX6方案），分别于术后 4 年、7 年，肿瘤复发，于笔者中心再次行两次 CRS+HIPEC。截至 2021 年 2 月 13 日，患者无进展生存 8 个月，总生存期达 118 个月。

2. 讨论

目前，国际上推荐将 CRS+HIPEC 作为 PMP 的标准治疗。已积累的循证医学证据表明规范 CRS+HIPEC 可延缓肿瘤复发，延长患者生存期，临床疗效显著。该例患者第 1 次手术为非规范减瘤术，且未行术中 HIPEC，术后仅两年肿瘤复发，后在笔者中心行规范 CRS+HIPEC，结合术后 6 个周期系统化疗，术后 4 年余出现复发，由此可见，与传统非规范治疗方式相比，规范 CRS+HIPEC 结合术后系统化疗可大幅度延缓 PMP 复发。此外，该患者术后病理检查发现病理分级由低级别向高级别转变，这提示病理学分级的提高可能是造成 PMP 复发、影响疾病预后的又一重要因素。另外，有研究显示，术前口服标准桃金娘油对 PMP 患者生存预后有显著影响，可能与标准桃金娘油的黏液溶解作用、增加手术可切除性有关。

　　总之，PMP 患者在腹膜肿瘤专科中心接受规范 CRS+HIPEC，达到完全肿瘤细胞减灭，是保证疗效、延长生存期的关键。

（李鑫宝　赵江宁　唐鸿生　赵　鑫）

参考文献

1. LI Y，YU Y，LIU Y. Report on the 9th International Congress on Peritoneal Surface Malignancies. Cancer Biol Med，2014，11（4）：281-284.

2. 李雁，许洪斌，彭正，等 . 肿瘤细胞减灭术加腹腔热灌注化疗治疗腹膜假黏液瘤专家共识 . 中华医学杂志，2019，99（20）：1527-1535.

3. GOVAERTS K，LURVINK R J，DE HINGH I，et al. Appendiceal tumours and pseudomyxoma peritonei：literature review with PSOGI/EURACAN clinical practice guidelines for diagnosis and treatment. Eur J Surg Oncol，2021，47（1）：11-35.

4. SMEENK R M，BRUIN S C，VAN VELTHUYSEN M L，et al. Pseudomyxoma peritonei. Curr Probl Surg，2008，45（8）：527-575.

5. MORERA-OCON F J，NAVARRO-CAMPOY C. History of pseudomyxoma peritonei from its origin to the first decades of the twenty-first century. World J Gastrointest Surg，2019，11（9）：358-364.

6. MITTAL R，CHANDRAMOHAN A，MORAN B. Pseudomyxoma peritonei：natural history and treatment. Int J Hyperthermia，2017，33（5）：511-519.

7. GUAGLIO M，SINUKUMAR S，KUSAMURA S，et al. Correction to：clinical surveillance after macroscopically complete surgery for low-grade appendiceal mucinous neoplasms（LAMN）with or without limited peritoneal spread：long-term results in a prospective series. Ann Surg Oncol，2018，25（Suppl 3）：987.

8. HINSON F L，AMBROSE N S. Pseudomyxoma peritonei. Br J Surg，1998，85（10）：1332-1339.

9. WANG H，WANG X，JU Y，et al. Clinicopathological features and prognosis of pseudomyxoma peritonei. Exp Ther Med，2014，7（1）：185-190.

10. MORAN B J，CECIL T D. The etiology，clinical presentation，and management of pseudomyxoma peritonei. Surg Oncol Clin N Am，2003，12（3）：585-603.

11. RONNETT B M，ZAHN C M，KURMAN R J，et al. Disseminated peritoneal adenomucinosis and peritoneal mucinous carcinomatosis. A clinicopathologic analysis of 109 cases with emphasis on distinguishing pathologic features，site of origin，prognosis，and relationship to "pseudomyxoma peritonei". Am J Surg Pathol，1995，19（12）：1390-408.

12. LOUNGNARATH R，CAUSERET S，BOSSARD N，et al. Cytoreductive surgery with intraperitoneal chemohyperthermia for the treatment of pseudomyxoma peritonei：a prospective study. Dis Colon Rectum，2005，48（7）：1372-1379.

13. BRADLEY R F, STEWART J H 4TH, RUSSELL G B, et al. Pseudomyxoma peritonei of appendiceal origin: a clinicopathologic analysis of 101 patients uniformly treated at a single institution, with literature review. Am J Surg Pathol, 2006, 30 (5): 551-559.

14. CARR N J, CECIL T D, MOHAMED F, et al. A consensus for classification and pathologic reporting of pseudomyxoma peritonei and associated appendiceal neoplasia: the results of the Peritoneal Surface Oncology Group International (PSOGI) modified delphi process. Am J Surg Pathol, 2016, 40 (1): 14-26.

15. VALASEK M A, PAI R K. An Update on the diagnosis, grading, and staging of appendiceal mucinous neoplasms. Adv Anat Pathol, 2018, 25 (1): 38-60.

16. 闫凤彩, 林育林, 赵洪禹, 等. 腹膜假黏液瘤 155 例病理预后因素分析. 中华病理学杂志, 2019, 48 (7): 543-549.

17. WANG L, LIU Z, FISHER K W, et al. Prognostic value of programmed death ligand 1, p53, and Ki-67 in patients with advanced-stage colorectal cancer. Hum Pathol, 2018, 71: 20-29.

18. LIN Y L, MA R, LI Y. The biological basis and function of GNAS mutation in pseudomyxoma peritonei: a review. J Cancer Res Clin Oncol, 2020, 146 (9): 2179-2188.

19. DILLY A K, HONICK B D, LEE Y J, et al. Targeting G-protein coupled receptor-related signaling pathway in a murine xenograft model of appendiceal pseudomyxoma peritonei. Oncotarget, 2017, 8 (63): 106888-106900.

20. 李雁, 周云峰, 梁寒, 等. 细胞减灭术加腹腔热灌注化疗治疗腹膜表面肿瘤的专家共识. 中国肿瘤临床, 2015, 42 (4): 198-206.

21. SUGARBAKER P H. New standard of care for appendiceal epithelial neoplasms and pseudomyxoma peritonei syndrome? Lancet Oncol, 2006, 7 (1): 69-76.

22. MORAN B, BARATTI D, YAN T D, et al. Consensus statement on the loco-regional treatment of appendiceal mucinous neoplasms with peritoneal dissemination (pseudomyxoma peritonei). J Surg Oncol, 2008, 98 (4): 277-282.

23. SPRATT J S, ADCOCK R A, MUSKOVIN M, et al. Clinical delivery system for intraperitoneal hyperthermic chemotherapy. Cancer Res, 1980, 40 (2): 256-260.

24. SUGARBAKER P H. Cytoreductive surgery and peri-operative intraperitoneal chemotherapy as a curative approach to pseudomyxoma peritonei syndrome. Eur J Surg Oncol, 2001, 27 (3): 239-243.

25. CHUA T C, MORAN B J, SUGARBAKER P H, et al. Early- and long-term outcome data of patients with pseudomyxoma peritonei from appendiceal origin treated by a strategy of cytoreductive surgery and hyperthermic intraperitoneal chemotherapy. J Clin Oncol, 2012, 30 (20): 2449-2456.

26. SOUCISSE M L, FISHER O, LIAUW W, et al. Cytoreductive surgery and hyperthermic intraperitoneal chemotherapy with or without early post-operative intraperitoneal chemotherapy for appendix neoplasms with peritoneal metastases: a propensity score analysis. Eur J Surg Oncol, 2021, 47 (1): 157-163.

27. HUANG Y，ALZAHRANI N A，LIAUW W，et al. Early postoperative intraperitoneal chemotherapy is associated with survival benefit for appendiceal adenocarcinoma with peritoneal dissemination. Eur J Surg Oncol，2017，43（12）：2292-2298.

28. HUANG Y，ALZAHRANI N A，LIAUW W，et al. Early postoperative intraperitoneal chemotherapy for low-grade appendiceal mucinous neoplasms with pseudomyxoma peritonei：is it beneficial? Ann Surg Oncol，2017，24（1）：176-183.

29. BERGER Y，SCHUITEVOERDER D，VINING C C，et al. Novel application of iterative hyperthermic intraperitoneal chemotherapy for unresectable peritoneal metastases from high-grade appendiceal ex-goblet adenocarcinoma. Ann Surg Oncol，2021，28（3）：1777-1785.

30. HIRAIDE S，KOMINE K，SATO Y，et al. Efficacy of modified FOLFOX6 chemotherapy for patients with unresectable pseudomyxoma peritonei. Int J Clin Oncol，2020，25（4）：774-781.

31. RAIMONDI A，CORALLO S，NIGER M，et al. Metronomic Capecitabine With Cyclophosphamide Regimen in Unresectable or Relapsed Pseudomyxoma Peritonei. Clin Colorectal Cancer，2019，18（2）：e179-e190.

32. PIETRANTONIO F，BERENATO R，MAGGI C，et al. GNAS mutations as prognostic biomarker in patients with relapsed peritoneal pseudomyxoma receiving metronomic capecitabine and bevacizumab：a clinical and translational study. J Translat Med，2016，14（1）：125.

33. CHOE J H，OVERMAN M J，FOURNIER K F，et al. Improved survival with anti-vegf therapy in the treatment of unresectable appendiceal epithelial neoplasms. Ann Surg Oncol，2015，22（8）：2578-2584.

34. PIETRANTONIO F，MAGGI C，FANETTI G，et al. FOLFOX-4 chemotherapy for patients with unresectable or relapsed peritoneal pseudomyxoma. Oncologist，2014，19（8）：845-850.

35. CHUA T C，YAN T D，SMIGIELSKI M E，et al. Long-term survival in patients with pseudomyxoma peritonei treated with cytoreductive surgery and perioperative intraperitoneal chemotherapy：10 years of experience from a single institution. Ann Surg Oncol，2009，16（7）：1903-1911.

36. VAIRA M，CIOPPA T，DE MARCO G，et al. Management of pseudomyxoma peritonei by cytoreduction+HIPEC（hyperthermic intraperitoneal chemotherapy）：results analysis of a twelve-year experience. In Vivo，2009，23（4）：639-644.

37. ELIAS D，GILLY F，QUENET F，et al. Pseudomyxoma peritonei：a French multicentric study of 301 patients treated with cytoreductive surgery and intraperitoneal chemotherapy. Eur J Surg Oncol，2010，36（5）：456-462.

38. SAXENA A，YAN T D，CHUA T C，et al. Critical assessment of risk factors for complications after cytoreductive surgery and perioperative intraperitoneal chemotherapy for pseudomyxoma peritonei. Ann Surg Oncol，2010，17（5）：1291-1301.

39. CHUA T C，LIAUW W，ZHAO J，et al. Upfront compared to delayed cytoreductive surgery and perioperative intraperitoneal chemotherapy for pseudomyxoma peritonei is associated with considerably

lower perioperative morbidity and recurrence rate. Ann Surg, 2011, 253 (4): 769-773.

40. YOUSSEF H, NEWMAN C, CHANDRAKUMARAN K, et al. Operative findings, early complications, and long-term survival in 456 patients with pseudomyxoma peritonei syndrome of appendiceal origin. Dis Colon Rectum, 2011, 54 (3): 293-299.

41. DAYAL S, TAFLAMPAS P, RISS S, et al. Complete cytoreduction for pseudomyxoma peritonei is optimal but maximal tumor debulking may be beneficial in patients in whom complete tumor removal cannot be achieved. Dis Colon Rectum, 2013, 56 (12): 1366-1372.

42. ROBELLA M, VAIRA M, MARSANIC P, et al. Treatment of pseudomyxoma peritonei with cytoreductive surgery and hyperthermic intraperitoneal chemotherapy (HIPEC): a single center experience. Minerva Chir, 2013, 68 (6): 569-577.

43. SPARKS D S, MORRIS B, XU W, et al. Cytoreductive surgery and heated intraperitoneal chemotherapy for peritoneal carcinomatosis secondary to mucinous adenocarcinoma of the appendix. Int Surg, 2015, 100 (1): 21-28.

44. ANSARI N, CHANDRAKUMARAN K, DAYAL S, et al. Cytoreductive surgery and hyperthermic intraperitoneal chemotherapy in 1000 patients with perforated appendiceal epithelial tumours. Eur J Surg Oncol, 2016, 42 (7): 1035-1041.

45. LANSOM J, ALZAHRANI N, LIAUW W, et al. Cytoreductive surgery and hyperthermic intraperitoneal chemotherapy for pseudomyxoma peritonei and appendix tumours. Indian J Surg Oncol, 2016, 7 (2): 166-176.

46. AZZAM A Z, ALYAHYA Z A, WUSAIBIE A A A, et al. Cytoreductive surgery and hyperthermic intraperitoneal chemotherapy in the management of pseudomyxoma peritonei: A single-center experience. Indian J Gastroenterol, 2017, 36 (6): 452-458.

47. GROTZ T E, ROYAL R E, MANSFIELD P F, et al. Stratification of outcomes for mucinous appendiceal adenocarcinoma with peritoneal metastasis by histological grade. World J Gastrointest Oncol, 2017, 9 (9): 354-362.

48. BARATTI D, KUSAMURA S, MILIONE M, et al. Validation of the recent PSOGI pathological classification of pseudomyxoma peritonei in a single-center series of 265 patients treated by cytoreductive surgery and hyperthermic intraperitoneal chemotherapy. Ann Surg Oncol, 2018, 25 (2): 404-413.

49. CHOUDRY H A, PAI R K, SHUAI Y, et al. Impact of cellularity on oncologic outcomes following cytoreductive surgery and hyperthermic intraperitoneal chemoperfusion for pseudomyxoma peritonei. Ann Surg Oncol, 2018, 25 (1): 76-82.

50. DELHORME J B, SEVERAC F, AVEROUS G, et al. Cytoreductive surgery and hyperthermic intraperitoneal chemotherapy for pseudomyxoma peritonei of appendicular and extra-appendicular origin. Br J Surg, 2018, 105 (6): 668-676.

51. 李鑫宝, 林育林, 姬忠贺, 等. 肿瘤细胞减灭术加腹腔热灌注化疗治疗腹膜假黏液瘤 182 例分析.

中国肿瘤临床，2018，45（18）：943-949.

52. SUGARBAKER P H. Peritonectomy procedures. Ann Surg，1995，221（1）：29-42.

53. 张家裕，倪雷，曹亦军，等 . 术中低渗腹腔温热灌注化疗对胃肠吻合口愈合影响的实验研究 . 现代肿瘤医学，2013，21（5）：1002-1005.

54. SHEN P，LEVINE E A，HALL J，et al. Factors predicting survival after intraperitoneal hyperthermic chemotherapy with mitomycin C after cytoreductive surgery for patients with peritoneal carcinomatosis. Arch Surg，2003，138（1）：26-33.

55. 李鑫宝，马茹，姬忠贺，等 . 肿瘤细胞减灭术联合腹腔热灌注化疗治疗腹膜假黏液瘤的围手术期安全性研究 . 中华肿瘤杂志，2020，42（5）：419-424.

56. JACQUET P，SUGARBAKER P H. Clinical research methodologies in diagnosis and staging of patients with peritoneal carcinomatosis. Cancer Treat Res，1996，82：359-374.

57. SUGARBAKER P H. Peritoneum as the first-line of defense in carcinomatosis. J Surg Oncol，2007，95（2）：93-96.

58. SUGARBAKER P H，CHANG D. Results of treatment of 385 patients with peritoneal surface spread of appendiceal malignancy. Ann Surg Oncol，1999，6（8）：727-731.

59. 李鑫宝，于洋，安松林，等 . 既往手术评分对肿瘤细胞减灭术加腹腔热灌注化疗治疗腹膜假黏液瘤疗效和安全性影响的研究 . 中华普通外科杂志，2020，35（10）：782-787.

60. SARDI A，JIMENEZ W A，NIERODA C，et al. Repeated cytoreductive surgery and hyperthermic intraperitoneal chemotherapy in peritoneal carcinomatosis from appendiceal cancer：analysis of survival outcomes. Eur J Surg Oncol，2013，39（11）：1207-1213.

61. YAN T D，BIJELIC L，SUGARBAKER P H. Critical analysis of treatment failure after complete cytoreductive surgery and perioperative intraperitoneal chemotherapy for peritoneal dissemination from appendiceal mucinous neoplasms. Ann Surg Oncol，2007，14（8）：2289-2299.

62. POWERS B D，FELDER S，VEERAPONG J，et al. Repeat cytoreductive surgery and hyperthermic intraperitoneal chemotherapy is not associated with prohibitive complications：results of a multiinstitutional retrospective study. Ann Surg Oncol，2020，27（13）：4883-4891.

63. BAKRIN N，DERACO M，GLEHEN O，et al. Cytoreductive surgery & perioperative chemotherapy for peritoneal surface malignancy：textbook and video atlas. 2 ed. Canada：Ciné-Med，2017.

64. Sugarbaker P H. 腹膜表面肿瘤细胞减灭术与围手术期化疗 . 2 版 . 李雁，译 . 北京：科学出版社，2018.

65. ELIAS D，BONNAY M，PUIZILLOU J M，et al. Heated intra-operative intraperitoneal oxaliplatin after complete resection of peritoneal carcinomatosis：pharmacokinetics and tissue distribution. Ann Oncol，2002，13（2）：267-272.

66. STEWART J H 4TH，SHEN P，RUSSELL G，et al. A phase I trial of oxaliplatin for intraperitoneal hyperthermic chemoperfusion for the treatment of peritoneal surface dissemination from colorectal and appendiceal cancers. Ann Surg Oncol，2008，15（8）：2137-2145.

67. ELIAS D， EL OTMANY A， BONNAY M， et al. Human pharmacokinetic study of heated intraperitoneal oxaliplatin in increasingly hypotonic solutions after complete resection of peritoneal carcinomatosis. Oncology, 2002, 63 (4)：346-352.

68. POMEL C， FERRON G， LORIMIER G， et al. Hyperthermic intra-peritoneal chemotherapy using oxaliplatin as consolidation therapy for advanced epithelial ovarian carcinoma. Results of a phase II prospective multicentre trial. CHIPOVAC study. Eur J Surg Oncol, 2010, 36 (6)：589-593.

69. CHALRET DU RIEU Q， WHITE-KONING M， PICAUD L， et al. Population pharmacokinetics of peritoneal， plasma ultrafiltrated and protein-bound oxaliplatin concentrations in patients with disseminated peritoneal cancer after intraperitoneal hyperthermic chemoperfusion of oxaliplatin following cytoreductive surgery：correlation between oxaliplatin exposure and thrombocytopenia. Cancer Chemother Pharmacol, 2014 , 74 (3)：571-582.

70. CHARRIER T， PASSOT G， PERON J， et al. Cytoreductive surgery combined with hyperthermic intraperitoneal chemotherapy with oxaliplatin increases the risk of postoperative hemorrhagic complications：analysis of predictive factors. Ann Surg Oncol, 2016, 23 (7)：2315-2322.

71. MOHAMED F， CECIL T， MORAN B， et al. A new standard of care for the management of peritoneal surface malignancy. Curr Oncol, 2011, 18 (2)：e84-e96.

72. LEVINE E A， STEWART J H， SHEN P， et al. Intraperitoneal chemotherapy for peritoneal surface malignancy：experience with 1000 patients. J Am Coll Surg, 2014, 218 (4)：573-585.

73. VAN DER SPEETEN K， STUART O A， CHANG D， et al. Changes induced by surgical and clinical factors in the pharmacology of intraperitoneal mitomycin C in 145 patients with peritoneal carcinomatosis. Cancer Chemother Pharmacol, 2011 , 68 (1)：147-156.

74. TURAGA K， LEVINE E， BARONE R， et al. Consensus guidelines from The American Society of Peritoneal Surface Malignancies on standardizing the delivery of hyperthermic intraperitoneal chemotherapy （HIPEC） in colorectal cancer patients in the United States. Ann Surg Oncol, 2014, 21 (5)：1501-1505.

75. LEVINE E A， VOTANOPOULOS K I， SHEN P， et al. A multicenter randomized trial to evaluate hematologic toxicities after hyperthermic intraperitoneal chemotherapy with oxaliplatin or mitomycin in patients with appendiceal tumors. J Am Coll Surg, 2018, 226 (4)：434-443.

76. CHUA T C， LIAUW W， ZHAO J， et al. Comparative analysis of perioperative intraperitoneal chemotherapy regimen in appendiceal and colorectal peritoneal carcinomatosis. Int J Clin Oncol, 2013, 18 (3)：439-446.

77. VAN SEUNINGEN I， PIGNY P， PERRAIS M， et al. Transcriptional regulation of the 11p15 mucin genes. Towards new biological tools in human therapy， in inflammatory diseases and cancer? Front Biosci, 2001, 6：D1216-1234.

78. LAM J Y， MCCONNELL Y J， RIVARD J D， et al. Hyperthermic intraperitoneal chemotherapy + early postoperative intraperitoneal chemotherapy versus hyperthermic intraperitoneal chemotherapy

alone：assessment of survival outcomes for colorectal and high-grade appendiceal peritoneal carcinomatosis. Am J Surg, 2015, 210（3）：424, 430.

79. TAN G H, ONG W S, CHIA C S, et al. Does early post-operative intraperitoneal chemotherapy（EPIC）for patients treated with cytoreductive surgery and hyperthermic intraperitoneal chemotherapy（HIPEC）make a difference? Int J Hyperthermia, 2016, 32（3）：281-288.

80. BARATTI D, KUSAMURA S, NONAKA D, et al. Pseudomyxoma peritonei：biological features are the dominant prognostic determinants after complete cytoreduction and hyperthermic intraperitoneal chemotherapy. Ann Surg, 2009, 249（2）：243-249.

81. BLACKHAM A U, SWETT K, ENG C, et al. Perioperative systemic chemotherapy for appendiceal mucinous carcinoma peritonei treated with cytoreductive surgery and hyperthermic intraperitoneal chemotherapy. J Surg Oncol, 2014, 109（7）：740-745.

82. BIJELIC L, KUMAR A S, STUART O A, et al. Systemic chemotherapy prior to cytoreductive surgery and hipec for carcinomatosis from appendix cancer：impact on perioperative outcomes and short-term survival. Gastroenterol Res Pract, 2012, 2012：163284.

83. LIEU C H, LAMBERT L A, WOLFF R A, et al. Systemic chemotherapy and surgical cytoreduction for poorly differentiated and signet ring cell adenocarcinomas of the appendix. Ann Oncol, 2012, 23（3）：652-658.

84. VAN SWERINGEN H L, HANSEMAN D J, AHMAD S A, et al. Predictors of survival in patients with high-grade peritoneal metastases undergoing cytoreductive surgery and hyperthermic intraperitoneal chemotherapy. Surgery, 2012, 152（4）：617-624.

85. RAGHAV K P, SHETTY A V, KAZMI S M, et al. Impact of molecular alterations and targeted therapy in appendiceal adenocarcinomas. Oncologist, 2013, 18（12）：1270-1277.

86. TURNER K M, HANNA N N, et al. Assessment of neoadjuvant chemotherapy on operative parameters and outcome in patients with peritoneal dissemination from high-grade appendiceal cancer. Ann Surg Oncol, 2013, 20（4）：1068-1073.

87. MILOVANOV V, SARDI A, LEDAKIS P, et al. Systemic chemotherapy（SC）before cytoreductive surgery and hyperthermic intraperitoneal chemotherapy（CRS/HIPEC）in patients with peritoneal mucinous carcinomatosis of appendiceal origin（PMCA）. Eur J Surg Oncol, 2015, 41（5）：707-712.

88. SPILIOTIS J, KOPANAKIS N, EFSTATHIOU E, et al. Perioperative systemic chemotherapy for peritoneal mucinous appendiceal carcinomas treated with cytoreductive surgery & HIPEC. J BUON, 2017, 22（3）：783-789.

89. CUMMINS K A, RUSSELL G B, VOTANOPOULOS K I, et al. Peritoneal dissemination from high-grade appendiceal cancer treated with cytoreductive surgery（CRS）and hyperthermic intraperitoneal chemotherapy（HIPEC）. J Gastrointest Oncol, 2016, 7（1）：3-9.

90. ASARE E A, COMPTON C C, HANNA N N, et al. The impact of stage, grade, and mucinous

histology on the efficacy of systemic chemotherapy in adenocarcinomas of the appendix: analysis of the National Cancer Data Base. Cancer, 2016, 122 (2): 213-221.

91. SCHOMAS D A, MILLER R C, DONOHUE J H, et al. Intraperitoneal treatment for peritoneal mucinous carcinomatosis of appendiceal origin after operative management: long-term follow-up of the Mayo Clinic experience. Ann Surg, 2009, 249 (4): 588-595.

92. ALAKUS H, BABICKY M L, GHOSH P, et al. Genome-wide mutational landscape of mucinous carcinomatosis peritonei of appendiceal origin. Genome Med, 2014, 6 (5): 43.

93. TOKUNAGA R, XIU J, JOHNSTON C, et al. Molecular profiling of appendiceal adenocarcinoma and comparison with right-sided and left-sided colorectal cancer. Clin Cancer Res, 2019, 25 (10): 3096-3103.

94. LORD A C, SHIHAB O, CHANDRAKUMARAN K, et al. Recurrence and outcome after complete tumour removal and hyperthermic intraperitoneal chemotherapy in 512 patients with pseudomyxoma peritonei from perforated appendiceal mucinous tumours. Eur J Surg Oncol, 2015, 41 (3): 396-399.

95. DELHORME J B, HONORÉ C, BENHAIM L, et al. Long-term survival after aggressive treatment of relapsed serosal or distant pseudomyxoma peritonei. Eur J Surg Oncol, 2017, 43 (1): 159-167.

96. GOVAERTS K, CHANDRAKUMARAN K, CARR N J, et al. Single centre guidelines for radiological follow-up based on 775 patients treated by cytoreductive surgery and HIPEC for appendiceal pseudomyxoma peritonei. Eur J Surg Oncol, 2018, 44 (9): 1371-1377.

97. SOLOMON D, BEKHOR E, LEIGH N, et al. Surveillance of low-grade appendiceal mucinous neoplasms with peritoneal metastases after cytoreductive surgery and hyperthermic intraperitoneal chemotherapy: are 5 years enough? a multisite experience. Ann Surg Oncol, 2020, 27 (1): 147-153.

第十三章

上皮性卵巢癌来源腹膜癌及原发性腹膜癌

第一节 前言

上皮性卵巢癌（epithelial ovarian cancer，EOC）是第 2 常见的妇科肿瘤，是引起女性肿瘤患者死亡的最主要原因。全球范围内每年有超过 20 万女性罹患 EOC，约 75% 的患者就诊时已处于临床晚期（FIGO Ⅲ～Ⅳ期），肿瘤已累及腹膜或发生远处转移，5 年生存率不足 20%。自 20 世纪 80 年代开始，最大程度的减瘤术（primary debulking surgery，PDS）辅以铂类加紫杉烷类为主的系统化疗，已成为 EOC 的标准治疗模式。随之而来，卵巢癌的死亡率呈现下降趋势，但是仍有 60%～70% 的患者出现以腹膜癌为主要形式的复发，且腹膜癌一旦发生，预后极差，迫切需要更为有效的治疗方法。

原发性腹膜癌是原发于腹膜的恶性肿瘤，其组织形态与卵巢浆液性乳头状癌近似，而卵巢本身正常或仅浅表受累，故又称为卵巢外腹膜浆液性乳头状癌（extraovarian peritoneal serous papillary carcinoma，EPSPC），多见于女性，男性偶见，临床表现缺乏特异性，病理上常误诊为"卵巢癌腹膜广泛转移"。1959 年 Swerdlow 首次报道该病为"盆、腹膜间皮细胞瘤酷似卵巢乳头状囊腺癌"，1977 年 Kannerstein 将其命名为"原发性腹膜乳头状浆液性癌"。PPC 与 EOC 腹膜转移癌在组织学和临床上相似，鉴别有赖于术中病理，二者治疗方式相同。

第二节　病因及发病机制

一、上皮性卵巢癌

EOC 的高危因素包括排卵次数（未孕、月经初潮年龄早、绝经年龄晚）、EOC 家族史、吸烟、妇科良性疾病（子宫内膜异位症、多囊卵巢综合征和盆腔炎）以及滑石粉的使用。约 15% 的 EOC 具有基因易感性。乳腺癌易感基因 *BRCA1* 和 *BRCA2* 被认为是 65%～75% 的遗传性 EOC 的致病基因。*BRCA1*、*BRCA2* 及其他双链 DNA 错配修复基因的致病性突变与高级别浆液性 EOC 发生密切相关。作为一种常染色体显性遗传性癌症家族综合征，Lynch 综合征占遗传性 EOC 的 10%～15%，而且通常与子宫内膜样癌或透明细胞肿瘤有关。其他 EOC 相关的遗传综合征还包括 Peutz-Jegher 综合征及 Gorlin 综合征等。

通过病理形态学观察及分子生物学研究，人们发现在以往所谓的原发性 EOC 中存在不同病因和临床行为的两类恶性肿瘤，分别称为Ⅰ型癌与Ⅱ型癌，其发病过程表现为截然不同的模式，即"卵巢癌二元论"发病模型。Ⅰ型 EOC 包括低级别浆液性癌、黏液性癌、透明细胞癌及移行细胞癌，其发生往往经过良性—交界性—低度恶性癌这种序贯性的肿瘤发生模式，临床上生长缓慢，多局限于一侧卵巢，预后好。肿瘤基因组相对稳定，有各自不同的组织类型及相应的基因学改变，其中以 *K-RAS*、*BRAF*、*PTEN*、*β-Catenin* 及 *ERBB2* 基因的突变最为常见。Ⅱ型 EOC 包括高级别浆液性癌、未分化癌和癌肉瘤，其侵袭性强，进展迅速，大多来自卵巢外，往往发现时已广泛转移。Ⅱ型癌分化差，形态与分子基因学改变差异不大，具有更多的同质性，并且在卵巢内一般见不到早期病变；基因组高度不稳定，极易发生 DNA 拷贝数扩增或缺失，*TP53* 基因突变最为常见。

二、原发性腹膜癌

PPC 是原发于腹膜间皮的苗勒管源性恶性肿瘤，在病理学表现上与卵巢浆液性癌极为相似。目前 PPC 病因还不明确。部分患者雌激素受体（estrogen receptor，

ER）或孕激素受体（progesterone receptor，PR）阳性，提示女性激素在 PPC 的发病中可能存在一定作用。近 50% 的 PPC 患者存在 *WT1* 基因表达缺失。有家族性 EOC 或乳腺癌病史者及存在 *BRCA1* 或 *BRCA2* 基因突变者，PPC 的发生率明显增加，提示 PPC 的发病与遗传因素有关。在流行病学上，PPC 与卵巢浆液性癌的差异比较明显。PPC 患者通常发病年龄更晚，月经初潮年龄更早，生育次数更多，腹水发生率更高，出现盆腔明显肿块者较少，平均生存时间更短。PPC 与卵巢浆液性癌鉴别在于病理学上卵巢受累程度的不同：PPC 多弥漫受累，病变呈多灶性，而卵巢正常或仅仅浅表受累。

腹膜属于间叶组织，之所以发生上皮性癌，与第二苗勒管系统（second Mullerian system）有关。腹膜与卵巢上皮源于同一间胚叶，均来自胚胎体腔上皮。体腔上皮在胚胎期直接参与了苗勒管的早期形成，腹膜及其下方间质有可能保留对性激素敏感，具有向苗勒管多向分化的潜能，称为第二苗勒管系统。当腹膜发生癌变时，其组织病理及免疫组织化学特性与女性苗勒管发生的肿瘤一致。由于胎儿发育过程中男、女均发生过苗勒管，因此 PPC 虽然绝大多数发生于女性，但也偶见于男性。PPC 与 EOC 有相似的临床过程、病理学特点及生物学行为，但是二者的发病机制存在明显区别，即 EOC 是单克隆起源，而 PPC 是多克隆起源。

第三节　临床病理特征

EOC 来源的腹膜转移癌最多见的病理类型是高级别浆液性癌，其他相对比较少见，包括低级别浆液性癌、浆黏液性肿瘤、子宫内膜样癌、透明细胞癌、癌肉瘤。

PPC 组织学类型与卵巢癌相似。明确诊断原发腹膜高级别浆液性癌的关键是输卵管伞端全部取材检查，输卵管无浆液性上皮内癌或高级别浆液性癌浸润，且卵巢无癌累及或仅累及表面。目前观点认为大部分高级别浆液性癌起源于输卵管伞端的癌前病变（浆液性上皮内癌）或卵巢。真正原发于腹膜的高级别浆液性癌很罕见，且原发卵巢或输卵管高级别浆液性癌与原发腹膜高级别浆液性癌的生物学行为和治疗相似，因此，鉴别高级别浆液性癌的原发部位不是特别重要。

一、大体病理

EOC 来源的腹膜转移和 PPC 的大体表现与组织学类型相关。不管是转移性还是原发性腹膜癌，相同的组织学类型大体表现相似。

非黏液性癌（如高级别浆液性癌、癌肉瘤、低级别浆液性癌、子宫内膜样癌、透明细胞癌）腹膜转移通常表现为大小不同的灰白结节（图 2-13-1），盆腔和腹腔的腹膜广泛播散，侵袭性生长，肿瘤结节常聚集于网膜缘，甚至可形成网膜饼。多数病例累及肠管，多累及直肠及乙状结肠。肿物切面灰白、实性，因间质纤维化程度不同质地可软或质硬，部分病例可见钙化。高级别浆液性癌出血坏死常见。低级别浆液性癌坏死少见，砂砾体常见且可能广泛，触之有砂砾感。22% 的高级别浆液性癌病例大体观察网膜无异常，而在镜下网膜脂肪组织内可见癌组织浸润（图 2-13-2）。

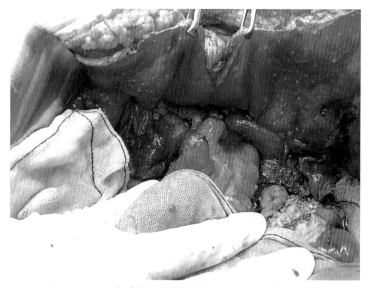

图 2-13-1　腹膜表面广泛播散，大小不同的灰白结节

分泌黏液的腺癌（如卵巢黏液性肿瘤、卵巢浆黏液性肿瘤）腹膜转移可导致腹膜假黏液瘤，表现为腹腔充满胶冻状液体或稀薄黏液，脏器内转移性肿瘤表现为多房性囊肿，囊肿大小不一，囊内含黏液，囊壁光滑，部分病例可见乳头状结节。黏

液分泌较少的病例也可有非黏液性癌的表现，如形成网膜饼和肿瘤结节，而腹腔内液体或黏液量少。

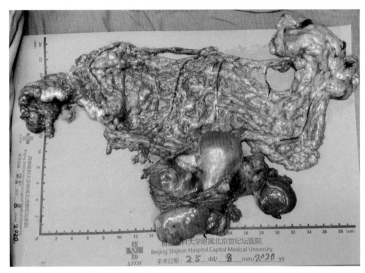

图 2-13-2 大网膜可见大量大小不一的结节，部分病灶大体未见而在显微镜下可见

二、组织病理

1. 高级别浆液性癌

组织学形态多样，呈乳头状、实性、腺管样、迷路样、缎带样或筛状结构，乳头状结构相互融合成裂隙样腔隙，细胞异型性显著，核大而多形性，核仁大而明显，核分裂象很多，瘤巨细胞常见；数量不等的砂砾体；部分细胞胞质透明（图 2-13-3）。部分病例可出现实性、子宫内膜样及移行细胞样（solid, endometrioid and transitional，SET）组织学结构。有研究表明具有 SET 形态的高级别浆液性癌对化疗更加敏感，患者的预后也较好。高级别浆液性癌的病例多数发现时已是晚期，腹膜广泛转移，浆膜面及浆膜下形成大小不等的肿瘤结节，具有高度侵袭性；多数病例间质纤维化显著，部分病例可见淋巴细胞灶性浸润。部分病例网膜内形成肿瘤病灶小，且间质纤维化不明显，显微镜下可见癌细胞呈小簇状分布。

2. 低级别浆液性癌

组织学形态相对单一，呈纤细乳头状、微乳头状或大乳头状排列，肿瘤细胞团周围空隙，肿瘤细胞轻—中度异型，形态相对一致，可有小核仁，核分裂少见，砂砾体常见且广泛，而坏死罕见（图 2-13-4）。多数病例诊断时已是晚期，腹膜转移时，可于浆膜层及浆膜下呈浸润性生长，形成大小不一的肿瘤灶，可伴纤维化。

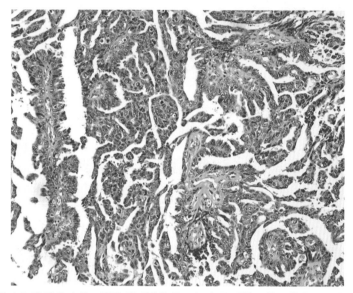

图 2-13-3 肿瘤细胞呈乳头状、裂隙样腔隙结构，细胞异型性显著，核大而呈多形性（×200）

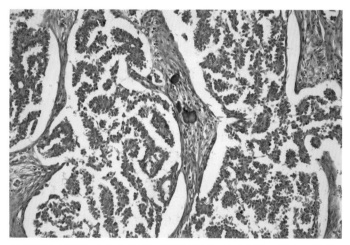

图 2-13-4 肿瘤细胞呈纤细乳头状排列，肿瘤细胞团周围空隙，肿瘤细胞轻—中度异型，形态相对一致（×200）

3. 卵巢子宫内膜样癌

肿瘤组织内腺体呈管状、筛状、融合或迷路状，排列拥挤，腺体上皮呈假复层，腔缘界限清楚，可呈浸润性生长（图2-13-5）。鳞化常见，多数鳞化细胞无异型，也可呈异型性，鳞化细胞的异型性与预后没有明确相关性，也可呈分泌性改变，腺体类似于早分泌期子宫内膜。

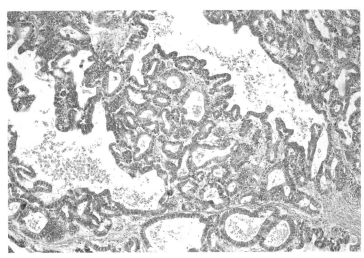

图2-13-5　肿瘤细胞呈管状、筛状、融合或迷路状，排列拥挤，腺体上皮呈假复层，
腔缘界限清楚（×200）

4. 卵巢透明细胞癌

肿瘤组织形态结构多样，呈管状、囊状、乳头状或实性，腔内可见嗜酸性分泌物，乳头轴心通常透明变性（图2-13-6）。肿瘤细胞形态多样，呈多角形、立方或扁平，胞质透明，少见嗜酸性。核深染，核仁明显，核偏位，鞋钉样。

5. 卵巢黏液性肿瘤

不管良性、交界性或恶性肿瘤，都可能继发腹膜转移并形成大量的黏液池，黏液池中漂浮黏液性上皮。卵巢原发黏液性肿瘤和转移性黏液性肿瘤从组织学上鉴别困难。术中冰冻病理诊断为卵巢黏液性肿瘤的病例，应重点探查消化系统特别是阑尾有无原发病灶，并预防性切除阑尾（图2-13-7）。

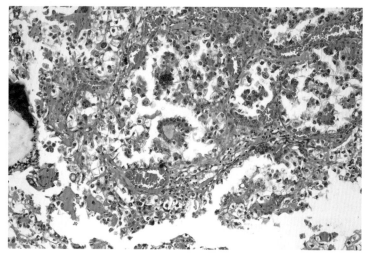

图 2-13-6　肿瘤细胞呈管状、囊状、乳头状或实性，腔内可见嗜酸性分泌物，
乳头轴心通常透明变性（×200）

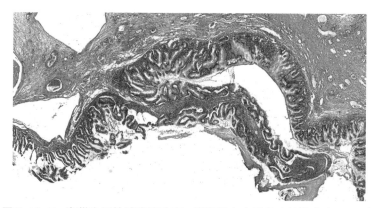

图 2-13-7　卵巢交界性黏液性肿瘤，黏液性上皮呈乳头状增生（×100）

6. 卵巢浆黏液性癌

肿瘤细胞通常呈乳头状排列，乳头结构复杂，间质水肿，并见中性粒细胞浸润。乳头被覆上皮成分多数由子宫颈型黏液性上皮和浆液性上皮组成，也可见子宫内膜样上皮和鳞状上皮，无杯状细胞（图 2-13-8）。多数病例组织学形态与子宫内膜样癌有较多重叠。

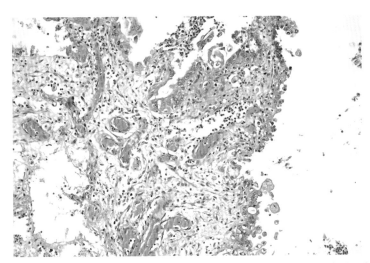

图 2-13-8　肿瘤细胞呈乳头状排列，间质水肿，并见中性粒细胞浸润，表面被覆子宫颈型黏液性上皮和浆液性上皮（×200）

7. 癌肉瘤

通常由高级别癌和肉瘤组成（图 2-13-9），癌的成分以高级别浆液性癌最为多见，也可能为其他类型如子宫内膜样癌、浆黏液性癌、透明细胞癌等。肉瘤成分可以是同源性，表现为非特异性的间质成分，也可以为异源性，如横纹肌肉瘤、软骨肉瘤、骨肉瘤或血管肉瘤等。

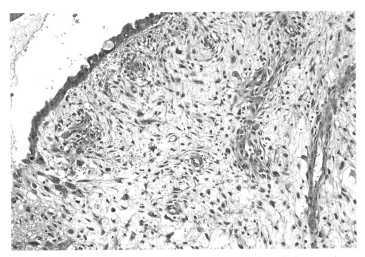

图 2-13-9　肿瘤组织由高级别浆液性癌和肉瘤组成（×200）

8. PPC

组织学形态与原发 EOC 相似。多数为浆液性癌，特别是高级别浆液性癌。虽然文献也有报道腹膜发生的子宫内膜样癌、透明细胞癌、黏液性癌及癌肉瘤，但很罕见。

三、分子病理

几乎所有的高级别浆液性癌都出现 *TP53* 突变，免疫组织化学表达模式有两种：弥漫性核阳性（错义突变）和完全不染色（无义突变）。在高级别浆液性癌中 WT1 和 P16 通常呈弥漫强阳性，CA125 弥漫胞质阳性，Ki-67 指数通常较高（>50%）。ER、PR 不同程度的表达。

低级别浆液性癌通常没有 *TP53* 突变，免疫组织化学染色呈现中等至弱的表达模式（野生型）。P16 可以局灶阳性。Ki-67 指数通常低于 50%。相对于高级别浆液性癌 ER 和 PR 呈高表达。

卵巢子宫内膜样癌的肿瘤细胞同时表达 CK 和 Vimentin，不同程度表达 CA125，局灶或斑片状表达 P16，ER 和 PR 呈不同程度的表达。浆液性癌免疫组织化学表达与子宫内膜样癌相似。

透明细胞癌和浆黏液性癌免疫组织化学表达相似，通常 PAX8 阳性，WT1 阴性，少数病例出现 *TP53* 突变，ER 和 PR 呈不同程度的表达。

卵巢来源黏液性癌的肿瘤细胞通常呈 CK7 胞质弥漫强阳性，而 CK20 通常呈阴性或局灶阳性，也可弥漫阳性。CDX-2 通常呈阳性，而 SATB2 通常呈阴性。

癌肉瘤中的癌成分如为高级别浆液性癌或分化较差的癌，CK 可以阴性而表达 Vimentin，肉瘤成分可以同时表达 CK 和 Vimentin。异源性成分可表达相应标记，如横纹肌肉瘤表达 desmin 和 myogenin，软骨肉瘤表达 S-100，血管肉瘤表达 CD34 和 CD31。

原发性腹膜癌免疫组织化学表达与原发上皮性卵巢癌相似。

第四节 临床表现

EOC 早期无明显症状，在转移至卵巢外和腹膜转移时则可出现临床症状，与 PPC 表现类似。腹胀、腹痛、腹水是 EOC 腹膜转移癌及 PPC 最常见的三大症状。其他症状包括食欲减退、反酸、恶心呕吐、消化不良、排便费力、尿频尿急、月经不规律及性交痛等，或者无任何症状。主要体征包括腹围增大、腹部包块、移动性浊音阳性等。

第五节 辅助检查

一、实验室检查

1. 血清肿瘤标志物 CA125 检测

CA125 在大多数晚期 EOC 及 PPC 患者中可升高。血清 CA125 与 CEA 比值超过 25 基本可以除外非妇科肿瘤。但是，CA125 并不能区分是局限性肿瘤还是弥漫性肿瘤。CA125 在治疗前升高，而在治疗期间可恢复正常或下降，连续检测 CA125 可发现肿瘤复发或进展。

2. 腹水细胞学检查及腹膜活检

腹腔穿刺抽吸腹水行脱落细胞学检查，通常可以找到恶性肿瘤细胞，但是很难明确肿瘤来源。腹膜活检对腹膜肿瘤的诊断具有确诊意义，可采用 B 超定位穿刺活检、腹腔镜直视下活检及剖腹探查腹膜病损活检。

二、影像学检查

1. 超声检查

B 超检查可以了解腹膜的形态、厚度、是否有腹水。超声引导下腹膜、网膜穿刺活检能够明确诊断。B 超是早期诊断附件肿块和远处转移灶的最佳检查手段。然而，B 超对于体积较小的腹膜转移病灶探查无明显特异性。

2. 动态影像学检查

全消化道碘水造影对于评价胃肠道功能、小肠及肠系膜病变具有重要价值。通过动态观察造影剂在胃肠道内通过的时间，观察小肠的分布及蠕动情况，判断胃肠道的动力及通畅情况，判断小肠系膜有无挛缩。小肠系膜挛缩的典型表现为造影剂在肠道内排空时间延迟，肠管僵硬，肠蠕动减缓，小肠呈花瓣状成簇排列于腹部中央。小肠系膜挛缩提示不能行满意的减瘤，预后不良，应避免行 CRS+HIPEC 治疗。

3. 静态影像学检查

腹盆腔增强 CT 扫描＋三维重建对腹膜癌诊断的总体敏感度为 78.1%，特异度为 92.3%，是 EOC 腹膜转移癌及 PPC 术前首选的影像学检查方法。CT 增强扫描可见腹膜结节、腹膜增厚及腹腔积液。CT 扫描肿瘤结节呈中度强化，密度增高，而腹腔积液无强化，其密度无改变。CT 增强扫描还可观察腹盆腔其他脏器的情况，判断其他脏器有无肿瘤病灶，并可以对子宫及双附件大小、形态进行判断，观察盆腔、腹膜后及双侧腹股沟区域有无肿大淋巴结，特别是子宫及双附件大小、形态及病变情况直接与 EOC 腹膜转移癌及 PPC 的鉴别诊断相关。EOC 腹膜转移的典型 CT 图像表现为：①大网膜云絮状、结节状增厚并呈不均匀强化。②壁腹膜受累时可出现腹膜增厚，并呈条状增厚强化。③小肠系膜呈"椒盐征"增厚并强化。④对初治患者，可见盆腔明显的附件包块，髂血管旁及腹主动脉旁可出现淋巴结肿大；对既往行全子宫及双附件切除的复发性 EOC 腹膜癌患者，可出现阴道残端及陶氏腔肿块、盆腔孤立性或融合成团的肿块。⑤膈肌腹膜受侵或肝脾包膜下转移可见明显的结节状病灶。结合 CT 病灶大小、腹腔内的播散范围、腹水程度可以估算出患者的术前 CT-PCI 评分。

4. 腹盆腔 MRI 检查

MRI 增强扫描和 CT 增强扫描对于 EOC 和 PPC 的分期具有相似的准确性。T1W 脂肪抑制，腹膜结节强化明显，而腹腔积液呈低信号。如果腹膜肿瘤结节体积过小，MRI 有时很难清楚显示结节病灶，仅表现为腹膜线样增厚。

第六节 诊断及鉴别诊断

一、诊断

EOC 腹膜转移癌及 PPC 临床表现相似，均缺乏特异性临床表现，早期多无自觉症状，当病情发展到一定阶段，肿瘤生长到一定大小或累及腹盆腔其他脏器后方时会出现临床症状。术前血清肿瘤标志物、腹盆腔超声、数字全消化道造影、腹盆腔增强 CT 扫描＋三维重建及腹盆腔 MRI 检查，对于判断疾病严重程度及手术可行性具有重要价值。临床确诊依赖于手术及病理检查。EOC 腹膜转移癌主要病变位于卵巢实质内，而 PPC 双侧卵巢实质内无肿瘤浸润或仅仅表面受累。

临床采用的 PPC 诊断标准：①腹膜有散在结节和（或）腹腔特别是盆腔内有局限性肿瘤；②双侧卵巢（包括输卵管）正常，或仅在其表面有易于剥除的散在粟粒样结节；③胃肠道、肝、胰腺等器官无原发癌灶；④无异位卵巢或中肾管残癌肿。PPC 的分期通常采用 EOC 的分期标准。

二、鉴别诊断

1. 腹膜转移癌

其他部位如胃肠道恶性肿瘤的腹膜转移癌是肿瘤细胞在腹腔内广泛种植所致，患者多有胃肠道肿瘤病史，其腹膜病变的影像学改变与 PPC 相似，鉴别诊断主要依据原发病灶的病理检查。

2. 恶性腹膜间皮瘤

好发于中老年男性，多有石棉接触史。不明原因的腹水、腹胀、腹痛、乏力、消瘦是恶性间皮瘤的常见临床表现。与腹膜上皮癌的鉴别依赖于病理组织学及免疫组织化学检测。WT-1 蛋白、D2-40 及 Calretinin 是鉴别间皮瘤和转移性腺癌的特异性阳性指标。

3. 腹膜结核

多见于青壮年，多有肺结核病史或结核病接触史，多起病缓慢，且病程较长，临床表现多有腹胀和结核感染中毒症状如低热、盗汗、乏力、消瘦等。结核菌素试验、TB-SPOT 试验及淋巴细胞混合培养—干扰素释放试验多呈阳性改变。影像学上特征性表现为壁腹膜增厚呈线带状，肠系膜呈团片状、"污垢状"改变及"饼状"增厚，并伴有环状强化的肿大淋巴结。病理检查示肉芽肿性炎或干酪样坏死改变，联合结核杆菌抗酸染色及 PCR 检测可明确诊断。

第七节　治疗

大多数 EOC 发现时已经存在腹膜转移及远处转移，病期较晚。其治疗原则同PPC，临床上多采取以手术治疗为主、化疗和（或）分子靶向治疗为辅的综合治疗策略。肿瘤细胞减灭术辅以紫杉烷类和铂类药物的联合化疗是 EOC 及 PPC 的标准治疗方案。

一、手术治疗

手术治疗是 EOC 腹膜转移癌及 PPC 治疗的首要治疗手段。最大程度减瘤术一直是卵巢癌治疗的经典术式，最大限度地减瘤至无肉眼可见肿瘤或残余肿瘤小于1 cm 被认为是理想的减瘤术。然而这一概念的提出更多是其于组织学层面的外科治疗考虑。临床上 70% 的 EOC 发现时已经处于晚期，70% 的患者即使经过初始的经典治疗仍会出现以腹膜转移癌为主要形式的复发，EOC 的 5 年生存率低于 20%。因此，传统意义上的最大程度减瘤术已经不能适应 EOC 临床实践的需要。CRS 更加强调细胞学层面上的肿瘤根治，这一概念的提出也带来了肿瘤外科治疗理念的重大变革。自 20 世纪 80 年代开始，CRS+HIPEC 治疗体系逐渐成为一些国家结直肠癌腹膜转移癌、恶性腹膜间皮瘤及腹膜假黏液瘤的标准治疗方案。该治疗体系对EOC 的治疗也逐步被认可。CRS 以 CC 评分作为手术彻底性的评价标准，以无肉眼可见肿瘤（CC-0）或肿瘤小于 2.5 mm（CC-1）作为理想手术效果。CC 评分是晚期

EOC 独立的预后因素，CC-0/1 切除者的 3 年生存率为 35% ～ 63%，5 年生存率为 12% ～ 66%。接受 CRS 治疗的晚期或复发 EOC 患者，CC-0/1 切除者的中位 OS 达 52.8 个月（95% *CI*：14.8 ～ 90.8），而 CC-2/3 切除者中位 OS 只有 12.0 个月（95% *CI*：5.8 ～ 18.2）（*P* < 0.0001）。

1. 初始肿瘤细胞减灭术

初始 CRS 是对 EOC 腹膜转移癌及 PPC 实施的一种手术方式，定义为通过手术尽最大努力切除所有盆腔、腹部和腹膜后肿瘤病灶。达到满意 CRS 的标准是术后残存肿瘤的直径≤ 2.5 mm，最好切除全部肉眼可见病变。手术需选择开腹手术，剑突下至耻骨联合上缘的腹正中长切口利于充分暴露术野和彻底减瘤。切除范围通常包括全子宫、双侧附件、大小网膜、盆腔及腹腔淋巴结。切除盆腔淋巴结时必须包括髂总、髂内、髂外和闭孔淋巴结；腹部淋巴结需全部切除下腔静脉和腹主动脉表面及两侧的主动脉旁淋巴结，上界至少达到肠系膜下动脉水平，最好达到肾血管水平（图 2-13-10）。肿瘤细胞减灭术越彻底，患者生存期越长，预后越好，据报道肿瘤细胞减灭程度每增加 10%，中位生存时间延长 5.5%。为达到满意的 CRS，可根据需要切除肠管、阑尾、脾脏、胆囊、部分肝脏、部分胃、部分膀胱、胰尾、输尿管及剥除膈肌和其他部位腹膜。CRS 术后残余小病灶的 EOC 或 PPC 患者是腹腔化疗的适应证，可以考虑在初次手术时放置腹腔化疗导管。

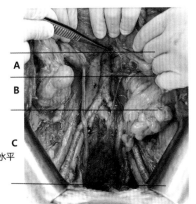

上主动脉区A
左肾静脉水平至肠系膜下动脉根部

下主动脉区B
肠系膜下动脉根部至髂总血管中部

盆腔区C
髂总血管中点至髂外血管末端腹股沟韧带水平
包括髂总、髂外、髂内、闭孔淋巴结

图 2-13-10　系统性淋巴结切除范围

2. 间歇性肿瘤细胞减灭术

间歇性 CRS 定义为通过剖腹或者腹腔镜病理组织活检，或超声引导下的活组织穿刺，或腹水细胞学证实为卵巢癌之后，完成 2～4 个疗程的新辅助化疗后随即进行的 CRS。新辅助化疗—间歇性 CRS 治疗策略通常适用于：肿瘤负荷巨大，病灶已广泛转移及种植至盆腹腔，合并大量胸腔积液、腹水，难以切除干净；高龄且一般状况较差，手术相对禁忌证较多，不适宜直接进行手术治疗。对于晚期 EOC 的治疗是选择初始 CRS 抑或是间歇性 CRS，目前仍然存在争议。多项回顾性研究及 Meta 分析表明新辅助化疗并没有延长晚期卵巢癌患者的 PFS 和 OS。EORTC 55971 和 CHORUS 研究显示新辅助化疗能大大缩短手术时间，提高肿瘤减灭程度，然而这种在手术中的获益并没有转换成生存优势。手术质量不高及生存时间远短于既往研究是这两项 RCT 研究引起争议的焦点所在。有必要规范 CRS 操作并提高手术质量，以便于客观真实评估新辅助化疗—间歇性 CRS 在 EOC 腹膜转移癌及 PPC 治疗中的临床价值。

3. 二次肿瘤细胞减灭术

复发性 EOC 很难达到治愈，目前还没有标准的治疗措施，常常可采用二线化疗、免疫治疗、分子靶向治疗及二次 CRS。关于复发性 EOC 的二次 CRS，国际上也发表了很多相关的研究，几乎所有的研究都证实二次 CRS 具有优点。1998 年，第二届国际卵巢癌联合会议提出了复发性 EOC 二次 CRS 的理想目标人群：①无病间期（disease free interval，DFI）＞ 12 个月；②对一线治疗方案敏感；③术前评估可获得满意的减瘤；④年轻患者。复发性 EOC 患者在进行二次 CRS 前，应充分考虑肿瘤复发的相关因素，包括复发的解剖部位（如有无肝门、肝十二指肠韧带、腹腔大血管旁肿瘤种植转移等）、复发病灶的数量（是否为孤立性病灶）、是否存在肿瘤广泛种植及有无腹水等。DESKTOP 研究评价了术前诊断肿瘤种植、腹水及盆腹腔复发病灶的位置对满意 CRS 的预测价值。单因素分析显示，腹水 < 500 mL，复发部位局限于盆腔和影像学结果证实没有腹膜种植转移，是获得满意 CRS 的独立因素。总之，初次化疗结束后 6～12 个月复发、病灶孤立可以完整切除及无腹水的患者，将会从二次 CRS 中获益。

4. 淋巴结切除

在晚期 EOC 患者中，淋巴结切除是 CRS 的重要组成部分。切除肿大或者可疑淋巴结已达成共识，争议在于阴性淋巴结是否需要切除？关于这一问题近期获得的高水平证据仅有 LION 试验，即 II-B ～ IV 期、手术做到 CC-0、临床淋巴结阴性患者，行盆腔和腹主动脉旁淋巴结切除术无生存获益却增加术后并发症发生率，可以不切除淋巴结。然而，其缺点在于术者对异常淋巴结的判断存在主观上的差异，通常是依靠术者的临床经验来决定手术的满意程度，客观上存在 CRS 满意程度降低的风险。对于低级别浆液性癌、透明细胞癌患者，NCCN 临床实践指南无明确推荐，笔者认为该类肿瘤对化疗不敏感，手术切除淋巴结更重要，不论临床淋巴结阳性还是阴性，在条件允许的情况下尽量行系统淋巴结切除。然而，由于系统淋巴结切除手术难度相对较大，对于手术医师的经验及手术技能的要求较高，需谨慎选择。

二、化疗

1. 术前新辅助化疗

目前，针对晚期 EOC 的传统治疗模式有两种，其一为标准治疗方案，即 PDS+化疗，其二为以铂类药物为主的 NAC+ 间歇性手术（interval debulking surgery，IDS）+ 化疗，为术前高危因素多、手术难以达到满意减瘤程度的选择方法。因最大程度减瘤为 EOC 腹膜转移癌的独立预后因素，故两种模式的目的均为减轻肿瘤负荷，尽可能达到满意减瘤。

Vergote 等提出 NAC+IDS 治疗 FIGO III C/ IV 期 EOC 的患者纳入标准为：①肠系膜上动脉周围和肝门转移病灶大于 2 cm；②肝内转移或腹腔外转移（不包括可手术切除的腹股沟淋巴结和锁骨淋巴结）；③ 一般状况较差（如年龄＞ 80 岁、其他等）；④ 广泛肠系膜表面及浆膜层浸润大于 1.5 cm；⑤ 初次 PDS 无法达到满意减瘤者。根据 EORCT 55971 和 CHORUS 两项临床试验结果的综合分析，接受 NAC+IDS 和 PDS 治疗 FIGO III C/ IV 期 EOC 患者的 mOS 和 mPFS 均无显著差异，患者 mOS 仅为 25 ～ 30.2 个月，PFS 为 10.9 ～ 11.5 个月，且 NAC+IDS 较 PDS 相比不良事件发生率和死亡率明显降低，术后残余瘤体积显著减小。研究结果显示，

NAC+IDS 对 EOC 腹膜转移癌患者的满意减瘤率可高达 80.6%，而 PDS 的满意减瘤率仅为 41.2%。因此，大多数学者认为 NAC+IDS+ 化疗的疗效显著优于 PDS+ 化疗，主要体现在以下：① NAC 可减少肿瘤负荷，提高满意减瘤率；② NAC 改善患者体力状况；③ 因化疗影响切口愈合，PDS 会延误化疗时间；④ 一旦无法达到满意 PDS，术后残余瘤则增加了复发风险。

目前，针对 NAC 治疗 EOC 腹膜转移癌患者疗效仍存在较大争议。尽管较 PDS 降低了不良反应，但 NAC+IDS+ 化疗的生存期并未延长，其主要原因需从 NAC 的不良反应、给药途径、给药周期、药物剂量等方面进一步深入研究，包括：① NAC 延误手术时机；② NAC 会导致组织纤维化，肿瘤细胞包裹增加浸润风险；③ 诱导化疗耐药风险增加；④ NAC 以铂类联合紫杉烷类药物系统化疗方案为主，因原发肿瘤通常位于血管通路附近，化疗药物可通过系统化疗直达病灶，最大程度发挥药物作用，但对转移灶作用较弱；⑤ 临床腹膜转移属于孤立性病灶，有必要采取局域性治疗以期产生更高效能等。基于此，为患者开展腹腔化疗或腹腔内热灌注化疗能够提升原发灶、转移灶的杀瘤和抑瘤效果。

通常，传统减瘤术前进行 3 个周期 NAC，每隔 3 周实施 1 次，并在过程中评估肿瘤对化疗反应性，可根据患者症状、体征及肿瘤标志物等检查方式进行评估。研究表明，NAC 周期数与生存期呈显著负相关，NAC ≤ 3 个周期者生存期显著长于 NAC > 3 个周期者，且对 NAC 有反应性者手术预后较好，对 NAC 无反应性者手术预后较差。

行 CRS+HIPEC 前，通常以监测血清 CA125 水平变化作为评估 NAC 反应的有效指标，而 NAC 反应准确性有利于拟行 CRS+HIPEC 患者的术前评估。化疗周期数的确定，应建立在评估能否实施完全肿瘤细胞减灭术的基础上。

2. 术中热灌注化疗

与系统化疗相比，尽管传统腹腔化疗能显著延长 OS，但由于化疗药物对组织的穿透能力有限，仅对直径 < 0.5 cm 病灶敏感，仅可直接作用于 0.1 ～ 0.2 mm 厚度的肿瘤组织，且其不良反应发生率显著影响患者预后。然而，热疗可有效规避这些缺点，增加化疗药物渗透性，增强肿瘤组织对化疗药物的反应，尤其在温度为

43 ℃时可协助药物提高效能，同时，术中 HIPEC 可帮助药物在腹腔中均匀分布，有效杀死肿瘤细胞，降低不良事件发生率，帮助患者生存获益。van Driel 等Ⅲ期临床研究结果显示，接受 CRS+HIPEC 治疗初发 FIGO Ⅲ期 EOC 的 mOS 为 45.7 个月，较 CRS 组延长 11.8 个月；DFS 为 14.2 个月，较 CRS 组显著延长 3.5 个月。Spiliotis 等报道了复发性 EOC 接受 CRS+HIPEC 治疗者 OS 为 26.7 个月，较 CRS 组显著延长 13.3 个月，但两组不良反应发生率相近，提示 CRS+HIPEC 安全有效。遂于 2019 年，NCCN 将 HIPEC 作为 FIGO Ⅲ期 EOC 的推荐治疗方案纳入指南。

除了尽可能达到 CC-0，实施 HIPEC 需要明确药物选择、灌注时间、温度及灌注方式等，这也与患者临床生存期密切相关。各单位采取 HIPEC 方案不同，包括单药化疗，如顺铂（100 mg/m²，40 ℃，90 min），丝裂霉素 C（28.7 mg/m²），奥沙利铂（460 mg/m²）等；双药联合化疗，如顺铂（100 mg/m²）+ 丝裂霉素 C（25 mg/m²），多柔比星（15 mg/m²）+ 顺铂（100 mg/m²），40 ～ 43 ℃，60 ～ 120 min。笔者课题组治疗经验是以铂类和紫杉烷类药物联合为主，若无耐药或高危因素，选择多西他赛（135 mg/m²）+ 顺铂（100 mg/m²）；若合并肾功能异常，则选择多西他赛 / 紫杉醇（135 mg/m²）+ 卡铂（100 mg/m²）；若出现耐药，则选择多柔比星单药（30 ～ 80 mg/m²）化疗，43 ℃，HIPEC 60 min。根据笔者课题组研究结果，综合实施规范化的术前评估、手术操作、围手术期化疗及"铂类 + 紫杉醇的 HIPEC 方案"，EOC PM 患者可获得显著生存获益。原发性 EOC 腹膜转移癌的 mOS 为 74 个月，复发性 EOC 腹膜转移癌达到 57.5 个月，5 年生存率为 40%，严重不良事件发生率仅为 4% ～ 8%，效果优于文献报道。

三、术后辅助化疗

术后辅助化疗与预后关系密切，影响因素主要包括：给药途径、化疗方案、给药剂量、药物反应性和毒性反应等。

通常，辅助化疗主要以系统化疗、腹腔化疗方式为主，多数患者采用系统化疗联合腹腔化疗。由于化疗药物大多属于大分子物质，而腹膜—血浆屏障限制了腹膜对大分子药物吸收，但局部给药可将药物局限于腹腔内，腹膜表面对药物活性分子的暴露大大增加，从而达到局部杀灭肿瘤细胞的作用。Amstrong 等开展的随机对照 Ⅲ 期临床试验，以紫杉醇＋顺铂化疗方案为主，比较了 FIGO Ⅲ／Ⅳ 期 EOC 患者接受 PDS 后，分别予以腹腔化疗和系统化疗两种给药途径的疗效，结果显示腹腔化疗组 mOS 较系统化疗组显著延长，分别为 65.6 个月和 49.7 个月（P=0.03），两组 mPFS 分别为 23.8 个月和 18.3 个月（P=0.05）。然而，腹腔化疗组不良反应发生率显著高于系统化疗组，严重影响患者的治疗依从性。

根据 NCCN 指南（2020 版）建议，EOC 可采用以铂类为主的联合化疗方案，如 TP 方案：紫杉醇（135 mg/m², IV, d1, q3w）＋顺铂／卡铂（75 mg/m², AUC=6, IV, d2, q3w），为首选治疗；PAC 方案：顺铂（70 mg/m², IV/IP, d1, q3 ～ 4w）＋多柔比星（50 mg/m², IV, d1, q3 ～ 4w）＋环磷酰胺（800 mg/m², IV, d1, q3 ～ 4w）。研究显示，PAC 方案有效率为 65%，TP 方案有效率为 59.5%，多西他赛＋卡铂有效率为 58.7%，TP 方案联合伊立替康有效率虽高，但骨髓抑制较重，可考虑应用于身体状况较好、年轻患者。铂类药物治疗半年后病情有无进展可作为化疗敏感性指标，患者全身情况、毒性反应、肿瘤标志物等可作为评估指标。如对铂类仍敏感，复发时可继续以铂类为主，而耐药者，复发时可选择新方案，有效率为 9% ～ 77%，以拓扑替康、脂质体多柔比星、伊立替康及多西他赛的疗效相对较好，可成为耐药或复发 EOC 患者首选化疗药物。

若仅顺铂单药耐药或复发，可选择伊立替康单药化疗，＜ 65 岁者给予伊立替康 300 mg/m²，＞ 65 岁者给予伊立替康 250 mg/m²，均以 3w 为 1 个周期，有效率为 17%，mOS 为 10.1 个月，mPFS 为 2.8 个月。若仅紫杉醇耐药或复发，二线可选择多西他赛（75 ～ 100 mg/m², q3w），有效率为 23%，mOS 为 9.5 个月，mPFS 为 2.8 个月。

若二线化疗失败或复发，可选择三线化疗，如卡培他滨、六甲密胺、噻替哌、5-FU 等，但对延长患者生存期作用有限。

PPC 无标准治疗方案，主要参照 EOC 腹膜转移癌的化疗方案，但 PPC 对化疗药物敏感性较高，即便是晚期广泛转移也能取得一定疗效。

四、靶向治疗

1.PARP 抑制剂

PARP 抑制剂是近年来卵巢癌治疗领域的最大进展。根据 SOLO-1 的研究结果，*BRCA1/2* 突变的晚期卵巢癌患者，初始含铂治疗后缓解者使用奥拉帕利比安慰剂延长 mPFS 达 36 个月以上。而 PRIMA 研究表明，晚期高危、不论 *BRCA1/2* 状态的患者，初始含铂治疗后缓解者使用尼拉帕利比安慰剂无论在整体人群、HRD 阳性或 HRD 阴性人群中，mPFS 均有明显改善。基于上述研究结果，美国 FDA 批准奥拉帕利或尼拉帕利作为铂敏感 EOC 化疗缓解后的维持治疗。铂敏感复发缓解后使用 PARP 抑制剂二线维持治疗已成为标准疗法，其适应证是完成 ≥ 2 线含铂化疗，特别是有 *BRCA* 突变者，可推荐尼拉帕利、奥拉帕利、卢卡帕利行维持治疗。以前用过 PARP 抑制剂或复发后用过贝伐珠单抗者，后续维持治疗不推荐 PARP 抑制剂联合贝伐珠单抗。

2. 血管生成抑制剂

血管生成抑制剂以血管生成因子受体为靶点，阻断肿瘤相关的血管生成，几乎适用于所有的实体肿瘤。贝伐珠单抗是一种具有代表性的抗血管生成药物。根据 ICON7 研究结果，一线化疗联合贝伐珠单抗可将 EOC 的客观缓解率（objective response rate，ORR）从 48% 提高到 67%，可让更多患者从 PARP 抑制剂中获益。贝伐珠单抗单药或联合化疗是复发 EOC 患者的首选（特别是合并腹水者），在铂敏感或铂耐药患者中都有效。复发患者如果对化疗 + 贝伐珠单抗治疗有反应，可以继续使用贝伐珠单抗作为维持治疗直到疾病进展或者无法耐受毒性。有 *BRCA1/2* 突变者多为铂敏感者，本身化疗缓解率就高，初始化疗可不加贝伐珠单抗，化疗缓解后可选择 PARP 抑制剂单药维持治疗。无 *BRCA1/2* 突变者，建议在初始化疗中加上贝伐珠单抗以提高缓解率，化疗缓解后可选择贝伐珠单抗单药或联合 PARP 抑制剂维持治疗。

五、免疫治疗

研究证实肿瘤浸润淋巴细胞（tumor infiltrating lymphocyte，TIL）的密度与 EOC 较好的预后密切相关，这一结果提示 EOC 可能会从免疫治疗中获益。免疫治疗在 EOC 中使用率不高，大部分处于临床试验阶段。据最近的一项 II 期临床研究，38 例铂敏感复发性 EOC 患者接受 PD-1 抑制剂纳武单抗及贝伐珠单抗的联合治疗，获得了 40% 的 ORR 和平均 12.1 个月的 PFS。另一项 II 期临床研究显示，纳武单抗单药治疗铂耐药复发性 EOC，患者的 ORR 为 15%、平均 PFS 为 3.5 个月及平均 OS 20 个月。

第八节　预后

EOC 腹膜转移癌与 PPC 在生物学特性及临床治疗上相似，预后均较差，中位生存时间为 9.5 ～ 32.5 个月，5 年生存率均在 20% 以下。相比于 EOC 腹膜转移癌，PPC 发病年龄更晚，在腹腔中的播散范围更广，更难以获得满意的减瘤。因此，PPC 患者的中位生存时间可能比 EOC 腹膜转移癌要短 2 ～ 6 个月。随着 CRS+HIPEC 治疗体系在腹膜癌治疗中的推广，EOC 腹膜转移癌与 PPC 的预后得到明显改善。

一项包含 895 例 EOC 腹膜转移癌患者的 Meta 分析显示，接受 CRS+HIPEC 治疗的 EOC 患者中位总生存时间为 22 ～ 64 个月，3 年生存率为 35% ～ 63%，5 年生存率为 12% ～ 66%。笔者课题组开展了中国最早的并有完整随访资料的 CRS+HIPEC 治疗 EOC 腹膜转移癌的临床研究，研究显示接受 CRS+HIPEC 治疗的 46 例晚期 EOC 患者，其 1 年、3 年和 5 年生存率分别为 97.8%、65.2% 和 56.5%。Bakrin 等报道了全世界第 1 项采用 CRS+HIPEC 治疗 PPC 的回顾性多中心临床研究。该研究共纳入 36 例患者，1 年、3 年及 5 年生存率分别为 93.6%、71.5% 和 57.4%，中位 DFS 为 16.7 个月。笔者课题组对进行 CRS+HIPEC 治疗的 22 例 PPC 患者的临床资料进行了回顾性分析并进行了完整的随访，其中位生存时间为 31.0 个月，1 年、3 年和 5 年生存率分别为 100%、45.5% 和 27.3%。

第九节 总结

EOC 在妇科恶性肿瘤中的发病率居第 2 位，而死亡率却高居第 1 位。EOC 由于临床症状不典型，很难早期诊断，75% 的患者就诊时已累及腹膜或远处转移，5 年生存率不足 20%。而 PPC 与 EOC 腹膜转移癌在预后、组织学及临床治疗方面基本相似。PPC 及 EOC 腹膜转移癌的治疗一直是困扰临床肿瘤医师的重大医学难题。传统减瘤术辅以铂类联合紫杉烷类化疗是 PPC 及 EOC 腹膜转移癌的经典治疗，但是患者的生存预后并不乐观。随着以 CRS+HIPEC 为基础的综合治疗体系在腹膜癌治疗中的推广，以及一系列新型靶向药物如 PARP 抑制剂、血管生成抑制剂等的临床应用，为 EOC 腹膜转移癌与 PPC 预后的进一步改善带来了曙光。有必要进行多中心的前瞻性随机对照研究，为 PPC 及 EOC 腹膜转移癌新型治疗策略提供更高水平的循证医学证据。

第十节 典型病例

一、病历摘要

患者，女，73 岁，主因"右卵巢低分化腺癌术后 12 年，肿瘤标志物持续升高 1 年余，放置肛门减压管后 10 天"于 2016 年 2 月 15 日入院。

患者于 2004 年因右附件肿物行"右附件肿物 + 横结肠肿物切除术"，病理示：右卵巢低分化腺癌，累及结肠浆肌层，淋巴结转移（+）。术后行奥沙利铂 + 亚叶酸钙化疗 1 个周期。2006 年 8 月复查 CA125 升高，行 TC 方案化疗 6 个周期。2007 年 9 月发现左胸壁肿物，同时 CA125 进一步升高至 372 U/mL，遂行左胸壁肿物切除术，病理示：转移性腺癌。遂继续行 TC 方案化疗 2 个周期，CA125 降至 91.46 U/mL。2008 年 1 月 18 日因出现盆腔转移行肿瘤细胞减灭术（全子宫 + 左侧附件 + 大网膜 + 盆腔淋巴结 + 回盲部 + 部分升结肠切除），病理提示：浸润性低分化腺癌。术后行 TC 方案化疗 6 个周期及 T 单药化疗 1 个周期，化疗 2 个周期后

CA125 恢复正常。自 2014 年 6 月开始，CA125 呈持续性升高。2015 年 12 月 18 日行 PET-CT 检查示：左侧盆腔腰大肌外侧转移灶，乙状结肠内代谢增高灶，建议行肠镜检查。在肠道准备期间出现肠梗阻，遂于内镜及 DSA 下行肛门减压管置入，以达到结肠减压目的。为行手术治疗收入腹膜肿瘤外科。

既往史：2009 年 1 月行腹壁切口疝无张力修补术。

个人史及家族史：无特殊。

1. 体格检查

KPS 评分 80 分，腹部饱满，可见陈旧手术瘢痕，未见胃肠型及蠕动波，未触及肿物，全腹无压痛，无反跳痛及肌紧张，移动性浊音阴性，肠鸣音 3 次 / 分。可见肛门减压管自肛门引出，未见引流大便。双下肢无水肿。

2. 辅助检查

实验室检查：肿瘤标志物 CEA 3.12 ng/mL，CA125 217.6 U/mL，CA19-9 ＜ 2 U/mL。

影像学检查：数字消化道造影：第 2 ～第 6 组小肠黏膜似稍增粗，形态、蠕动未见明显异常（图 2-13-11 A）。腹盆腔增强 CT：左下腹降结肠下端与腰大肌占位，考虑恶性，转移可能性大；右肾小囊肿；双侧胸腔少量积液（图 2-13-11B ～图 2-13-11E）。

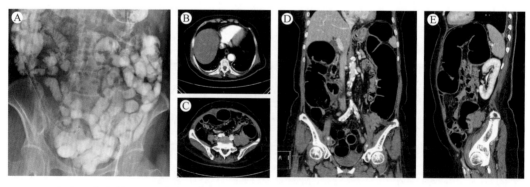

A：全消化道造影：小肠系膜无挛缩；B ～ E：腹部增强 CT 示双侧少量胸腔积液，左侧腰大肌表面肿物（红色箭头）（B、C：横断位；D：冠状位；E：矢状位）。

图 2-13-11 术前影像学检查结果

3. 诊断

腹膜继发恶性肿瘤，卵巢恶性肿瘤，右肾囊肿，子宫术后，卵巢术后。

4. 诊治经过

完善相关检查后，腹膜癌综合治疗团队讨论，患者确诊腹膜继发恶性肿瘤，卵巢癌术后复发，有手术适应证，无手术绝对禁忌证，决定行 CRS+HIPEC 治疗。于 2016 年 2 月 23 日在全麻下行剖腹探查＋腹盆腔粘连松解＋左半结肠切除＋腰大肌肿物切除＋回肠末端系膜肿物切除＋腹腔热灌注化疗＋腹腔化疗管植入＋左侧输尿管支架管置入术，手术情况如下。

（1）术中探查

腹腔内粘连严重，肠管粘连成团。先行分离腹盆腔粘连，理顺肠管，见回肠末端系膜小结节，以电刀切除。进一步探查腹盆腔无积液，肝、脾、胃、小肠、腹盆壁光滑无结节，左侧腰大肌表面可扪及肿瘤，直径约 5 cm，侵犯降乙交界处结肠致肠管狭窄。PCI 评分 3 分。

（2）手术经过

电刀切除回肠末端系膜小结节及肝圆韧带。打开左侧侧腹膜，游离左半结肠后间隙，切断、缝扎肠系膜下血管根部，整块切除腰大肌表面肿瘤＋部分降结肠（受侵部位及远近侧各 5 cm）。探查见左侧输尿管部分破损，予以预防性输尿管支架管置入。CC 评分为 0 分。然后行术中开放式 HIPEC：顺铂 120 mg 30 min＋丝裂霉素 C 30 mg 30 min，43℃。出血 200 mL，输血浆 800 mL，未输红细胞。

（3）术后病理结果

大体病理学：①降结肠及腰大肌肿物：送检肠管 12 cm，肠管内可见溃疡型肿物，面积 3 cm×3 cm，厚 0.6～1 cm，肠浆膜面粘连灰白肿物，大小 6 cm×5.5 cm×3 cm，切面灰白、质中，肉眼侵犯全层；②肝圆韧带：大小 9 cm×4 cm×1 cm，切面灰黄、质软，未见明显结节；③回肠末端系膜结节：大小 1 cm×1 cm×0.6 cm，色灰黄。

组织病理学（图 2-13-12）：（降结肠及腰大肌肿物）高级别浆液性癌，癌组织自结肠浆膜层侵及黏膜层，并局部侵及横纹肌组织；癌周纤维组织增生并淋巴浆细胞浸润；未见脉管瘤栓及神经侵犯；结肠周围淋巴结未见转移（0/14）。（肝圆韧带）

脂肪及纤维结缔组织。（回肠末端系膜结节）脂肪及纤维结缔组织。

免疫组织化学染色结果：CK7（－），CK20（－），CDX-2（－），AFP（－），Villin（－），S100（部分＋），CD34（－），Syn（－），CgA（－），CD56（－），Ki-67（80%＋），P53（－），MLH1（＋），MSH2（＋），MSH6（＋），PMS2（＋），CA125（＋），WT-1（＋），P16（＋），Pax8（＋），P-gp（－），GST（＋），TOP IIa（＋），ERCC1（++）。

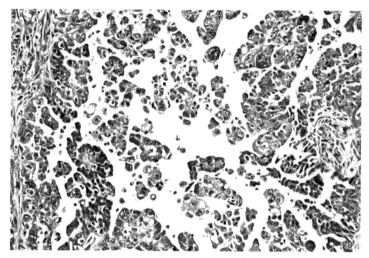

图 2-13-12　术后病理：高级别浆液性癌（×200）

（4）术后治疗

术后拟行腹腔化疗，患者拒绝，定期复查 CA125。2016 年 7 月 4 日 CA125 开始异常，并进行性升高。2016 年 8 月 30 日复查 CA125 达 217.7 U/mL，行腹部 CT 检查示：左下腹及左侧腹腔内病变较前略增大，遂于 2016 年 9 月 14 日、10 月 20 日、11 月 16 日、12 月 21 日及 2017 年 2 月 11 日行多西他赛 100 mg d1＋顺铂 60 mg d1～2 化疗 5 个周期。

2017 年 5 月 16 日行左侧输尿管支架管取出术。开始口服中药抗肿瘤治疗 6 个月。

2017 年 12 月 9 日腹部 CT 检查示：左下腹腰大肌肿物较前增大（图 2-13-13B～图 2-13-13E），并于 2018 年 1 月 18 日再次行 CRS（腹膜后肿瘤切除＋小肠部分切除＋降结肠部分切除＋左侧输尿管部分切除＋左侧股神经部分切除）

+HIPEC（多西他赛 120 mg，43℃，60 min）。术后病理诊断：高级别浆液性癌。术后出现肺感染及泌尿系感染，给予替考拉宁、利奈唑胺、氟康唑及氨曲南等抗感染治疗。2018 年 2 月 18 日痊愈出院。二次热灌注化疗后门诊随访，未行辅助治疗。

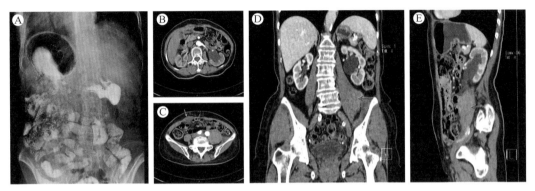

A：全消化道造影：小肠系膜无挛缩；B～E：腹部增强 CT 示腹膜后肿物（红色箭头）、腹壁肿物（绿色箭头）、左肾积水（B、C：横断位；D：冠状位；E：矢状位）。

图 2-13-13　术前影像学检查结果

（5）术后随访

患者第 3 次 CRS 后 CA125 一直未恢复正常，未行辅助治疗。2020 年 4 月 9 日复查胸部 CT 及腹盆腔 CT 提示左肺转移及腹腔复发转移，2020 年 5 月 20 日因肿瘤进展死亡。发病后总生存期为 198 个月，初次复发 CRS+ 辅助化疗后生存期为 148 个月，二次复发 CRS+HIPEC+ 辅助化疗后生存期 52 个月，三次复发 CRS+HIPEC 后生存期 28 个月（图 2-13-14）。

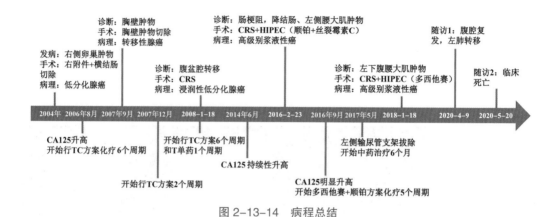

图 2-13-14 病程总结

二、病例分析

73 岁女性，主因"右侧卵巢癌术后 12 年，肿瘤标志物持续升高 1 年余，放置肛门减压管后 10 天"入院。患者自初次发病后反复复发并行手术及 TC 方案辅助化疗。入院前 1 个月行 PET-CT 检查示左侧盆腔肿块，降结肠受侵。行肠镜检查肠道准备时出现肠梗阻，内镜下行肛门减压管置入处理。查 CA125 217.6 U/mL。腹盆腔增强 CT：左下腹降结肠下端与腰大肌占位，考虑恶性，转移可能性大；右肾小囊肿；双侧胸腔少量积液。结合患者病史、实验室检查及影像学检查所见，考虑卵巢癌复发，腹膜继发恶性肿瘤。消化道造影未见小肠系膜挛缩表现。经腹膜癌综合治疗团队讨论，有行 CRS+HIPEC 指征。开腹探查，确定 PCI 评分，然后行完全 CRS，切除肉眼可见肿瘤病灶，术中行开放式 HIPEC，杀灭残余微小病灶及游离癌细胞。术后病理诊断为高级别浆液性癌。回顾病史，考虑本病例为铂敏感型卵巢癌，故术后继续予以紫杉烷联合铂类辅助化疗。随访 2 年患者再次腹盆腔复发，经腹膜癌综合治疗团队讨论后再次行 CRS+HIPEC 治疗。由于患者高龄、抵触进一步辅助治疗，故继续门诊随访 26 个月后临床死亡。本例患者反复复发，并多次行完全性 CRS+HIPEC+ 紫杉烷联合铂类方案辅助化疗，最终达到了 198 个月的总生存期。如果能够辅以新型靶向治疗药物如血管生成抑制剂及 PARP 抑制剂维持治疗，患者的生存获益可能更大。因此，以 CRS+HIPEC 为核心的综合治疗策略，有望成为复发性卵巢癌或卵巢癌腹膜转移癌的标准治疗。

（张彦斌　张　珏　余春开　孙建华）

参考文献

1. SIEGEL R L, MILLER K D, JEMAL A. Cancer statistics, 2019. CA Cancer J Clin, 2019, 69 (1)：7-34.

2. MILLER K D, NOGUEIRA L, MARIOTTO A B, et al. Cancer treatment and survivorship statistics, 2019. CA Cancer J Clin, 2019, 69 (5)：363-385.

3. LHEUREUX S, GOURLEY C, VERGOTE I, et al. Epithelial ovarian cancer. Lancet, 2019, 393 (10177)：1240-1253.

4. ROJAS V, HIRSHFIELD K M, GANESAN S, et al. Molecular characterization of epithelial ovarian cancer：implications for diagnosis and treatment. Int J Mol Sci, 2016, 17 (12)：2113.

5. SWERDLOW M. Mesothelioma of the pelvic peritoneum resembling papillary cystadenocarcinoma of the ovary；case report. Am J Obstet Gynecol, 1959, 77 (1)：197-200.

6. PENTHEROUDAKIS G, PAVLIDIS N. Serous papillary peritoneal carcinoma：unknown primary tumour, ovarian cancer counterpart or a distinct entity? A systematic review. Crit Rev Oncol Hematol, 2010, 75 (1)：27-42.

7. REID B M, PERMUTH J B, SELLERS T A. Epidemiology of ovarian cancer：a review. Cancer Biol Med, 2017, 14 (1)：9-32.

8. FOLKINS A K, LONGACRE T A. Hereditary gynaecological malignancies：advances in screening and treatment. Histopathology, 2013, 62 (1)：2-30.

9. KOPPER O, DE WITTE C J, LÕHMUSSAAR K, et al. An organoid platform for ovarian cancer captures intra- and interpatient heterogeneity. Nat Med, 2019, 25 (5)：838-849.

10. CHOI M C, BAE J S, JUNG S G, et al. Prevalence of germline BRCA mutations among women with carcinoma of the peritoneum or fallopian tube. J Gynecol Oncol, 2018, 29 (4)：e43.

11. SCHNACK T H, SØRENSEN R D, NEDERGAARD L, et al. Demographic clinical and prognostic characteristics of primary ovarian, peritoneal and tubal adenocarcinomas of serous histology--a prospective comparative study. Gynecol Oncol, 2014, 135 (2)：278-284.

12. DUBEAU L. The cell of origin of ovarian epithelial tumours. Lancet Oncol, 2008, 9 (12)：1191-1197.

13. SCHORGE J O, MUTO M G, WELCH W R, et al. Molecular evidence for multifocal papillary serous carcinoma of the peritoneum in patients with germline BRCA1 mutations. J Natl Cancer Inst, 1998, 90 (11)：841-845.

14. 赵瑞皎, 王轶英, 李真, 等. 盆腔高级别浆液性癌中输卵管伞端上皮病变的病理学特征. 中华病理学杂志, 2017, 46 (8)：542-547.

15. 梁云, 陈晓云, 吕炳建, 等. 输卵管伞端上皮内癌与高级别盆腔浆液性癌发生的关系. 中华妇产科杂志, 2011, 46 (10)：724-728.

16. CHEN F, GAITSKELL K, GARCIA M J, et al. Serous tubal intraepithelial carcinomas associated with high-grade serous ovarian carcinomas：a systematic review. BJOG, 2017, 124 (6)：872-878.

17. PRAT J, D'ANGELO E, ESPINOSA I. Ovarian carcinomas：at least five different diseases with distinct

histological features and molecular genetics. Hum Pathol，2018，80：11-27.

18. 孙亦雯，沈丹华，崔珊珊，等 . 具有 SET 形态的卵巢高级别浆液性癌的临床病理分析 . 中华妇产科杂志，2019，54（9）：595-600.

19. TAYLOR J，MCCLUGGAGE W G. Ovarian seromucinous carcinoma：report of a series of a newly categorized and uncommon neoplasm. Am J Surg Pathol，2015，39（7）：983-992.

20. WRIGHT A A，BOHLKE K，ARMSTRONG D K，et al. Neoadjuvant chemotherapy for newly diagnosed，advanced ovarian cancer：Society of Gynecologic Oncology and American Society of Clinical Oncology Clinical Practice Guideline. Gynecol Oncol，2016，143（1）：3-15.

21. 梅列军，刘俊方，李雁，等 . 应用胃肠道碘水造影对腹膜转移癌的术前评估 . 武汉大学学报（医学版），2013，34（6）：875-878.

22. 梅列军，王林伟，周云峰，等 . MDCT 增强扫描加多平面重建技术诊断腹膜癌的影像学研究 . 中国肿瘤临床，2012（22）：1745-1749.

23. 孙建华，姬忠贺，李雁 . 细胞减灭术加腹腔热灌注化疗治疗复发性卵巢癌 . 肿瘤学杂志，2018，24（3）：240-246.

24. BRISTOW R E，TOMACRUZ R S，ARMSTRONG D K，et al. Survival effect of maximal cytoreductive surgery for advanced ovarian carcinoma during the platinum era：a meta-analysis. J Clin Oncol，2002，20（5）：1248-1259.

25. VERGOTE I，COENS C，NANKIVELL M，et al. Neoadjuvant chemotherapy versus debulking surgery in advanced tubo-ovarian cancers：pooled analysis of individual patient data from the EORTC 55971 and CHORUS trials. Lancet Oncol，2018，19（12）：1680-1687.

26. BOIS A D，VERGOTE I，FERRON G，et al. Randomized controlled phase III study evaluating the impact of secondary cytoreductive surgery in recurrent ovarian cancer：AGO DESKTOP III/ENGOT ov20. J Clin Oncol，2017，35（15_suppl）：5501.

27. HARTER P，SEHOULI J，LORUSSO D，et al. A randomized trial of lymphadenectomy in patients with advanced ovarian neoplasms. N Engl J Med，2019，380（9）：822-832.

28. KYANG L S，ALZAHRANI N A，VALLE S J，et al. Long-term survival outcomes of cytoreductive surgery and perioperative intraperitoneal chemotherapy：single-institutional experience with 1225 cases. J Surg Oncol，2019，120（4）：794-802.

29. COLERIDGE S L，BRYANT A，LYONS T J，et al. Chemotherapy versus surgery for initial treatment in advanced ovarian epithelial cancer. Cochrane Database Syst Rev，2019，2019（10）：CD005343.

30. BECKER D A，LEATH C A 3RD，WALTERS-HAYGOOD C L，et al. Utilization of an alternative docetaxel-based intraperitoneal chemotherapy regimen in patients with ovarian，fallopian tube or primary peritoneal carcinoma：a continued need for ovarian cancer patients. Am J Clin Oncol，2019，42（1）：12-16.

31. VERGOTE I，DU BOIS A，FLOQUET A，et al. Overall survival results of AGO-OVAR16：a phase 3 study of maintenance pazopanib versus placebo in women who have not progressed after first-line

chemotherapy for advanced ovarian cancer. Gynecol Oncol, 2019, 155 (2): 186-191.

32. VERGOTE I, VON MOOS R, MANSO L, et al. Tumor Treating Fields in combination with paclitaxel in recurrent ovarian carcinoma: results of the INNOVATE pilot study. Gynecol Oncol, 2018, 150 (3): 471-477.

33. KEHOE S, HOOK J, NANKIVELL M, et al. Primary chemotherapy versus primary surgery for newly diagnosed advanced ovarian cancer (CHORUS): an open-label, randomised, controlled, non-inferiority trial. Lancet, 2015, 386 (9990): 249-257.

34. CHANG S J, BRISTOW R E. Surgical technique of en bloc pelvic resection for advanced ovarian cancer. J Gynecol Oncol, 2015, 26 (2): 155.

35. HEITZ F, HARTER P, ÅVALL-LUNDQVIST E, et al. Early tumor regrowth is a contributor to impaired survival in patients with completely resected advanced ovarian cancer. An exploratory analysis of the Intergroup trial AGO-OVAR 12. Gynecol Oncol, 2019, 152 (2): 235-242.

36. VAN MEURS H S, TAJIK P, HOF M H, et al. Which patients benefit most from primary surgery or neoadjuvant chemotherapy in stage iiic or iv ovarian cancer? An exploratory analysis of the european organisation for research and treatment of cancer 55971 randomised trial. Eur J Cancer, 2013, 49 (15): 3191-3201.

37. BIACCHI D, ACCARPIO F, ANSALONI L, et al. Upfront debulking surgery versus interval debulking surgery for advanced tubo-ovarian high-grade serous carcinoma and diffuse peritoneal metastases treated with peritonectomy procedures plus HIPEC. J Surg Oncol, 2019, 120 (7): 1208-1219.

38. BARTELS H C, ROGERS A C, MCSHARRY V, et al. A meta-analysis of morbidity and mortality in primary cytoreductive surgery compared to neoadjuvant chemotherapy in advanced ovarian malignancy. Gynecol Oncol, 2019, 154 (3): 622-630.

39. SUGARBAKER P H. Cytoreductive surgery and perioperative intraperitoneal chemotherapy for the treatment of advanced primary and recurrent ovarian cancer. Curr Opin Obstet Gynecol, 2009, 21 (1): 15-24.

40. HALKIA E, SPILIOTIS J, SUGARBAKER P. Diagnosis and management of peritoneal metastases from ovarian cancer. Gastroenterol Res Pract, 2012, 2012: 541842.

41. CHAN J K, BRADY M F, PENSON R T, et al. Weekly vs. every-3-week paclitaxel and carboplatin for ovarian cancer. N Engl J Med, 2016, 374 (8): 738-748.

42. COLEMAN R L, BRADY M F, HERZOG T J, et al. Bevacizumab and paclitaxel-carboplatin chemotherapy and secondary cytoreduction in recurrent, platinum-sensitive ovarian cancer (NRG Oncology/Gynecologic Oncology Group study GOG-0213): A multicentre, open-label, randomised, phase 3 trial. Lancet Oncol, 2017, 18 (6): 779-791.

43. VAN DRIEL W J, KOOLE S N, SIKORSKA K, et al. Hyperthermic intraperitoneal chemotherapy in ovarian cancer. N Engl J Med, 2018, 378 (3): 230-240.

44. SPILIOTIS J, HALKIA E, LIANOS E, et al. Cytoreductive surgery and HIPEC in recurrent epithelial ovarian cancer: a prospective randomized phase III study. Ann Surg Oncol, 2015, 22 (5): 1570-1575.

45. ARMSTRONG D K, ALVAREZ R D, BAKKUM-GAMEZ J N, et al. NCCN Guidelines Insights:

Ovarian Cancer, Version 1.2019. J Natl Compr Canc Netw, 2019, 17 (8): 896-909.

46. WANG L W, QU A P, LIU W L, et al. Quantum dots-based double imaging combined with organic dye imaging to establish an automatic computerized method for cancer Ki-67 measurement. Sci Rep, 2016, 6: 20564.

47. HELM J H, MIURA J T, GLENN J A, et al. Cytoreductive surgery and hyperthermic intraperitoneal chemotherapy for malignant peritoneal mesothelioma: a systematic review and meta-analysis. Ann Surg Oncol, 2015, 22 (5): 1686-1693.

48. LI Y, ZHOU Y F, LIANG H, et al. Chinese expert consensus on cytoreductive surgery and hyperthermic intraperitoneal chemotherapy for peritoneal malignancies. World J Gastroenterol, 2016, 22 (30): 6906-6916.

49. SUN J H, JI Z H, YU Y, et al. Cytoreductive surgery plus hyperthermic intraperitoneal chemotherapy to treat advanced/recurrent epithelial ovarian cancer: results from a retrospective study on prospectively established database. Transl Oncol, 2016, 9 (2): 130-138.

50. ARMSTRONG D K, BUNDY B, WENZEL L, et al. Intraperitoneal cisplatin and paclitaxel in ovarian cancer. N Engl J Med, 2006, 354 (1): 34-43.

51. ARMSTRONG D K, ALVAREZ R D, BAKKUM-GAMEZ J N, et al. Ovarian Cancer, Version 2.2020, NCCN Clinical Practice Guidelines in Oncology. J Natl Compr Canc Netw, 2021, 19 (2): 191-226.

52. NASU K, KAI K, HIRAKAWA T, et al. Retrospective analysis of outcomes of secondary debulking surgery for recurrent epithelial ovarian cancer with favorable prognostic factors. J Obstet Gynaecol Res, 2014, 40 (3): 791-796.

53. AGHAJANIAN C, BLANK S V, GOFF B A, et al. OCEANS: a randomized, double-blind, placebo-controlled phase III trial of chemotherapy with or without bevacizumab in patients with platinum-sensitive recurrent epithelial ovarian, primary peritoneal, or fallopian tube cancer. J Clin Oncol, 2012, 30 (17): 2039-2045.

54. GOH J, MOHAN G R, LADWA R, et al. Frontline treatment of epithelial ovarian cancer. Asia Pac J Clin Oncol, 2015, 11 (Suppl 6): 1-16.

55. JAABACK K, JOHNSON N, LAWRIE T A. Intraperitoneal chemotherapy for the initial management of primary epithelial ovarian cancer. Cochrane Database Syst Rev, 2016 (1): CD005340.

56. MIRZA M R, MONK B J, HERRSTEDT J, et al. Niraparib maintenance therapy in platinum-sensitive, recurrent ovarian cancer. N Engl J Med, 2016, 375 (22): 2154-2164.

57. JACOBS I J, MENON U, RYAN A, et al. Ovarian cancer screening and mortality in the UK Collaborative Trial of Ovarian Cancer Screening (UKCTOCS): a randomised controlled trial. Lancet, 2016, 387 (10022): 945-956.

58. LIU E L, MI R R, WANG D H, et al. Application of combined intraperitoneal and intravenous neoadjuvant chemotherapy in senile patients with advanced ovarian cancer and massive ascites. Eur J Gynaecol Oncol, 2017, 38 (2): 209-213.

59. GADDUCCI A, CARNINO F, CHIARA S, et al. Intraperitoneal versus intravenous cisplatin in combination with intravenous cyclophosphamide and epidoxorubicin in optimally cytoreduced advanced epithelial ovarian cancer: a randomized trial of the Gruppo Oncologico Nord-Ovest. Gynecol Oncol, 2000, 76 (2): 157-162.

60. VERGOTE I, TROPÉ C G, AMANT F, et al. Neoadjuvant chemotherapy or primary surgery in stage IIIC or IV ovarian cancer. N Engl J Med, 2010, 363 (10): 943-953.

61. MOORE K, COLOMBO N, SCAMBIA G, et al. Maintenance olaparib in patients with newly diagnosed advanced ovarian cancer. N Engl J Med, 2018, 379 (26): 2495-2505.

62. GONZÁLEZ-MARTÍN A, POTHURI B, VERGOTE I, et al. Niraparib in Patients with Newly Diagnosed Advanced Ovarian Cancer. N Engl J Med, 2019, 381 (25): 2391-2402.

63. OZA A M, COOK A D, PFISTERER J, et al. Standard chemotherapy with or without bevacizumab for women with newly diagnosed ovarian cancer (ICON7): overall survival results of a phase 3 randomised trial. Lancet Oncol, 2015, 16 (8): 928-936.

64. LIU J F, HEROLD C, GRAY K P, et al. Assessment of combined nivolumab and bevacizumab in relapsed ovarian cancer: a phase 2 clinical trial. JAMA Oncol, 2019, 5 (12): 1731-1738.

65. HAMANISHI J, MANDAI M, IKEDA T, et al. Safety and antitumor activity of anti-PD-1 antibody, nivolumab, in patients with platinum-resistant ovarian cancer. J Clin Oncol, 2015, 33 (34): 4015-4022.

66. CHUA T C, ROBERTSON G, LIAUW W, et al. Intraoperative hyperthermic intraperitoneal chemotherapy after cytoreductive surgery in ovarian cancer peritoneal carcinomatosis: systematic review of current results. J Cancer Res Clin Oncol, 2009, 135 (12): 1637-1645.

67. 孙建华, 姬忠贺, 于洋, 等. 细胞减灭术加腹腔热灌注化疗治疗卵巢癌腹膜转移癌的临床研究. 肿瘤防治研究, 2016, 43 (4): 282-286.

68. BAKRIN N, GILLY F N, BARATTI D, et al. Primary peritoneal serous carcinoma treated by cytoreductive surgery combined with hyperthermic intraperitoneal chemotherapy. A multi-institutional study of 36 patients. Eur J Surg Oncol, 2013, 39 (7): 742-747.

第十四章

腹膜后肉瘤和少见肿瘤

第一节 前言

腹膜后肉瘤（retroperitoneal sarcoma，RPS）属于软组织肉瘤（soft tissue sarcoma，STS），是来源于黏液、脂肪、平滑肌、横纹肌、血管、淋巴管、滑膜、纤维等结缔组织的恶性肿瘤。腹膜后腔是指横膈以下、盆膈以上，后壁腹膜和腹横筋膜间的潜在腔隙。RPS 常源于此腔隙内的非特定器官。研究数据显示，RPS 在美国年发病率约为 0.27/10 万，占所有 STS 的 10%～15%，在我国每年新发病例为 9000～10 000 例。由于特殊的解剖结构，RPS 多形成巨大瘤体，并涵盖了多种组织学类型，常常表现为生物学行为方面异质性较强的肿瘤。这种特性给外科医师带来了更高的技术和理论水平挑战，也使得 RPS 具有了相较于其他类型肿瘤不同的治疗理论基础和综合治疗策略。

RPS 病理类型多样，成人多见脂肪肉瘤、平滑肌肉瘤以及未分化多形性肉瘤，还有纤维瘤病、炎性肌纤维母细胞瘤以及促结缔组织增生性小圆细胞肿瘤等。由于生长于隐匿的腹膜后腔，RPS 常常起病隐匿，极难早期诊治。肿瘤早期多向周围直接蔓延呈侵袭性生长，多可形成巨大瘤体，患者常因瘤体压迫周围组织器官产生的相应症状而就诊，结合腹盆腔高分辨率增强 CT 可初步诊断。根据美国国立综合癌症网络发布的 RPS 治疗指南，虽然对于开腹活检和影像引导的空心针活检未作进一步优先评估，但仍旧高度推荐在 RPS 治疗前进行活检以助诊断和分级。

RPS 主要转移途径为直接蔓延和淋巴道转移，少数病理类型如平滑肌肉瘤可早期发生血行转移。目前国际上对于 RPS 治疗首先仍考虑手术治疗，但由于多种因素，术后局部复发率高达 49% ～ 88%，使得腹膜后肿瘤的治疗成为当今肿瘤外科医师面临的巨大难题。

除腹膜后肉瘤外，还有部分少见肿瘤类型可在腹盆腔内发生形成腹膜癌，包括神经内分泌肿瘤、脐尿管黏液腺癌、低度恶性潜能的卵巢肿瘤、结肠息肉、肠系膜囊肿、直肠旁错构瘤、肾上腺皮质肿瘤等多种病理类型。这些肿瘤生长于腹膜腔内，呈侵袭性生长向周围蔓延，通过种植转移至其他腹膜区域，在腹膜上持续发生、发展，直至引起顽固性腹水、肠梗阻等典型腹膜癌临床表现。多年来，肿瘤外科医生对腹膜癌几乎束手无策，仅靠内科化疗行姑息性治疗，预后极差。

CRS 联合 HIPEC 是近 40 年来国际上发展的腹膜癌治疗新策略，其核心是通过 CRS 最大程度切除肉眼可见的肿瘤，同时在术中行 HIPEC 以清除腹盆腔内隐匿微转移癌灶和游离癌细胞。CRS+HIPEC 已被 PSOGI 推荐为结直肠癌腹膜转移、腹膜假黏液瘤和恶性腹膜间皮瘤的标准治疗方案。CRS+HIPEC 在腹膜癌治疗领域显示了良好的有效性及安全性，也为腹膜后肉瘤的治疗提供了新思路。

第二节　腹膜后肉瘤流行病学及腹膜转移发生机制

一、腹膜后肉瘤的流行病学

STS 是一组起源于间叶组织的少见类型恶性肿瘤，发病率占儿童肿瘤的 15%，占成人肿瘤的 1%。RPS 占所有软组织肉瘤的 15%，由于占据腹膜后腔独特空间，相对于肢体或躯干的软组织肉瘤处理更为棘手，预后更差。根据美国监测、流行病学和最终数据库对 1973—2001 年间的统计分析资料显示，腹膜后肉瘤的平均年发病率为 0.27/10 万，发病高峰年龄为 50 ～ 60 岁，男女发病率相当。因其位置深藏，且起病隐匿，早期诊治困难。由于特殊解剖关系和肿瘤生物学特性，很难达到根治性 R0 切除，仅 50% ～ 78% 可完整切除，有近 50% 患者术后快速复发。腹膜后肉瘤 5 年总体生存率为 59% ～ 66%。

二、腹膜后肉瘤发生腹膜转移的机制

腹盆腔内的原发癌常常引发腹膜转移，肉瘤也是如此。相较于其他腹膜癌病理类型，肉瘤引发的腹膜转移，其机制更具有独特性。

无论在切除原发肿瘤之前或是切除过程中，发生腹膜转移，一定存在原发肿瘤细胞脱落并种植于腹膜区域的过程。由于自身生物学特性，肉瘤较少发生血行转移和淋巴道转移，其腹腔播散途径更常见于腹膜种植。图2-14-1为肿瘤细胞从原发灶种植至腹膜机制示意图。

腹膜后肉瘤由于起病隐匿，呈不规则生长，常形成巨大瘤体。在持续的侵袭生长过程中，肿瘤细胞穿透瘤体假包膜后，可直接向瘤旁腹膜及其他相关组织器官扩散。此外，医源性损伤也不容忽视。由于腹膜后肉瘤位置隐匿，多毗邻重要组织脏器，术中常常难以整块切除。肿瘤的锐性切面会导致大量肿瘤细胞脱落至腹盆腔内，同时瘤体内的血液随着肿瘤组织的分割也会散落至腹盆腔中。这些血液中含有大量的循环肿瘤细胞和瘤栓，都会扩散至腹盆腔内。与此同时，由于腹膜表面区域内，存在着广泛的血管系统和淋巴脉管网络系统，肿瘤细胞接近腹膜表面或者位于腹腔游离空间后，可附着于腹膜表面并在此部位增生，同时种植组织内血管相通，最终进展为结节或斑块。同样的，种植部位组织一定具备可供癌组织黏附的平面和可供肿瘤种植所用的血供。由于腹膜后肉瘤手术创伤巨大，患者术后产生应激反应，体内会释放大量的各类刺激因子，这也给肿瘤的复发提供了有利的内环境，这个过程被称为调节转移过程的"肿瘤细胞包裹学说"。

由此可见，发生于腹膜后腔的软组织肉瘤可通过上述途径形成腹膜肉瘤病，并进一步发展。

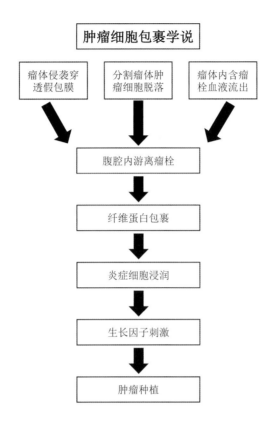

图 2-14-1　肿瘤细胞包裹学说示意图，展示了肿瘤细胞从原发肿瘤部位进入腹腔过程

第三节　常见腹膜后肉瘤病理类型

一、脂肪肉瘤

原发性腹膜后脂肪肉瘤是最常见的腹膜后肉瘤，约占 45%。目前手术仍是其最佳治疗方法。但由于其发病隐匿，位置较深，常常在发现时已经侵及重要脏器和大血管，手术难以完整切除，同时伴有较高的术后复发率。大多数腹膜后脂肪肉瘤患者存在反复手术病史。

根据最新软组织肿瘤分类，腹膜后脂肪肉瘤可分为 4 种主要组织学类型：高分化脂肪肉瘤、去分化脂肪肉瘤、黏液样 / 圆形细胞脂肪肉瘤和多形性脂肪肉瘤。

其中，高分化脂肪肉瘤可以分为 4 种主要亚型，包括：脂肪细胞性脂肪瘤样、硬化性、炎症性和梭形细胞型。

二、平滑肌肉瘤

原发性腹膜后平滑肌肉瘤（primary retroperitoneal leiomyosarcoma，PRLS）是腹膜后第 2 常见的软组织肉瘤，多起源于子宫、胃肠道和腹膜后软组织等，女性患者发病率偏高，具有侵袭性强、恶性程度高、术后复发率高等特点，其中 50% ～ 67% 发生于腹膜后，大约占所有软组织肉瘤的 10%，目前治疗仍以手术为主。但是同样具有完整切除手术难度巨大、术后快速复发等特点。

平滑肌肉瘤术后 5 年局部复发率为 40%，远处转移率是 44%。

平滑肌肉瘤具有不同的病理分化类型，其中中分化和分化较好的平滑肌肉瘤主要由平行束状或交织束状排列的嗜伊红色梭形细胞组成，局部区域可见散在核深染、形状不规则的瘤巨细胞；分化较差的类型中，瘤细胞表现为明显的多形性和异型性。另外，还有部分平滑肌肉瘤表现为"去分化"，即无特异性分化方向的多形性肉瘤区域。

三、未分化多形性肉瘤

未分化多形性肉瘤（undifferentiated pleomorphic sarcoma，UPS）又称恶性纤维组织细胞癌，约占软组织肉瘤的 20%，目前是一种排除性诊断。组织学上可分为圆细胞型、梭形细胞型、多形性、上皮样型和非特异性 5 种亚型。

第四节　腹膜后肉瘤生物学特性

恶性肿瘤最典型的生物学行为即侵袭和转移。腹膜后腔具有独特的解剖环境，因此腹膜后肉瘤在侵袭和转移上具有独特的生物学行为表现。

腹膜后肉瘤早期无特异性征象，患者多无自觉表现。肿瘤在早期生长时以直接蔓延为主。由于腹膜后腔空间相对较大，患者首发症状往往是肿瘤生长至毗邻重要组织脏器引起的相应组织器官压迫性症状。故而，腹膜后肉瘤在临床上最多表现为腹盆腔内单个或几个巨大肿瘤病灶，多侵犯腹盆腔内肠道、肾脏、后腹膜乃至腹膜后肌肉组织等组织器官。

第五节　腹膜后肉瘤的诊断与分级

一、诊断

腹膜后肉瘤的诊断方法与其他类型腹膜癌相近，而由于发病时肿瘤瘤体较大，诊断难度不大。目前多采用腹盆腔高分辨率薄层增强 CT 评估腹盆腔内病灶位置、毗邻器官及肝肾转移情况，通过全消化道造影评估胃肠道受侵及肠系膜功能状态，同时联合胸部 CT、全身骨显像检查可进一步评估肿瘤全身转移情况。此外，腹部超声、全身 PET-CT 检查、腹盆腔磁共振检查可辅助明确不同位置肿瘤与周围组织器官毗邻关系。

病理诊断方面，最新 NCCN 指南高度推荐在接受治疗前行肉瘤活检，进一步明确诊断和分级。同时由于存在穿刺相关出血并发症及针道转移风险，活检必须由有经验的外科医师或者放射科医师完成，同时穿刺道应该被包括在预计可切除的区域内。如果术前影像学评估肿瘤可完全切除，不必要进行术前活检，在术中送检冰冻病理检查可避免穿刺带来的相关风险，但是如果术前评估肿瘤难以完整切除，或者存在其他恶性肿瘤类型可能性较大，则需要实施活检。此外，准备接受新辅助放化疗的患者，则必须经由活检取得病理诊断。

在具体活检形式选择上，对于开腹活检和影像引导的空芯针活检目前并无具体推荐方式，但不推荐细针活检穿刺。后者常常因为穿出组织较少而给病理诊断带来困难。

二、腹膜后肉瘤分级

腹膜后肉瘤不同于多数其他类型的实体瘤，其病理学类型需与分级和分期等因素综合考虑后才能更为准确地评估疾病程度、预后，更有利于治疗方案的制定。迄今，国际上接受最广泛的仍为法国癌症中心联盟肉瘤学组（Fédération Nationale de Centres de Lutte Contre le Cancer，FNCLCC）制定的分级规则，见表 2-14-1。

表 2-14-1　FNCLCC 软组织肉瘤分级标准

肿瘤分化程度	
1 分	肿瘤形态与正常成熟的间叶组织（如高分化脂肪肉瘤）相似
2 分	可以明确组织类型的肿瘤（如黏液样脂肪肉瘤）
3 分	胚胎性及未分化肉瘤；不明组织学类型的肉瘤
有丝分裂计数	
1 分	0 ～ 9/10 HPF
2 分	10 ～ 19/10 HPF
3 分	≥ 20/10 HPF
肿瘤坏死（镜下）	
0 分	无坏死
1 分	≤ 50% 肿瘤组织坏死
2 分	> 50% 肿瘤组织坏死
组织学分级	
1 级	总分为 2 分或 3 分
2 级	总分 4 分或 5 分
3 级	总分 6 分、7 分、8 分

第六节　CRS+HIPEC 治疗腹膜后肉瘤的探索

一、腹膜后肉瘤治疗现状及困境

1. 治疗现状

对于腹膜后肉瘤目前治疗上仍以外科手术为主。对于经评估后，在满足适应证和保证安全性前提下能够达到 R0 切除的患者，手术仍是最有希望获得最佳预后的治疗手段。因为生长于腹盆腔及腹膜后腔内，相较于其他恶性肿瘤，其切缘更加难以判断，且更易侵犯腹盆腔内组织器官，因而，腹膜后肉瘤手术后存在较高的复发率，这也成为目前肿瘤外科的棘手难题。

2. "三座大山"

结合相关文献并总结临床相关手术病例特征，我们认为腹膜后肉瘤手术后快速复发主要存在下列三方面因素。

第一，解剖学因素。腹膜后间隙狭窄，毗邻重要血管、神经等器官结构，大多数肿瘤体积巨大且与周围组织分界欠佳，术中常常难以做到彻底切除，也难以保证真正的无瘤切缘；腹膜后肉瘤手术的肉眼全部切除率为 75% ～ 90%，联合切除邻近脏器占比 58% ～ 91%；腹膜后肉瘤很难做到 R0 切除，而瘤床肿瘤残余可能是术后局部区域复发的关键因素。

第二，肿瘤学因素。腹膜后肉瘤本身的生物学特性也导致了其更易复发的特点。在临床腹膜后肉瘤治疗过程中，我们发现其病理结果常常为多种分化类型。在肿瘤组织增殖分化过程中，因其表现出了较高的异质性而导致生物学恶性程度大大增加，相应的治疗效果相对较差，因此肿瘤治疗的常规放化疗手段在腹膜后肉瘤患者的治疗中表现欠佳。此外，作为恶性肿瘤，其本质依然为侵袭和转移，即使临床影像学上显示"与周围组织分界清楚"，也往往是肿瘤"假包膜"所造成的假象。事实是，肿瘤细胞已经跨越了这条分界线，侵袭进入周围组织器官中。

第三，医源性因素。大多数腹膜后肉瘤体积巨大，切除过程中对瘤体的牵拉、挤压，难以避免造成肿瘤组织隐性或显性破裂，大量肿瘤细胞散落于腹盆腔内。此时，由于手术中腹盆腔内存在大量创面，其中包含破损血管、淋巴管等脉管系统，导致散落的肿瘤细胞迅速被周围纤维蛋白所包埋，在手术创伤等原因引起的炎症反应中，大量炎细胞浸润并产生生长因子刺激，最终导致了肿瘤种植。因此，腹膜后肉瘤患者接受单纯手术治疗后，残存或种植的肿瘤会出现较快增生，导致复发时间越来越短，范围越来越广，而进一步治疗需要更广泛的手术治疗，形成手术—快速复发—手术的恶性循环。

上述三方面因素要求我们在腹膜后肿瘤手术的外科实践中，务必站在肿瘤生物学的角度，认真逐一分析患者的肿瘤特点和全身状况，制订符合肿瘤学原则、符合现实技术水平、符合患者整体病情状况的以手术为主的整合治疗方案，以达到控制局部区域复发的治疗目的。由此也引出了下一个问题，在腹膜癌治疗中形成的以CRS+HIPEC 为主的综合治疗策略能否解决这些问题呢？

二、CRS+HIPEC 理论基础

化疗联合热疗在软组织肉瘤中已有应用。2010 年 Issels 等报道的一项针对局部高危软组织肉瘤（> 5 cm、FNCLCC 2 ～ 3 级、筋膜深部）的Ⅲ期多中心临床研究，其中纳入了腹盆腔肉瘤，结果表明，42 ℃持续 60 min 的区域热疗联合术前 / 术后化疗，比单纯化疗效果更佳，对腹膜后或内脏部位肉瘤，加入局部热疗可提高反应率（28.8% *vs.* 12.7%，*P*=0.002）并预防早期进展，并使总生存获益（*HR*=0.66，95% *CI*：0.45 ～ 0.98，*P*=0.038），证实在高危肉瘤中热疗与化疗具有协同作用。

CRS+HIPEC 则是手术、化疗、热疗有机整合的治疗典范，首先被成功应用于腹膜假黏液瘤的治疗，并逐步成为恶性腹膜间皮瘤、结直肠癌腹膜转移、上皮性卵巢癌腹膜转移的标准治疗方法。

CRS+HIPEC 在最大化切除肿瘤组织前提下，通过化疗药物的细胞毒性效应与热疗的协同作用，以及大容量液体灌洗作用，清除腹盆腔内隐匿的残余肿瘤病灶及游离肿瘤细胞，对部分肿瘤可达到细胞学根治，降低术后快速复发风险。腹膜后肉瘤的局部 / 区域复发机制与腹膜癌类似，CRS+HIPEC 用于腹膜后肉瘤治疗，具备理论优势。类似于全腹膜切除术，腹膜后肉瘤治疗中的 CRS 理论和技术，可将腹膜后间隙作为一整体区域对待，尤其是对于发病首位的脂肪肉瘤，将腹膜后间隙内的所有脂肪组织（包括肾周脂肪囊）进行廓清切除，争取最少的肿瘤残留，追求组织学根治，即 R0 切除。近年来，腹膜后肿瘤外科领域也逐渐出现主张扩大手术范围的观点。通过扩大手术切除范围，在无法精确保证手术切缘情况下，提高了完整切除肿瘤及其侵犯的组织器官的可能性，从而能够达到降低局部复发、改善生存的效果。

HIPEC 则选择肉瘤敏感的化疗药物，利用"腹膜—血浆屏障"在腹腔内形成高浓度治疗药物，杀灭残留肿瘤和脱落的游离肿瘤细胞，追求细胞学根治，同时减少系统药物吸收，降低全身细胞毒性作用。

三、CRS+HIPEC 治疗腹膜后肉瘤临床实践

标准 CRS+HIPEC 手术相关内容在本书相关章节已有详细讲解，故不再赘述。本节仅对适用于腹膜后肉瘤治疗的特殊内容予以阐述。

1. 术前评估

（1）影像学检查全面评估肿瘤可切除性

由于腹膜后肉瘤具有瘤体巨大、常侵犯重要脏器、不可完整切除可能性大等多种特点，术前应反复查阅患者相关影像学检查资料，包括腹盆腔增强 CT、腹部磁共振检查、消化道造影检查、相关血管（髂血管、下腔静脉等）造影检查等，对肿瘤生长部位、侵袭周围组织脏器情况及主要供血血管进一步明确，设计出可行的具体手术方案。对于富血供肿瘤病灶或存在明确经主干血管供血途径的患者，可在术前行介入下血管栓塞手术，以减少肿瘤血供，降低术中出血风险。

（2）常规化验结果评估患者一般状况

由于 CRS+HIPEC 手术切除范围广泛，手术时间长，患者受到的创伤巨大，且术中行腹腔热灌注化疗，这对患者机体一般状况及骨髓状态具有一定要求。术前应详细查阅患者血常规、肝肾功能、电解质、凝血功能等相关检验结果，充分了解患者生活及营养状态，评估患者拟行手术耐受性。对于不符合要求的情况，应及时给予相关对症支持治疗，延迟手术，保证围手术期安全。对于肾功能异常或肾功能不全患者，应及时调整术中 HIPEC 治疗药物、时间等，或仅行 CRS，以避免术后出现肾脏相关并发症。

2. 术中情况

（1）手术切口

可采用"T"形切口，即在常规腹正中切口上，自脐附近腹正中处向左侧或右

侧腹壁做侧切口，以保证充分的手术空间。在 CRS 结束后，需暂时关闭侧切口以保证 HIPEC 治疗时腹腔容量，待 HIPEC 治疗结束后，逐层关闭侧切口与腹正中切口。

（2）HIPEC 治疗药物选择

CRS+HIPEC 治疗腹膜后肉瘤仍在处于探索阶段，故 HIPEC 药物目前无固定标准推荐方案。

绝大多数腹膜后肉瘤病理类型对于化疗均不太敏感。有数据表明，目前仅有少数几种药物如阿霉素、异环磷酰胺、达卡巴嗪有一定治疗效果，有效率为 15% ～ 20%，其中阿霉素联合异环磷酰胺（AI 方案）抗肿瘤效果最强。因此，目前我们主要采用阿霉素联合异环磷酰胺的 HIPEC 方案。

3. 术后综合治疗

正如前文所述，目前软组织肉瘤对于多数化疗药物不太敏感，AI 方案仍是有效率较高的方案。同时，目前也有多项靶向治疗药物在研究中，尚待更多数据。

第七节　典型病例

患者女性，35 岁，主因"腹膜后恶性肿瘤术后 4 月余"，于 2018 年 12 月 20 日入院。

1. 首次手术：常规腹膜后肿瘤切除术

患者于 2018 年 6 月行腹部超声检查发现腹腔内实性包块，大小约为 26 cm×20 cm×8.1 cm。2018 年 8 月于北京某医院行剖腹探查＋腹膜后肿物切除术，术后病理：黏液样脂肪肉瘤。2018 年 11 月复查腹盆腔 CT 考虑左侧腹膜后巨大占位（图 2–14–2），考虑肿瘤复发。

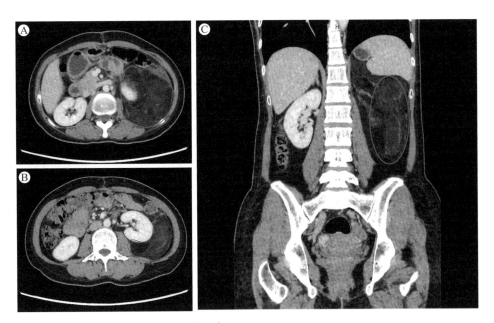

红色圆圈内示腹膜后肿物，与左肾关系密切。

图 2-14-2　患者术前影像检查结果

2. 再次手术：CRS+HIPEC

患者 2018 年 12 月 20 日就诊于我科。2019 年 1 月 2 日在全麻下行 CRS+HIPEC。按照 CRS 手术原则，切除腹膜后肿瘤、脾脏、胰尾、左侧肾脏、肾上腺及左半结肠。完成 CRS 后立即行术中开放式 HIPEC 治疗，方案：多西他赛 120 mg + 生理盐水 3000 mL，顺铂 120 mg + 生理盐水 3000 mL；温度：（43±0.5）℃；时间：60 min。术后 CC 评分 0 分。术后病理诊断：高分化脂肪肉瘤（脂肪瘤样脂肪瘤 + 梭形细胞型脂肪肉瘤），术后恢复顺利。

3. 辅助化疗

2019 年 2 月 15 日至 7 月 10 日，行术后 6 个周期 MAI 方案系统化疗：多柔比星 40 mg，异环磷酰胺 2 g，Ivgtt，d1 ～ 2，过程顺利。

4. 随访及预后

患者定期复查腹部 CT（图 2-14-3），至 2021 年 3 月 12 日，未见影像学复发，患者无病生存超过 26 个月。患者病程总结见图 2-14-4。

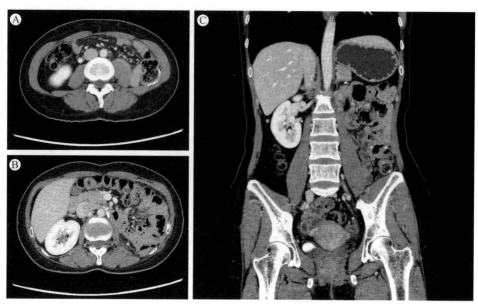

图 2-14-3　患者术后随访影像学检查结果

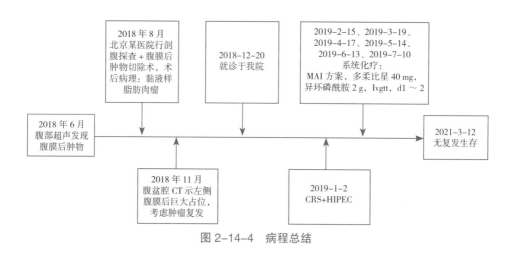

图 2-14-4　病程总结

第八节　少见肿瘤类型

一、流行病学及腹膜转移发生机制

少见肿瘤类型临床发病率较低，在国内外期刊中，仅有少量以个案形式被报道。Mendeloff 和 McSwain 发现黏液性腹膜转移同原发性脐尿管恶性肿瘤存在直接关系。Marchettii 和 Sugarbaker 曾报道了 6 例引发腹膜癌的小肠腺癌病例。Elias 等报道了 1994—2012 年共 339 例接受治疗的神经内分泌肿瘤病例，在这组患者中，18% 的患者发生了腹膜转移。此外，Sugarbaker 曾报道了 1 例颗粒细胞肿瘤形成的腹膜癌。笔者中心最新文献统计显示，累计 1384 例接受治疗的患者中，共有 187 例为少见肿瘤类型。

发生于腹盆腔内的少见肿瘤类型形成腹膜癌的机制与其他种类的腹膜癌相似。发生腹膜转移，恶性肿瘤细胞必须进入腹腔；上皮（内胚层）或间皮来源类型最可能发生腹膜直接播散和种植；管状结构上穿透肠壁的肿瘤通常会引发腹膜种植转移；黏液性上皮细胞产生的黏液和间皮细胞产生的腹水在其原发肿瘤形成时已经造成了腹盆腔广泛转移；对于间充质组织来源肿瘤，手术切除病灶或原发癌肿自发破裂时引起的出血，会加速肿瘤的腹膜播散。综上所述，当肿瘤自腹盆腔不同原发部位发生发展时，肿瘤或直接暴露于腹盆腔，或生长穿破原有组织浆膜层后进入腹盆腔，或经产生的黏液、腹水或出血进入腹盆腔，开始进入"肿瘤细胞包裹学说"阐述的腹膜播散过程，最终形成腹膜癌，并进一步发展。

二、病理类型

部分可发展形成腹膜癌的少见肿瘤类型见表 2-14-2。

表 2-14-2 形成腹膜癌少见肿瘤类型

神经内分泌肿瘤
脐尿管黏液腺癌
低度恶性潜能的卵巢肿瘤
结肠息肉
肠系膜囊肿
直肠旁错构瘤
肾上腺皮质肿瘤
促纤维增生性小圆细胞肿瘤

续表

宫颈黏液腺癌
子宫内膜腺癌
肝细胞肝癌
乳腺癌
纤维板层原发性肝癌
睾丸生殖细胞肿瘤
胰腺实性假乳头状瘤
肾母细胞瘤
原发部位不明确的腺癌（阑尾组织正常）

与其他类型腹膜癌相似，少见肿瘤类型引起的腹膜癌也包括原发性和继发性两类。原发性少见肿瘤类型主要为发生于直接暴露在腹膜腔内结构上的肿瘤，例如脐尿管黏液腺癌、肠系膜囊肿等。这些肿瘤在原发部位生长穿透组织正常浆膜层后，直接暴露于腹盆腔内，极易形成腹膜种植和转移，进而形成腹膜癌。继发性少见肿瘤类型主要为常见肿瘤类型的腹膜转移。这类肿瘤大多数不率先或不易出现腹膜转移，但在临床实践中我们发现，这些病理类型也存在引起腹膜转移的情况，例如宫颈黏液腺癌、子宫内膜腺癌、乳腺癌、肾母细胞瘤等。此外，还有少数极罕见良性肿瘤发生腹膜转移的情况，例如 Goldstein 等在相关病例介绍中阐述了 3 例结肠或直肠息肉切除术后发生腹膜假黏液瘤的情况。

三、少见肿瘤类型的生物学特性

这类肿瘤多形成于广泛的腹膜结构，在早期向周围组织直接蔓延，通过腹腔种植转移形成多处腹膜病变，直至引起腹水、肠梗阻等相关临床症状，患者才有所警觉而就诊。虽然部分病理类型为潜在恶性或交界性肿瘤甚至部分为良性肿瘤类型，如侵袭性纤维瘤病、结直肠腺瘤等，但这部分类型肿瘤仍呈恶性生长方式，即向周围侵袭性生长，并且具有高复发风险，这不得不引起警惕。

四、少见肿瘤类型的诊疗思路

对于少见肿瘤类型引起腹膜癌的治疗探索，源于常规腹膜癌综合诊疗策略。虽然具体病理类型不同，在形成腹膜癌的过程中，少见类型与常见类型肿瘤具有相似的病理生理过程，也具有相似的临床表现。因此，以 CRS+HIPEC 为主的综合治疗策略对于此类腹膜癌同样适用。由于病理类型罕见，此类患者接受专科治疗前往往经历了复杂的求医过程，病情已相对较晚。接诊后应先完善常规腹膜癌相关检查评估病情，对于符合要求的患者及早进行 CRS+HIPEC 治疗，同时术后应根据具体病理类型选择继续接受化疗、靶向治疗或免疫治疗，以使患者获得最大获益。

五、CRS+HIPEC 治疗少见肿瘤类型的临床探索

1. 病例筛选

由于发病率偏低，目前对于少见肿瘤类型尚无统一临床治疗指南，仍处于探索阶段。对于少见肿瘤类型引起的腹膜癌，在治疗上与其他常见类型腹膜癌相似，但病例筛选过程尤为重要。

对于发生腹膜癌患者的治疗，其目的是为适当改善生活质量并延长生存周期。因此，可接受手术的患者应不仅仅能够耐受治疗周期，还应在生活质量或生存周期上有所获益。术前应详细阅读患者腹盆腔增强 CT，充分评估患者腹腔外的肿瘤侵犯情况及肿瘤可切除性，确保患者不存在肝转移或无法完整切除的大块肿瘤组织（术后 CC 评分应至少达到 1 分）。如果存在单发肝转移情况，则需评估能否通过行肝部分切除术或射频消融予以减灭。如果小肠受累，应充分评估术后小肠可保留长度，避免发生术后短肠综合征。此外，对于恶性程度极高的病理类型，如呈"印戒"样腺癌，则在手术前应慎之又慎。

2. 临床实践病例

患者女性，55 岁，主因"发现腹膜占位性病变 2 月余"于 2020 年 3 月 23 日收入院。

（1）发病就诊

2020年1月1日患者无明显诱因出现上腹痛，后出现腹泻持续不缓解，就诊于当地医院行B超检查提示盆腔肿物。2020年1月13日就诊于我院行腹盆腔CT示腹膜增厚、盆腔积液、盆段肠管受侵，考虑腹膜转移可能性大，见图2-14-5。2020年1月14日于我院行腹腔镜腹膜病理活检：高度恶性小细胞肿瘤伴神经内分泌分化。

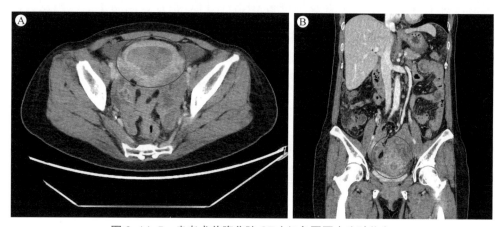

图2-14-5　患者术前腹盆腔CT（红色圆圈内为肿物）

（2）新辅助化疗

2020年1月16日行1个周期新辅助化疗（长春新碱＋阿霉素＋异环磷酰胺），2020年2月11日、3月4日行2个周期新辅助化疗（卡铂＋多西紫杉醇）。

（3）CRS+HIPEC

2020年4月10日行CRS+HIPEC，术中切除大网膜、小网膜、阑尾、子宫、双附件、直肠、盆底肿瘤。术中HIPEC方案：多西他赛120 mg＋顺铂120 mg，43 ℃，60 min。术后病理回报：部分为子宫内膜样癌，部分为小细胞癌伴神经内分泌分化，见图2-14-6。

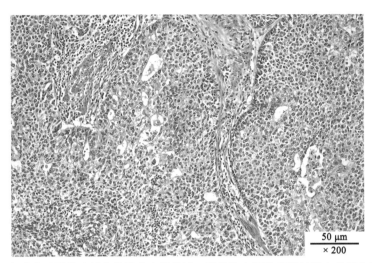

图 2-14-6 术后病理图片（部分为子宫内膜样癌，部分为小细胞癌伴神经内分泌分化，×200）

（4）辅助化疗

2020 年 5 月 24 日、7 月 2 日、8 月 5 日、10 月 14 日、12 月 9 日、2021 年 1 月 10 日行术后 6 个周期化疗（方案：卡铂 + 多西紫杉醇，腹腔联合系统化疗）。

（5）随访

患者定期复查腹盆腔 CT（图 2-14-7），至 2021 年 3 月 3 日，未见影像学复发，患者无复发生存已达 11 个月。

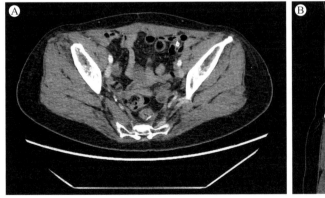
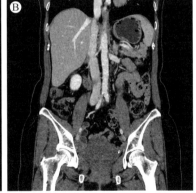

图 2-14-7 患者最新腹盆腔 CT（未见明显异常）

第九节　总结

腹膜后肉瘤和其他少见类型肿瘤引起的腹膜癌均属于临床发病率较低的肿瘤，但治疗上仍有较大的困难。对于腹膜后肉瘤患者多数推荐手术治疗，但术后易复发，常规手术对于腹膜后肉瘤的治疗大多最终走入类似于"割韭菜"一样的困境。少见类型肿瘤因其发病率极低，临床医师因缺乏对于相关疾病的了解而常常束手无措，患者往往在辗转求医途中，耽误了疾病最佳治疗时机。虽然目前这两种疾病在治疗上均无理想的治疗方案，尚未形成统一的临床治疗指南，但是基于对腹膜癌的研究和临床实践，我们发现这两大类肿瘤在发生发展过程中，与常见类型腹膜癌有着相似的病理生理过程，也有着类似的临床表现。由此，我们创新性地将腹膜癌治疗体系——以 CRS+HIPEC 为主的综合治疗策略应用于这两大类疾病的治疗，并根据相关疾病特点和临床实践经验总结出了上述治疗理念和思路，在部分病例中得到了优于传统治疗方法的治疗效果。

当然由于病例总数有限，且缺乏大规模临床研究结果，对于该治疗策略优劣尚待进一步验证。但是，我们希望通过腹膜癌的诊疗思路，给这些少见肿瘤类型的治疗提供一个新的探索方向和思路，使得更多的肿瘤患者能够得到更加规范、有效的治疗，我们也相信，阳光终会照亮这一片肿瘤治疗领域的"黑暗森林"。

（张　凯　罗成华　陆维祺　邱法波）

参考文献

1. 闾晨涛，陆维祺. NCCN 软组织肉瘤临床实践指南腹膜后软组织肉瘤部分解读. 中国临床医学，2019，26（3）：321-325.
2. SIEGEL R L, MILLER K D, JEMAL A. Cancer statistics, 2018. CA Cancer J Clin, 2018, 68（1）：7-30.
3. BRENNAN M F, ANTONESCU C R, MAKI R G, et al. Management of soft tissue sarcoma, 2nd ed. New York：Springer, 2016：3-17.
4. 吴佩，黄鹤，方芳. 复发性腹膜后肿瘤的诊断策略和治疗对策. 中国实用外科杂志，2003，23（4）：231-232.
5. AN J Y, HEO J S, NOH J H, et al. Primary malignant retroperitoneal tumors：analysis of a single

institutional experience. Eur J Surg Oncol，2007，33（3）：376-382.

6. TSENG W H，MARTINEZ S R，DO L，et al. Lack of survival benefit following adjuvant radiation in patients with retroperitoneal sarcoma：a SEER analysis. J Surg Res，2011，168（2）：e173-180.

7. MULLINAX J E，ZAGER J S，GONZALEZ R J. Current diagnosis and management of retroperitoneal sarcoma. Cancer Control，2011，18（3）：177-187.

8. MARUDANAYAGAM R，SANDHU B，PERERA M T，et al. Liver resection for metastatic soft tissue sarcoma：an analysis of prognostic factors. Eur J Surg Oncol，2011，37（1）：87-92.

9. 李雁，周云峰，梁寒，等. 细胞减灭术加腹腔热灌注化疗治疗腹膜表面肿瘤的专家共识. 中国肿瘤临床，2015，42（4）：198-206.

10. 罗成华，苗成利. 腹膜后肿瘤的手术治疗策略与新趋势. 中国普外基础与临床杂志，2016，23（3）：257-259.

11. DERACO M，BARATTI D，CABRAS A D，et al. Experience with peritoneal mesothelioma at the Milan National Cancer Institute. World J Gastrointest Oncol，2010，2（2）：76-84.

12. MARCHETTINI P，SUGARBAKER P H. Mucinous adenocarcinoma of the small bowel with peritoneal seeding. Eur J Surg Oncol，2002，28（1）：19-23.

13. GARIN L，CORBINAIS S，BOUCHER E，et al. Adenocarcinoid of the appendix vermiformis：complete and persistent remission after chemotherapy（folfox）of a metastatic case. Dig Dis Sci，2002，47（12）：2760-2762.

14. Devita V T，Lawrence T S，Rosenberg S A．DeVita，Hellman，and Rosenberg's Cancer：Principles & Practice of Oncology. European Journal of Cancer Care，2015，16（1）：94-94（1）．

15. 蒋彦永. 原发性腹膜后肿瘤外科学：理论与实践. 北京：人民军医出版社，2006：132-145.

16. 周宇红，陆维祺. 腹腔和腹膜后平滑肌肉瘤. 外科理论与实践，2012，17（4）：308-311.

17. 陈春球. 腹膜后肉瘤诊断治疗与预后评估. 国际外科学杂志，2006，33（4）：299.

18. 王坚，喻林. 腹膜后软组织肿瘤病理学类型和组织学特征. 中国实用外科杂志，2013，33（10）：821-825.

19. 张振勇. 骨原发性恶性纤维组织细胞瘤影像分析. 中国 CT 和 MRI 杂志，2013，11（1）：92-94.

20. DOMANSKI H A. Fine-needle aspiration cytology of soft tissue lesions：diagnostic challenges. Diagn Cytopathol，2007，35（12）：768-773.

21. 陆维祺，谢斌. 腹膜后肉瘤术后复发可切除性评估及治疗策略. 中国实用外科杂志，2013（s1）：847-850.

22. BRENNAN M F. Sarcoma：primary retroperitoneal sarcoma-predicting survival. Nat Rev Clin Oncol，2013，10（6）：309-310.

23. 韩毓，柴宇啸，张怡，等. 复发性腹膜后肉瘤的手术治疗探讨. 中国癌症杂志，2017，27（12）：980-984.

24. SPILIOTIS J，HALKIA E，LIANOS E，et al. Cytoreductive surgery and HIPEC in recurrent epithelial ovarian cancer：a prospective randomized phase III study. Ann Surg Oncol，2015，22（5）：1570-1575.

25. 王亚农. 复发性腹膜后肿瘤的再手术治疗. 中国实用外科杂志, 2008, 1 (4): 265-268.

26. ISSELS R D, LINDNER L H, VERWEIJ J, et al. Neo-adjuvant chemotherapy alone or with regional hyperthermia for localised high-risk soft-tissue sarcoma: a randomised phase 3 multicentre study. Lancet Oncol, 2010, 11 (6): 561-570.

27. LI Y, ZHOU Y F, LIANG H, et al. Chinese expert consensus on cytoreductive surgery and hyperthermic intraperitoneal chemotherapy for peritoneal malignancies. World J Gastroenterol, 2016, 22 (30): 6906-6916.

28. BONVALOT S, RAUT C P, POLLOCK R E, et al. Technical considerations in surgery for retroperitoneal sarcomas: position paper from E-Surge, a master class in sarcoma surgery, and EORTC-STBSG. Ann Surg Oncol, 2012, 19 (9): 2981-2991.

29. BUI-NGUYEN B, RAY-COQUARD I, CHEVREAU C, et al. High-dose chemotherapy consolidation for chemosensitive advanced soft tissue sarcoma patients: an open-label, randomized controlled trial. Ann Oncol, 2012, 23 (3): 777-784.

30. 于洋, 李鑫宝, 林育林, 等. 肿瘤细胞减灭术联合腹腔热灌注化疗治疗腹膜癌1384例疗效分析. 中华胃肠外科杂志, 2021, 24 (3): 226-235.

31. GOLDSTEIN P J, CABANAS J, DA SILVA R G, et al. Pseudomyxoma peritonei arising from colonic polyps. Eur J Surg Oncol, 2006, 32 (7): 764-766.

第十五章

腹膜肿瘤学学科建设

第一节 前言

恶性肿瘤的发生、进展机制和综合防治是肿瘤学研究的核心问题。肿瘤进展通常表现为侵袭和转移，这是恶性肿瘤的最本质特征。

经典的肿瘤转移途径包括淋巴道转移、血道转移和种植转移。梳理实体瘤现代临床治疗实践的发展历史脉络，可以清晰地看到 3 个历史性飞跃阶段。第一，20 世纪 40—80 年代，创建了以乳腺癌和胃癌等原发灶切除加区域淋巴结清扫为代表的淋巴结转移诊断、分期和治疗技术。基于对淋巴结转移的深入认识，TNM 分期成为恶性肿瘤评估和治疗方案设计的核心理论，区域淋巴结清扫成为恶性肿瘤组织学根治的关键技术。第二，20 世纪 60—90 年代，创建了以结直肠癌肝转移、肺转移为代表的外科综合治疗体系。肝脏寡转移、肺寡转移被重新纳入肿瘤外科治疗技术范畴，实现了由单纯内科姑息治疗，向部分可切除甚至部分治愈的转变。第三，20 世纪 80 年代至 21 世纪 20 年代，开创了以结直肠癌腹膜转移、腹膜假黏液瘤为代表的腹膜种植转移癌诊断分期和外科综合治疗技术体系，拉开了攻克腹膜癌的时代序幕。在肿瘤淋巴结转移、肝 / 肺寡转移得到有效外科治疗的历史背景下，腹膜转移癌成为临床肿瘤学遗留的"老、大、难"问题，而第三项工作的开展，使得腹膜癌防治技术研究，逐渐成为肿瘤学的热点和重点。因此，从历史和发展的角度来讲，"以手术为主的整合治疗策略"仍然是实体瘤临床治疗的根本原则。临床肿瘤学的发展经历了从易到难、从常见到少见、从经验积累到理论飞跃的学科发展历程，直到近期，临床肿瘤学实践才形成完整的学科框架，但其发展之路仍然任重而道远。

近 40 年来，肿瘤学界基于对腹膜癌的深入研究，在腹膜转移癌发生的核心机制、分布规律、诊断分期和治疗策略等方面，形成一系列全新认识，构成了腹膜癌治疗的里程碑式进展，推动形成了腹膜肿瘤学学科。腹膜肿瘤学（Peritoneal Surface Oncology）是研究 PM 发生和发展机制及综合诊治体系的学科，包括基础病理机制研究、诊治技术转化研究、临床应用研究、适宜技术推广、药物开发、人才培养、团队建设和学科理论发展等。

关于腹膜肿瘤学的核心理论框架、关键技术体系和相关研究成果，在本书前文各章节中已有详细介绍，本章不再赘述。本章重点从学科整体发展现状、人才培养和发展方向的角度，论述腹膜肿瘤学的学科建设和发展。

第二节 腹膜肿瘤学学科整体发展

经过近 40 年的发展，腹膜肿瘤学积累了大量循证医学证据，在国际和国内形成了多项专家共识、临床指南等行业规范性成果。

2009 年，在米兰举办的第 5 届国际腹膜癌大会上，PSOGI 制订了腹膜肿瘤领域首个系统性专家共识（简称"米兰共识"）。米兰共识规范了腹膜肿瘤领域基本术语，统一了评估方法，制订了技术标准，总结了行业共识，提出了发展方向，从根本上回答了腹膜恶性肿瘤该不该做、能不能做、该怎么做等基本认识问题，推动了腹膜肿瘤学科规范发展。

2020 年，美国发布了《芝加哥腹膜表面恶性肿瘤共识》（简称"芝加哥共识"），这是继米兰共识后，第二个系统性专家共识。芝加哥共识采用循证医学原理，综合多学科专家意见，制订了阑尾肿瘤、结直肠肿瘤、胃肿瘤、恶性腹膜间皮瘤、神经内分泌肿瘤、促结缔组织增生性小圆细胞肿瘤、乳腺癌和胃肠道间质瘤来源腹膜癌的标准临床诊治路径，是目前最全面、系统的临床应用指南。芝加哥共识回答了腹膜肿瘤该怎么做标准、怎么推广的问题。

除此之外，针对腹膜肿瘤的不同来源和关键技术环节，国际上形成了多项地区性、专门性的专家共识，包括拉丁美洲共识、加拿大共识、泛亚洲地区共识、

PSOGI 腹膜假黏液瘤共识、PSOGI 恶性腹膜间皮瘤共识、腹腔热灌注化疗共识、腹膜恶性肿瘤围手术期快速康复共识等（表 2-15-1）。

在我国，李雁教授团队于 2015 年，主持制定了国内首个《细胞减灭术加腹腔热灌注化疗治疗腹膜表面肿瘤的专家共识》，奠定了我国腹膜肿瘤学规范科学发展的时代基础。自此以后，国内相继推出了诸多共识文件，包括腹腔热灌注化疗技术应用、结直肠癌来源腹膜癌诊治、妇科肿瘤来源腹膜癌诊治和肝胆胰恶性肿瘤腹腔化疗等（表 2-15-2）。

表 2-15-1 腹膜恶性肿瘤相关国外共识或指南

文献来源	作者	国家或地区	关键词	共识或建议
J Surg Oncol, 2008	PSOGI	国际	腹膜恶性肿瘤	规范了腹膜肿瘤领域基本概念和技术方法，如 PCI、CC 等，推荐 CRS+HIPEC 为腹膜假黏液瘤和恶性腹膜间皮瘤的标准治疗方案
Ann Surg Oncol, 2014	ASPSM	美国	HIPEC，结直肠癌	推荐 HIPEC 方案为：闭合式，单药丝裂霉素 C 40 mg，3 L 生理盐水，42 ℃，90 min
Am J Surg Pathol, 2016	PSOGI	国际	腹膜假黏液瘤，阑尾肿瘤，病理	阑尾黏液性肿瘤和腹膜假黏液瘤的病理诊断和分类
Eur J Surg Oncol, 2018	LARPD	拉丁美洲	腹膜恶性肿瘤	拉丁美洲腹膜恶性肿瘤的诊治现状
Current Oncol, 2020	A. Brind' Amour	加拿大	结直肠癌腹膜转移	加拿大结直肠癌腹膜转移诊断和治疗临床路径
Eur J Surg Oncol, 2020	ERAS Society	国际	快速康复外科	CRS+HIPEC 围手术期管理和快速康复外科专家推荐
Eur J Surg Oncol, 2021	PSOGI	国际	腹膜假黏液瘤	腹膜假黏液瘤诊断、分期、治疗的专家共识和循证医学证据
Eur J Surg Oncol, 2021	PSOGI	国际	恶性腹膜间皮瘤	恶性腹膜间皮瘤诊断、分期、治疗的专家共识和循证医学证据

注：PSOGI：腹膜表面肿瘤国际协作组联盟；ASPSM：美国腹膜表面肿瘤学会；LARPD：拉丁美洲腹膜疾病登记中心；ERAS Society：快速康复外科学会。

表 2-15-2　腹膜恶性肿瘤相关国内共识或指南

文献来源	作者	关键词	共识或建议
中国肿瘤临床，2015	李雁，等	腹膜恶性肿瘤	基于腹膜癌诊断技术体系的临床路径和病例选择策略
中华胃肠外科杂志，2016	腹腔热灌注化疗技术临床应用专家协作组	HIPEC	HIPEC+模式，精准 HIPEC 操作方法
中国实用妇科与产科杂志，2017	中国抗癌协会妇科肿瘤专业委员会	妇科肿瘤，HIPEC	HIPEC 治疗妇科肿瘤的适应证和禁忌证
中华医学杂志，2019	李雁，等	腹膜假黏液瘤	腹膜假黏液瘤的诊断、病理分类、治疗策略
中华结直肠疾病电子杂志，2019	中国医师协会结直肠肿瘤专业委员会腹膜肿瘤专业委员会	结直肠癌，腹膜转移，腹腔用药	结直肠癌腹膜转移的机制及腹腔化疗药物推荐
中华肝脏外科手术学电子杂志，2020	肝胆胰恶性肿瘤腹腔化疗专家组	肝胆胰恶性肿瘤，腹腔化疗	肝胆胰恶性肿瘤腹腔化疗适应证、禁忌证和方案选择

一、米兰共识

2008 年，米兰共识作为第 5 届国际腹膜癌大会会议成果，于 *Journal of Surgical Oncology* 杂志专刊上发表。共识分为总论和针对疾病的分论两大部分，前者包括腹膜恶性肿瘤区域治疗的适应证、术前评估、术中分期、CRS 技术要点、残余肿瘤评估、HIPEC 技术要点和方案选择及不良事件评估；后者包括针对结直肠癌、腹膜假黏液瘤、恶性腹膜间皮瘤、胃癌、卵巢癌、腹腔肉瘤病来源的腹膜恶性肿瘤的诊治共识。

米兰共识的主要内容包括：第一，多层螺旋 CT 增强扫描是腹膜恶性肿瘤术前评估的核心影像学手段，MRI、PET-CT、腹腔镜探查和血清肿瘤标志物为必要补充手段。第二，使用 Sugarbaker 腹膜癌指数作为术中评估腹膜肿瘤负荷的标准方法，弃用 Gilly 分期（里昂），简化 PCI 分期（阿姆斯特丹）和日本腹膜转移分期。第三，将 Sugarbaker 细胞减灭程度评分作为 CRS 后残余肿瘤的标准评估方法。第四，将美国 CTCAE 作为 CRS+HIPEC 术后不良事件评估的参考标准。第五，推荐

CRS+HIPEC 为腹膜假黏液瘤和恶性腹膜间皮瘤的标准治疗方案。第六，结直肠癌腹膜转移局限且 PCI 小于 20 分时，CRS+HIPEC 可作为标准治疗方案。

然而，米兰共识在以下几个方面未形成一致意见：第一，HIPEC 技术规范和药物选择。第二，CRS+HIPEC 在胃癌腹膜转移、卵巢癌腹膜转移、腹腔肉瘤病中的应用价值。第三，二次探查术和重复性 CRS+HIPEC 在复发性腹膜恶性肿瘤中的应用价值。

二、芝加哥共识

2020 年，美国腹膜恶性肿瘤专家组织编写了《芝加哥腹膜表面恶性肿瘤共识》，于 *Cancer* 杂志专刊上发表。芝加哥共识与米兰共识相隔 12 年，循证医学证据更加充足，更加注重腹膜恶性肿瘤临床实践的标准化，实用性更强。

芝加哥共识认为：鉴于腹膜恶性肿瘤的复杂性，此类患者应在专业的腹膜恶性肿瘤诊治中心接受更安全、有效的医疗服务。共识提出了腹膜恶性肿瘤诊治中心应具备的条件：第一，中心由外科主任领导，且外科主任有普外科、结直肠外科、肿瘤外科、妇科肿瘤执业资格和能力，有丰富的肿瘤细胞减灭术、化疗、手术室安全和腹腔热灌注化疗经验。第二，至少 1 名外科医师能胜任术中、术后管理工作，且随时待命。第三，多学科团队，至少包括外科、病理科、放射科、肿瘤内科、肿瘤专科护士、医务社工等。第四，合格的病理实验室。第五，达标的 MRI 检查。第六，持续的重症监护室和血库支持。第七，肿瘤药物专业的临床药师。第八，24 小时提供介入影像和复杂内镜检查和操作。此外，共识还公布了腹膜恶性肿瘤诊治中心需达到的业务标准和技术标准（表 2-15-3）。

芝加哥共识针对阑尾肿瘤、结直肠肿瘤、胃肿瘤、恶性腹膜间皮瘤、神经内分泌肿瘤、促结缔组织增生性小圆细胞肿瘤、乳腺癌和胃肠道间质瘤来源的腹膜恶性肿瘤，分别制定了标准临床诊治路径，并以流程图形式呈现，且根据循证医学证据，对各来源腹膜恶性肿瘤的术前评估、手术策略、HIPEC 方案、围手术期管理、辅助治疗等各个方面提供了指导意见，临床可操作性强，大力推动了腹膜恶性肿瘤诊治领域的技术规范和应用推广。

表 2-15-3　腹膜恶性肿瘤诊治中心标准

标准类型	标准细则
组织结构标准	1. 由外科主任领导，且外科主任有普外科、结直肠外科、肿瘤外科、妇科肿瘤执业资格和能力，有丰富的肿瘤细胞减灭术、化疗、手术室安全和腹腔热灌注化疗经验； 2. 至少 1 名外科医师能胜任术中、术后管理工作，且随时待命； 3. 多学科团队，至少包括外科、病理科、放射科、肿瘤内科、肿瘤专科护士、医务社工等； 4. 合格的病理实验室； 5. 达标的 MRI 检查； 6. 持续的重症监护室和血库支持； 7. 肿瘤药物专业的临床药师； 8. 24 小时提供介入影像和复杂内镜检查和操作
诊治流程标准	1. 治疗前组织病理学确诊（目标率＞ 95%）； 2. 术前完善肿瘤标志物检查（目标率＞ 95%）； 3. 术前 90 天内完善腹盆腔横断面影像并会诊（目标率 =100%）； 4. 患者数据纳入机构数据库（目标率 =100%）； 5. 术前完善手术知情同意书、化疗同意书（目标率 =100%）； 6. 化疗药物标识患者姓名、患者编号、药物通用名、药物剂量、溶液体积、配制时间（目标率 =100%）
质量标准	1. CRS+HIPEC 年手术量≥ 12 例 / 外科医师，腹膜肿瘤中心建设过程中的第 3 年达到该标准； 2. 术后 24 小时完成手术记录（目标率 =100%）； 3. 术后 2 周内完成标准化病理报告（目标率＞ 90%）； 4. HIPEC 过程中监测灌注液温度（目标率 =100%）； 5. 术中监测中心体温（目标率 =100%）； 6. HIPEC 过程中全程监测机器性能（目标率 =100%）； 7. 完全肿瘤细胞减灭（CC-0/1）率＞ 60%； 8. 术后 30 天内死亡率＜ 5%； 9. 肠造口（临时或永久造口）率＜ 25%，包括 CRS+HIPEC 术中造口或因并发症造口； 10. 住院时间＜ 14 天（目标率＞ 50%）； 11. ICU 住院时间＜ 48 小时（目标率＞ 50%）； 12. 输血率＜ 50%； 13. 再入院率＜ 33%； 14. 常见并发症发生率＜ 40%

三、中国共识

2015 年，李雁教授团队主持制定了《细胞减灭术加腹腔热灌注化疗治疗腹膜表面肿瘤的专家共识》。该共识是国内腹膜恶性肿瘤诊治领域第一个，也是目前唯一的系统性共识。该共识在详细介绍了腹膜恶性肿瘤领域国际通行的概念、术语、技术方法、前沿进展的基础上，提出了适应我国医疗现状的标准临床路径，有力地推进了我国腹膜肿瘤学学科发展。

四、从专家共识看我国腹膜肿瘤学的发展

比较上述中外共识文件，可清晰地发现如下异同点：第一，从方法学上，国外共识大量规范使用德尔菲法，循证医学理念较强，可操作性强，而国内共识更倾向于行业综述，更重视思想层面上新理念、新方法的宣传和推广。第二，在欧洲和美国，腹膜肿瘤学起步早、发展较好，其专业性学术组织相对健全、领导力强，能推出主导行业发展的全面、系统的共识性文件，而我国目前该领域较分散，专业学术组织刚起步，有待进一步加强统一引领能力。第三，本土研究成果少，证据积累不足，缺乏多中心研究数据，难以产生满足国内环境的临床实践指南。因此，以上三点再次证明了加强我国腹膜肿瘤学学科建设的重要性、必要性和急迫性。

第三节　腹膜肿瘤学人才培养

人才是学科发展的驱动力，人才培养是学科发展的根本任务之一。腹膜肿瘤学学科建设离不开学科带头人、技术带头人等各层次人才的全面发展。腹膜肿瘤学人才培养的核心要务是建立结构化的知识体系、系统化技能培训制度和切实可行并稳步改进的管理方法，三者并行不悖，相辅相成，必须通过系统性理论学习和理论探索、系统性技能培训和技术迭代、全方位实践综合和提炼萃取，才能日臻完善。

学科带头人需具备高瞻远瞩的战略性思维，系统的医学、科学、哲学知识体

系，突出的临床、科研、教学和社会公共服务能力，较好的管理和引领能力。学科带头人的成长之路可以简单总结为三个长期："长期的艰苦实践，长期的深刻思考，长期的沟通协调"。针对学科带头人培养的核心要素，笔者中心建立了学科带头人培养的五维考评模式，采用雷达图评估方法，通过实时记录、定量评价、阶段总结、及时修正，实现人才均衡、快速、健康发展。

技术带头人是学科人才培养的起步和关键，要求全面系统地掌握腹膜肿瘤学基础理论和关键技术。笔者中心通过系统教科书学习，巩固专科知识；通过连续手术训练，强化专科技能；通过月度反馈总结，提高执行力效能；以技术带头人形式缩短学习曲线，实现专科化转型。CRS+HIPEC 是腹膜肿瘤学核心技术，因其技术步骤多、综合性强、难度大、学习曲线长，一直是学科技术培训的重点和难点。笔者中心建立了一套 CRS+HIPEC 核心技术培训和定量考评体系，培养了一批作风优良、技术过硬的腹膜肿瘤学技术带头人。

本节重点分享笔者中心人才五维培养策略、结构化知识体系建设以及 CRS+HIPEC 核心技术培训和定量考评体系。

一、五维培养策略

1. 五个维度及内涵

根据学科带头人的培养目标，选择临床、科研、教学、科普、日常工作五个维度作为实时记录和定量评价的主要参数，其详细内涵见图 2-15-1。

2. 定量赋值方法

根据五个维度的具体内涵，制定具体评价指标的定量积分规则，见表 2-15-4。

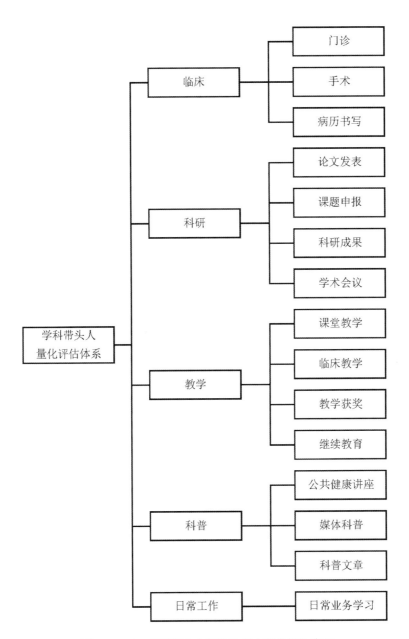

图 2-15-1　学科带头人评估体系主要参数及内涵

表 2-15-4 评价指标赋值方法

评价维度	具体内容	赋值
临床积分		
门诊量	按门诊诊次	每诊次积 1 分
手术量	按手术级别及手术职责	IV 级手术：主刀 6 分；一助 5 分；二助 4 分；三助 3 分；III 级手术：主刀 5 分；一助 4 分；二助 3 分；II 级手术：主刀 2 分；一助 1 分；I 级手术：1 分
病历书写	按住院病历书写份数及科室病历质量考评结果计分	每书写一份病历基础分 1 分；科室考核 A 级者乘 1.06；科室考核 B 级者乘 0.96
科研积分		
论文发表	按发表期刊分类及作者排序计分	SCI 收录论著：第一作者、通讯作者 30+10×IF 分；第二作者 15+5×IF 分；第三作者 7.5+2.5×IF 分；第四作者 3+1×IF 分；SCI 收录综述（第一作者）：9+3×IF 分；中华医学会系列期刊：第一作者、通讯作者 30 分；第二作者 15 分；第三作者 7.5 分；第四作者 3 分；综述（第一作者）9 分；中文核心期刊：第一作者、通讯作者 20 分；第二作者 10 分；第三作者 5 分；第四作者 2 分；综述（第一作者）6 分；统计源期刊：第一作者、通讯作者 10 分；第二作者 5 分；第三作者 2.5 分；第四作者 1 分；综述（第一作者）3 分
科研课题	按获批省部级以上纵向课题金额计分	每万元为 1 分；
	未获批课题者，按申报课题级别计分	国家级课题：5 分；省市级课题：3 分
科研成果	按获得省部级或以上科研奖励计分	一等奖：100 分；二等奖：80 分；三等奖：60 分
教学积分		
课堂教学	按课时数计分	每课时 1 分
临床教学	按带教实习生人数、带教周数及工作量计分	指导住院规培医师每人每月计 10 分；指导实习生 2 人 ×2 周折算为 1 理论学时；若带教老师为副高职以下职称，其工作量占 80%，上级医师工作量占 20%
教学获奖	按获奖级别计分	国家级：50 分；省部级：20 分；院校级：10 分

续表

评价维度	具体内容	赋值
继续教育	按项目级别计分	国家级：参与者每人 10 分，讲者加 5 分；省部级：参与者每人 8 分，讲者加 4 分
科普积分		
公共健康讲座	按次数和级别计分	社会公共健康讲座每次 1 分
媒体科普	按参会次数及角色计分	社会媒体科普宣传：国家级媒体 8 分；省市级媒体：5 分
科普文章	按文章数量及作者顺位计分	第一作者：5 分；第二作者：3 分；第三作者：2 分
日常工作	按日常业务学习次数计分	日常业务学习每次 1 分

3. 实时录入与统计

采用 Microsoft Office Excel 2016 制作登记录入系统（图 2-15-2），由个人根据实际情况实时录入。首先，统计系统对所有原始数据进行直接计分，计算各维度参数的总积分；然后，对各维度参数进行组内百分比计算，获得该维度参数中的得分比例；最后，将各维度参数相加，得到综合得分，并绘制相应雷达图（图 2-15-3）。

姓名	职称	年	月	日	具体工作（亲自填写）	类别	级别	职责/数量	积分
		2018	4	3	436328CRS+HIPEC	手术	IV级	二助	4
		2018	4	4	436030CRS+HIPEC	手术	IV级	三助	3
		2018	4	10	436760CRS+HIPEC	手术	IV级	二助	4
		2018	4	11	436969CRS+HIPEC	手术	IV级	一助	5
		2018	4	12	437158CRS+HIPEC	手术	IV级	一助	5
		2018	4	17	437329CRS+HIPEC	手术	IV级	三助	3
		2018	4	18	436955CRS+HIPEC	手术	IV级	二助	4
		2018	4	20	437294CRS+HIPEC	手术	IV级	一助	5
		2018	4	24	436784CRS+HIPEC	手术	IV级	一助	5
		2018	4	25	427020CRS+HIPEC	手术	IV级	四助	1
		2018	4	25	肿外一患者 CRS+HIPEC	手术	IV级	二助	4
		2018	4	26	370970CRS+HIPEC	手术	IV级	三助	3
		2018	4	28	437390腹腔穿刺置管	手术	II级	一助	1
		2018	4	27	搜狐健康《寻找救命恩人 2008-2018结肠癌晚期患者的十年抗癌路》	科普文章	社会媒体	一作	8
		2018	5	3	院网《千里送锦旗 豪迈抗癌情》	科普文章	医院媒体	一作	5
		2018	4	25	北京贵州大厦，参加"北京市国际合作基地培训会议"	学术会议	地区会议	参会	1
		2018	4	19	北京东交民巷饭店，参加"艾坦治疗腹膜癌专题研讨沙龙"	学术会议	地区会议	参会	1

图 2-15-2　学科带头人培养个人录入系统界面

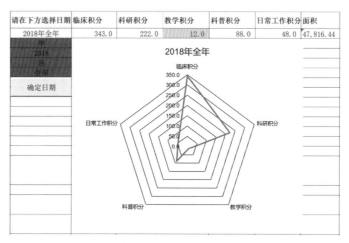

图 2-15-3　学科带头人培养统计系统及雷达图

4.总结与分析

统计系统分别以月、季度、年为单位计算各维度总得分，并绘制雷达图。月度统计反映实时工作重点和进展情况，显示积分变化趋势，防止懈怠；季度统计反映一定时间段内各维度的均衡情况，消灭短板；年度统计反映一定时期内人才整体发展现状，突出优势。

二、结构化知识体系建设

腹膜肿瘤学是一门新兴临床肿瘤学学科分支，其理论体系尚不完善，教育体系仍处起步阶段，尚未纳入传统医学教育中，国内亦无系统性课程、专著或教材供教学之用。因此，腹膜肿瘤学结构化知识体系的建设需要创新方法。2018 年，笔者中心组织翻译出版了 Sugarbaker 教授主编的 PSOGI 腹膜肿瘤学官方教科书——《腹膜表面肿瘤细胞减灭术与围手术期化疗》，并收集整理了腹膜肿瘤学关键研究论文组成腹膜肿瘤学论文集。将以上述教科书和论文集作为学习材料，采用定人、定量、定时的系统学习制度，开展腹膜肿瘤学理论学习，协助学员快速建立腹膜癌结构化知识体系，为后续技术训练和思想训练奠定基础。

1. 专业教科书学习

《腹膜表面肿瘤细胞减灭术与围手术期化疗》是唯一指定培训教材，由 PSOGI 组织世界各地腹膜肿瘤学专家编写，理论内容共 11 章，视频教程 13 节（表 2-15-5），系统介绍了肿瘤细胞减灭术联合围手术期腹腔化疗治疗腹膜转移癌的病理学机制、药理学原理、手术操作流程和腹腔热灌注化疗方法、不良事件的预测和预防等关键内容，并分别对结直肠癌、阑尾肿瘤、胃癌、腹腔肉瘤、恶性腹膜间皮瘤及其他少见肿瘤来源腹膜癌的自然病程、诊治现状、最新研究进展做了具体阐述。

表 2-15-5　PSOGI 教科书《腹膜表面肿瘤细胞减灭术与围手术期化疗》的知识结构和技术内涵

章节	理论知识	手术技能（视频）
1	术前评估：预后指标及诊断性腹腔镜检查	五个区域壁腹膜切除步骤
2	治疗腹膜癌的腹膜切除、脏器切除、治疗性腹腔镜概述	一例高级别腹膜转移癌男性患者全壁腹膜切除
3	腹膜转移癌的化疗：药理学及治疗	肿瘤细胞减灭加围手术期化疗治疗原发性直肠癌腹膜转移
4	结直肠癌：腹膜转移癌的预防和治疗	二次探查术加造口关闭
5	腹膜假黏液瘤及阑尾恶性肿瘤的腹膜转移癌	横结肠癌腹膜转移高风险患者行积极二次探查术
6	胃癌腹膜转移的预防和治疗	一例年轻女性患者出现复发性右半结肠癌并腹膜转移
7	上皮性卵巢癌伴腹膜转移	一例 39 岁女性患者复发性右半结肠癌行姑息性切除
8	恶性腹腹间皮瘤	肿瘤细胞减灭加腹腔热灌注化疗治疗腹膜假黏液瘤
9	腹膜肉瘤病和伊马替尼耐药性胃肠间质瘤：诊断和治疗选择	一例腹膜假黏液瘤患者腹围增大
10	腹盆腔罕见恶性肿瘤腹膜转移的治疗	上皮性卵巢癌新辅助化疗后
11	腹膜转移癌治疗中患者及治疗相关变量与不良事件的统计学关系	一例弥漫性恶性腹膜间皮瘤女性患者
12		高侵袭性恶性腹膜间皮瘤男性患者
13		腹膜转移癌：进展前沿

2. 学习经典论文

经过近 40 年的学科发展，腹膜肿瘤学的研究论文有 3 万多篇，在这浩如烟海的文献中，真正构成学科发展里程碑的论文却不多。因此，必须在泛读的基础上精读，才能准确把握学科发展的脉络，构建内容结构完整、时代特征明确、学科思想清晰的腹膜肿瘤学知识体系。我们按照腹膜肿瘤学内容属性对研究论文进行分类（表 2-15-6），系统整理出 100 篇重要研究，每 2 年进行 10% 更新。

表 2-15-6　腹膜肿瘤学研究论文分类

属性分类	核心知识点	构建方法
诊断学研究论文		
血清学诊断	以 CEA、CA19-9、CA125 为代表的肿瘤标志物的诊断价值和预后价值	肿瘤标志物诊断腹膜癌的研究历程，标志物联合诊断筛选方法
影像学诊断	CT、MRI、PET-CT、胃肠道数字化造影技术	影像学腹膜癌指数判读，恶性腹腔积液密度分析，腹膜癌肿瘤活性分析，肠系膜挛缩程度分析，胃肠道动力紊乱特征分析
病理学诊断	病理类型及对化疗的反应，肿瘤增生活性及侵袭特征，间质纤维化程度和免疫细胞浸润程度	常规病理切片的基本读片能力和主要病理特征的辨识能力，病理报告的准确理解和分析能力，临床病理联系能力
分子肿瘤学诊断	基因突变特征，关键肿瘤蛋白的表达特征，肿瘤免疫学关键分子特征	基因测序及生物信息学分析的基本原理和方法，免疫组织化学技术的判读方法，分子靶向治疗的核心依据
治疗学研究论文		
CRS 关键技术	腹膜的解剖学、组织学和胚胎学	经典基础研究论文，各部位腹膜的结构特征，腹膜特殊结构乳斑的治疗学意义
HIPEC 关键技术	热疗原理，腹腔内化疗的药理学和药效学特征	化疗药物选择依据，HIPEC 的时间—药物—浓度—温度效应关系，不良事件的防治
腹膜癌临床研究	病例选择，经典技术方案，国际国内诊治指南	各时期经典的临床研究，代表性专家及研究机构的特色，重要学术组织，优化诊治方案的历史进程

3. 构建系统性知识结构的实施方法和效果

结合临床工作时间紧、任务重、事务庞杂的特点，我们制订了定人、定量、定时的系统性学习制度，持之以恒地贯彻执行，进行系统性统计总结，取得了较好的执行效果。

（1）定人学习

对于教科书学习，以参加 CRS+HIPEC 专项技能强化训练的医师为主体，系统性研读该教科书，全面了解其基本内容，重点掌握其核心知识点，每个时间段由两位强化培训医师朗读，其他医师倾听。对于经典论文学习，则以高年资主治医师和低年资副主任医师为主，简要研读论文的方法、主要结果，重点研究论文的前言和讨论部分，力求掌握研究者的思想方法，锻炼系统总结归纳和批判性思考能力。

（2）定量学习

对于教科书学习，将教科书内容分解成 86 个知识点单元，通过系统研读，逐渐积累，建立知识点单元的网络联系。对于经典论文学习，高年资主治医师要进行全面系统学习，核心是通过 100 篇论文学习，系统掌握本学科领域的研究现状；低年资副主任医师则进行专业方向上的重点学习，核心是在掌握本学科领域研究现状的基础上，敏锐把握本专业方向上的最新进展，能够提出自己独立性的学术欣赏和学术批评，逐步形成自己的学术思想体系。

（3）定时学习

对于教科书，利用早交班晨读时间定时学习，每周 5 个工作日，每日学习一个单元，用时大约 20 min。学习完整套教科书用时 5 个月，学习完经典论文则用时约 18 个月。

实践证明，上述学习过程实用可靠，我们锻炼了一支知识结构完整、技术水平稳定的腹膜肿瘤学人才队伍（图 2-15-4）。

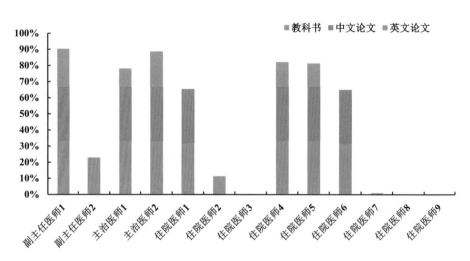

图 2-15-4　人才结构化知识体系建设完成度

三、核心技术培训和定量考评体系

1. 受训人要求与专家团队

受训人员需具备临床医学专业"执业证书"及"资格证书"，并完成全国住院医师规范化培训，从事普通外科、肿瘤外科及肿瘤热疗技术相关专业，具有主治医师及以上专业技术职务任职资格。

专家团队由笔者中心有丰富 CRS+HIPEC 手术经验、教学经验和科研经验的医师组成，负责技术培训安排和考评。专家团队成员满足以下条件：第一，作为术者，完成 CRS+HIPEC 手术 50 例以上，且每年完成 10 例以上；第二，发表腹膜肿瘤相关论文 2 篇以上；第三，作为讲者参加腹膜肿瘤相关国际会议 1 次以上。

2. 手术步骤及难度系数分级

肿瘤细胞减灭术是 CRS+HIPEC 治疗体系中的核心技术，是在传统普通外科手术技术和肿瘤整块切除理论水平上集成发展起来的"升级技术"，二者既有历史性联系，也有本质性区别。肿瘤细胞减灭术的技术操作特点可概括为下列六个方面：第一，腹膜外入路，尽量减少开腹过程中的误伤、误判。第二，三保险止血技术，对于解剖学上有名称的动脉血管，务必双重结扎后再缝扎，静脉血管至少双重结扎，力戒长时程手术后线结脱落松动出血。第三，从机械外科向电外科的转变，手术过程中较少使用传统的机械剪、刀，更多使用电刀、超声刀、氩气刀等电外科设备，这是有别于传统手术区域等温环境的高温环境操作，边操作边降温就尤为必要。第四，从组织解剖技术向膜解剖技术的转变，准确进入正确的游离平面，既有利于防止误伤，也有利于控制出血。第五，从单纯器官外科向区域性外科转变，体现外科肿瘤学中整块切除的理念。第六，复杂重建和功能替代技术，进行各种器官适形改造，充分利用结缔组织材料实现结构重建、功能替代或功能补充。

尽管根据不同肿瘤来源和腹膜转移程度，手术操作范围、技巧和难度各有不同，但 CRS 的基本步骤已相对成熟和固定。根据 Sugarbaker 六大区域腹膜切除术的基本要求和笔者中心手术规范，将该治疗体系细分为 29 个技术步骤，并经专家团队讨论，根据技术难度和重要性，将所有步骤划分为 4 个等级，分别表示为 I 级、II 级、III 级、IV 级（表 2-15-7）。等级越高，难度系数和重要性越高，需要完成的培训例数越多。

表 2-15-7　CRS+HIPEC 关键技术步骤分级和内涵

分级	手术步骤和内涵
I 级	1. 术前准备（体位摆放、消毒、铺巾、安全核查）；
	2. 开腹（既往手术瘢痕切除、前腹壁脂肪垫切除、腹壁悬吊）；
	3. 术中 PCI 评分；
	4. 腹腔粘连松解；
	5. 肝圆韧带切除、镰状韧带切除；
	6. CC 评分；
	7. 放置引流管；
	8. 核查关腹
II 级	1. 前壁腹膜切除（不含膈肌表面腹膜和盆底腹膜）；
	2. 小网膜切除；
	3. 肠系膜表面腹膜切除（局部剥除、电刀或氩气刀等局部烧灼、碳化）；

分级	手术步骤和内涵
	4. 胃肠道造瘘；
	5. 腹腔化疗泵植入；
	6. 腹腔热灌注化疗
Ⅲ级	1. 肝十二指肠韧带表面腹膜切除；
	2. 左膈肌表面腹膜切除；
	3. 大网膜切除；
	4. 右半结肠切除；
	5. 左半结肠切除；
	6. 部分小肠切除；
	7. 胆囊切除；
	8. 泌尿道重建（支架植入、吻合、修补、再植等）；
	9. 低位直肠吻合；
	10. 胃肠道重建（吻合术，不含造瘘、直肠低位吻合）
Ⅳ级	1. 盆腔腹膜切除（膀胱表面腹膜、道格拉斯腔、女性内生殖器、直肠或保留直肠）；
	2. 右侧膈肌表面腹膜切除；
	3. 胃切除（近端胃、全胃切除）；
	4. 脾切除；
	5. 盆腔淋巴结清扫（腹主动脉旁、腹股沟深、髂血管旁、闭孔）

3. 手术角色和培训计划

根据手术参与程度，受训者角色分为操作者、助手、观察者三种，其中操作者定义为该手术步骤的主要决策者和术者；助手定义为该手术步骤的第一助手或第二助手，辅助完成主要操作；观察者定义为除上述两类外，该手术步骤的其他上台参与者，不包含未上台情况下其他形式的手术旁观者。

经专家团队讨论，根据分级对每一个技术步骤赋分，其规则见表2-15-8。第一，Ⅰ级步骤总分1分/项，共8项；Ⅱ级步骤总分2分/项，共6项；Ⅲ级步骤总分 4 分 / 项，共 10 项；IV 级步骤总分 8 分 / 项，共 5 项；满分 100 分。第二，每完成 1 项技术步骤，操作者积 0.1 分，助手积 0.08 分，观察者积 0.06 分，当每项操作积分达到该项操作步骤总分时，积分不再累加。第三，操作者最高总分 100 分，助手最高总分 80 分，观察者最高总分 60 分，当计算总分超出最高总分时，总分为最高总分值。总分统计时，不同角色总积分先单独计算，然后汇总：操作者总分 = 操作者总分，助手总分 = 操作者总分 + 助手总分，观察者总分 = 操作者总分 + 助手总分 + 观察者总分。第四，取操作者总分、助手总分、观察者总分中最高值，作为该受训人的最终得分。

表 2-15-8　不同分级技术步骤数量及各参与角色积分

分级	步骤数	总分 / 步骤	最高总分	操作者积分	助手积分	观察者积分
I 级	8	1.0	8.0	8.0	6.4	4.8
II 级	6	2.0	12.0	12.0	9.6	7.2
III 级	10	4.0	40.0	40.0	32.0	24.0
IV 级	5	8.0	40.0	40.0	32.0	24.0
最高总分	—	—	100.0	100.0	80.0	60.0

4. 手术步骤登记与统计

采用 Microsoft Office Excel 2016 制作手术步骤登记表（图 2-15-5）和手术积分统计表（图 2-15-6）进行数据收集和得分自动统计。受训者根据参与手术具体情况，实时录入手术步骤登记，手术积分统计表自动计算得分，并以雷达图实时反馈培训积分状态（图 2-15-7）。

序号	时间	患者姓名	分级	手术步骤	角色
1	2021/1/1	患者1	I级	术前准备	操作者
1	2021/1/1	患者1	I级	开腹	操作者
1	2021/1/1	患者1	I级	PCI评分	操作者
1	2021/1/1	患者1	I级	粘连松解	操作者
1	2021/1/1	患者1	I级	肝圆韧带切除	操作者
1	2021/1/1	患者1	I级	关腹	操作者
1	2021/1/1	患者1	II级	前壁腹膜切除	操作者
1	2021/1/1	患者1	II级	小网膜切除	助手
1	2021/1/1	患者1	II级	腹腔化疗泵植入	操作者
1	2021/1/1	患者1	III级	低位直肠吻合	助手
1	2021/1/1	患者1	III级	大网膜切除	助手
1	2021/1/1	患者1	III级	左膈肌腹膜切除	助手
1	2021/1/1	患者1	IV级	盆腔腹膜切除	助手
1	2021/1/2	患者1	IV级	右膈肌腹膜切除	助手
2	2021/1/2	患者2	I级	术前准备	操作者
2	2021/1/2	患者2	I级	开腹	操作者
2	2021/1/2	患者2	I级	PCI评分	操作者
2	2021/1/2	患者2	I级	粘连松解	操作者
2	2021/1/2	患者2	I级	引流管置入	操作者
2	2021/1/2	患者2	I级	关腹	操作者
2	2021/1/2	患者2	II级	腹腔热灌注化疗	操作者
2	2021/1/2	患者2	II级	胃肠道造瘘	助手

图 2-15-5 手术步骤登记表

分级	手术步骤	需培训例	总分/分	观察者总分/分	助手总分/分	操作者总分/分
I级	术前准备	10	1	0	0	1
	开腹	10	1	0	0	1
	PCI评分	10	1	0	0	1
	粘连松解	10	1	0	0	1
	肝圆韧带切除	10	1	0	0	0.8
	CC评分	10	1	0	0	0
	引流管置入	10	1	0	0	0.8
	关腹	10	1	0	0	1
II级	前壁腹膜切除	20	2	0	0	0.8
	小网膜切除	20	2	0	0.64	0
	肠系膜腹膜切除	20	2	0	0	0
	胃肠道造瘘	20	2	0	0.64	0
	腹腔化疗泵植入	20	2	0	0	0.8
	腹腔热灌注化疗	20	2	0	0	0.8
III级	肝十二指肠韧带腹膜切除	40	4	0	0	0
	左膈肌腹膜切除	40	4	0	0.64	0
	大网膜切除	40	4	0	0.64	0
	左半结肠切除	40	4	0	0	0
	右半结肠切除	40	4	0	0	0
	部分小肠切除	40	4	0	0	0
	胆囊切除	40	4	0	0	0
	泌尿系重建	40	4	0	0	0
	低位直肠吻合	40	4	0	0.64	0
	胃肠道重建	40	4	0	0	0
IV级	盆腔腹膜切除	80	8	0	0.64	0
	右膈肌腹膜切除	80	8	0	0.64	0
	胃切除	80	8	0	0	0
	脾切除	80	8	0	0	0
	盆腔淋巴结切除	80	8	0	0	0
总计			100	0	4.48	9

图 2-15-6 手术积分统计表

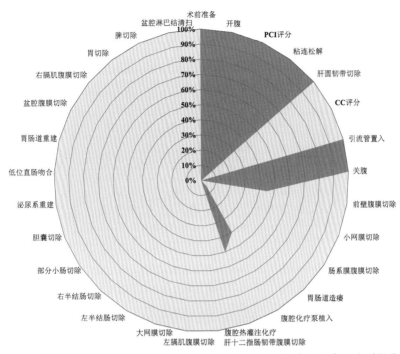

图 2-15-7　手术培训积分实时反馈（橙色示 100% 完成培训状态，绿色示实时积分状态）

5. 培训结果

根据受训人最终得分，培训结果可分为不合格（＜ 60 分）、合格（≥ 60 分且 ＜ 80 分）、良好（≥ 80 分且 ＜ 100 分）和优秀（100 分）（图 2-15-8）。其中优秀者 具备作为术者独立完成 CRS+HIPEC 操作的能力，良好者可作为得力助手配合术者 完成 CRS+HIPEC 操作，合格者基本了解 CRS+HIPEC 技术流程。笔者中心经验表 明，经过连续高强度手术技能培训，可明显缩短学习曲线，提高培训质量。上述定 量记录和评价系统可针对不同培训目标，实现培训目的，操作简便、可行性强，可 推广应用。

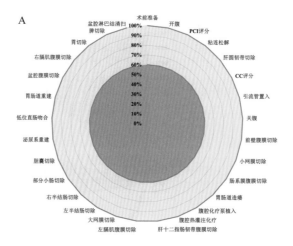

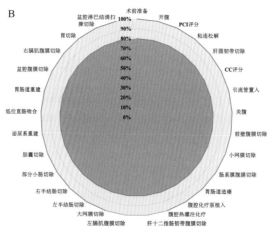

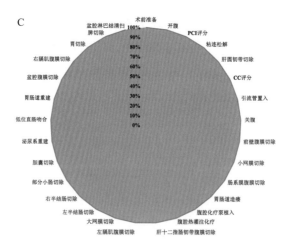

A: 合格; B: 良好; C: 优秀。

图 2-15-8　不同培训结果所对应最终得分雷达图

第四节　腹膜肿瘤学学科发展方向

一、CRS+HIPEC 技术标准化

CRS+HIPEC 技术标准化仍是腹膜肿瘤学发展的首要任务。尽管，基于全腹膜切除术的 CRS 的技术步骤和技巧目前已形成国际共识，然而对于不同来源腹膜恶性肿瘤的手术范围、淋巴结清扫的意义与范围、腹膜假黏液瘤原发瘤切除范围等手术细节，尚无统一标准。关于 HIPEC 的方式、药物选择、温度、时长、速度等技术指标目前仍有较大争议。技术标准化有赖于高级别循证医学证据，因此针对核心争议点，设计实施相应的临床试验是腹膜肿瘤领域技术标准化的必由之路。

二、腹膜肿瘤中心建设与人才培养

按照芝加哥共识提出的腹膜肿瘤中心建设标准，我国符合要求的中心屈指可数。我国人口基数大、腹膜肿瘤疾病负荷重，按腹膜肿瘤的发病率和标准腹膜中心的诊治能力计算，需腹膜肿瘤中心近 800 个。因此，在我国推广腹膜肿瘤中心建设是学科发展的重要任务。

腹膜肿瘤中心建设有赖于腹膜肿瘤专业人才的培养，尤其是学科带头人和技术带头人的培养。在国内腹膜肿瘤专业学术组织框架下，组织系统的腹膜肿瘤专业人才培养是腹膜肿瘤学科发展的必然要求。根据学科带头人和技术带头人的培养要求，多维度发展、定量化评估、强化专科技能、巩固专科知识、月度反馈调节是人才全面、快速成长的可取之法。

通过上述努力，构建基于腹膜肿瘤学知识结构和专业技术分工的协同团队，是发展腹膜肿瘤学学科的高级目标。学科团队核心成员所涵盖的专业必须包括肿瘤外科学、肿瘤内科学、肿瘤护理学、临床流行病学、肿瘤病理学、临床影像学、医学检验学、生物信息学等。通过持之以恒的多学科讨论制度，营造知识互补、技术互助、共赢共进的学科文化氛围，为学科骨干和技术带头人提供广阔的发展空间，为学科带头人提供探索学科发展路径，总结学科发展规律的"思维锚

定点"。只有建成了高效协同团队，腹膜肿瘤学的发展才能做到整体上的"水涨船高"。

三、腹膜肿瘤理论与实践创新

腹膜肿瘤学的发展始于 HIPEC 技术在腹膜假黏液瘤的探索，自 Paul H. Sugarbaker 教授规范了腹膜肿瘤术前、术后评估和全腹膜切除术步骤以来，腹膜肿瘤学在欧美国家蓬勃发展，并在 PSOGI 的推动下，在全球范围内广泛推广。腹膜肿瘤学目前呈现以下特点：技术特色鲜明，临床获益明确，基础与转化研究相对滞后，配套治疗欠缺。纵观腹膜肿瘤学的产生和发展历程，CRS+HIPEC 技术体系是腹膜肿瘤学起步和发展的原始驱动力，也是目前阶段学科发展的主线。以技术标准化为目标，征服腹膜癌之路漫长而艰辛，腹膜肿瘤学下一阶段的发展将着重基础和转化研究创新，丰富腹膜肿瘤理论，以反哺临床实践，实现核心技术突破、配套治疗多样、学科体系完整，推动学科发展进入新阶段，并实现 PSOGI 提出的最终使命理想：在胃肠道恶性肿瘤和妇科恶性肿瘤的自然病史中，彻底消灭局部区域复发和腹膜转移！

（姬忠贺　崔书中　朱正纲　党诚学　李　雁）

参考文献

1. BARATTI D, KUSAMURA S, DERACO M. The Fifth International Workshop on Peritoneal Surface Malignancy (Milan, Italy, December 4-6, 2006): methodology of disease-specific consensus. J Surg Oncol, 2008, 98 (4): 258-262.

2. BIJELIC L, YAN T D, SUGARBAKER P H. Treatment failure following complete cytoreductive surgery and perioperative intraperitoneal chemotherapy for peritoneal dissemination from colorectal or appendiceal mucinous neoplasms. J Surg Oncol, 2008, 98 (4): 295-299.

3. BOZZETTI F, YU W, BARATTI D, et al. Locoregional treatment of peritoneal carcinomatosis from gastric cancer. J Surg Oncol, 2008, 98 (4): 273-276.

4. DERACO M, BARTLETT D, KUSAMURA S, et al. Consensus statement on peritoneal mesothelioma. J Surg Oncol, 2008, 98 (4): 268-272.

5. ESQUIVEL J, ELIAS D, BARATTI D, et al. Consensus statement on the loco regional treatment of colorectal cancer with peritoneal dissemination. J Surg Oncol, 2008, 98 (4): 263-267.

6. GLEHEN O, COTTE E, KUSAMURA S, et al. Hyperthermic intraperitoneal chemotherapy: nomenclature and modalities of perfusion. J Surg Oncol, 2008, 98 (4): 242-246.

7. GONZALEZ-MORENO S, KUSAMURA S, BARATTI D, et al. Postoperative residual disease evaluation in the locoregional treatment of peritoneal surface malignancy. J Surg Oncol, 2008, 98 (4): 237-241.

8. HELM C W, BRISTOW R E, KUSAMURA S, et al. Hyperthermic intraperitoneal chemotherapy with and without cytoreductive surgery for epithelial ovarian cancer. J Surg Oncol, 2008, 98 (4): 283-290.

9. KUSAMURA S, BARATTI D, YOUNAN R, et al. The Delphi approach to Attain consensus in methodology of local regional therapy for peritoneal surface malignancy. J Surg Oncol, 2008, 98 (4): 217-219.

10. KUSAMURA S, DOMINIQUE E, BARATTI D, et al. Drugs, carrier solutions and temperature in hyperthermic intraperitoneal chemotherapy. J Surg Oncol, 2008, 98 (4): 247-252.

11. KUSAMURA S, O'DWYER S T, BARATTI D, et al. Technical aspects of cytoreductive surgery. J Surg Oncol, 2008, 98 (4): 232-236.

12. MCQUELLON R, GAVAZZI C, PISO P, et al. Quality of life and nutritional assessment in peritoneal surface malignancy (PSM): recommendations for care. J Surg Oncol, 2008, 98 (4): 300-305.

13. MORAN B, BARATTI D, YAN T D, et al. Consensus statement on the loco-regional treatment of appendiceal mucinous neoplasms with peritoneal dissemination (pseudomyxoma peritonei). J Surg Oncol, 2008, 98 (4): 277-282.

14. PORTILLA A G, SHIGEKI K, DARIO B, et al. The intraoperative staging systems in the management of peritoneal surface malignancy. J Surg Oncol, 2008, 98 (4): 228-231.

15. ROSSI C R, CASALI P, KUSAMURA S, et al. The consensus statement on the locoregional treatment of abdominal sarcomatosis. J Surg Oncol, 2008, 98 (4): 291-294.

16. SUGARBAKER P H. Building on a consensus. J Surg Oncol, 2008, 98 (4): 215-216.

17. VERWAAL V J, KUSAMURA S, BARATTI D, et al. The eligibility for local-regional treatment of peritoneal surface malignancy. J Surg Oncol, 2008, 98 (4): 220-223.

18. YAN T D, MORRIS D L, SHIGEKI K, et al. Preoperative investigations in the management of peritoneal surface malignancy with cytoreductive surgery and perioperative intraperitoneal chemotherapy: Expert consensus statement. J Surg Oncol, 2008, 98 (4): 224-227.

19. YOUNAN R, KUSAMURA S, BARATTI D, et al. Morbidity, toxicity, and mortality classification systems in the local regional treatment of peritoneal surface malignancy. J Surg Oncol, 2008, 98 (4): 253-257.

20. Chicago Consensus Working Group. The Chicago Consensus on peritoneal surface malignancies: management of appendiceal neoplasms. Cancer, 2020, 126 (11): 2525-2533.

21. Chicago Consensus Working Group. The Chicago Consensus on peritoneal surface malignancies: methodology. Cancer, 2020, 126 (11): 2513-2515.

22. Chicago Consensus Working Group. The Chicago Consensus on peritoneal surface malignancies: standards. Cancer, 2020, 126 (11): 2516-2524.

23. Chicago Consensus Working Group. The Chicago Consensus Guidelines for peritoneal surface malignancies: introduction. Cancer, 2020, 126 (11): 2510-2512.

24. Chicago Consensus Working Group. The Chicago Consensus on peritoneal surface malignancies: palliative care considerations. Cancer, 2020, 126 (11): 2571-2576.

25. Chicago Consensus Working Group. The Chicago Consensus on peritoneal surface malignancies: management of peritoneal mesothelioma. Cancer, 2020, 126 (11): 2547-2552.

26. Chicago Consensus Working Group. The Chicago Consensus on peritoneal surface malignancies: management of neuroendocrine tumors. Cancer, 2020, 126 (11): 2561-2565.

27. Chicago Consensus Working Group. The Chicago Consensus on peritoneal surface malignancies: management of ovarian neoplasms. Cancer, 2020, 126 (11): 2553-2560.

28. Chicago Consensus Working Group. The Chicago Consensus on peritoneal surface malignancies: management of gastric metastases. Cancer, 2020, 126 (11): 2541-2546.

29. Chicago Consensus Working Group. The Chicago Consensus on peritoneal surface malignancies: management of colorectal metastases. Cancer, 2020, 126 (11): 2534-2540.

30. Chicago Consensus Working Group. The Chicago Consensus on peritoneal surface malignancies: management of desmoplastic small round cell tumor, breast, and gastrointestinal stromal tumors. Cancer, 2020, 126 (11): 2566-2570.

31. TURAGA K, LEVINE E, BARONE R, et al. Consensus guidelines from The American Society of Peritoneal Surface Malignancies on standardizing the delivery of hyperthermic intraperitoneal chemotherapy (HIPEC) in colorectal cancer patients in the United States. Ann Surg Oncol, 2014, 21 (5): 1501-1505.

32. CARR N J, CECIL T D, MOHAMED F, et al. A consensus for classification and pathologic reporting of pseudomyxoma peritonei and associated appendiceal neoplasia: the results of the Peritoneal Surface Oncology Group International (PSOGI) modified Delphi process. Am J Surg Pathol, 2016, 40 (1): 14-26.

33. Latin American Registry of Peritoneal Diseases-LARPD Participants. Current practice of Latin American centers in the treatment of peritoneal diseases with cytoreductive surgery with HIPEC. Eur J Surg Oncol, 2018, 44 (11): 1800-1804.

34. BRIND'AMOUR A, DUB P, TREMBLAY J F, et al. Canadian guidelines on the management of colorectal peritoneal metastases. Curr Oncol, 2020, 27 (6): e621-e631.

35. H BNER M, KUSAMURA S, VILLENEUVE L, et al. Guidelines for perioperative care in cytoreductive surgery (CRS) with or without hyperthermic IntraPEritoneal chemotherapy (HIPEC): Enhanced recovery after surgery (ERAS®) Society Recommendations-Part I: preoperative and intraoperative management. Eur J Surg Oncol, 2020, 46 (12): 2292-2310.

36. H BNER M，KUSAMURA S，VILLENEUVE L，et al. Guidelines for perioperative care in cytoreductive surgery（CRS）with or without hyperthermic IntraPEritoneal chemotherapy（HIPEC）：Enhanced Recovery After Surgery（ERAS®）Society Recommendations-Part Ⅱ：postoperative management and special considerations. Eur J Surg Oncol，2020，46（12）：2311-2323.

37. GOVAERTS K，LURVINK R J，DE HINGH I，et al. Appendiceal tumours and pseudomyxoma peritonei：literature review with PSOGI/EURACAN clinical practice guidelines for diagnosis and treatment. Eur J Surg Oncol，2021，47（1）：11-35.

38. KUSAMURA S，KEPENEKIAN V，VILLENEUVE L，et al. Peritoneal mesothelioma：PSOGI/EURACAN clinical practice guidelines for diagnosis，treatment and follow-up. Eur J Surg Oncol，2021，47（1）：36-59.

39. 李雁，周云峰，梁寒，等. 细胞减灭术加腹腔热灌注化疗治疗腹膜表面肿瘤的专家共识. 中国肿瘤临床，2015，42（4）：198-206.

40. 蔡国响，崔书中，陈凛，等.腹腔热灌注化疗技术临床应用专家共识(2016版).中华胃肠外科杂志，2016，19（2）：121-125.

41. 李晶，林仲秋.妇科恶性肿瘤腹腔热灌注化疗临床应用专家共识.中国实用妇科与产科杂志，2017，33（9）：926-932.

42. 李雁，许洪斌，彭正，等.肿瘤细胞减灭术加腹腔热灌注化疗治疗腹膜假黏液瘤专家共识.中华医学杂志，2019，99（20）：1527-1535.

43. 裴炜，熊斌，崔书中，等.结直肠癌腹膜转移预防和治疗腹腔用药中国专家共识（V 2019）.中华结直肠疾病电子杂志，2019，8（4）：329-335.

44. 李川江，钱建平，崔忠林，等.肝胆胰恶性肿瘤腹腔化疗专家共识（2020版）.中华肝脏外科手术学电子杂志，2020，9（6）：522-528.

第十六章

腹膜肿瘤学专科护理学科建设

第一节 前言

从 2011 年开始，国务院学位办颁布了新的学科目录设置，护理学从临床医学二级学科中分化出来，成为与临床医学平行的一级学科。这说明护理学及其下设各护理学科获得了更大的发展空间，专科护理发展是未来护理的方向。腹膜肿瘤专科护理属于肿瘤护理学和外科护理学的交叉学科，这就要求在腹膜肿瘤专科护理学科建设中，不仅要夯实基础护理，还要不断地加强包括围手术期护理、肿瘤护理、造口护理、管路护理等专科护理。除此之外，伴随着腹膜肿瘤学的发展，逐步形成了具有腹膜肿瘤特色的液体管理护理、VTE 防治护理、腹腔港护理等。在以上所有专科护理内容的基础上，腹膜肿瘤专科护理体系初见雏形，虽然其发展受诸多因素的限制，而落后于腹膜肿瘤学科，但通过腹膜护理人的不懈努力，正在一步步地成长与发展。

第二节 护理学科梯队建设

一、夯实基础护理，提升专科护理水平

通过病区的日常培训考核，加强护理人员基础护理知识技能，提升护理工作质量；依托教学科研，通过持续改进工作，形成规范的腹膜癌患者围手术期护理；完善腹膜肿瘤护理常规，扩充、更新专科护理知识与技术，使护理常规更加体现专科

性、实用性，促进腹膜肿瘤外科护理进一步体系化、同质化。

二、形成腹膜肿瘤特色的专科护理

建立护理专科小组：伤口造口小组、腹腔化疗港小组、围手术期护理小组、心理支持与健康宣教小组、静脉导管相关性感染小组。通过专科小组的建立，促进腹膜肿瘤专科护理的发展。各小组为患者提供术前生活能力、心理状态评估，术后功能锻炼、健康宣教，术后病情观察、危重症护理、饮食指导、康复指导，以及静脉管路、造口、腹腔港等方面的护理与专科指导。给予患者从入院、术前、术后直至居家的全程、全方位护理，让患者充分参与到整个围手术期的治疗与康复中，提高配合度、依从性，形成以患者为中心的腹膜肿瘤专科护理模式。各专科小组的建立与工作开展，也促进了腹膜肿瘤专科护理，在临床经验的基础上，可依据循证的方法，形成腹膜肿瘤特色的专科护理。

制定有针对性的培训计划，根据护士的不同层级，从基础到专科再到危重症，给予不同程度的护理知识技能培训；根据护理人才的不同类型，给予不同职业发展方向的引导和培养，如管理型人才、专科护理人才、教学护理人才、科研护理人才、人文护理人才等，形成护理队伍多阶梯、多样化发展，并通过院外进修学习、院内危重症护理进修以及病区内岗位轮转，加快腹膜肿瘤专科护士的培养。

第三节 专科护理

一、腹膜肿瘤患者术后液体管理护理

液体管理就是对静脉输入的液体的总量、种类、速度的管理，在保证正常血容量的同时避免加重心肺负担，是外科患者围手术期治疗的重要组成部分。腹膜肿瘤患者年龄范围大、手术时间长、手术范围广，加上术中失血量以及腹腔热灌注化疗等各种应激因素，使得液体管理在腹膜肿瘤患者术后护理中显得尤为重要。为了促进患者术后高质量的恢复，应医护配合，按照"控量、控速、实时监控"的整体策略，对患者进行了精细化的液体管理。

1. 控量

控量指控制患者液体的输入量。术后患者液体治疗分为治疗性液体和营养性液体。治疗性液体包括抗生素，保肝、护胃、营养心肌等药物，营养性液体为全胃肠外营养治疗液体。医生根据患者的年龄、体重、营养状况、心肺功能、出入量及临床检验指标等个体化制定患者的输液量。责任护士应严格按照医嘱执行患者当日输液总量，对于有严格限量的患者，护士应计算、核对输液总量是否与限量一致，若计划输液量大于当日限量时，要及时与医生沟通，并遵医嘱给予相应调整。若引流量丢失过多时，要及时通知医生，根据患者情况遵医嘱酌情增加补液量。若患者出现心肺功能异常、水钠潴留等情况，也应遵医嘱减少补液量。

2. 控速

控速即根据医嘱和患者生命体征控制液体输入速度。液体输注过程中采用输液泵及微量泵来控制液体的输入速度。当患者生命体征平稳时，普通治疗性液体可以正常速度滴入，血管活性药物、胰岛素、生长抑素等应使用微量泵持续泵入，全胃肠外营养治疗液体则通过输液泵24小时持续匀速泵入。当患者生命体征或心肺功能出现异常时，则应根据医嘱对治疗性液体的输液速度进行调节，必要时可通过微量泵或输液泵进行泵入。

3. 实时监控

液体管理是个体化、动态化的过程，在临床护理工作中，需要通过对患者生命体征、出入量以及各种实验室检查结果的整体评估，来综合判断液体治疗的有效性。

（1）生命体征及中心静脉压

针对腹膜肿瘤术后患者，特别是术后3～7天内的患者，需密切监测其体温、心率、脉搏、呼吸、血压、血氧饱和度及中心静脉压的变化，以维持患者的生命体征在正常、相对稳定的范围内。如当患者的心率突然或逐渐加快，可能是低血容量的早期表现或容量过多。当有血压下降时，除考虑药物的降压作用外，还应考虑循环血容量不足。

中心静脉压（central venous pressure，CVP）是临床反应右心功能和血容量的血流动力学指标，正常值为 5 ～ 12 cm H_2O（0.49 ～ 1.18 kPa）。当与血压同时监测、比较其动态变化时，更有临床意义，可指导患者补液量及整体液体治疗方案的调整（表 2-16-1）。

表 2-16-1　CVP 与补液的关系

CVP	血压	临床意义	处理方法
低	低	血容量严重不足	充分补液
低	正常	血容量不足	适当补液
高	低	心功能不全 / 容量相对过多	给予强心药物、纠正酸中毒、舒张血管
高	正常	容量血管收缩	舒张血管
低	正常	心功能不全或血容量不足	补液试验

注：补液试验：取等渗盐水 250 mL，于 5 ～ 10 min 内经静脉注入。如血压升高而中心静脉压不变，提示血容量不足；如血压不变而中心静脉压升高 0.29 ～ 0.49 kPa（3 ～ 5 cm H_2O）则提示心功能不全。

（2）出入量

液体出入量的实时监测，对于腹膜肿瘤术后患者同样至关重要。入量为进入患者体内所有液体的量，包括饮水量、食物中含水量、输液量、输血量等；出量即为从患者体内排出的所有液体的量，包括大小便、出血、呕吐、胃肠减压、引流液等。护士可借助信息化出入量记录工具，实时准确记录患者入量、出量，每 4 h 自动总结一次出入量，使医护人员能够动态化地了解患者液体平衡状态趋势，以便及时调整液体治疗方案。由于尿量反映着肾小球的滤过率、肾小管的重吸收和稀释与浓缩功能，如患者存在肾功能异常，需遵医嘱记录每小时尿量。存在膀胱冲洗及腹腔双套管冲洗的患者，由于冲洗用生理盐水不进入循环，故不计入出入量。

（3）实验室检查

BNP 或 NT-ProBNP 可敏感反应液体负荷的变化，其值明显升高时提示心衰、水钠潴留，是目前管理心衰的最佳生化参考指标。临床上，一般通过监测 BNP 或

NT-ProBNP 的变化，来评估腹膜肿瘤术后患者的心功能情况。责任护士应关注术后患者当日 NT-proBNP 的值及整体变化趋势，有助于评估液体治疗管理的效果。

（4）观察皮肤、黏膜是否有水肿现象，如有异常应及时与医生沟通

腹膜肿瘤患者的液体管理过程是评估—治疗—再评估—再治疗的循环往复的过程。需要系统的评估，个体化的制定，全程动态监测，随时调整方案。护士要做到动态观察、准确记录、及时报告，配合医生调整液体治疗方案，避免补液过度或不足，减少并发症的发生，帮助患者尽快恢复。

二、腹膜肿瘤患者围手术期 VTE 防治护理

1. 腹膜肿瘤术后患者 VTE 发生的特点

静脉血栓栓塞症包括深静脉血栓形成和肺栓塞，是肿瘤患者常见的并发症和死因。与此同时，恶性肿瘤本身也是发生 VTE 的高危因素。肿瘤患者 VTE 的发生率约为 1.8%，非肿瘤患者则为 0.8% 左右。腹膜肿瘤围手术期患者由于疾病及治疗策略特点，多有既往放化疗及手术史、手术时间长、手术切除范围广、肿瘤负荷大、出血风险高、术后血制品输注量大、留置中心静脉导管以及腹腔热灌注化疗，故其围手术期发生 VTE 的风险更高。而与此同时，又伴有术后出血的高风险，故在这种高出血风险下的 VTE 防治策略，应以基础预防、物理预防为主，药物预防为辅。

2. 腹膜肿瘤 VTE 综合防治技术要点

（1）CRS+HIPEC 术中：患者双下肢安装间断充气加压循环驱动装置，促进双下肢血液循环，直至手术结束。

（2）CRS+HIPEC 术后早期：指导患者进行主动性踝关节背屈 / 跖屈，以发挥双下肢"肌肉泵"作用，并联合应用间断充气加压循环驱动装置，预防深静脉血栓形成。

（3）指导患者进行主动性扩胸运动，双上肢抬举、内收、外展，以发挥"胸泵"作用，预防肺栓塞。

3. 腹膜肿瘤患者 VTE 预防护理措施

（1）基础预防：① 建议患者改善生活方式：戒烟、戒酒、控制血糖、控制血脂等；② 术后给予患者适度补液可避免发生血液高凝状态；③ 规范静脉穿刺技术，尽量避免深静脉穿刺和下肢静脉穿刺输液；④ 室温保持在 25℃ 左右并注意下肢保暖；⑤ 手术后的患者应尽早开始功能锻炼，包括：A. 踝泵运动：双下肢伸直，双脚踝放松，脚尖用力向上勾，到最大极限后维持三秒，然后足尖用力下垂，达到最大极限维持三秒，环绕 1 周，如此反复进行 20 次/组，每天 4 组；B. 扩胸运动：双臂缓慢上举与肩膀同宽，举至与耳朵平齐的高度，缓慢放下，如此反复进行 20 次/组，每天 4 组；C. 吹气球：每次大小为拳头大小即可，每天 4 组，每组 5 次；D. 坐立位练习：坐在床边，双腿下垂，借助床档或移动餐桌进行练习，每天 3 次，根据自身状态决定时间；E. 有效咳嗽：咳嗽时按压伤口，用腹部肌肉用力，有痰尽力咳出；F. 原地踏步：患者可借助餐桌进行原地踏步练习，每天 2 组，每组 3 min，每分钟踏步 30 次；G. 行走练习：患者可在医护人员陪同下行走，每天 2 次，每次 3 min。

（2）物理预防：① 间断充气加压装置：术中全程安装 IPC 治疗，术后每天 2 次，每次 30 min；② 梯度压力袜；③ 足底静脉泵。

（3）药物预防：由于腹膜肿瘤手术患者为发生 VTE 高风险、出血高风险人群，现以功能锻炼及物理预防（IPC）为主，几乎不采用药物预防。只对有临床症状的 VTE 患者，给予皮下注射低分子量肝素(low-molecular-weight heparin, LMWH)治疗。

4. 腹膜肿瘤患者预防 VTE 的健康宣教

（1）术前：入院当天由接诊护士对患者及家属进行 VTE 相关健康宣教，患者应根据健康宣教材料学习功能锻炼内容。手术前 1 天，责任护士再次向患者宣教功能锻炼相关内容。

（2）术后：按照计划指导患者实施各项预防措施，具体计划如下。

第 1 天：自行洗脸，刷牙，漱口；梳头；吹气球运动；扩胸运动；踝泵运动。

第 2、第 3 天：自行洗脸、刷牙、漱口；梳头；吹气球运动；扩胸运动；踝泵运动；坐立位练习。

第 4、第 5 天：自行洗脸、刷牙、漱口；梳头；吹气球运动；扩胸运动；踝泵运动；坐立位练习；原地踏步。

第 6 天及以后：自行洗脸、刷牙、漱口；梳头；吹气球运动；扩胸运动；踝泵运动；坐立位练习；原地踏步；辅助行走。

（3）出院：给予居家预防 VTE 的指导。① 戒烟、戒酒，控制血糖、血脂；② 经外周静脉穿刺的中心静脉导管或静脉输液港置管患者，指导患者定期维护；③ 出院后坚持功能锻炼；④ VTE 患者出院后定期随访，按时规律服药，遵医嘱定期复查抗凝指标；⑤ 若发生病情变化，如心慌、胸闷、咯血、胸痛等情况及时就诊；⑥ 定期随访。

三、腹膜肿瘤患者术后常见并发症的观察及护理

腹膜肿瘤的综合治疗方案即 CRS+HIPEC 将复杂的外科手术操作与腹腔内热化疗结合，手术时间长，切除部位多，改善腹膜肿瘤患者预后的同时也增加了术后并发症的发生率。加强术后患者的护理，给予及时的病情观察、提前的预防措施，对于减少术后并发症特别是严重并发症的发生，具有重要意义。

1. 胸腔积液及肺部感染的护理

胸腔积液及肺部感染多与膈肌切除、手术术式、患者免疫机制降低等因素有关，主要表现为胸闷、憋气、咳嗽、咳痰、血氧饱和度降低等，一般应从以下几个方面进行护理：①雾化吸入治疗：多使用氨溴索、吸入用乙酰半胱氨酸溶液等化痰止咳平喘药物，促进呼吸道内黏稠分泌物的排出及减少黏液的滞留。②呼吸功能锻炼：如有效咳嗽、上肢抬举运动、扩胸运动、缩唇呼吸锻炼等，促进肺功能的恢复。③叩背排痰：针对术后 3 天内或痰多的患者，在餐前半小时、餐后 2 小时或者雾化吸入治疗后，给予每天 3 ～ 4 次、每次 10 ～ 15 min 的叩背排痰，促进痰液的排出，减轻肺部感染的概率。④遵医嘱置入胸腔引流管，置管后应密

切观察患者生命体征变化，有无血、气胸发生，保持管路通畅，准确记录引流液颜色、性质、量。

2. 肠漏的护理

肠漏的发生多与肿瘤侵犯、术中剥离、肠壁薄等因素有关，临床上常表现为腹腔引流管引流出黄绿色伴粪渣或带臭味的液体，患者出现腹痛、体温升高等症状。该并发症的护理包括：①给予抗感染、肠外营养支持治疗，减轻症状，促进治愈；②留置双套管冲洗引流，置于病灶，准确记录 24 h 冲洗量，密切观察冲洗液颜色、性质、量，并妥善固定，有效冲洗，控制感染范围；③根据疼痛评估，给予镇痛药物治疗，减轻疼痛，缓解不良情绪；④密切监测体温变化，给予发热患者相关对症治疗，减轻患者不适症状；⑤若保守治疗效果不佳，应根据患者具体情况实施手术治疗。

3. 高肌红蛋白血症及肾损伤的护理

高肌红蛋白血症及肾损伤多与 Mb 介导发生氧化应激反应、循环中的 Mb 在肾小管中聚集等因素有关，主要表现为尿色深、尿量少，主要护理措施有：①遵医嘱给予电解质液体，促进组织灌注，维持血流动力学稳定，如通过输注碳酸氢钠注射液碱化尿液；②给予规范化的液体管理，定量、定速地进行液体输注；③通过动脉血气分析，监测患者动脉血 pH 值、氧分压、二氧化碳分压、碳酸氢根、剩余碱等数值，评估内环境。

4. 心律失常的护理

心律失常多与手术时间长、局部促炎介质过度释放进入循环系统等因素有关，患者主要表现为心慌、心前区不适，心电监测提示速率、节律的改变。针对这种并发症的护理主要有：①监测生命体征，尤其是心率的变化，及时记录，便于判断病情；②遵医嘱给予抗心律失常药物治疗；③根据实时出入量监测，实施个体化的液体治疗方案；④卧床休息，减少心肌耗氧量和对交感神经的刺激。

5. 出血相关护理

术后出血多与手术创伤大、血管周围肿瘤剥脱等因素有关，主要表现为腹腔引流管引出血性液体，以及患者心率升高、血压降低等，主要的护理措施有：①观察各引流管中引流液的颜色、性质、量，如出现短时间内引流出大量血性液体，及时记录并通知医生；②监测生命体征的变化，密切观察与记录心率、血压等数值的变化；③遵医嘱给予静脉补液及止血药物治疗；④根据患者情况，给予绝对卧床休息，降低出血的风险。

6. 急性心力衰竭的护理

CRS+HIPEC 较传统手术对患者术后的循环影响更大，高龄、肺部感染、急性心律失常、液体治疗不当、慢性心血管疾病病史等，是引起术后急性心力衰竭的高风险因素。临床上以左心衰竭较为常见，主要表现为急性肺水肿或心源性休克，是临床上常见的急危重症之一。在术后护理中，责任护士要评估患者的相关病史，密切监测生命体征变化，一旦患者出现严重呼吸困难、端坐呼吸、呼吸频率升至 $30 \sim 50$ 次 / 分、心率快、频繁咳嗽并咯出大量粉红色泡沫样痰等临床表现，立即通知医生，给予紧急护理措施。

（1）体位：立即协助患者取端坐或半坐位，双腿下垂，以减少静脉回流，减轻心脏负荷。

（2）休息与活动：急性期（一般 $2 \sim 4$ 周）应绝对卧床休息，床上大小便，专人陪护。

（3）急救护理，包括：①保持呼吸道通畅。及时清除呼吸道分泌物，分泌物较多时头偏向一侧。开放气道，立即给予 $6 \sim 8$ 升 / 分的高流量氧气吸入，病情严重者可给予面罩给氧或正压通气治疗等。给氧时可加入 $20\% \sim 30\%$ 酒精湿化，以减少肺泡内的泡沫表面张力。通过氧疗应将血氧饱和度维持在 $95\% \sim 98\%$。②迅速开放两条静脉通道，严格控制输液速度。输液滴数原则上应 ≤ 30 滴 / 分，休克抢救情况下除外。③药物观察：遵医嘱正确使用强心、利尿等药物，观察药物疗效与不良反应。④心理护理：医护人员应保持镇静，操作熟练，做好护理记录，同时与患者及家属保持密切接触，多给予安抚，向其解释检查治疗的目的，使患者产生信任和安全感，积极配合治疗。

7.骨髓抑制相关护理

腹膜肿瘤患者需要进行术中及术后的热灌注化疗，以及术前、术后的辅助化疗，常常会出现骨髓抑制的情况，主要表现为白细胞、血红蛋白、血小板降低，主要护理措施有：①给予必要的营养支持，注意口腔、会阴及皮肤清洁卫生，不宜食生冷、硬的食物。②严格掌握化疗适应证，化疗前明确是否存在骨髓抑制，应根据情况实时调整方案，必要时应暂缓化疗。③遵医嘱给予相关药物治疗，如粒细胞集落刺激因子、促红素、血小板生成素、白介素 -11 等。④血小板低时应注意预防出血，协助其做好生活护理。嘱患者少运动、缓慢活动，避免磕碰。密切观察出血症状的发生。⑤保护性隔离，进行单间收治，注意手卫生，降低感染风险。

四、腹膜肿瘤患者腹腔港的护理

1.腹腔化疗港的定义

腹腔化疗港是一种植入式腹腔给药装置，即完全植入体内的一种闭合腹腔输液导管系统，可用于各种高浓度化疗药物的腹腔灌注，可减少反复腹腔置管穿刺的痛苦和难度，防止刺激性药物外渗到腹壁皮肤，同时不限制患者的日常生活，大大提高了生活质量。

2.腹腔化疗港适应证

（1）各种类型腹膜肿瘤术后的腹腔化疗：可以提高抗肿瘤药物在肿瘤灶周围的浓度；药物在进入体内之前不通过肝脏代谢，可减轻毒副作用；腹膜作为屏障可防止药物弥散，保障局部较高的药物浓度，延长药物局部作用。

（2）恶性腹水的引流：腹腔化疗港植入较普通的单次腹水抽吸、留置腹水引流导管等方案，创伤小，感染率低，更为安全有效。

3.腹腔化疗港植入位置

（1）腹腔化疗港港座位置：腹腔切口两侧及双侧肋骨下缘的皮下脂肪层较为常见，髂嵴少见。

（2）腹腔化疗港港座植入深度：距表皮 1 ～ 1.5 cm。

（3）腹腔化疗港导管位置：导管一端位于皮下与港座相连，另一端置于腹腔或盆腔的肿瘤残留处或者所需位置。

4. 腹腔化疗港植入方式

（1）开腹腹腔化疗港植入：最为常见，一般于 CRS+HIPEC 术中，关腹前放置。

（2）经皮微创腹腔化疗港植入。

5. 腹腔化疗港的维护

（1）操作前应向患者解释操作过程，取得合作。严格遵守无菌技术操作常规。

（2）操作前查体：① 协助患者取平卧位，输液港底座充分暴露，触诊以确定化疗港港座和化疗港导管连接紧密；② 观察港座周围皮肤是否完整，有无红肿热痛。

（3）用物准备：75% 酒精，碘伏，PICC 换药盘，无菌手套，输液接头，一次性植入式给药留置针（无损伤），一次性注射器（20 mL），0.9% 生理盐水，一次性输液器，无菌敷料。

（4）腹腔化疗港维护流程：① 操作者戴无菌手套，手持专用棉棒，用 75% 酒精以化疗港底座为中心，由内向外以顺时针、逆时针、顺时针方向交替螺旋形消毒 3 遍，消毒直径 15～20 cm；② 再用碘伏以同样的方法交替螺旋形消毒 3 遍；③ 用非主力手的拇指、示指和中指成三角形，将化疗港拱起，确定此三指的中央为穿刺点，使用一次性植入式给药留置针（无损伤）垂直从中心插入，尽量避开前次穿刺点，禁止倾斜或摇摆针头，确保针头垂直状态，针头穿过皮肤、脂肪层，当刺入穿刺隔时有滞针感，继续进针；当针头穿刺隔有落空感，再缓慢向下刺入至底部有抵触感时结束进针；④ 用一次性注射器（20 mL）连接输液接头，回抽无回血或者可能抽到少量腹水后，实验性注入 0.9% 生理盐水以确认腹腔化疗港是否通畅，针头位置无误、无阻力后，用无菌敷料覆盖。

6. 腹腔化疗港化疗流程

（1）用连接 0.9% 生理盐水的一次性输液器与一次性植入式给药留置针（无损伤）通过输液接头相连接后缓慢滴注，观察滴速及港座周围是否肿胀，确保患者无疼痛、胀痛感后，更换腹腔化疗药液，遵医嘱调节滴速，进行腹腔化疗。

（2）不同化疗药物间必须各以 0.9% 生理盐水冲管，化疗结束后以 0.9% 生理盐水正压封管。

（3）当次全部化疗结束后拔除一次性植入式给药留置针（无损伤），以无菌敷料覆盖穿刺处皮肤。

7. 腹腔港化疗的护理措施

（1）腹腔灌注时，指导患者平卧，药物灌注速度要慢，避免腹内压急剧增高，导致腹胀、腹痛等。

（2）嘱患者腹腔化疗过程中不得随意调节化疗药物滴速。

（3）密切观察患者生命体征、呼吸、脉搏、血压、体温等。

（4）严密观察留置针穿刺处有无药液外渗。

（5）严密观察腹腔化疗港周围皮肤有无红肿、胀痛。

（6）化疗后指导患者翻身活动，不断变更体位，使药物在腹腔内均匀分布。

8. 腹腔化疗港应用中的并发症及处理

（1）腹腔化疗港导管堵塞：① 造成堵塞的原因主要有：腹腔粘连、肿瘤增大使导管周围空间缩小，纤维蛋白鞘包裹，港座翻转，导管结晶，导管扭曲或打折等。② 预防导管堵塞的方法：A. 术后早期冲管：术后 1 周内是腹腔粘连关键期，及时冲洗管路；B. 术后早期腹腔化疗：遵医嘱，无禁忌，首次腹腔化疗是术后 1 周内，第 2 次腹腔化疗是术后 28 天；C. 定期冲管：术后初期，每周冲洗管路 1 次，后期根据化疗周期可 21 天或 28 天冲洗 1 次。③ 导管堵塞后处理方法：A. 碘海醇造影／腹部 CT 明确堵管原因；B. 纤溶酶／尿激酶溶解；C. 复通失败，取出腹腔化疗港。

（2）腹腔化疗港感染或皮下积液：与无菌操作不严格或化疗港基座表面皮下组织过薄有关。

（3）化疗药外渗及皮下组织坏死：① 主要原因：无损伤针移位或过短、化疗港导管堵塞后反流、化疗港穿刺隔损坏或导管脱落、导管破裂、腹腔内组织粘连、肿瘤复发导致化疗容积变小等。② 预防感染、药液外渗及皮下组织坏死的方法：A. 规范操作：由经培训且有经验的医护人员操作，穿刺及化疗灌注前后必须严格无菌操作；B.配套专用穿刺针：使用一次性植入式给药留置针（无损伤），严禁使用普通输液或注射针头代替，并根据患者的腹壁厚度选择合适的无损伤针；C.滴注试验：穿刺后回抽到腹水，实验性注入 0.9%生理盐水试推注及推注后确认通畅再进行化疗；D.严密观察：穿刺处是否有红肿、胀痛，发现问题立即停止输注，以防化疗药物外渗导致局部组织坏死。必要时遵医嘱局部封闭。

9.腹腔化疗港的健康宣教

（1）保持局部皮肤清洁干燥，观察腹腔化疗港周围皮肤有无发红、肿胀、灼热感、疼痛等炎性反应，保证周围皮肤的完整性。

（2）植入腹腔化疗港患者不影响从事一般日常工作，家务劳动，轻松运动。每次淋浴后及时擦干植入部位的皮肤，擦干时不可用力。

（3）可进行一般体育活动，避免过度、剧烈体育运动，不做引体向上、托举哑铃、打球、游泳等活动度较大的体育锻炼。

（4）避免重力撞击腹腔化疗港部位及腹部。

（5）治疗间歇期每 4 周对腹腔化疗港进行冲管、封管等维护 1 次，建议回医院维护。

（6）严禁高压注射造影剂，防止导管破裂。

五、腹膜肿瘤术后造口患者的护理

肠造口是指为了某种疾病治疗需要，通过手术将一段肠管拉出翻转缝合于腹壁，用于排泄粪便。

1.造口的分类

（1）按时间：永久性造口，临时性造口。

（2）按方式：单腔造口，双腔造口，袢式造口。

（3）按部位：回肠造口，结肠造口（升结肠、横结肠、乙状结肠）。其中回肠造口的排出物为液态或半液态，含有帮助食物消化的刺激性酶和酸性成分，对周围皮肤有刺激；升结肠造口的排出物也为液态或半液态，富含消化酶，对周围皮肤有刺激性；横结肠造口的排泄物通常也为液态到半液态，消化酶含量降低；乙状结肠造口为正常成型状的排泄物。

2. 造口的评估

(1) 造口的活力：根据造口颜色和外形来判断，正常呈鲜红或粉红色，表面平滑且湿润，贫血时呈苍白色，缺血时为暗红或淡紫色；术后造口通常伴有水肿，为正常现象，一般 6 ~ 8 周逐渐消退。

(2) 造口的高度：理想高度为 1 ~ 2 cm。可记录为平坦、回缩、突出或者脱垂。过于平坦或者回缩，会造成泄漏；而造口过长或者脱垂，会造成上袋困难、患者活动不便，严重者会导致肠道水肿、溃疡、糜烂、出血、扭转甚至缺血坏死。

(3) 造口的形状及大小：可以记录为圆形、椭圆形或不规则形。造口的大小可以用尺子或者造口量度表通过测量造口的基底部而决定。

(4) 造口的位置：左上腹、左下腹、右上腹、右下腹、伤口正中、脐部等。

(5) 造口的类型：结肠造口、回肠造口等。

(6) 造口的方式：单腔造口、双腔造口、袢式造口。

(7) 评估皮肤、黏膜缝线：评估有无皮肤黏膜分离、感染、缝线过敏等情况，造口缝线拆线的时间一般为术后 7 ~ 10 天。

(8) 评估造口周围皮肤：观察有无红斑、溃烂、皮疹、水疱等情况。

(9) 造口功能恢复情况：排便、排气情况。

(10) 观察有无并发症。

3. 造口袋的更换

正确的造口护理方法有利于减少排泄物的渗漏，保护皮肤，提高生活质量。

(1) 更换方法：① 物品准备：造口护理用品及辅助用具。② 皮肤准备：用清水清洁造口周围皮肤，并擦干，保持皮肤干净、干燥。③ 测量：用造口尺测量造口大小。选择合适的造口底盘。④ 底盘上剪孔：一般要比实际测量大 1 ~ 2 mm。⑤ 去除粘贴保护纸，粘贴底盘，粘贴后需按压 30 s，以增加其黏性。

(2) 更换时间：① 术后早期：如果底盘出现浸润或损坏，应及时更换；如果造口底盘开口过大，造口周围出现皮肤浸渍，应该更换造口袋。② 康复期：伤口造口恢复良好，一般 3～5 天更换，一般不超过 7 天。

（3）更换造口袋时的注意事项：① 护理过程中注意向患者讲解详细操作步骤。② 撕离造口袋时应注意保护皮肤，防止发生机械性皮肤损伤，必要时使用除黏胶喷雾。③ 术后早期更换造口袋时，应注意造口与伤口的距离，保护伤口，防止排泄物污染伤口。④ 必要时使用防漏膏以确保皮肤粘贴紧密，特别是回肠造口。⑤ 教会患者观察造口周围皮肤的血运情况。

4. 造口并发症的预防及处理

（1）粪水性皮炎：使用造口附件产品（造口粉、皮肤保护膜及防漏膏），同时加强凸面底盘和腰带的联合应用。

（2）过敏性皮炎：更换造口袋品牌。

（3）造口水肿：一般不必处理，术后 2～5 天可自行消退，术后 6～8 周逐渐回缩至正常。若造口水肿加重，呈灰白色，应检查造口血运是否充足。造口底盘剪裁大小要适宜，过小容易造成血液回流受阻引起水肿。

（4）造口出血：常发生于术后 72 h 内，若为毛细血管及小静脉出血，可用棉球或纱布轻压止血，或用云南白药粉外敷；若为小动脉出血，应通知医生给予出血点结扎，彻底止血。

（5）造口脱垂：① 非手术治疗：指导患者避免增加腹压的活动，加强观察，出现肠坏死及时就医。严重脱垂者可进行手法复位。② 手术治疗：如出现肠扭转、嵌顿甚至缺血性坏死，应立即行急诊手术治疗。③ 造口肉芽肿：多为良性增生组织，通常发生于黏膜与皮肤接触处，应检查造口周围是否有缝线残留，超过术后 1 个月应彻底拆除。较小的肉芽肿可用硝酸银点烧使其脱落，较大或者数量较多时，可用电灼烧彻底去除。

5. 造口康复期的健康教育

（1）衣着：柔软、舒适、宽松为原则，避免紧身衣裤，腰带松紧适宜。避免摩擦或压迫造口，影响血运循环。

（2）活动及运动：术后初期可散步、做操、打太极拳等。术后 3 个月逐步恢复至原活动量，应尽量避免引起腹压增高的动作。

（3）沐浴及游泳：水对造口没有伤害，可以选择淋浴的方式清洁身体及造口，注意调控水温水速，不要直接冲洗造口。清洗时用中性皂。游泳时，泳衣以一件连体式为宜。同时在造口底盘周围用防水胶布固定以保护底盘，以免水渗入底盘而影响产品使用寿命。

（4）饮食：① 术后初期：按医生要求进食即可。如果是回肠造口，应注意补充足够的液体，同时控制高纤维食物的摄入，以防造口阻塞。② 进食时放松心情，细嚼慢咽，减少食用容易产气或产生异味的食物。③ 注意饮食卫生，避免生冷的食物。④ 便秘：可能由于食物水分含量太少、精神紧张或者有便秘史，可以多进食流质食物，切勿自行服用泻药，应该咨询医生或造口治疗师，讨论饮食类型及饮食计划，必要时遵医嘱使用药物来控制持续的便秘。

造口会让患者的情绪和生活产生改变，要使患者了解造口不是疾病，术后生活也不复杂。只要乐观积极面对，掌握造口护理方法，就可以进行正常社交活动。鼓励他们参加造口联谊会，交流造口的护理经验及体会，减轻患者的孤独感，激发他们重新走向新生活的勇气。

六、腹膜肿瘤患者术后管路的护理

腹膜肿瘤术后患者常见的管路有胃肠减压管、留置尿管、腹腔引流管、中心静脉置管等，保护术后管路的安全，并给予正确有效的护理措施，对于患者的术后预后至关重要。

1. 胃肠减压管

胃肠减压是将胃管经鼻腔置入胃内，使胃肠道的内容物在负压作用的吸引下流出，以减轻胃肠道内压力，缓解腹痛、腹胀，一般在术前留置，是为促进胃肠道功能的恢复而采取的一种有效的治疗措施。主要的护理措施有：①检查胃管是否通畅，减压装置是否有效，各管道连接是否正确。遵医嘱给予 30 mL 液状石蜡口服，温开水深度漱口，将胃肠减压管置于低于患者水平面的位置，观察胃肠减压的情况。②妥善固定，加强对患者的宣教，不得擅自拔出。③行胃肠减压时必须保持有效的负压，保持引流通畅，防止扭曲、堵塞。④严密观察、记录引流液的量及性状，如有异常应及时报告医生。当引流的胃液过多时，要关注患者有无水电解质、酸碱失衡。⑤减压期间应禁食、禁水，如需口服药时，需将药物碾碎调水后注入，并用温水脉冲式冲洗胃管，夹管 1 h。⑥长期胃肠减压者，应根据患者病情遵医嘱定期更换胃管（根据胃管的性质决定更换时间），从另一侧鼻孔插入。⑦生活不能自理的患者应做好口腔护理。

2. 留置尿管

腹膜肿瘤患者术中常规留置尿管，便于持续引流和冲洗，可减轻张力，有利于术后切口的愈合，同时也便于对患者尿量的监测。主要的护理措施有：①妥善固定：气囊注水 15 ～ 20 mL 可起到固定作用，可用弹力胶布或固定敷料对尿管进行二次固定。应固定尿管及尿袋位置低于耻骨联合，防止逆行感染。尽可能不把尿袋固定在床上，严防因翻身、搬动、起床活动时牵拉而脱落。②保持引流通畅，避免导尿管及引流管扭曲、受压、牵拉、滑脱及折叠。引流袋应始终低于膀胱水平，避免接触地面。③预防感染：留置尿管必须遵循无菌原则。保持外阴及床单位清洁，每天 2 次会阴擦洗。定期更换尿袋。④观察尿液颜色、性质、量：手术后 24 小时内重点观察，如有异常立即汇报医生。

3. 腹腔引流管

腹膜肿瘤术后患者留置腹部引流管的目的是为了引流出腹部残存的液体，包括腹腔内残余积血、积液、坏死组织和术后渗液等，防止腹腔内感染，保证伤口愈合良好，同时也利于术后出血、吻合口漏、肠漏等并发症的观察。主要的护理要点有：①术后要密切观察引流液的颜色、性质、量、气味；②按时更换引流袋，预防感染；③妥善固定引流管，防止引流管弯曲打折，造成引流不畅；④患者活动时注意引流袋的位置要低于切口位置。

4. 腹腔双套管冲洗

肠漏是腹膜肿瘤患者手术常见并发症之一。腹腔双套管冲洗在临床上主要用于肠漏患者的腹腔冲洗引流，主要原理是通过外套管连接冲洗液，内套管连接负压吸引，达到将腹腔内坏死组织及冲洗液清除的目的。主要的护理要点有：①确保正确固定双套管；②保持有效的冲洗和引流；③注意观察引流液的颜色、性质与量；④保护切口或漏口周围的皮肤；⑤密切观察患者生命体征及病情的变化；⑥健康宣教。

5. 肛管

肛管通常起到排气、排便、减轻肠道内压力的作用。腹膜肿瘤术后患者的肛管是经肛门放置在吻合口前端，如回结肠吻合、结直肠吻合、小肠吻合。肛管的作用不仅是减轻肠道内压力，更主要的作用是降低吻合口漏的发生，减轻了患者的痛苦，提高了生活质量。观察要点主要有以下几个方面：①观察引流液颜色、有无吻合口出血；②引流袋内有无气体，判断肠功能恢复情况；③避免打折弯曲，注意缝线固定情况。

6. 中心静脉置管

腹膜肿瘤患者术后中心静脉置管主要分为经颈内静脉或锁骨下静脉的置管。中心静脉置管具有方便快捷、可短时间输注大量液体、监测中心静脉压和输注静脉营养治疗等优点，是目前 CRS+HIPEC 围手术期优先采用的给药方式。观察要点有以下几个方面：①注意观察穿刺点局部皮肤有无红、肿、热、痛、渗血及脓性分泌物等炎性反应。穿刺点应定时消毒，用透明贴膜覆盖穿刺部位并注明更换日期。②每次静脉输液、给药前必须确定导管是否在血管内，用生理盐水脉冲式冲洗导管。③严格无菌操作。④一般留置时间为 3～7 天，以减少深静脉感染的危险。⑤加强对患者的宣教。

七、腹膜肿瘤患者围手术期健康宣教

1. 入院宣教

入院后，由责任护士向患者介绍病区的基本环境、主管医生、责任护士，引导患者进入病房，介绍病房相关设施，如床头呼叫器、淋浴器等的使用；协助患者进行订餐，消除患者进入陌生环境后紧张焦虑的心情。给予患者相关安全知识宣教，如严禁吸烟、保管好个人的贵重物品、使用防滑拖鞋等。

2. 术前宣教

（1）术前检查：① 实验室检查：术前通常需进行血、尿、便等标本的检验，对于一些特殊准备的检验项目，责任护士需提前告知患者相关注意事项，如空腹血需要零点以后禁食水，尿、便培养需要使用无菌小瓶留取等；② 影像学检查：术前通常需进行 CT、MRI、消化道造影、肾动态显像、肺功能检查等影像学检查，责任护士需提前告知患者相关注意事项及准备物品。

（2）术前心理指导：腹膜肿瘤患者手术时间长，切除范围大、术后恢复慢，患者常会出现一边对手术抱有很大希望，一边又十分担心术后效果不佳、恢复过程痛苦的矛盾心理，部分患者有较为严重的焦虑或抑郁倾向；术后依从性差，不能很好地配合医护人员的治疗，影响治疗效果和恢复情况。医护人员应提前对患者行心理干预。① 建立相互信任的护患关系：护理人员应通过良好的沟通技巧、丰富的知识和精湛的护理技能，取得患者的信任。对于肿瘤患者，还应具备同理心，懂得倾听与安慰，建立良好的护患关系。② 健康教育：采取通俗易懂的语言，耐心细致地与患者沟通，讲解疾病及手术的相关知识，告知患者术后放置管路的情况，减轻患者对手术的恐惧感；通过对患者的认知干预，引导其正确认知，并帮助其树立对手术成功的信心。

（3）术前准备：术前予患者备皮、备血、肠道准备、留置管路以及静脉营养支持治疗。① 术前肠道准备：常规应用福静清导泻。福静清 1 盒 4 袋，粉剂，每袋加入 1000 mL 温水溶解，14 点开始口服，每 1000 mL 福静清尽量在 1 小时内喝完，共需在 4 小时内喝完，如有特殊情况请在 21 点前尽量喝完。喝药期间多活动，促

进肠道排空。开始服药后禁食，零点开始禁水。手术前一晚及手术当日清晨进行肥皂水灌肠。② 阴道冲洗：女性患者（无性生活史者除外）前一晚给予阴道冲洗。③ 留置胃管：手术当日清晨给予患者留置胃管。④ 术后个人用物准备：生活用品、腹带、三角翻身垫、中单、尿垫等。⑤ 术前功能锻炼指导：A.VTE 预防功能锻炼：详见 VTE 防治宣教。B. 其他：指导患者进行有效咳嗽练习，咳嗽时候按压伤口，腹部肌肉用力，有痰尽力咳出，防止术后坠积性肺炎的发生。

3. 术后宣教

（1）一般宣教：① 术后体位：术后平卧 6 h，如无禁忌 6 h 后可改半卧位。② 术后监测：术后护士需严密观察生命体征，禁止患者私自取下监测设备。

（2）导管宣教：① 留置胃管：用于术后胃肠减压，一般在肛门或造口排气后，遵医嘱给予拔除。② 腹腔引流管：用于引流腹腔内渗出液等，同时也可以观察有无术后并发症的出现。观察并记录引流液颜色、性状和量，医生会根据引流液情况拔除管路，禁止患者擅自拔除引流管。③ 留置尿管：一般需留置 7 天左右，需进行每日两次的会阴擦洗；拔除尿管前需进行膀胱反射功能训练。

（3）造口宣教：具体内容详见造口护理。

（4）用药指导：腹膜肿瘤术后一般会根据患者病情，使用抗生素类、生长抑素类、营养支持类、保护心肌、保肝护胃类以及胰岛素等药物。术后应给予患者正确的药物知识宣教，使其知晓药物的主要作用及不良反应，提高其依从性。

（5）疼痛宣教：疼痛如果得不到良好的控制，会极大地影响患者术后的恢复。应指导患者及时表达疼痛的感受，进行正确的疼痛评估，遵医嘱给予患者正确的镇痛治疗，促进术后的生理及心理的康复。

（6）饮食宣教：指导患者在胃肠功能恢复前应遵医嘱禁食水，待功能恢复后，可逐步从流食向半流食过渡。让其知晓擅自饮水的危害性，可能会导致胃漏、肠漏，甚至危及生命。

（7）压疮宣教：腹膜肿瘤外科手术大、时间长（中位时间为 10 h），患者营养状况较差，术后卧床时间长，易发生压疮，护士需根据压疮风险评估表及时做出正确评估，并给予患者相应的预防措施，如按时床上翻身，给予预防压疮敷料、气垫床等，并根据患者自身情况，告知其尽早下床活动。

（8）跌倒宣教：告知患者在首次下地活动时，应有专人看护，避免跌倒的发生。

4. 出院宣教

（1）保持心情舒畅，生活有规律，多参加适宜的社区活动。

（2）合理饮食，禁止暴饮暴食。严格按照医生的饮食指导规范饮食，保持大便通畅。

（3）相关静脉通路，如 PICC、输液港等应按时维护，若出现红肿、出血、疼痛、导管脱落等情况应及时就诊。

（4）如需携带术后引流管路出院，应做好居家指导，保持引流通畅。定期更换引流袋，每日观察记录引流液的颜色、性质、量，有特殊情况及时就诊。

（5）术后 1～3 个月勿参加重体力劳动，负重 <10 kg，避免行增加腹压动作。

（6）造口患者需正确掌握造口的相关知识，鼓励患者出院后进行正常的社交活动；患者根据自身情况均衡饮食；底盘及造口袋每周更换 1 次，随脏随换；具体详见造口护理。

（7）遵医嘱定期复查，如有需要，按时进行相关放化疗。

八、腹膜肿瘤化疗患者的护理

1. 腹膜肿瘤的分类

（1）原发性腹膜肿瘤：恶性腹膜间皮瘤、腹膜浆液性肿瘤。

（2）继发性腹膜肿瘤：结直肠肿瘤、胃肿瘤、卵巢肿瘤（浆液性肿瘤）、阑尾黏液性肿瘤。

（3）腹膜后肿瘤：脂肪肉瘤、淋巴瘤等。

2. 主要化疗方案

（1）恶性间皮瘤：培美曲塞＋顺铂 ± 贝伐珠单抗（靶向）

方案一：培美曲塞静脉滴注＋顺铂静脉滴注。

方案二：培美曲塞静脉滴注＋顺铂腹腔滴注。

注意事项：补充叶酸、维生素 B_{12}，地塞米松剂量遵医嘱口服。

（2）腹膜假黏液瘤：FOLFIRI ± 贝伐珠单抗（靶向）

伊立替康 + 亚叶酸钙 + 氟尿嘧啶（5-FU）+ 贝伐珠单抗。

注意事项：用药前给予阿托品 0.5 mg 皮下注射，腹泻时给予洛派丁胺 + 蒙脱石散治疗。

（3）结肠肿瘤

一线方案：FOLFOX4/6：① FOLFOX4：奥沙利铂 + 亚叶酸钙 + 氟尿嘧啶（5-FU），氟尿嘧啶（5-FU）持续静脉滴注 24 h。② FOLFOX6：奥沙利铂 + 亚叶酸钙 + 氟尿嘧啶（5-FU），氟尿嘧啶（5-FU）持续静脉滴注 48 h。

二线方案：FOLFIRI ± 贝伐珠单抗（靶向）。

（4）胃肿瘤

FOLFOX6：奥沙利铂 + 亚叶酸钙 + 氟尿嘧啶（5-FU），氟尿嘧啶（5-FU）持续静脉滴注 48 h。

SOX 方案：替吉奥胶囊口服 + 奥沙利铂静脉滴注。

（5）卵巢肿瘤

TP 方案：紫杉醇 + 顺铂。

TC 方案：紫杉醇 + 卡铂。

注意事项：对肾及神经毒性大，需补充叶酸；顺铂需水化利尿（饮水 2000～3000 mL 或输液 2000 mL 以上）；卡铂无肾及神经毒性，但是骨髓抑制明显。

（6）腹膜后恶性肿瘤

AIM：多柔比星 + 异环磷酰胺，美司钠静脉注射 0、4、8 h。

EIM：表柔比星 + 异环磷酰胺，美司钠静脉注射 0、4、8 h。

以上化疗方案为笔者护理团队经验性总结，不代表临床推荐方案。

3. 常用化疗辅助用药

（1）止泻药：盐酸洛派丁胺、蒙脱石散等。

（2）止吐药：盐酸帕洛诺司琼、盐酸昂丹司琼、阿瑞匹坦等。

（3）抗过敏药：苯海拉明、地塞米松等。

（4）保肝药：还原型谷胱甘肽、异甘草酸镁、多烯磷脂酰胆碱。

（5）升白药：粒细胞集落刺激因子。

（6）升血小板药：重组人白细胞介素。

4.腹膜肿瘤常用化疗药物及不良反应护理

（1）顺铂：① 消化道反应：多表现为恶心、呕吐，为剂量限制性毒性，可持续至用药后1周。在化疗前遵医嘱提前给予止吐药物预防治疗，嘱患者清淡、易消化饮食，指导患者在呕吐间歇期进食，对于呕吐较严重的患者，严格记录出入量，并酌情给予肠外营养。② 电解质紊乱：如低血镁、低血钙等，遵医嘱给予相关补液治疗。③ 肾脏毒性：可表现为血尿，严重时可出现肾功能障碍。指导患者多饮水，以减轻药物对肾脏的毒性。④ 骨髓抑制：一般与用药剂量有关，避免到公共场合，减少感染机会，必要时戴口罩，室内定时开窗通风，注意保暖。严格掌握化疗适应证，注意观察血常规指标变化。白细胞低于 1×10^9/L 时，采取保护性隔离措施；血小板低下者，注意预防出血，减少磕碰；血象低下者，根据情况给予全血或者成分血输入；必要时，遵医嘱使用抗生素预防感染。⑤ 神经毒性：可表现为运动失调、肌痛、上下肢感觉异常等，指导患者注意安全。⑥ 耳毒性：可出现耳鸣和高频听力减低，多为可逆性。⑦ 过敏反应：如心率加快、血压降低、呼吸困难、面部水肿等，密切观察患者用药后反应，如有异常及时发现、及时处理。

（2）奥沙利铂：① 骨髓抑制：中性粒细胞减少，血小板减少。② 胃肠道反应：可表现为恶心、呕吐、腹泻及黏膜炎。保持口腔的清洁湿润，预防口腔溃疡的发生。对于发生口腔溃疡的患者，指导患者在餐前使用利多卡因喷雾，进温流、无刺激性食物，注意维生素和蛋白质的摄入。③ 神经系统反应：主要为外周感觉神经病变，在使用过程中应注意保暖，低温可致喉痉挛，故不得进食冰冷食物或用冰水漱口。

（3）多柔比星/表柔比星：① 骨髓抑制：白细胞减少；② 心脏毒性：可出现一过性心电图改变，表现为室上性心动过速；③ 消化道反应：表现为食欲减退、恶心、呕吐，也可有口腔黏膜红斑及溃疡；④ 脱发：化疗前做好有关于脱发的相关宣教，告知患者头发还会重新长出，减轻患者焦虑情绪；做好晨晚间护理，及时为患者清理脱发，减少不良刺激；指导患者尽量剪短头发，帮助患者挑选合适的假发套或者帽子；⑤ 其他：多柔比星/表柔比星为发疱性药物，建议经中心静脉给药。此药与肝素有配伍禁忌，不可与肝素混合注射。

（4）紫杉醇：① 过敏反应：脸红、皮疹、低血压、呼吸困难、心动过速、高血压、胸痛等，输液过程中特别是首次使用时，应密切观察病情变化。② 骨髓抑制：中性粒细胞减少，贫血。③ 神经毒性：会出现肢端麻木。观察患者肢端温、痛觉的变化，给予安全指导。④ 关节痛/肌痛：紫杉醇治疗后2～3天出现，几天后自行恢复。

（5）伊立替康：① 迟发性腹泻：通常在用药后24 h后发生，持续时间可能比较长，易导致脱水、电解质紊乱，遵医嘱指导患者正确服用止泻药。② 骨髓抑制：中性粒细胞减少。③ 急性胆碱能综合征：给药后即刻或24 h内出现，表现为腹泻、出汗、流泪、视物模糊等，遵医嘱给予阿托品。④ 脱发。

（6）培美曲塞：① 骨髓抑制为剂量限制性毒性，以中性粒细胞减少为主。② 消化道反应：腹泻、恶心、呕吐、口腔炎及咽炎。③ 发热、皮疹和脱屑。

（7）氟尿嘧啶：① 持续静脉滴注给药易发生静脉炎，建议中心静脉给药。② 胃肠道反应：食欲不振、恶心、呕吐、口腔炎及腹泻。③ 骨髓抑制：可致白细胞减少及血小板减少。④ 脱发。⑤ 手足综合征：主要表现为手掌、足底的感觉异常、麻木、遇冷刺痛感，后发展为红斑、水疱、脱屑、溃烂、指甲脱落、继发感染等。指导患者保持皮肤清洁湿润，避免摩擦，注意保暖，预防跌倒，遵医嘱给予西药或中药防治，并根据情况给予疼痛及伤口护理等。⑥ 神经系统：少数可有小脑变性，共济失调。

5. 健康指导

（1）向患者讲解化疗基本知识，减少其对化疗的焦虑、恐惧。

（2）合理选择静脉通路，以保护静脉血管，减少局部并发症。

（3）嘱患者进食清淡、易消化、营养丰富的食物，避免辛辣刺激食物。指导患者选择正确的进食方法及时机，避免加重胃肠道反应。

（4）指导患者尽量不去人员聚集的地方，必要时佩戴口罩，防止感染。适当进行活动与休息，避免长时间卧床或过度劳累。

（5）遵医嘱定期复查，出现不适症状及时就诊。

第四节 科学化地提升护理质量、保证护理安全

首先，严格执行各项护理质量管理标准、制度规范，建立分级护理、消毒隔离、护理安全、护理文书在内的腹膜肿瘤质量与安全管理小组，制定腹膜肿瘤质量管理计划及护理质量与安全管理小组工作计划，以发现问题、改进工作为目的，渗透性地进行质控检查，保证腹膜肿瘤专科护理的质量与安全。

其次，运用科研思维进行腹膜肿瘤护理质量工作的持续改进，将品管圈、循证护理实践的理念融入日常质量管理工作中，如运用品管圈的方法提升患者 VTE 知识的知晓率，将高级别循证证据实践于术后患者液体治疗管理中。

最后，促进腹膜肿瘤护理管理工作的精细化、科学化。持续改进护理工作，梳理、完善工作流程，如规范腹膜肿瘤术后患者交接班流程等。

（潘静涵　王　璐　邱福春　张　雯　董红旭）

参考文献

1. 李雁 . 腹膜癌研究之我见 . 中国肿瘤临床，2012，39（22）：1685-1686.

2. 彭开文，张倩，刘九洋，等 . 肿瘤细胞减灭加腹腔热灌注化疗术后静脉血栓栓塞症的预防 . 中国肿瘤临床，2017，44（8）：384-389.

3. SUGARBAKER P H. Peritonectomy procedures. Ann Surg，1995，221（1）：29-42.

4. SUGARBAKER P H. Cytoreductive surgery and peri-operative intraperitoneal chemotherapy as a curative approach to pseudomyxoma peritonei syndrome. Eur J Surg Oncol，2001，27（3）：239-243.

5. 李鑫宝，林育林，姬忠贺，等 . 肿瘤细胞减灭术加腹腔热灌注化疗治疗腹膜假黏液瘤 182 例分析 . 中国肿瘤临床，2018，45（18）：943-949.

6. 刘刚，姬忠贺，于洋，等 . 腹膜癌行肿瘤细胞减灭加腹腔热灌注化疗术后高肌红蛋白血症的治疗 . 中国肿瘤临床，2017，44（17）：867-872.

7. SUGARBAKER P H，杨智冉，李雁 . 国际腹膜癌治疗指南：肿瘤细胞减灭术加腹腔化疗临床路径 . 中国肿瘤临床，2020，47（11）：541-551.

8. HÜBNER M，KUSAMURA S，VILLENEUVE L，et al. Guidelines for perioperative care in cytoreductive surgery（CRS）with or without hyperthermic intraperitoneal chemotherapy（HIPEC）：enhanced recovery after surgery（ERAS®）society recommendations - part II：postoperative management

and special considerations. Eur J Surg Oncol, 2020, 46（12）：2311-2323.

9. HÜBNER M, KUSAMURA S, VILLENEUVE L, et al. Guidelines for perioperative care in cytoreductive surgery（CRS）with or without hyperthermic intraperitoneal chemotherapy（HIPEC）：enhanced recovery after surgery（ERAS®）society recommendations - part I：preoperative and intraoperative management. Eur J Surg Oncol, 2020, 46（12）：2292-2310.

10. 李昌娣 . 个性化护理对胃癌腹腔热灌注化疗患者营养状况及生活质量的影响 . 实用临床护理学电子杂志, 2019, 4（18）：61-62.

11. 林文静, 张兰梅, 刘捷婷, 等 . 晚期卵巢癌腹腔镜下肿瘤细胞减灭术联合腹腔热灌注化疗的护理体会 . 中西医结合护理（中英文）, 2019, 5（7）：109-111.

12. 张彦斌, 姬忠贺, 刘刚, 等 . 双套管持续冲洗负压引流治疗腹膜癌术后胃肠瘘 . 中华普通外科杂志, 2017, 32（6）：505-507.

13. 刘鹏飞, 赵斌江, 李天佐, 等 . 目标导向液体治疗对腹腔热灌注化疗患者机体氧供需平衡及组织灌注的影响 . 临床麻醉学杂志, 2016, 32（6）：576-580.

14. 姬忠贺, 梁寒, 季加孚, 等 . 细胞减灭术加腹腔热灌注化疗治疗胃癌腹膜癌的系统分析 . 肿瘤防治研究, 2017, 44（12）：796-803.

第十七章
临床科研数据库建设与应用

第一节　前言

腹膜癌是指在腹膜上发生和（或）发展的一类恶性肿瘤，包括原发性和继发性两种，前者的典型代表是原发性腹膜癌和恶性腹膜间皮瘤，后者的典型代表是各种肿瘤所形成的腹膜转移癌，如来自胃肠道肿瘤和妇科肿瘤的腹膜转移癌。既往临床上将其定义为广泛转移，常采取姑息治疗，预后差，中位生存期约为 6 个月。

20 世纪 80 年代，正式开启了腹膜癌的发生发展机制和诊断治疗策略研究。随着对肿瘤生物学行为的深入研究及治疗技术的进步，肿瘤学界对 PM 的认识也发生了较大转变，即 PM 属局域性病变，而非广泛转移。因此创建了以 CRS+HIPEC 为核心的综合诊治技术体系，大力提升了对胃肠道肿瘤和妇科肿瘤腹膜转移癌的外科综合治疗能力。

然而，在腹膜癌病理生理机制、HIPEC 临床疗效、HIPEC 药物方案、辅助治疗等方面仍然存在较大争议，而且部分数据多来源于回顾性研究，循证医学证据级别相对较低。为了更好地治疗和研究，亟须建立一个内容丰富、标准规范的临床科研数据库，这有助于医护及科研人员快速高效地查找患者资料、长期随访并进行科学研究，并可为将来开展多中心、大样本、随机对照临床试验奠定坚实的基础。因此，笔者中心建设了腹膜癌临床科研数据库，旨在不断完善腹膜癌综合诊疗技术体系、优化腹膜癌临床路径、开展腹膜癌临床研究、临床教学、规范化培训提供数据支持，并进行了持续更新迭代。

第二节 临床科研数据库建设

一、纳入人群

自 2005 年 1 月至 2021 年 1 月，在笔者中心接受 CRS+HIPEC 治疗的所有 PM 患者，整个疾病诊治过程中的相关资料均纳入腹膜癌临床科研数据库。

二、数据来源

数据来源于医院基础医疗业务系统，包括：①电子病历系统；②综合医疗信息系统；③病理图像查询报告系统；④检验报告查询系统；⑤心电图检查报告系统；⑥医学影像结果查询系统；⑦超声诊断报告系统；⑧核医学检查报告系统；⑨内镜检查报告系统；⑩护理信息系统。

三、分类整理

将临床数据整合分类，分模块录入，包括：①病种分类：胃癌腹膜癌、结直肠癌腹膜癌、卵巢癌腹膜癌、腹膜假黏液瘤、恶性腹膜间皮瘤、原发性腹膜癌、腹膜后肉瘤等；②人口学特征：姓名、性别、年龄、籍贯、身体质量指数（body mass index，BMI）、患者编号、病案号等；③既往治疗信息：发病时间、诊断时间、既往病理诊断、手术史、既往手术评分、既往系统化疗、既往腹腔化疗、既往靶向治疗、既往放疗等；④ CRS+HIPEC 相关参数：手术日期、手术时长、PCI、肿瘤细胞减灭程度、术中出血量、术中红细胞输注量、术中血浆输注量、术中自体血输注量、术中液体输注量、术中尿量、术中腹水量、HIEPC 药物方案、HIPEC 温度、HIPEC 时间、切除标本、吻合口等；⑤病理学特征：病理号、病理学诊断、组织病理学特征、免疫组织化学特征、分子病理特征等；⑥围手术期检验指标：术前肿瘤标志物、术前血常规、术前生化、术后肿瘤标志物、术后血常规、术后生化等；⑦围手术期影像检查：术前腹盆腔 CT、术前全消化道造影、术前骨核素显像、术后腹盆腔 CT 等；⑧围手术期不良事件：根据对生命的危险程度采取的治疗措施，分为Ⅰ～Ⅴ级；根据组织器官，分为如下9大系统：神经系统、呼吸系统、心血管系统、消化系统、泌尿生殖系统、血液系统、感染、静脉置管、皮肤/腹壁；⑨肿瘤状态评价：完全缓解（complete response，CR）、部分缓解（partial response，PR）、疾病稳定（stable disease，SD）、疾病进展（progressive disease，PD）；⑩ 随访信息：随访时间、生存状态、肿瘤状态评价、发病至最后1次随访时间的总生存期、诊断至最后1次随访时间的总生存期、CRS+HIPEC至最后1次随访时间的总生存期、联系方式等。

四、标准化字段

各医疗检验、检查所参考的标准版本不同，各级医师知识水平参差不齐，医疗文书虽内涵一致，但书写方式可能有所差异，将医疗数据标准归一、结构化后，录入临床科研数据库中，便于腹膜癌患者分类，筛选快速、便捷、全面。标准化字段共448个，其中最关键的一项是病理学诊断字段标准化：胃癌腹膜癌、结直肠癌腹膜癌、卵巢癌腹膜癌、腹膜假黏液瘤、恶性腹膜间皮瘤、原发性腹膜癌、腹膜后肉瘤、其他。

五、统计分析

在腹膜癌临床科研数据库中，可通过单个字段进行简单查询或多个字段逻辑组合进行复杂查询，将查询检索得出的结果以 Microsoft Excel 形式呈现，导入到专业统计学软件如 SPSS 进行统计分析。

第三节　临床科研数据库应用

自2005年1月至2021年1月，在笔者中心接受 CRS+HIPEC 治疗的 PM 患者共1600例，相关诊治资料均录入腹膜癌临床科研数据库中，并进行标准化整理统计及初步分析（图2-17-1，图2-17-2）。

A

编号	患者编号	姓名	性别	年龄 / 岁	BMI	籍贯	手术史	既往手术评分 PSS
400	*****	***	0	45	18.07	黑龙江省鸡西市	0	0

B

手术史	既往手术评分 PSS	发病时间	诊断时间	原发病理	既往系统化疗	既往放疗	既往腹腔化疗	既往靶向治疗（0/1）
0	0	2015/1/1	2015/2/1	中分化腺癌（局灶为黏液腺癌）	XELOX 联合贝伐珠单抗共 8 个周期	0	0	贝伐珠单抗共 13 个周期

C

手术日期	手术时长（min）	PCI 评分（分）	CC 评分（分）	术中出血量（mL）	输红细胞（U）	输血浆（mL）	输血小板（治疗量）（mL）	输自体血（mL）	输液（mL）	尿量（mL）	化疗药物	时间（min）
2015/12/9	510	16	0	500	4	1000	0	800	8600	1800	顺铂 120 mg+丝裂霉素 30 mg	30+30

D

病理号	术后诊断	术后病理	脉管癌栓	淋巴结转移	Ki-67（%）
200***	结直肠癌腹膜癌	乙状结肠黏液腺癌	0	0/4	80

E

CEA（ng/mL）	CA19-9（U/mL）	CA125（U/mL）	CEA（ng/mL）	CA19-9（U/mL）	CA125（U/mL）
10.03	18 060	55 040	NA	NA	NA

F

严重不良事件（术后 30 天内）（Ⅲ～Ⅴ）（时间，措施，预后）													
术后胃肠道漏位置（吻合口、胃、肠、胰、胆、乳糜）	漏时间（术后）	骨髓抑制程度	肠梗阻	泌尿系感染	尿漏	肾功能不全	大出血（贫血）	出血时间	呼吸系统（肺炎、胸腔积液、气胸）	循环系统（心律失常、低血压、缺血性心肌病、肺水肿）	神经系统（卒中、神经性瘫痪）	腹腔感染（腹腔积液）	切口裂开、感染	静脉置管（败血症、栓塞症、气胸）	术后 30 天内死亡
0	0	0	0	0	0	0	0	0	0	0	0	0	0	0	0

G

最后 1 次随访时间	自然病程生存期（从临床症状至最后 1 次随访时间生存 OS0）	诊断至最后 1 次随访时间生存（OS1）	手术至最后 1 次随访时间生存（OS2）	生存状态（死亡 =1）
2016/10/17	21.83	20.80	10.43	0

　　A：人口学特征；B：既往治疗信息；C：CRS+HIPEC 相关参数；D：病理学特征；E：围手术期检验指标（肿瘤标志物）；F：围手术期不良事件（Ⅲ～Ⅴ级）；G：随访信息。

图 2-17-1　腹膜癌临床科研数据库功能板块

项目序号	参数	值	单位	比列	项目序号	参数	值	单位	比列
1	性别				7	病理学诊断			
	男	618	例	38.6%		胃癌腹膜癌	177	例	11.1%
	女	982	例	61.4%		结直肠癌腹膜癌	319	例	19.9%
2	年龄					卵巢癌腹膜癌	239	例	14.9%
	中位年龄	55	岁	NA		腹膜假黏液瘤	445	例	27.8%
	最小年龄	10	岁	NA		恶性腹膜间皮瘤	110	例	6.9%
	最大年龄	87	岁	NA		原发性腹膜癌	72	例	4.5%
	< 40	230	例	14.4%		腹膜后脂肪肉瘤	108	例	6.8%
	41～59	828	例	51.8%		其他	130	例	8.1%
	60～74	503	例	31.4%	11	手术时长			
	≥75	39	例	2.4%		中位值	570	min	NA
3	BMI					平均值	566	min	NA
	< 18.5	135	例	9.2%		最小值	0	min	NA
	18.6～24	803	例	55.0%		最大值	1170	min	NA
	≥24	522	例	35.8%		标准差	170	NA	NA
	最小值	13.2	kg/m²	NA	12	PCI 评分			
	最大值	41.4	kg/m²	NA		中位值	20	分	NA
	中位值	22.6	kg/m²	NA		最小值	0	分	NA
	NA	162	例	NA		最大值	39	分	NA
4	KPS					PCI < 20	718	例	47.4%
	最小值	0	分	NA		PCI ≥ 20	796	例	52.6%
	最大值	100	分	NA	13	CC 评分			
	中位值	90	分	NA		0	629	例	41.7%
	NA	338	例	NA		1	311	例	20.6%
						2	266	例	17.6%
						3	304	例	20.1%

图 2-17-2 腹膜癌临床科研数据库自动统计（以性别、年龄、BMI、KPS、病理学诊断、手术时长、PCI 评分、CC 评分为例）

一、数据库现状

1. 病种分类

1600 例腹膜癌患者中，胃癌腹膜癌者 177 例（11.1%），结直肠癌腹膜癌者 319 例（19.9%），卵巢癌腹膜癌者 239 例（14.9%），腹膜假黏液瘤者 445 例（27.8%），恶性腹膜间皮瘤者 110 例（6.9%），原发性腹膜癌者 72 例（4.5%），腹膜后肉瘤者 108 例（6.8%），来自于肝癌、胰腺癌、小肠癌、胆管癌等少见部位恶性肿瘤腹膜转移癌者共 130 例（8.1%）（表 2-17-1，图 2-17-3）。

表 2-17-1 腹膜癌临床科研数据库 1600 例患者病种分类

病理学诊断	数量（例），n（%）
胃癌腹膜癌	177（11.1）
结直肠癌腹膜癌	319（19.9）
卵巢癌腹膜癌	239（14.9）
腹膜假黏液瘤	445（27.8）
恶性腹膜间皮瘤	110（6.9）
原发性腹膜癌	72（4.5）
腹膜后肉瘤	108（6.8）
其他	130（8.1）

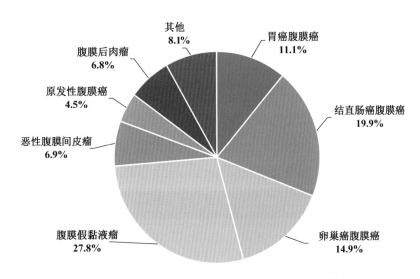

图 2-17-3 腹膜癌临床科研数据库 1600 例患者病种分类

2. 人口学特征

1600 例腹膜癌患者中，男性 615 例（38.4%）、女性 985 例（61.6%），中位年龄为 55 岁，中位 BMI 为 22.6 kg/m^2，北京者 235 例（14.7%）、外埠者 1365 例（85.3%）（表 2-17-2）。

表 2-17-2　腹膜癌临床科研数据库 1600 例患者人口学特征

参数	值
性别，n（%）	
男	615（38.4）
女	985（61.6）
年龄（岁），中位数（范围）	55（10～87）
BMI（kg/m^2），中位数（范围）	22.6（13.2～41.4）
籍贯，n（%）	
北京	235（14.7）
外埠	1365（85.3）

3. 既往治疗信息

1600 例腹膜癌患者中，有既往手术者 978 例（61.1%），PSS-0 者 720 例（45.0%）、PSS-1 者 366 例（22.9%）、PSS-2 者 384 例（24.0%）、PSS-3 者 130 例（8.1%），有既往系统化疗者 938 例（58.6%），有既往腹腔化疗者 393 例（24.6%），有既往靶向治疗者 300 例（18.8%），有既往放疗者 182 例（11.4%）（表 2-17-3）。

表 2-17-3　腹膜癌临床科研数据库 1600 例患者既往治疗信息

参数	值（例），n（%）
手术史	
无	622（38.9）
有	978（61.1）
既往手术评分	
0	720（45.0）
1	366（22.9）
2	384（24.0）
3	130（8.1）

参数	值（例），n（%）
既往系统化疗	
无	662（41.4）
有	938（58.6）
既往腹腔化疗	
无	1207（75.4）
有	393（24.6）
既往靶向治疗	
无	1300（81.3）
有	300（18.8）
既往放疗	
无	1418（88.6）
有	182（11.4）

4. CRS+HIPEC 相关参数

笔者中心 2005 年至 2009 年开展 CRS+HIPEC 手术共 59 例（3.7%），2010 年至 2014 年共 250 例（15.6%），2015 年至 2021 年共 1291 例（80.7%），其中 2015 年至 2021 年每年手术量及变化趋势见图 2-17-4；中位手术时间 9.5 h；中位 PCI 为 20 分；CC-0 者 667 例（41.7%）、CC-1 者 329 例（20.6%）、CC-2 者 282 例（17.6%）、CC-3 者 322 例（20.1%）；中位术中出血量 500 mL、中位术中红细胞输注量 2 U、中位术中血浆输注量 600 mL；HIPEC 药物方案：丝裂霉素 C + 顺铂者 163 例（10.2%）、多西他赛 + 顺铂者 1146 例（71.6%）、异环磷酰胺 + 多柔比星者 59 例（3.7%）、丝裂霉素 C 者 46 例（2.9%）、多西他赛者 186 例（11.6%）（表 2-17-4）。

表 2-17-4　腹膜癌临床科研数据库 1600 例患者 CRS+HIPEC 相关参数

参数	值
手术日期（例），n（%）	
2005—2009 年	59（3.7）
2010—2014 年	250（15.6）
2015—2021 年	1291（80.7）
手术时长（h），中位数（范围）	9.5（1.5～19.5）
PCI（分），中位数（范围）	20（1～39）
CC（例），n（%）	
0	667（41.7）
1	329（20.6）
2	282（17.6）
3	322（20.1）
术中出血量（mL），中位数（范围）	500（50～12 000）
术中红细胞输注量（U），中位数（范围）	2（0～28）
术中血浆输注量（mL），中位数（范围）	600（0～4000）
术中输液量（mL），中位数（范围）	5950（100～20 960）
术中尿量（mL），中位数（范围）	1500（50～7900）
术中腹水量（mL），中位数（范围）	200（0～22 000）
HIPEC 药物方案（例），n（%）	
丝裂霉素 C＋顺铂	163（10.2）
多西他赛＋顺铂	1146（71.6）
异环磷酰胺＋多柔比星	59（3.7）
丝裂霉素 C	46（2.9）
多西他赛	186（11.6）
器官切除数量（个），中位数（范围）	2（0～10）
腹膜剥除区域数量（个），中位数（范围）	4（0～9）
吻合口（例），n（%）	
0	587（36.7）
1	621（38.8）
＞1	392（24.5）

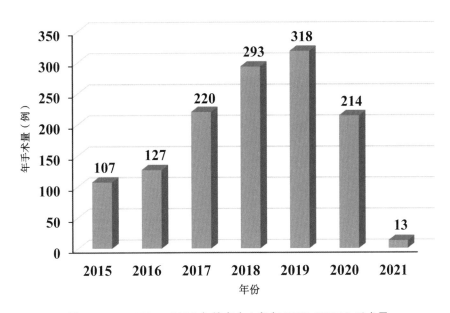

图 2-17-4 2015—2021 年笔者中心每年 CRS+HIPEC 手术量

5. 生存分析

中位随访时间 32.7 (95% *CI*：30.3 ~ 35.2) 个月，1071 例 (66.9%) 生存、529 例 (33.1%) 死亡，从诊断到死亡计算的中位总生存期为 65.1 (95% *CI*：58.0 ~ 72.2) 个月 (图 2-17-5A)，其中胃癌腹膜癌的中位总生存期为 22.5 (95% *CI*：16.8 ~ 28.3) 个月 (图 2-17-5B)，结直肠癌腹膜癌的中位总生存期为 37.3(95% *CI*：29.2 ~ 45.4) 个月 (图 2-17-5C)，卵巢癌腹膜癌的中位总生存期为 82.5 (95% *CI*：54.6 ~ 110.5) 个月 (图 2-17-5D)，腹膜假黏液瘤的中位总生存期为 93.4(95% *CI*：52.0 ~ 134.7) 个月 (图 2-17-5E)，恶性腹膜间皮瘤的中位总生存期为 32.7 (95% *CI*：26.9 ~ 38.5) 个月 (图 2-17-5F)，原发性腹膜癌的中位总生存期为 43.3 (95% *CI*：36.2 ~ 50.4) 个月 (图 2-17-5G)，腹膜后肉瘤的中位总生存期为 163.8 (95% *CI*：85.5 ~ 242.1) 个月 (图 2-17-5H)。

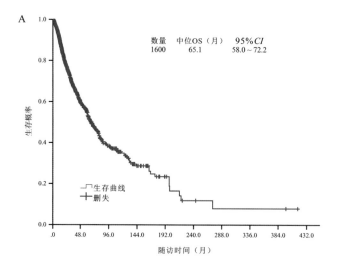

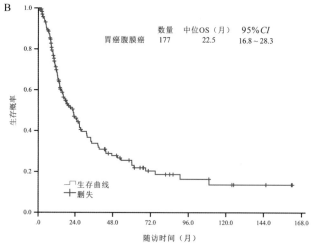

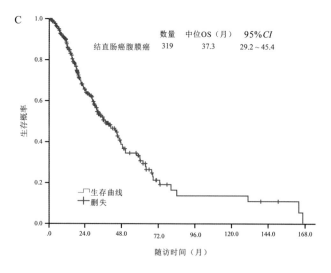

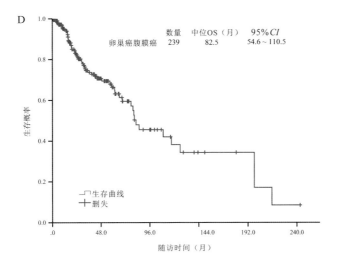

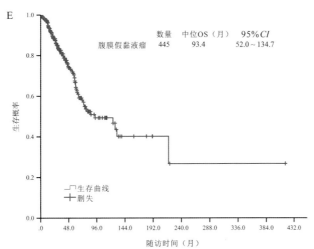

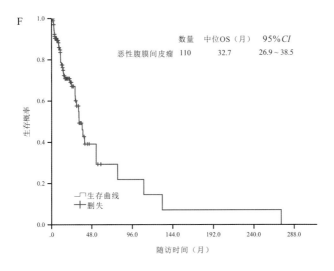

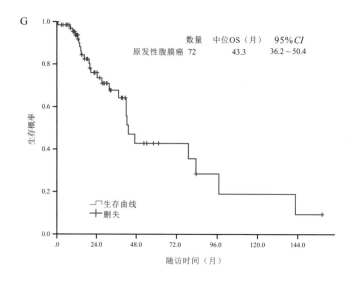

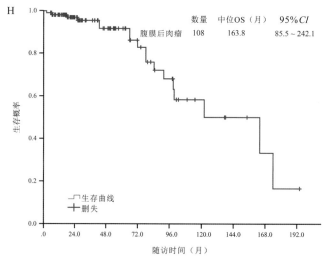

　　A：1600 例腹膜癌患者总体生存曲线；B：胃癌腹膜癌患者总体生存曲线；C：结直肠癌腹膜癌患者总体生存曲线；D：卵巢癌腹膜癌患者总体生存曲线；E：腹膜假黏液瘤患者总体生存曲线；F：恶性腹膜间皮瘤患者总体生存曲线；G：原发性腹膜癌患者总体生存曲线；H：腹膜后肉瘤患者总体生存曲线。

图 2-17-5　腹膜癌临床科研数据库 1600 例患者生存曲线

二、论文发表

近 5 年，依托腹膜癌临床科研数据库，共发表论文 103 篇，其中中文统计源期刊收录论文 6 篇（5.8%），中文核心期刊收录论文 50 篇（48.5%），SCI 收录论著 30 篇（29.1%）、SCI 收录综述 14 篇（13.6%）、非 SCI 收录论文 3 篇（2.9%），合计影响因子 136.932 分（表 2-17-5）。

其中，2015 年笔者中心牵头、主持制订了国内首个腹膜表面肿瘤诊治专家共识，将腹膜癌诊治临床路径标准化。2019 年，笔者中心再次牵头、主持制订了国内首个腹膜假黏液瘤诊治专家共识，将 CRS+HIPEC 手术操作流程标准化。2020 年，作为 PSOGI 执行委员会常委单位，笔者中心参与制订了腹膜假黏液瘤、恶性腹膜间皮瘤诊疗国际指南。

表 2-17-5　近 5 年基于腹膜癌临床科研数据库论文发表情况

论文类别	2016 年（篇）	2017 年（篇）	2018 年（篇）	2019 年（篇）	2020 年（篇）
中文统计源期刊	—	5	1	—	—
中文核心期刊	6	4	6	17	17
SCI 收录论著	10	5	5	3	7
SCI 收录综述	4	6	—	—	4
非 SCI 收录论文	1	—	1	1	—
合计影响因子	39.914	40.247	17.845	7.073	31.853
合计论文数量	21	20	13	21	28

三、获批课题

近 5 年，依托腹膜癌临床科研数据库，共申报并获批科研课题 14 项，其中院校级 5 项（35.7%）、省部级 7 项（50.0%）、国家级 1 项（7.1%）、注册临床试验 1 项（7.1%）（表 2-17-6）。

其中，注册临床试验为一项新药 I 期临床试验，旨在评价重组人肿瘤坏死因子相关凋亡诱导配体——三聚体融合蛋白（SCB-313）用于治疗腹膜癌患者的生物安全性、耐受性和药代动力学，是全球首个针对腹膜癌的生物因子靶向药物临床试验项目，有望成为腹膜癌患者临床治疗的突破点，进而为广大腹膜癌患者带来福音。

表 2-17-6　近 5 年基于腹膜癌临床科研数据库课题获批情况

课题类别	2016 年（项）	2017 年（项）	2018 年（项）	2019 年（项）	2020 年（项）
院校级	1	—	—	2	2
省部级	1	3	2	1	—
国家级	—	—	—	—	1
注册临床试验	—	—	—	1	—
合计	2	3	2	4	3

四、人才培养

近 5 年，依托腹膜癌临床科研数据库共培养专业腹膜癌人才 120 名（表 2-17-7），其中硕士研究生 5 名（4.2%）、博士研究生 10 名（8.3%）、博士后 1 名（0.8%）、规范化培训住院医师 21 名（17.5%）、进修医师 83 名（69.2%）（表 2-17-7）。

2018 年，作为国内首个专业致力于腹膜癌诊疗研究的临床科室，笔者中心被评为"北京市肿瘤深部热疗和全身热疗技术培训基地"。到目前，有来自国内 15 个省市自治区的 83 名肿瘤科、外科医师，同时还有 4 名来自挪威国家腹膜癌中心、奥斯陆镭锭医院的医师到笔者中心进行腹膜癌综合诊疗技术专业化培训。笔者中心也已形成了规范化培训体系和考核体系。

表 2-17-7 近 5 年基于腹膜癌临床科研数据库人才培养情况

人才培养	2016 年 (名)	2017 年 (名)	2018 年 (名)	2019 年 (名)	2020 年 (名)
硕士研究生	—	2	—	1	1
博士研究生	7	1		1	1
博士后	—	—	1		
规培医师	1	6	4	4	6
进修医师	—	—	—	72	11
合计	9	9	5	78	19

五、优化临床路径

通过系统分析腹膜癌临床科研数据库中围手术期不良事件数据，发现了几个常见的围手术期不良事件，并对此开展专项课题研究，以形成标准化预防和治疗方案，升级诊治技术流程，不断优化腹膜癌综合诊疗临床路径。

（1）维持术中血流动力学稳定的方案：针对围手术期血流动力学管理困难的情况，通过对照研究，形成了术中目标导向液体治疗方案，即以心指数、心排出量、每搏变异度为导向，实时动态调整液体治疗，能够有效维持血流动力学稳定，增加机体氧供，降低氧耗，保证组织微循环灌注。

（2）减轻创伤应激肾功能损害的方案：CRS+HIPEC 为涉及多器官、多学科的大型肿瘤切除手术，创伤性横纹肌溶解会释放大量肌红蛋白导致高肌红蛋白血症，加重组织氧化应激损伤，而广泛的手术创伤本身也会增强脂质过氧化作用的细胞损伤，进一步促发肌红蛋白相关急性肾损伤。通过回顾性研究发现，适当地使用碳酸氢钠治疗可以快速降低血清肌红蛋白水平，并可降低主要器官损害的风险。

（3）防治手术后消化道漏的方案：CRS+HIPEC 手术技术难度大，涉及多脏器联合切除，术后发生并发症风险高，其中胃肠道漏是最严重的并发症。对此笔者中心自主研发经济耐用、操作灵活的"双套管持续冲洗负压引流装置"，能够迅速控制感染症状并促进胃肠道漏愈合。

（4）防治静脉血栓栓塞事件的优化方案：腹膜癌患者因肿瘤负荷大、既往手术史、放化疗史、CRS+HIPEC 手术时间长、切除范围广、出血风险高、血制品输注量大、留置中心静脉导管和腹腔化疗联合热疗，导致围手术期发生 VTE 风险较高。研究发现，D- 二聚体联合凝血酶时间检查对腹膜癌患者排除 VTE 诊断有很强的阴性预测价值且不依赖于 Wells 评分、血管超声；围手术期 VTE 综合防治技术可有效预防 VTE。

（5）优化围手术期输血管理的方案：CRS +HIPEC 的一些技术特点如手术时间长、多脏器联合切除及复杂重建、多区域腹膜剥除，使得患者手术创面大，出血量、渗出量多，围手术期输血量也较大。采用围手术期综合止血技术，提高手术操作水平，加强围手术期输血管理，可减少围手术期输血量。

（6）减少围手术期症状性胸腔积液的方案：腹膜癌患者 CRS+HIPEC 术后易发生胸腔积液。回顾性分析提示，术前胸腔积液和术中膈肌受累是术后胸腔积液的独立危险因素。术后胸腔积液多为Ⅲ～Ⅳ级不良事件。医生应了解两种危险因素，并及时采取相应措施预防和治疗术后胸腔积液。

第四节　总结

随着信息化社会的快速发展，医学大数据分析和应用技术已经给卫生保健和临床医疗模式带来巨大变革，人工智能也将成为医疗行业的发展趋势。人工智能需要依赖既往大数据的系统处理、集成、模拟、研究；原始、准确、客观、完整的数据是人工智能的基础。

依托大数据、数据挖掘、数据处理等技术，建设腹膜癌临床科研数据库，可为腹膜肿瘤学的医、教、研一体化建设提供科学可靠的基础数据资料，形成数据提示的事件预警、数据驱动的医疗决策、数据反馈的绩效分析。①在医疗方面，对成功治疗进行经验积累，对失败治疗汲取教训总结，以辅助临床决策、优化临床路径、建设与验证预测模型，实现不良事件预警，取得更大的社会效益、学术效益、经济效益；② 在科研方面，支撑疾病流行病学、病因、诊断、治疗等相关研究，为论文、课题等产出提供基础支持，为获得高级别循证医学证据、达成专家共识、建立诊疗指南奠定基础；③在教学方面，通过分析基础数据，实现临床思维、临床决策等能力提升，科研思维、科研写作等能力建设，以实现人才培养。

腹膜癌临床科研数据库建设实现了医学、计算机科学、信息学、数学等多学科的交叉融合，有助于构建协调可持续发展的学科体系，打破传统学科之间的壁垒，培植新的学科生长点，提升创新能力，培养复合型高层次创新人才，带动科学研究整体水平实现跃升。

第五节 数据库实例

从腹膜癌临床科研数据库中，筛选出 1 例具有完整诊疗相关资料的腹膜假黏液瘤患者，其具体内容如下。

患者，男，入院年龄 52 岁，BMI 为 25.50 kg/m^2，江西省抚州市人（图 2-17-6A）。2010 年 1 月 1 日出现腹膜癌临床症状，2015 年 4 月 2 日于外院接受 1 次手术治疗，PSS 评分 1 分，病理学诊断为阑尾低级别黏液性肿瘤，术后未接受辅助治疗（图 2-17-6B）。2015 年 5 月 13 日于我院接受 CRS+HIPEC 治疗，手术时长 570 min，PCI 评分 5 分，CC 评分 0 分，术中出血量 300 mL，术中血浆输注量 600 mL，术中自体血输注量 800 mL，术中液体输注量 4600 mL，术中尿量 1000 mL，HIPEC 方案为顺铂 140 mg+ 丝裂霉素 C 30 mg，HIPEC 时间为每种药物 30 min（图 2-17-6C）。术后病理学诊断：腹膜假黏液瘤，低级别组织学形态，未见脉管瘤栓，未见淋巴结转移，免疫组织化学染色 Ki-67 阴性（图 2-17-6D）。术前肿瘤标志物 CEA 2.60 ng/mL、CA19-9 5.07 U/mL、CA125 36.10 U/mL，术后 7 天复查肿瘤标志物 CEA 1.13 ng/mL、CA19-9 4.00 U/mL、CA125 33.50 U/mL（图 2-17-6E）。术后第 2 天因腹腔内出血，输注红细胞 4 U、血浆 400 mL，为Ⅲ级不良事件，未出现其他不良事件（图 2-17-6F）。术后接受 6 个周期腹腔灌注化疗，方案为卡铂+紫杉醇，此后定期随访，最后 1 次随访时间为 2021 年 2 月 4 日，从出现临床症状到最后 1 次随访时间的总生存期为 135.1 个月，从病理学诊断到最后 1 次随访时间的总生存期为 71.2 个月，从 CRS+HIPEC 到最后 1 次随访时间的总生存期为 69.8 个月（图 2-17-6G）。

A

编号	患者编号	姓名	性别	年龄／岁	BMI	籍贯
338		王＊＊	1	52	25.50	江西省抚州市

B

手术史	既往手术评分 PSS	发病时间	诊断时间	原发病理	既往系统化疗	既往放疗	既往腹腔化疗	既往靶向治疗（0/1）
1	1	2010/1/1	2015/4/2	阑尾低级别黏液性肿瘤	0	0	0	0

C

手术日期	手术时长（min）	PCI评分（分）	CC评分（分）	术中出血量（mL）	输红细胞（U）	输血浆（mL）	输血小板（治疗量）	输自体血（mL）	输液量（mL）	尿量（mL）	化疗药物	时间（min）
2015/5/13	570	5	0	300	0	600	0	800	4600	1000	顺铂 140 mg+丝裂霉素 C 30 mg	30+30

D

术后诊断	术后病理	脉管癌栓	淋巴结转移	Ki-67（%）
腹膜假黏液瘤	低级别腹膜假黏液瘤	NA	0/8，0/4，0/7，0/5	(−)

E

CEA（ng/mL）	CA19-9(U/mL)	CA125(U/mL)	CEA（ng/mL）	CA19-9(U/mL)	CA125(U/mL)
2.60	5.07	36.10	1.13	4.00	33.50

F

严重不良事件（术后 30 天内）（Ⅲ～Ⅴ）（时间，措施，预后）														
术后胃肠道漏位置（吻合口、胃、肠、胰、胆、乳糜）	漏时间（术后）	骨髓抑制程度	肠梗阻	泌尿系感染	尿漏	肾功能不全	大出血（贫血）	出血时间	呼吸系统（肺炎、胸腔积液、气胸）	循环系统（心律失常、低血压、缺血性心肌病、肺水肿）	神经系统（卒中、神经性瘫）	腹腔感染（腹腔积液）	切口裂开、感染	静脉置管（败血症、气胸）	术后30天内死亡
0	0	0	0	0	0	0	腹腔出血	术后第2天	0	0	0	0	0	0	0

G

最后 1 次随访时间	自然病程生存期（从临床症状至最后 1 次随访时间生存 OS0）	诊断至最后 1 次随访时间生存（OS1）	手术至最后 1 次随访时间生存（OS2）	生存状态（死亡 =1）
2021/2/4	135.1	71.2	69.8	0

A：人口学特征；B：既往治疗信息；C：CRS+HIPEC 相关参数；D：病理学特征；E：围手术期检验指标（肿瘤标志物）；F：围手术期不良事件（Ⅲ～Ⅴ级）；G：随访信息。

图 2-17-6　腹膜假黏液瘤患者诊治过程相关资料

以病理学诊断为腹膜假黏液瘤为条件，从腹膜癌临床科研数据库中筛选出具有完整诊治相关资料的患者共 360 例，输出诊疗数据自动统计结果（图 2-17-7）。

项目序号	参数	值	单位	比例	项目序号	参数	值	单位	比例
1	性别				11	手术时长			
	男	166	例	46.1%		中位值	640	min	NA
	女	194	例	53.9%		平均值	630	min	NA
2	年龄					最小值	95	min	NA
	中位年龄	55	岁	NA		最大值	1080	min	NA
	最小年龄	24	岁	NA		标准差	159	NA	NA
	最大年龄	79	岁	NA	12	PCI 评分			
	< 40	41	例	11.4%		中位值	30	分	NA
	41 ~ 59	203	例	56.4%		最小值	1	分	NA
	60 ~ 74	108	例	30.0%		最大值	39	分	NA
	≥ 75	8	例	2.2%		PCI < 20	86	例	23.9%
3	BMI					PCI ≥ 20	274	例	76.1%
	< 18.5	23	例	6.5%	13	CC 评分			
	18.6 ~ 24	202	例	57.1%		0	95	例	26.4%
	≥ 24	129	例	36.4%		1	78	例	21.7%
	最小值	15.2	kg/m^2			2	83	例	23.1%
	最大值	40	kg/m^2	NA		3	104	例	28.9%
	平均值	22.7	kg/m^2	NA	14	术中出血量			
	NA	6	例	NA		中位值	600	mL	NA
4	KPS					最小值	20	mL	NA
	最小值	60	分	NA		最大值	5000	mL	NA
	最大值	100	分	NA		平均值	757	mL	NA
	中位值	90	分	NA		标准差	621	NA	NA
	NA	0		NA	17	红细胞输注量			
5	手术史					中位值	4	U	NA
	0 次	95	例	26.4%		最小值	0	U	NA
	1 次	216	例	60.0%		最大值	20	U	NA
	2 次	42	例	11.7%		平均值	4	U	NA
	3 次	6	例	1.7%		标准差	3	NA	NA
	4 次	0	例	0		< 5	263	例	74.3%
	5 次	1	例	0.3%		≥ 5	91	例	25.7%
	6 次	0	例	0	18	血浆输注量			
	6 次以上	0	例	0		中位值	800	mL	NA
	NA	0	例	NA		最小值	0	mL	NA
						最大值	2000	mL	NA

图 2-17-7 360 例腹膜假黏液瘤患者自动统计结果（以性别、年龄、BMI、KPS、手术史、CRS+HIPEC 手术时长、PCI 评分、CC 评分、术中出血量、术中红细胞输注量、术中血浆输注量为例）

（李鑫宝　郭培明　毕小刚　王腾祺　郭　剑）

参考文献

1. 李雁. 腹膜癌研究之我见. 中国肿瘤临床，2012，39（22）：1685-1686.

2. 姬忠贺，李鑫宝，于洋，等. 开拓临床肿瘤实践前沿 创建腹膜肿瘤学科. 中国肿瘤临床，2020，47（3）：110-113.

3. LIN Y L，XU D Z，LI X B，et al. Consensuses and controversies on pseudomyxoma peritonei：a review of the published consensus statements and guidelines. Orphanet J Rare Dis，2021，16（1）：85.

4. 李雁，周云峰，梁寒，等. 细胞减灭术加腹腔热灌注化疗治疗腹膜表面肿瘤的专家共识. 中国肿瘤临床，2015，42（4）：198-206.

5. 李雁，许洪斌，彭正，等. 肿瘤细胞减灭术加腹腔热灌注化疗治疗腹膜假黏液瘤专家共识. 中华医学杂志，2019，99（20）：1527-1535.

6. GOVAERTS K，LURVINK R J，DE HINGH I H J T，et al. Appendiceal tumours and pseudomyxoma peritonei：literature review with PSOGI/EURACAN clinical practice guidelines for diagnosis and treatment. Eur J Surg Oncol，2021，47（1）：11-35.

7. KUSAMURA S，KEPENEKIAN V，VILLENEUVE L，et al. Peritoneal mesothelioma：PSOGI/EURACAN clinical practice guidelines for diagnosis，treatment and follow-up. Eur J Surg Oncol，2021，47（1）：36-59.

8. 李鑫宝，马茹，姬忠贺，等. 肿瘤细胞减灭术联合腹腔热灌注化疗治疗腹膜假黏液瘤的围手术期安全性研究. 中华肿瘤杂志，2020，42（5）：419-424.

9. 刘鹏飞，赵斌江，李天佐，等. 目标导向液体治疗对腹腔热灌注化疗患者机体氧供需平衡及组织灌注的影响. 临床麻醉学杂志，2016，32（6）：576-580.

10. 刘刚，姬忠贺，于洋，等. 腹膜癌行肿瘤细胞减灭加腹腔热灌注化疗术后高肌红蛋白血症的治疗. 中国肿瘤临床，2017，44（17）：867-872.

11. 张彦斌，姬忠贺，刘刚，等. 双套管持续冲洗负压引流治疗腹膜癌术后胃肠瘘. 中华普通外科杂志，2017，32（6）：505-507.

12. 刘刚，李鑫宝，姬忠贺，等. D-二聚体联合凝血酶时间检查对腹膜癌患者下肢深静脉血栓排除的诊断价值. 中国普通外科杂志，2018，27（6）：740-746.

13. 彭开文，张倩，刘九洋，等. 肿瘤细胞减灭加腹腔热灌注化疗术后静脉血栓栓塞症的预防. 中国肿瘤临床，2017，44（8）：384-389.

14. 李鑫宝，姬忠贺，张彦斌，等. 肿瘤细胞减灭术加腹腔热灌注化疗围手术期静脉血栓栓塞症的危险因素及防治技术. 肿瘤防治研究，2019，46（2）：121-126.

15. 庄健美，李鑫宝，谈春荣，等. 445例腹膜肿瘤细胞减灭加腹腔热灌注化疗围手术期的输血管理. 中国输血杂志，2018，31（12）：1368-1372.

16. ZHAO J，ZHANG Y，YANG X，et al. Risk factors of pleural effusion after cytoreductive surgery and hyperthermic intraperitoneal chemotherapy in late-stage and recurrent ovarian cancer. Ann Palliat Med，2021，10（1）：385-391.

第十八章

国际国内著名的腹膜癌研究学术组织

第一节　前言

　　腹膜表面肿瘤（peritoneal surfaces malignances，PSM）主要由胃癌、结直肠癌、卵巢癌、腹膜假黏液瘤、恶性腹膜间皮瘤、原发性腹膜癌等腹盆腔原发/继发性恶性肿瘤局域性进展所形成，通常称腹膜癌病。腹膜癌病是一个长期存在但却被忽视的临床肿瘤学难题，无有效疗法且预后不佳。经过腹膜癌领域先驱们 40 多年的探索和努力，腹膜癌由不可治变成部分可治，再变成部分可治愈。CRS+HIPEC 是腹膜癌综合治疗的核心技术，在全球多个腹膜癌中心获得大量高级别循证医学证据。腹膜癌的临床诊治现状缓慢但稳定地向好发展，这离不开全球各腹膜癌中心的共同努力。

第二节　国际国内腹膜癌研究学术组织

一、美国华盛顿癌症研究所

1. 中心介绍

　　华盛顿癌症研究所（The Washington Cancer Institute）成立于 1989 年 7 月，位于美国华盛顿特区的华盛顿医院中心，是阑尾癌腹膜转移、恶性腹膜间皮瘤、罕见恶性肿瘤腹膜转移、卵巢恶性肿瘤和结直肠癌的转诊中心。该中心早在 1995 年就系统地介绍了 CRS 手术的技术操作标准流程，目前所采用的腹膜癌程度判断标准、

CRS 手术程序、治疗标准等均由该中心首创并逐步完善。目前该中心拥有妇科、泌尿科、骨科、胸外科、乳腺外科肿瘤学专家各 1 名，外科肿瘤学家 5 名，主要侧重于腹膜转移的治疗。

2. 临床特色

迄今为止，该中心累计病例总数为 1800 例，每年治疗的 PSM 患者为 50 ～ 75 例。最常见的肿瘤依次为阑尾黏液性肿瘤腹膜转移、MPM 和其他不常见恶性肿瘤的腹膜转移。25 年来，该中心根据药理学及临床不良事件持续改进 HIPEC 和 EPIC 程序，目前包括 5 个 HIPEC 优化方案和 3 个 EPIC 优化方案。

3. 学术成果

肿瘤外科包括 2 名医生助理、2 名全职肿瘤外科研究员以及 1 名全职生物化学家。中心的肿瘤外科学术研究能力非常强大，相关研究由胃肠肿瘤应用研究基金会（Foundation for Applied Research in Gastrointestinal Oncology，FARGO）资助。目前，华盛顿癌症研究所的临床及实验室中心每年对 20 余篇腹膜表面肿瘤学领域论文进行同行评议。另外，中心累计发表论文 1050 余篇、出版专著 7 部，内容涉及患者选择、手术程序、腹腔内化疗和系统化疗的药代动力学、腹膜转移患者的管理及其发病率和死亡率等。

4. 学科带头人

Paul H. Sugarbaker 教授（图 2-18-1）作为 MedStar 华盛顿医院中心的高级外科医师，担任该项目组的负责人。同时，他也是 PSOGI 执行秘书长、FARGO 主席，还是 4 所大学（比利时列日大学、阿根廷科尔多瓦大学、西班牙瓦伦希亚大学及法国里昂大学）的荣誉教授。Sugarbaker 教授是 PSM 研究领域最早的开创者之一，已在该领域进行了 40 余年开拓性工作。他以华盛顿医院中心的癌症研究所为培养基地，为世界各地培养了两代腹膜癌治疗人才，推动成立了腹膜癌专科化治疗的国

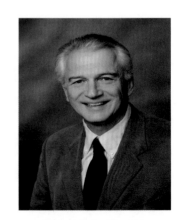

图 2-18-1　Paul H. Sugarbaker 教授

际机构即 PSOGI，在 CRS 和 HIPEC 治疗 PSM 这一技术体系的建立中作出了巨大贡献。

5. 联系方式

（1）地址：MedStar 华盛顿医院中心，3629 Fulton St. NW，Suite 3900，华盛顿 20007，美国

（2）电话：+1-202-844-6061

（3）邮箱：Paul.Sugarbaker@outlook.com

（4）网址：www.sugarbakeroncology.com

二、日本腹膜表面恶性肿瘤治疗中心

1. 中心介绍

日本腹膜表面恶性肿瘤治疗中心、Kishiwada Tokushukai 医院、Ikeda 医院和 Kusatsu 综合医院成立于 2008 年，目前已经发展成为世界上最大的治疗腹膜表面恶性肿瘤的机构，治疗的腹膜癌患者数全球最多。该中心现有腹膜恶性肿瘤专科医师 9 名、病理医师 3 名、泌尿科医师 3 名、透析医师 1 名、肺部疾病专科医师 2 名，以及特护治疗室和病房护理专科医师。该中心采用新辅助腹腔 / 系统化疗、新辅助腹腔镜热灌注化疗、细胞减灭术、腹腔热灌注化疗和术后化疗等综合治疗策略，使胃癌、结直肠癌、卵巢癌、间皮瘤、小肠癌腹膜转移者完全细胞减灭后的 5 年生存率分别提高至 15%、25%、52%、63% 和 38%。

2. 临床特色

过去的 12 年里，中心累计治疗患者约 7000 例，每年手术患者约 400 例。最常见的原发肿瘤依次为阑尾肿瘤（40%）、结直肠癌（20%）、胃癌（20%）、卵巢及子宫癌（10%）、MPM（5%）及其他肿瘤如肉瘤、胰胆癌（5%）。

3. 学术成果

Yutaka Yonemura 教授带领团队在恶性肿瘤腹膜转移、腹膜原发恶性肿瘤的手术治疗及综合治疗方面作出了杰出贡献，使日本在腹膜癌领域尤其是胃癌

腹膜癌方面位居国际腹膜癌研究领域前列。近 3 年来，中心累计发表论文 30 余篇，主要内容包括胃癌、结直肠癌、PMP 等原发及转移性腹膜表面恶性肿瘤的综合治疗。

4. 学科带头人

Yutaka Yonemura 教授（图 2-18-2）作为 Kishiwada Tokushukai 医院院长，担任该中心的主席。此外，他也是 PSOGI 委员会专家，担任多个国际外科肿瘤学会会员及杂志编委。作为国际知名腹膜癌诊疗专家，他创建了一整套腹膜癌综合诊疗体系，为十几个国家培训了大批腹膜癌专业治疗人才，极大地推动了国际腹膜癌临床治疗的进展。

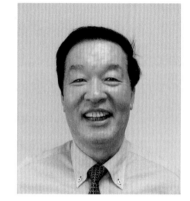

图 2-18-2 Yutaka Yonemura 教授

5. 联系方式

（1）地址：Kishiwada Tokushukai 医院，4-27-1 Kamori-Cho，Kishiwada 市，大阪，日本

（2）电话：+81-072-445-9915

（3）邮箱：kishiwada-intl@tokushukai.jp

（4）网址：https：//www.hampshirehospitals.nhs.uk/.../peritoneal-malignancy

三、英国 Basingstoke 腹膜恶性肿瘤研究所

1. 中心介绍

Basingstoke 中心是 Paul H. Sugarbaker 于 1994 年在不列颠群岛为 1 名患有 PMP 的年轻患者进行第 1 例 CRS 和腹腔内化疗后逐渐发展起来的。2004 年 4 月，Brendan Moran 教授创立了 Basingstoke 中心，也被指定为阑尾原发性 PMP 的国家治疗中心。从 1998 年起，该中心每两年举办 1 次国际会议，这些会议也是 PSOGI 会议的起源。2010 年，该中心更名为 Basingstoke 腹膜恶性肿瘤研究所（Peritoneal Malignancy Institute，PMI）。PMI 联合牛津的移植中心，成为世界上第 1 个为不可

切除或晚期复发的 PMP 患者进行多脏器移植的中心。目前，PMI 包括 5 名腹膜恶性肿瘤外科医师、3 名结直肠外科医师、3 名护理专家以及国际病理学先驱 Norman Carr 教授，是世界上最早的腹膜恶性肿瘤治疗机构。

2. 临床特色

自 1994 年 3 月起，已有 3000 例患者于该中心接受 CRS 和 HIPEC 治疗。目前 PMI 每年手术患者约 300 例，并以每年 20% 的速度递增。最常见的原发肿瘤依次为阑尾肿瘤（50%）、结直肠癌（40%）、腹膜间皮瘤（5%）及其他肿瘤（5%）。

3. 学术成果

PMI 专注于研究腹膜恶性肿瘤的疾病术语、病理和生化分析、手术技能和患者预后等，同时通过 PSOGI 积极参与国际研究，在世界各地建立了多个研究机构，例如英国伯明翰、爱尔兰都柏林和澳大利亚悉尼。近 5 年来，累计发表论文 19 篇，内容主要包括 CRS+HIPEC 治疗 PMP、MPM 和结直肠癌腹膜转移等腹膜恶性肿瘤患者的预后情况。

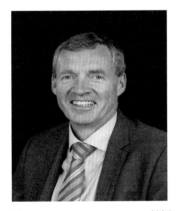

图 2-18-3 Brendan Moran 教授

4. 学科带头人

Brendan Moran 教授（图 2-18-3）是 PMI 的创始人及外科顾问医师，同时也是澳大利亚悉尼大学外科荣誉教授、南安普顿大学癌症科学部高级荣誉讲师及 PSOGI 专家会成员之一。此外，他在马德里 PSOGI 会议上首次提出 "PMP" 这一专业术语，并一致认为 PMP 是一种恶性疾病。

5. 联系方式

（1）地址：Basingstoke PMI，Ark 中心，Basingstoke 医院，Aldermaston 路，贝辛斯托克市，RG24 9NA，英国

（2）电话：+0044-125-631-3436

（3）邮箱：moran820@btinternet.com

（4）网址：https：//www.hampshirehospitals.nhs.uk/.../peritoneal-malignancy

四、法国 Lyon 南部医院消化外科

1. 中心介绍

Lyon 南部医院消化外科于 1989 年由 François-Noël Gilly 教授完成第 1 例 CRS+HIPEC 后成立。在过去的十几年里，Olivier Glehen 教授领导的 Lyon 南部医院消化外科，成为治疗 PSM 的国家参考中心之一。该科室开创了 PSM 治疗新策略——腹腔内加压气溶胶化疗，成为 PSM 患者的新辅助治疗和姑息治疗方式。此外，Lyon 南部医院参与了 EURACAN 欧洲罕见成人实体肿瘤患者管理参考网络（G 5.1 亚域：罕见腹膜癌）以及 EuroPMP COST Action 多领域专家网络，为 PSM 的国际研究创造了新的合作前景。目前，Lyon 南部医院消化外科是法国治疗 PSM 主要专家中心，也是欧洲外科肿瘤学会（European Society of Surgical Oncology，ESSO）认证的 PSM 教程学习参考中心之一。

2. 临床特色

该中心自 2015 年以来，累计已为超过 850 例患者实施 PIPAC 新辅助治疗和姑息治疗，每年进行 CRS+HIPEC 手术患者约为 245 例。常见疾病包括阑尾肿瘤、腹膜间皮瘤、胃癌、结直肠癌腹膜转移和其他肿瘤。

3. 学术成果

该中心研究方向为腹膜转移瘤和原发性腹膜癌的预后研究以及 PSM 治疗管理。Olivier Glehen 教授带领团队发表论文超过 300 篇，近 3 年累计发表论文 22 篇，主要内容为阑尾肿瘤、间皮瘤及结直肠癌腹膜转移等 PSM 治疗策略管理，如 PIPAC、CRS 及 HIPEC 等不同治疗方式的相关研究。

4. 学科带头人

Olivier Glehen 教授（图 2-18-4）作为 Lyon 南部医院消化外科主任，也是 PSOGI 执行委员会、法国国家外科学会、欧洲外科协会、法国胃癌工作组和法国消化道肿瘤联合会的成员。此外，他也是欧洲肿瘤外

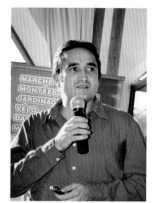

图 2-18-4　Olivier Glehen 教授

科杂志、肿瘤外科杂志和腹膜杂志的副主编，以及法国 PSM 管理的 RENAPE 网络及 BIG-RENAPE 协会的负责人。

5. 联系方式

（1）地址：消化外科，Lyon 南部医院，165 chemin du grand revoyet，69495 PIERRE-BENITE，法国

（2）电话：+0033-478-862-371

（3）邮箱：olivier.glehen@chu-lyon.fr

（4）网址：https：//www.chu-lyon.fr/fr/service-chirurgie-digestive-endocrinienne-lyon-sud

五、德国 Charité 大学医院"特殊外科肿瘤学"中心

1. 中心介绍

Charité 大学医院是欧洲最大的大学医院之一。Charité 外科中心包括 Mitte 校区（CCM），Virchow-Klinikum 校区（CVK）和 Benjamin Franklin 校区（CBF）。"特殊外科肿瘤学"中心承接腹膜表面恶性肿瘤的治疗。2008—2016 年该中心设立于 CCM，2017 年起转至 CVK。该中心每周讨论 600 ～ 800 例患者，其中 10% ～ 15% 患者接受过 CRS+HIPEC 治疗。为减少围手术期并发症，中心编写了跨学科标准手术流程（standard operative procedure，SOP），为医生及患者提供所有必要指导，并根据文献研究每 3 年更新 1 次。经过十几年发展，该中心成为德国内脏外科学会认证的 3 个腹膜恶性肿瘤参考中心之一。

2. 临床特色

2008 年至 2020 年期间，该中心累计为 566 例患者实施过 CRS+HIPEC。目前每年实施手术患者约有 90 例，并以每年 20% 的速度增长。常见疾病包括阑尾肿瘤（30%）、结直肠癌腹膜转移（30%）、胃癌（20%）、腹膜间皮瘤（10%）和其他肿瘤（10%）。

3. 学术成果

"特殊肿瘤外科"中心主要研究方向为腹膜恶性肿瘤患者的预后情况、肿

瘤生物学标本研究以及治疗临床试验，例如德国癌症援助基金资助的多中心GASTRIPEC 试验、结直肠癌腹膜转移的化疗敏感性以及用于个体化治疗的新型匹配模型（PDX 和 PD3D）的分子特性。近 5 年来，中心累计发表论文 27 篇，主要内容包括 CRS+HIPEC、PIPAC 等治疗方式对胃癌、PMP、MPM、结直肠癌和其他少见肿瘤腹膜转移的预后研究。

4. 学科带头人

Beate Rau 教授（图 2-18-5）是"特殊肿瘤外科"中心主任和高级外科医师。自 2004 年起，她任职于德国外科肿瘤学协会和欧洲外科肿瘤学会，2019 年起成为 ESSO 的董事会成员。此外，作为教育培训人员，她曾多次举办国际高级培训课程，传授腹膜表面恶性肿瘤领域的知识和技能。

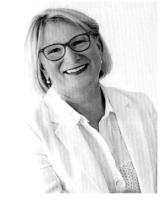

图 2-18-5 Beate Rau 教授

5. 联系方式

（1）地址："特殊肿瘤外科"中心，柏林 Charité 大学，CVK 校区，Augustenburger Platz 1，柏林，德国

（2）电话：+49（0）30-450 622 214

（3）邮箱：Beate.rau@charite.de

（4）网址：https://chirurgie.charite.de/leistungen/spezielle_chirurgische_onkologie_peritonealkarzinose/

六、德国 Barmherzige Brueder 医院

1. 中心介绍

Barmherzige Brueder 医院是德国最大的天主教医院，其中普通外科和内脏外科每年约进行 3500 次手术。肿瘤中心包括 25 名医生，可为多种良恶性疾病提供高质量的医疗服务。该肿瘤中心获得了德国结直肠癌、胃癌、食道癌、胰腺癌和肝癌协会的认证，主治疾病包括结直肠癌、腹膜表面恶性肿瘤和胰腺癌。

2. 临床特色

作为 CRS+HIPEC 的培训中心，该肿瘤中心每年进行 110 ~ 120 次手术。主治疾病包括 PMP、结直肠癌、MPM、胃癌和卵巢癌。此外，中心也是德国 HIPEC 登记处，负责登记德国所有进行 HIPEC 治疗的患者信息。

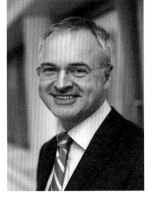

图 2-18-6 h.c. Pompiliu Piso 教授

3. 学术成果

德国 HIPEC 登记处的 COMBATAC 试验。

4. 学科带头人

h.c. Pompiliu Piso 教授（图 2-18-6）是 Barmherzige Brueder 医院普通外科及内脏外科主任、内脏肿瘤中心主任，也是德国肿瘤外科协会发言人和德国普通外科及内脏外科学会董事会成员。

5. 联系方式

（1）地址：Barmherzige Brueder 医院普通外科和内脏外科，普鲁芬格大街 86 号，雷根斯堡，巴伐利亚州，德国

（2）电话：+49-941-369-2206

（3）邮箱：Pompiliu.Piso@barmherzige-regensburg.de

（4）网址：https：//www.barmherzige-regensburg.de/allgemein-und-viszeralchirurgie/ueber- uns.html

七、米兰 IRCCS 基金会国家癌症研究所 PSM 中心

1. 中心介绍

米兰 IRCCS 基金会国家癌症研究所（Istituto Nazionale dei Tumori，INT）是国际著名的综合癌症中心，在 PSM 领域已经有 25 年的经验，是意大利首个致力于 PSM 相关研究的专业国际机构。该研究所 PSM 中心由内科及外科肿瘤学医师、病理学医师、放射科医师、癌症护理护士和研究人员等多学科医师团队组成，同时也具备开展 PSM 转化研究的所有设施。从 1994 年起，中心开展了多项临床生物学转

化研究以优化 PSM 患者的治疗策略。该中心在国际国内的 PSM 规范及推广方面作出较大贡献，包括主办 2006 年米兰共识会议，并通过 PSM 理论课程及欧洲腹膜癌学院（European School for Peritoneal Surface Oncology，ESPSO）传授 PSM 相关知识。此外，中心也积极参与制定了国家 PSM 专家共识及 PSOGI 关于 PMP、MPM 的专家共识。

2. 临床特色

从 1995 年 2 月至 2020 年 5 月，INT 累计有 960 例患者接受了 CRS+HIPEC 治疗。目前该中心每年实际手术量约 70 例次，主治疾病包括阑尾肿瘤 /PMP（36.7%）、MPM（29.0%）、卵巢癌 /SPPC（11.3%）、结直肠癌腹膜转移（14.7%）及其他（8.3%）。

3. 学术成果

该中心在 PSM 领域进行了一系列的临床及基础研究，主要研究课题包括 PMP 欧洲多中心诊疗建立、PMP 基因突变及炎症研究、MPM 原代培养的相关研究、MPM 患者管理和临床转化研究以及上皮性卵巢癌临床研究等，其中在阑尾肿瘤及 PMP 领域的一项研究获国际加速奖励（Accelerator Award）。中心累计发表论文超 200 篇，近 5 年发表论文 28 篇。

4. 学科带头人

Marcello Deraco 教授（图 2-18-7）是国际著名的肿瘤外科学专家，担任 INT 的 PSM 中心科主任，同时也是 ESPSO 的联合主任以及 PSOGI 的委员会成员之一。作为 ESPSO 的发起人之一，Marcello Deraco 教授在欧洲 PSM 基础知识及临床实践的培训方面作出了极大的贡献，致力于为肿瘤学医师提供高质量、结构化、基础及先进的腹膜表面肿瘤学培训。

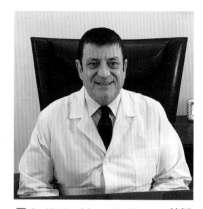

图 2-18-7　Marcello Deraco 教授

5. 联系方式

（1）地址：腹膜表面恶性肿瘤科，国家癌症研究所 IRCCS 基金会，威尼斯街 1 号，米兰，意大利

（2）电话：+39-02-2390-2362；+39-02-2390-3228

（3）邮箱：marcello.deraco@istitutotumori.mi.it；info@marcelloderaco.com

（4）网址：https：//www.istitutotumori.mi.it/s.s.-tumori-peritoneali

八、首都医科大学附属北京世纪坛医院腹膜肿瘤外科

1. 中心介绍

作为我国首个专业化腹膜癌诊治基地，首都医科大学附属北京世纪坛医院腹膜肿瘤外科是我国腹膜癌防治的专科临床基地和转化研究中心，也是北京市卫生和健康委员会确定的"北京市肿瘤深部热疗和全身热疗技术培训基地"和"腹膜癌诊治新技术北京市国际科技合作基地"。2017 年该中心成为"国际腹膜癌联盟中国中心"和"欧洲腹膜癌学院中国中心"。该研究基地专注于胃癌、结直肠癌、卵巢癌、PMP、MPM 等腹盆腔肿瘤转移复发等导致的腹膜癌的综合诊疗，创建了规范化细胞减灭术加术中腹腔热灌注化疗治疗腹膜转移癌的模式，使腹膜转移癌患者的生存期延长近 50% 以上，在国内国际产生了较大的影响。

2. 临床特色

在过去的十几年里，该中心完成的腹膜癌的 CRS+HIPEC 手术超过 1600 例次，跻身于世界病例人数最多的腹膜癌诊疗中心之列，同时联合北京市主要腹膜癌治疗机构建立了北京腹膜癌综合诊疗数据中心。作为国际知名的腹膜癌诊疗中心和 PSOGI 的常委单位，与美国、日本、荷兰、意大利、西班牙、澳大利亚等国际领先的腹膜癌治疗中心保持良好的学术交流关系，建立了腹膜癌综合诊治新技术北京市国际科技合作基地。

3. 学术成果

在李雁教授的带领下，该中心主持制订了《肿瘤细胞减灭术加腹腔热灌注化疗

治疗腹膜假黏液瘤专家共识》。此外，该中心在国内率先开展了腹膜癌的临床流行病学研究及Ⅲ期临床研究，相关研究成果获得国际上的高度认可。该中心近 3 年，累计出版著作或译作 1 部，发表科研论文 59 篇、SCI 收录论文 12 篇，合计影响因子 35.003，参与并推动了由 PSOGI 和欧洲罕见癌症联盟（EURACAN）牵头制定的《腹膜间皮瘤临床诊疗指南》《阑尾肿瘤与腹膜假黏液瘤临床诊疗指南》《腹腔热灌注化疗与结直肠癌患者的筛选策略的专家共识》《腹腔热灌注化疗与卵巢癌患者的筛选策略的专家共识》等 4 项腹膜癌领域的重要临床指南与共识。

4. 学科带头人

作为首都医科大学附属北京世纪坛医院腹膜肿瘤外科主任、病理科主任，李雁教授（图 2-18-8）是 PSOGI 中国地区常委、中国抗癌协会腹膜肿瘤专业委员会副主任委员，也是我国腹膜癌诊治临床研究领域的开拓者之一；为教育部新世纪优秀人才（2004）获得者、国务院特殊津贴获得者（2014）、北京市登峰人才培养计划获得者（2017）；曾荣获"人民好医生""京城好医生""抗癌专科精英"等荣誉称号。李雁教授承担国家级科研项目 20 项，获国家科技进步一等奖 1 项，省级科技进步一等奖 2 项、二等奖 2 项，国际奖励 4 项，获得发明专利 5 项，发表科研论文 337 篇、SCI 收录论文 170 篇，合计影响因子 538，总引用次数 5415。

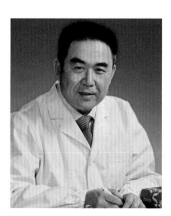

图 2-18-8　李雁教授

5. 联系方式

（1）地址：首都医科大学附属北京世纪坛医院，北京市海淀区羊坊店铁医路 10 号

（2）电话：+86-010-6392-6522

（3）邮箱：liyansd2@mail.ccmu.edu.cn

（4）网址：https：//www.bjsjth.cn/Html/Departments/Main/Index_187.html

九、中国抗癌协会腹膜肿瘤专业委员会

1. 协会介绍

中国抗癌协会是肿瘤学科的国家一级学会，是我国肿瘤医学领域历史最悠久、规模最大、影响力最强的科技社团。其分支机构中国抗癌协会腹膜肿瘤专业委员会于 2019 年 8 月 16 日成立，是国内最大的全国性腹膜肿瘤领域的组织机构。目前腹膜肿瘤专业委员会拥有个人会员 1830 名，具有广泛的代表性和社会影响力。第一届全国委员共 112 人，会议选举产生常务委员 37 名。该专委会以"规范、创新、协作"作为工作重点，通过开展学术会议及科普讲座，组织科研协作及多中心临床研究，规范临床应用和制定专家共识，帮助临床医生进一步规范腹膜肿瘤诊疗行为，提升我国腹膜肿瘤综合防治的整体水平，最终使更多腹膜肿瘤患者临床获益。

2. 协会特色

近年来，我国腹膜癌在诊断和充分治疗方面取得了重大成就，获得国际认可。尽管如此，我国仍是一个对腹膜癌知识和技术进行高度专业化培训和教育的临床需求最严重的国家之一。中国抗癌协会腹膜肿瘤专业委员会的成立有助于推动我国腹膜癌防治工作走向规范化、标准化、精准化，提高腹膜癌的早发现、早诊断、早治疗。同时"中国腹膜肿瘤大数据库联盟"的正式启动，有利于搭建中国腹膜癌大数据平台以及在国内开展腹膜癌多中心临床研究，从而提供更高质量的医学证据，综合提高我国腹膜肿瘤的诊治水平。2021 年，第 12 届国际腹膜癌大会（PSOGI 2021 Beijing）将由中国抗癌协会腹膜肿瘤专业委员会主办，首都医科大学附属北京世纪坛医院承办。该大会将首次走出欧美国家，落地北京国际会议中心。它将成为改善我国乃至全球腹膜癌治疗的重要推动力，为尖端科技知识传播和实验经验交流提供国际平台，为国际 / 国家合作创造更有成效的机遇。

3. 协会成员

广州医科大学附属肿瘤医院崔书中教授当选为主任委员，天津市南开医院王西墨教授为候任主任委员，天津医科大学肿瘤医院梁寒教授、首都医科大学附属北京

世纪坛医院李雁教授、浙江大学医学院附属第二医院丁克峰教授、中山大学孙逸仙纪念医院林仲秋教授、海军军医大学上海东方肝胆外科医院姜小清教授为副主任委员。聘任上海交通大学医学院附属瑞金医院朱正纲教授为名誉主任委员（图2-18-9）。秘书长由广州医科大学附属肿瘤医院张相良教授担任。

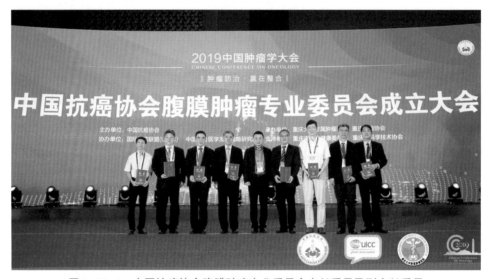

图2-18-9　中国抗癌协会腹膜肿瘤专业委员会主任委员及副主任委员

4.联系方式

（1）地址：中国抗癌协会腹膜肿瘤专业委员会，天津华苑新技术产业园区兰苑路5号A座10楼

（2）电话：+86-022-2335-9958

（3）邮箱：luojiali2016@163.com

（4）网址：http：//www.caca.org.cn/system/2019/08/30/020018667.shtml

（马　茹　刘　洋）